中华医学会重症医学分会组织编写

重症医学——2015

Yearbook of Critical Care Medicine 2015

中华医学会　主编

人民卫生出版社

中华医学会重症医学分会组织编写

重症医学—2015

Yearbook of Critical Care Medicine 2015

编著者名单

主　　编　于凯江　管向东

名誉主编　刘大为　邱海波

执行主编　李建国　陈德昌　欧阳彬　刘　玲

副 主 编　马晓春　王春亭　康　焰　杨　毅

编　　委（以姓氏笔画为序）

于凯江　马晓春　王　鹏　王小亭　王春亭　王洪亮　艾宇航
刘　玲　刘大为　刘海涛　安友仲　许　媛　许强宏　孙旖旎
严　静　杜朝晖　李　旭　李建国　李维勤　杨　毅　肖　军
邱海波　宋　青　陈敏英　陈德昌　欧阳彬　周发春　单　怡
胡　波　胡振杰　钱传云　钱素云　徐　磊　席修明　曹相原
康　焰　隆　云　管向东　黎毅敏

人民卫生出版社

图书在版编目（CIP）数据

重症医学 . 2015 / 中华医学会主编 . —北京：人民卫生出版社，2015

ISBN 978-7-117-20603-7

Ⅰ.①重… Ⅱ.①中… Ⅲ.①险症 – 诊疗 Ⅳ.①R459.7

中国版本图书馆 CIP 数据核字（2015）第 074757 号

| 人卫社官网 | www.pmph.com | 出版物查询，在线购书 |
| 人卫医学网 | www.ipmph.com | 医学考试辅导，医学数据库服务，医学教育资源，大众健康资讯 |

重症医学—2015

主　　编：中华医学会

出版发行：人民卫生出版社（中继线 010-59780011）

地　　址：北京市朝阳区潘家园南里 19 号

邮　　编：100021

E - mail：pmph @ pmph.com

购书热线：010-59787592　010-59787584　010-65264830

印　　刷：北京人卫印刷厂

经　　销：新华书店

开　　本：787×1092　1/16　印张：27　插页：1

字　　数：640 千字

版　　次：2015 年 5 月第 1 版　2015 年 5 月第 1 版第 2 次印刷

标准书号：ISBN 978-7-117-20603-7/R · 20604

定　　价：63.00 元

打击盗版举报电话：010-59787491　E-mail：WQ @ pmph.com
（凡属印装质量问题请与本社市场营销中心联系退换）

编者名单

于凯江	哈尔滨医科大学附属第三医院
于荣国	福建省立医院
于湘友	新疆医科大学第一附属医院
万献尧	大连医科大学附属第 医院
马晓春	中国医科大学附属第一医院
王 莹	上海交通大学医学院附属上海儿童医学中心
王 雪	西安交通大学第一附属医院
王 斌	北京大学人民医院
王 锦	昆明医科大学第一附属医院
王 鹏	山东省立医院
王 毅	新疆医科大学第一附属医院
王小亭	北京协和医院
王存真	河南省人民医院
王春亭	山东省立医院
王洪亮	哈尔滨医科大学附属第二医院
王敏佳	浙江医院
方伯梁	首都医科大学附属北京儿童医院
邓 澜	武汉大学中南医院
艾山木	第三军医大学附属大坪医院
艾宇航	中南大学湘雅医院
卢章洪	武汉大学中南医院
叶 明	哈尔滨医科大学附属第二医院
朱 然	中国医科大学附属第一医院
朱文军	东南大学附属中大医院

5

朱炜华	昆明医科大学第二附属医院
朱艳萍	东南大学附属中大医院
朱桂军	河北医科大学第四医院
刘　宁	中山大学附属第一医院
刘　畅	武汉大学中南医院
刘　玲	东南大学附属中大医院
刘一云	上海交通大学医学院附属瑞金医院
刘大为	北京协和医院
刘丽霞	河北医科大学第四医院
刘忠民	吉林大学白求恩第一医院
刘岩松	哈尔滨医科大学附属第二医院
刘佳涛	北京协和医院
刘春利	山东省胸科医院
刘春峰	中国医科大学附属盛京医院
刘海涛	哈尔滨医科大学附属第三医院
刘雯珺	复旦大学附属中山医院
刘紫锰	中山大学附属第一医院
安友仲	北京大学人民医院
汤展宏	广西医科大学第一附属医院
汤耀卿	上海交通大学医学院附属瑞金医院
许　峰	重庆医科大学附属儿童医院
许　媛	首都医科大学附属北京同仁医院
许汪斌	昆明医学院附属第一医院
许强宏	浙江医院
孙小鸽	郑州大学第一附属医院
孙仁华	浙江省人民医院
孙荣青	郑州大学第一附属医院
孙旖旎	中国医科大学附属第一医院
严　静	浙江医院
杜朝晖	武汉大学中南医院重症医学科
李　旭	中国医科大学附属第一医院
李　易	四川大学华西医院

李 茜	浙江省人民医院
李建国	武汉大学中南医院
李洪祥	吉林大学白求恩第一医院
李海波	哈尔滨医科大学附属第二医院
李维勤	南京军区南京总医院
李尊柱	北京协和医院
杨 毅	东南大学附属中大医院
杨之涛	上海交通大学附属瑞金医院
杨荣利	大连中心医院
肖 军	四川大学华西医院
吴健锋	中山大学附属第一医院
吴海鹰	昆明医科大学第一附属医院
邱春芳	中山大学附属第一医院
邱海波	东南大学附属中大医院
何 聪	河北省人民医院
宋 青	北京 301 医院
张 明	山东大学附属千佛山医院
张久之	大连医科大学附属第一医院
张民伟	厦门大学附属第一医院
张西京	第四军医大学西京医院
张丽娜	中南大学湘雅医院
张宏民	北京协和医院
张建国	南昌大学第一附属医院
张星星	东南大学附属中大医院
张颖蕊	福建省立医院
邵小平	上海长征医院
邵换璋	河南省人民医院
陈 娟	中山大学附属第一医院
陈 焕	北京协和医院
陈尔真	上海交通大学附属瑞金医院
陈敏英	中山大学附属第一医院
陈德昌	上海长征医院

林名瑞　福建中医药大学附属人民医院

林建东　福建医科大学附属第一医院

欧阳彬　中山大学附属第一医院

尚　游　华中科技大学同济医学院附属协和医院

罗　娜　重庆医科大学附属第一医院

金晓东　四川大学华西医院

周　华　首都医科大学附属北京同仁医院

周立新　广东省佛山市第一人民医院

周发春　重庆医科大学附属第一医院

周建新　首都医科大学附属北京天坛医院

郑安龙　武汉大学中南医院

单　怡　上海长征医院

孟　玫　山东省立医院

赵鸣雁　哈尔滨医科大学附属第一医院

赵慧颖　北京大学人民医院

赵鹤龄　河北省人民医院

胡　波　武汉大学中南医院

胡才宝　浙江医院

胡军涛　广西医科大学第一附属医院

胡振杰　河北医科大学第四医院

柯　路　南京军区南京总医院

饶　歆　武汉大学中南医院

秦秉玉　河南省人民医院

袁世荧　华中科技大学同济医学院附属协和医院

钱传云　昆明医科大学第一附属医院

钱克俭　南昌大学第一附属医院

钱素云　首都医科大学附属北京儿童医院

钱淑媛　东南大学附属中大医院

倪沁赟　上海长征医院

皋　源　上海交通大学附属仁济医院

徐　磊　天津第三中心医院

徐宇军　四川大学华西医院

郭 耸	中山大学附属第一医院
郭凤梅	东南大学附属中大医院
郭利涛	西安交通大学第一附属医院
席 寅	广州医学院第一附属医院
席修明	首都医科大学附属复兴医院
唐 雯	广州中山大学第一附属医院
唐昊第	三军医大学附属大坪医院
诸杜明	复旦大学附属中山医院
黄华玮	首都医科大学附属复兴医院
黄青青	昆明医科大学第二附属医院
黄英姿	东南大学附属中大医院
黄晓波	四川省人民医院
黄慧敏	广州中山大学第一附属医院
曹相原	宁夏医科大学总医院
龚晓莹	中国医科大学附属盛京医院
符跃强	重庆医科大学附属儿童医院
康 焰	四川大学华西医院
章志丹	中国医科大学附属第一医院
隆 云	北京协和医院
彭倩宜	中南大学湘雅医院
蒋东坡	第三军医大学附属大坪医院
温良鹤	哈尔滨医科大学附属第二医院
谢剑锋	东南大学附属中大医院
强新华	广东省佛山市第一人民医院
虞意华	浙江医院
解 建	山东大学附属千佛山医院
蔡国龙	浙江医院
臧 彬	中国医科大学附属盛京医院
管向东	中山大学附属第一医院
谭若铭	上海交通大学医学院附属瑞金医院
黎毅敏	广州医学院第一附属医院
戴青青	哈尔滨医科大学附属第二医院
瞿洪平	上海交通大学医学院附属瑞金医院

前　　言

2015 年是中华医学会的百年华诞,也是中华医学会重症医学分会成立 10 周年的纪念年。追忆百年历史,回首十年路程,我们传承着一代代医者精神,承载着一颗颗医者仁心,以博爱之怀,践醇良之旅。10 年的历程,中国的重症医学从新生到壮大,走过了一条健康发展的道路。从成立开始,重症医学分会即着手制定专业诊疗规范,并撰写各项诊疗指南;针对亚专科建设召开专题会,使亚专科的建设日趋成熟;举办 5C 学习班等形式多样的培训和继续教育项目;在每年的重症医学全国大会上,不遗余力地向全国的重症医学同道呈现世界重症医学发展的动向。

重症医学年鉴是推动我国重症医学健康发展的一项创举。年鉴针对重症医学在过去的 1~2 年内国际国内重要学术进展和成果进行荟萃,与业界同行进行相关专业知识的切磋与探讨,迄今已经出版 5 期。以每年的学术年会为契机,向广大重症医学同道展现最前沿的学术动向,把握重症医学基础与临床的重点、难点问题,并共同分析解读前沿热点研究,为提高从业人员的能力、水平做出了突出贡献。年鉴得到全国重症医学同道的认可与好评,已经成为案头常备专业书籍,并且在历次全国年会上出现一书难求的现象。

2014 至 2015 年度更是重症医学领域研究多点开花、色彩纷呈、广受关注的一年,各个领域都获得了有力的循证医学新证据,同时也有此起彼伏的质疑的声音。例如,2014 年 3 月发表的 ProCESS 研究和 10 月发表的 ARISE 研究对于一直被推崇的 EGDT 提出了质疑; 4 月份发表的 ALBIOS 研究认为白蛋白并不能改变严重脓毒症患者的存活率。除此之外,一些研究还认为感染性休克患者的目标血压控制应该个体化。上述临床研究的发表,直接冲击到 SSC 指南的核心内容,对于先前得到公认的一些治疗干预产生了冲击,启发我们要更加理性的思考与实践。

年鉴编写组一如既往,经过审慎选题和孜孜不倦地撰写,并由专家组严格把关和审阅,最终将本书呈献给全国的重症医学同道。由于时间紧迫、信息量巨大,虽经反复审阅校正,书中仍可能存在不足之处,恳请广大读者批评指正。

于凯江　管向东
2015 年 5 月

第一部分

重症医学建设与管理

 重症医学十年大事记

　　2015 年是中华医学会重症医学分会成立的第十个年头,十年艰辛,十年奋斗,成就十年腾飞。回首十年,学会的点滴成长,屡屡进步都凝聚着全国同道的努力、拼搏、支持和理解。

　　我国从 20 世纪 80 年代后期各省 ICU 相继成立并蓬勃发展,在日常的医疗工作中显示出不可替代的作用。大大降低了脏器移植、高危手术风险、严重复合伤患者的病死率,并促进高新技术在临床中的应用。2003 年 SARS 的救治过程中,在重症患者不断增加,病死率不断上升的关键时刻,原卫生部及时部署,集中 ICU 的人力、物力,对重症 SARS 患者集中进行专业化管理,在 SARS 的救治中起到了关键作用。此后,ICU 在一系列社会突发公共卫生事件中彰显出独特的学术地位和优势。同时,也促进了 ICU 在国内的发展。毋庸置疑,重症医学已成为一门新兴的临床医学学科,精进不休,日渐腾飞……

重症医学大事索引

2005 年 3 月 18 日成立中华医学会重症医学分会

2008 年 7 月 4 日国家标准委员会确立重症医学为临床医学二级学科,学科代码 320.58

2008 年开通重症医学网站

2009 年 1 月 19 日"重症医学科"列入临床一级诊疗科目,代码:"28"

2009 年启动重症医学职称晋升序列

2009 年开始实施"重症医学专科资质培训(5C)"

2010 年 4 月荣获中华医学会"优秀专科分会"

2010 年 5 月首次推出学术年鉴

2010 年重症医学列入国家自然科学基金专项申报目录

2010 年开展全国 ICU 普查

2010 年和 2011 年评出首批、第二批国家临床重点专科

2011年4月启动专题学术会议《执责生命线》

2011年12月成功申报原卫生部行业专项基金

2012年举办中华医学会重症医学基层培训项目

2012年设立并颁发首届"终身成就奖"

2012年启动青年医师海外研修计划

2013年重症医学高级卫生技术资格考试指导用书《重症医学高级教程》出版

2013年中华医学会重症医学分会与美国重症医学会、欧洲重症医学会、欧洲临床微生物学与感染性疾病学会在全国重症医学大会联合举办学术版块

2014年中华医学会重症医学分会与美国重症医学会签署合作备忘录

2014年中华医学会重症医学分会5C培训考核证书正式由卫生和计划生育委员会人才交流中心进行发放

成立中华医学会重症医学分会

2005年3月18日,中华医学会重症医学分会成立大会在北京隆重召开,标志着我国重症医学事业的发展进入了一个新的阶段。我们重症医学人终于有了自己的学术组织,终于有了展示自己才华的学术舞台。会议选举产生了中华医学会重症医学分会第一届委员会(全国委员名单见附录),北京协和医院重症医学科刘大为教授当选主任委员。

举办学术年会

2005年3月中华医学会第一次全国重症医学大会在北京隆重召开。会议以重症医学领域前沿学术问题为重点内容,并对ICU规范化建设和重症患者的救治进行集中讨论。

2007年5月中华医学会第二次全国重症医学大会在成都隆重召开。与会代表2000余人,投稿454篇。大会主题为"重症医学在中国",会议主要介绍了重症医学的最新进展,讨论学科前沿问题。重点对国内近年来重症医学领域中临床和科研方面的工作进行交流。

2009年5月中华医学会第三次全国重症医学大会在哈尔滨隆重召开,与会代表3500余人,投稿622篇。大会设有6个分会场,主题为"重症医学的春天"。大会对学科建设进行重点讨论,从临床、科研、教学等方面围绕各个学术领域深入交流经验。会议首次设立了护理专场,并对重症护理质量与安全,重症患者的心理护理的特点做了探索和交流。

2010年5月中华医学会第四次全国重症医学大会在武汉隆重召开,与会代表4000余人,投稿983篇。大会设有7个分会场,大主题为"规范发展——5周年"。重症医学从无到有,从小到大,规范发展,日益前行。同时中华医学会重症医学分会第二届委员会成立青年委员会(委员名单见附录)。首届青年委员会的成立,为重症医学的人才培养和人才储备做出了长远规划。

2011年5月中华医学会第五次全国重症医学大会在广州隆重召开。与会代表4800余人,投稿1267篇。大会设有8个分会场,主题为"我的ICU"。出席本届大会的国内外讲者则达到250余人,共进行学术专题讲座317场,涵盖到40个学术版块。丰富翔实的学术内容得到与会代表一致好评和积极参与。会议选举产生了中华医学会重症医学分会第三届委员会(全国委员名单见附录),南京中大医院邱海波教授当选主任委员。会议同时选举产生中华医

学会重症医学分会第二届青年委员会(委员名单见附录)。

2012年5月中华医学会第六次重症医学大会在泉城济南国际会展中心隆重召开。本次大会共有来自全国各地的5500名同仁注册,实际参会人数更是多达六千余人,具体学术版块内容分为36个,设立专题讲座260场,共有来自国内外的200位知名重症医学专家,大会以"ICU让病人更安全"为主题,全面介绍了重症医学的最新进展,讨论了学科的前沿问题,并对学科基本理论和技能进行了培训。通过这次会议,不仅使社会、政府和医疗卫生管理部门更深刻地认识和了解了重症医学的力量和重要性;更重要的是,使我们所有重症医学工作者坚定了信念,明确了目标,我们的使命就是让患者更安全! 让我们共同努力,执着向前!

2013年5月中华医学会第七次全国重症医学大会在厦门隆重召开。本次大会注册代表人数达到了6500余人,以"重症医学亚专科"为主题,Workshop及学术会议在10个分会场同时进行,进行学术专题讲座258余场,涵盖到40余个学术版块,出席本次大会的国内外讲者达到了220余人,大会吸引学术论文投稿达1800余篇,将本次大会打造成了一场丰盛的学术饕餮大餐,为ICU各个亚专科的建设和发展奠定了良好的基础。自本次大会开始,中华医学会重症医学分会与美国重症医学会、欧洲重症医学会、欧洲临床微生物学与感染性疾病学会联合举办学术版块。通过这次会议,使全国的重症医学医务工作人员更深刻地认识和了解到亚专科建设的必要性和必然性,为重症医学未来的发展指明了方向。

2014年5月,中华医学会第八次全国重症医学大会在重庆隆重召开。与会代表7300余人,投稿1811篇,均创历史新高。大会设有10个分会场,主题为"重症医学:临床与科学研究"。出席本届大会国内外讲者则达到279人,共进行学术专题讲座318场,涵盖到40多个学术版块。通过本次年会,我们看到了重症医学的过去、现在与未来,也看到了在"临床与科学研究"中遇到的挑战。随着重症医学临床的不断规范与深入以及科研的蓬勃发展,我们必须寻找重症医学临床与科研的契合点,探讨新的治疗理论,拓展临床实践的广阔道路。此次大会的召开旨在促进我国重症医学学科繁荣发展,不断推动重症医学进步与创新,是一届具有国际水准和风采的成功大会。会后中华医学会重症医学分会与美国重症医学会签署合作备忘录,为促进进一步的学术交流合作奠定良好的基础。本次会议选举产生了中华医学会重症医学分会第四届委员会(全国委员名单见附录)。

2014年8月12日中华医学会重症医学分会换届工作会议在北京顺利召开。于凯江教授在7月31日中华医学会新任主任委员就职仪式上正式履新;管向东教授当选候任主任委员。

2014年9月25日在北京举行中华医学会重症医学分会第三届青年委员会换届改选(委员名单见附录)。

确立学科代码,列入诊疗科目

2008年7月4日,国家标准委员会正式在学科分类的国家标准中将重症医学确立为临床医学二级学科,学科代码320.58。

2009年1月19日,原卫生部关于在《医疗机构诊疗科目名录》中增加"重症医学科"为一级诊疗科目,代码:"28"。主要业务范围被确定为重症患者的抢救和延续性生命支持、发生多器官功能障碍患者的治疗和器官功能支持和防治多脏器功能障碍综合征。对开展"重症医学科"诊疗科目诊疗服务的医院、医师等问题，都做出了明文规定。2009 年 2 月 23 日，为指导重症医学科的设置和管理，推动其发展，原卫生部推出《重症医学科建设与管理指南（试行）》，要求医疗机构以此为标准逐步建立规范的重症医学科。标志着我国重症医学事业的发展进入了一个规范化、系统化发展的新阶段。学科代码及诊疗科目的确立，对我国重症医学的发展具有里程碑的意义。

开通重症医学网站

2008 年开始筹建并正式运行重症医学网站，历经两次改版，界面更整洁，导航更清晰，功能更完善。可以实现学会工作及时告知，指南推广，最新文献解读，在线学习，历届年会课件回顾等一系列功能。作为广大重症医学工作者学习和交流的网络平台，网站还会继续完善功能，发挥网络优势，服务大众。

启动重症医学职称晋升序列

2009 年度起，《卫生专业技术资格考试专业目录》中，中级资格考试增加重症医学（专业代码为 114）类别。重症医学专业人员第一次开始了本专业的职称晋升统一报名和考试。2010 年出版相应的教材。

2010 年重症医学纳入全国高级职称晋级统一考试。

开展系列学术研讨会

2006 年 5 月中华医学会重症医学春季研讨会于南京隆重召开，1000 余名代表参加会议，发布了我国重症医学历史上的第一批指南性文件，为国内 ICU 的规范化、现代化建设与管理起到极大的推动作用。

2006 年 10 月中华医学会重症医学秋季研讨会于沈阳隆重召开，800 余名代表参加会议，近 40 位国内知名专家进行了专题讲座。

2008 年 7 月中华医学会全国重症医学研讨会在杭州隆重召开，大会主题为"抗震救灾中的重症医学"，来自全国各地的 3200 余名重症医学专家及代表参加了会议。此次会议选举产生了中华医学会重症医学分会第二届委员会。

发表系列指南及技术规范

为了规范学科建设，提高整体理论水平和共识，中华医学会重症医学分会组织权威专家进行指南及技术规范的编写工作，并陆续发表，指导和规范临床工作。

2006 年 7 月发表《中国重症加强治疗病房（ICU）建设与管理指南（2006）》。

2006 年 10 月发表《危重病人营养支持指导意见（2006）》。

2006 年 12 月发表《重症加强治疗病房病人镇痛和镇静治疗指南（2006）》。

2006 年 12 月发表《急性肺损伤 / 急性呼吸窘迫综合征诊断和治疗指南（2006）》。

2007 年 2 月发表《机械通气临床应用指南（2006）》。

2007 年 3 月发表《成人严重感染与感染性休克血流动力学监测及支持指南》。

2007 年 8 月发表《低血容量休克复苏指南(2007)》。

2007 年 9 月发表《慢性阻塞性肺疾病急性加重患者的机械通气指南(2007)》。

2007 年 11 月发表《重症患者侵袭性真菌感染诊断与治疗指南(2007)》。

2008 年 6 月发表《血管内导管相关感染的预防与治疗指南(2007)》。

2009 年 3 月中华医学会重症医学分会编著的《临床技术操作规范重症医学分册》出版发行。

2009 年 9 月发表《ICU 患者深静脉血栓形成预防指南(2009)》。

2010 年 6 月发表《中国重症患者转运指南(2010)(草案)》。

2010 年 10 月发表《ICU 中血液净化的应用指南》。

2013 年 6 月发表《呼吸机相关性肺炎预防、诊断及治疗指南》。

在中华医学会所有专科分会中首次推出学术年鉴

2010 年 5 月在中华医学会第四次全国重症医学大会上首次推出学术年鉴。全面、系统、准确地记述重症医学在过去的一年内国内外重要学术进展和发展方向,并且每年于重症医学学术大会上正式出版。重症医学分会在中华医学会 85 个分会中率先推出学术年鉴,并始终保持高水准和高质量。年鉴得到全国重症医学同道的认可与好评,已经成为案头常备专业书籍,并且在全国年会上多次出现一书难求的现象。

开展专题学术研讨会

2011 年 4 月中华医学会重症医学分会主办的《执责生命线》正式启动,这是重症医学分会又一重要学术活动,以专题学术研讨会为主要举办形式。旨在持续提高 ICU 医师专业技能,以一些临床遇到的棘手问题作为专题,寻找国内外最新资讯,深入探讨并促进临床实践,以达到分专题逐步提高临床诊疗水平的目的。

2012 年 8 月 30 日至 9 月 1 日中华医学会第一次重症呼吸学术大会在古都南京成功举行。大会主题为"重症呼吸:肺与多器官衰竭",彰显了重症医学的学科特色:器官与整体。此次呼吸专题会议突出热点,解决难点,以器官与整体为主旨,为广大医护工作者搭建交流平台。本次大会共有来自全国 25 个省、市、自治区的 1000 多名代表注册,充分体现了我国重症医学同仁对于重症呼吸的重视和对知识的渴求。参会专家 100 余人,为大会带来了既丰富又新颖的学术内容。大会分为 12 个场次,8 个专题,78 场讲座,主要内容涉及重症呼吸的最新进展、不同疾病机械通气策略、呼吸支持技术、机械通气撤离、ARDS 诊治的现在与将来、呼吸系统感染与器官衰竭、呼吸衰竭相关的营养与镇静等专业领域。

2013 年 1 月中华医学会第一次重症肾脏与血液净化学术大会在"冰城"哈尔滨成功举办。此次大会主题为"肾与肾外器官",共有来自全国 28 个省、市、自治区的近 600 名代表注册,参会人数达到了 800 余人,充分体现了全国重症医学同仁对于重症肾脏及血液净化学术交流的强烈愿望。本次大会旨在增加重症医学科及相关科室医护人员对重症肾脏和血液净化理念的认识,提高重症血液净化的操作水平,并掌握该领域国内国际的最新进展。

2013 年 9 月中华医学会第一届重症心脏全国学术大会暨第二届西湖重症医学论坛在杭州成功举办。大会开幕式出席代表 1500 余人,其中省外参会代表 350 名。本次会议提供了全国重症医学同仁学术交流和与国际先进水平接轨的平台,通过大会使全国的重症医学医务工作者更深刻地认识、理解亚专科建设的必然性和必要性,深化重症心脏及与其他多器官相互关联的认识,将会让我国的重症医学事业焕发新的光彩。

2014年3月中华医学会第一次重症感染全国学术大会暨辽宁省第五届重症医学大会在沈阳成功举办。本次大会的主题是"感染与器官",强调"局部与整体,感染与器官"的理念和规范的重要性,体现了重症医学对感染病理生理机制的理解以及循证医学与个体化医疗相结合的艺术,构筑了一道重症医学的职责生命线。大会开幕式出席代表1100余人,其中省外参会代表400余名。大会邀请到重症医学相关专业的专家参加本次会议,并作了精彩的学术讲座。本次会议共设立7个主会场报告,85个专题报告,4个分会场。为了深入探讨重症感染与多器官之间的联系,大会还设置了教授查房、病例报告、专家答疑、护理论坛、卫星会等多种形式,会场气氛热烈,参会代表纷纷表示本次会议内容丰富、主题鲜明,为重症医学同仁搭建了一个高水平的学术交流平台。

2014年4月中华医学会第二次重症呼吸大会在古城扬州成功举办。大会主题:"肺与肺外器官",主题明确,旗帜鲜明。来自全国各地的1500余名重症医学同道齐聚扬州瘦西湖畔。会议内容紧凑、丰富,体现国际学术前沿。设置24个专题版块,128场专题讲座,邀请海内外嘉宾187人,其中国外讲者3名,省外讲者67名。本次大会的胜利召开促进了重症医学学科的发展,为重症医学亚专科的建设及发展起到了积极的推动作用。通过我们不懈努力,共创重症医学的美好明天。

2014年8月中华医学会第一次重症营养与器官学术大会在山西太原成功举办。来自全国各地的2840余名重症医学同道齐聚龙城,围绕"重症营养与器官功能监测与支持"等重症医学热点问题进行深入探讨,为广大重症医学及相关专业的医护同道提供一个学习、沟通和交流的机会。大会主题:"营养与器官",主题明确,旗帜鲜明。会议进行多场具体病例的实践性讨论,就患者存在的疾病、解决思路和方法有查房专家现场与会场参会代表讲解、分析、讨论、取得良好的效果。另外,举办专科技能培训,旨在加强医护人员的临床技能,受到好评。

加强国际交流与合作

中华医学会重症医学分会自成立以来,大力发展与国外重症医学会的交流合作。自2013年起在中华医学会第8次重症医学大会设立中美联合论坛及中欧联合论坛,2014年中华医学会第9次重症医学大会由美国重症医学会、欧洲重症医学会及欧洲临床微生物学及感染性疾病学会支持协办,极大地促进了中华医学会重症医学分会与国外重症医学会在学术及学会管理等多方位的交流合作。

开展继续教育项目工作

基本理论与技能高级培训班　为适应重症医学快速发展的人才需求,规范ICU的建设和管理,保障重症医学可持续发展,中华医学会重症医学分会邀请国内重症医学领域的著名专家于2006~2008年分别在广州、银川、贵阳、上海、宜昌、昆明举办重症医学基本理论与技能高级培训班。为学科规范化培训做出有益的探索。

FCCS培训班　2007年12月在上海举办中华医学会第一届FCCS培训班。本次培训班由中华医学会重症医学分会和美国重症医学会主办,由通过美国重症医学会考试认证的教师授课,结束后由美国重症医学会颁发证书。为重症医学师资力量做出必要的储备。

5C培训项目　5C培训项目自2007年开始筹备,2008年在中华医学会重症医学分会全委会层面达成共识,中华医学会重症医学分会、组织管理部和继续教育部开始合作,作为主办单位启动了该项目。经过周密策划,精心筹备,结合我国国情,以规范教材、规范教师、规范认证为基础,以建设高素质的重症医学从业人员队伍为目标,2009年开始建立并实施了"重症医学专科资质培训(Chinese critical care certified course,5C)"。2009年9月举办了首期5C项目,迄今为止已经举办了56期学员班,4期师资班,1次师资研讨会,培训逾万人,合格持证者8000余人。项目得到了重症医学从业者的广泛认可,得到学员一致好评,规范培养了国内大批重症医学医师。第三方调查数据显示学员满意度超过90%。2014年中华医学会重症医学分会5C培训考核证书正式由卫生与计生委人才交流中心进行发放。

列入国家自然科学基金专项申报目录

2010年重症医学列入国家自然科学基金专项申报目录,从此有了属于自己学科的申报途径。

设立科研基金及重大科研项目

2010年开始,中华医学会开始设立了重症医学的临床医学科研专项资金。

2012年6月成立中国重症医学科研平台(Chinese intensive care medicine exploration,CHIME)其目的是为了规范重症医学科学研究的管理流程,建立客观公正的科研成果考核机制及标准,确保重大研究项目的延续性与整体性。

平台通过专家委员会履行职能;专家委员会由中华医学会重症医学分会的专家及科研骨干组成,目前由李建国教授担任平台主任。

平台经过两年多的运行,目前已取得如下成果。

1. 建立并规范了科研项目申报、管理、评审的流程。

2. 依照流程完成了数个临床科研项目的申报和评审工作,通过平台完成的科研项目见表1-1-1。

表1-1-1　依照流程完成的临床科研项目申报和评审工作

名称	时间	金额	参加单位数	完成情况
重症医学领域阳性球菌感染研究课题	2010~2012	100万	6	已结题验收
重症感染领域多重耐药革兰阴性菌诊治研究	2011~2013	85万	5	已结题验收
华瑞重症临床营养研究资金	2013~2015	42万	1	已完成中期考核
恩华ICU镇静项目研究	2013~2015	100万	10	已完成中期考核
国瑞重症科研项目	2013~2015	85万	10	已完成中期考核
中国重症患者侵袭性真菌感染研究项目	2014~2016	74万	7	准备进行中期考核

3. 目前还有多项课题研究计划在筹备中。

成功申报原卫生部行业专项基金

2011年12月重症医学成功申报原卫生部行业专项基金。此项基金是原卫生部支持开展的公益性行业科研工作,围绕我国卫生事业发展的实际需求,针对重点支持领域,提出解决问题的策略和手段,解决疾病预防诊治中突出和迫切的问题。原卫生部行业专项基金的成功申报具有重大的现实意义。

启动青年医师海外研修计划

中华医学会重症医学分会于2012年启动青年医师海外研修计划。已经从全国范围内通过专业及英语面试选拔出8位优秀青年医师,派往加拿大、美国及新加坡等地著名医学中心进行短期交流,学习探讨先进的重症医学管理理念,为促进我国重症医学事业发展添砖加瓦。

荣获中华医学会"优秀专科分会"

2010年4月,中华医学会重症医学分会在中华医学会成立90周年表彰大会上,在85个分会中脱颖而出,荣获中华医学会"优秀专科分会"。这对于我们这个刚刚成立5年的学会来说是难能可贵的,更代表了中华医学会对重症医学分会工作的肯定和认可。

开展全国ICU普查

2010年11月全国ICU普查工作正式展开。以全国二级甲等及以上医院为普查目标,目的是为全面了解我国ICU发展现状、学科建设、管理模式,准确掌握全国各地医院ICU的数量、分布、结构、医疗资源构成和使用状况,建立我国重症医学组织状况和软实力数据库。通过此次普查可向卫生行政管理部门提供准确的学科信息,有利于制订符合现状的学科发展纲要,并为学术交流、继续教育、多中心科研等提供基本信息,为专科会员发展和专科医师注册奠定基础。

获得国家临床重点专科建设项目

原卫生部根据医疗卫生发展需求,为提升我国临床医疗水平,提高医疗服务能力,实现医疗卫生事业可持续发展,满足人民群众日益增长的医疗保健需求,自2010年开始设立国家临床重点专科,重症医学更是被列为"重中之重"。分别于2010年和2011年评出首批、第二批国家临床重点专科。

加强重症医学质量控制

医疗质量控制是学科规范化建设永恒的主题,重症医学的规范化、专业化建设正在向新的阶段迈进。通过质控大会努力使广大重症医师掌握重症医学各项规范,巩固基础知识和基本技能,规范落实临床诊疗技术,同时了解国际最新的进展。

第一次全国重症医学质控大会　2013年11月14~17日第一次全国重症医学质量控制

大会暨第二次江苏省重症医学质量控制大会在南京举行。大会开幕式上,中华医学会重症医学分会主任委员、东南大学附属中大医院副院长邱海波教授致欢迎辞。中华医学会重症医学分会前任主任委员刘大为教授,中国医院协会副会长、江苏省医院协会会长唐维新教授等亲临大会现场并祝贺致辞。本次大会以"质量控制——重症医学的生命"为主题,邀请了48名国内知名重症医学专家及2名在重症医学领域享有盛誉的国际专家前来讲学,大会设13个分会场、126个专题报告全面介绍了重症医学及重症医学质量控制的最新进展,吸引了来自国内的1000余名代表参加会议。

第二次全国重症医学质控大会　由国家卫计委重症医学质控中心、江苏省卫计委重症医学质控中心主办、江苏省医学会重症医学分会协办、东南大学附属中大医院重症医学科承办的2014全国重症医学质控大会暨第三届江苏省重症医学质控大会11月14~17日在扬州召开,以"规范、落实"为主题。来自全国各地的1000余名代表参加会议。会议邀请国内外重症医学专家围绕规范落实为主题,就"如何提高重症患者诊疗质量、提高治疗效果、保证重症患者生命安全"进行了70余场学术讲座。

在突发公共卫生事件中发挥重要作用

汶川地震期间中华医学会重症医学分会第一时间选派最优秀的医护人员奔赴一线,在震区进行"生命保卫战"。通过忘我工作,集思广益,精诚合作,在有限的条件下对患者进行有效的治疗,大大降低了死亡率,从死亡线上挽救回无数生命。原卫生部部长陈竺对重症医学给予高度评价:"在重症医学平台上进行的多学科的深入协作,是降低重症伤员病死率和致残率的关键"。

2009年甲型H1N1流感的流行,是医护工作人员新一轮的挑战。重症医学医护工作者做到早期识别,密切监测,积极救治,夜以继日地奔波在第一线。在这场没有硝烟的战争中取得了胜利。江苏昆山爆炸事件后当地医院迅速派出医护人员赴昆山参与伤员救治,并将重症患者安全转运,为挽救患者生命做出重要贡献。随后,数十位全国著名重症医学专家亲临现场参与救治工作。非洲埃博拉疫情暴发后,中国迅速派出数批援助医疗队,其中也不乏重症同仁的身影,他们不顾个人安危,战斗在直面死神的第一线。在社会突发公共卫生事件中重症医学越来越发挥无可替代的作用。

举办重症医学基层行项目

自2005年中华医学会重症医学分会的成立起,中国重症医学的发展逐步向规范化迈进。然而,中西部重症医学的发展仍然存在差异,不同级别医院重症医学水平仍存在很大提高空间,尤其在二级医院及基层偏远地区,重症医学理念普及难以覆盖。为促进基层重症医学的发展,作为学会骨干力量的中华医学会重症医学青年委员会于2012年起举办中华医学会重症医学基层培训项目。项目为公益性科学普及活动,传播重症医学规范化管理理念与知识,为基层地区医院ICU提供规范化管理培训及学术交流机会。

项目覆盖西南、西北、华中、华东地区,以三、四线城市为主,共覆盖8个省,12个城市,共开办12期培训班,每期培训班约有250~300名学员参与,共培训学员约3000多名。活动由中华医学会重症医学分会及中华医学会科学普及部共同举办,每次活动依托当地全国委员及青年委员,由1~2名重症医学分会全国主委、副主委或常委带领5~7名重症医学青年委员,组成项目专家团。活动根据当地实际情况,开展形式以临床查房、座谈、专业知识培训为主。

重症医学基层行活动不仅引起当地电视台与纸媒的报道,还吸引了新华社、健康报、北京晚报、新浪网、凤凰网、中国日报网等全国范围媒体的报道,各大网络媒体争相转载。中央新闻台《朝闻天下》栏目也对本活动进行了报道,展示了中华医学会重症医学分会良好的社会公益形象。

设立"终身成就奖"

重症医学在我国发展已有30余年历史,无论在医院重症患者的救治中,还是在社会突发公共事件中的应急救治中发挥了无可比拟的作用,彰显了无尽的魅力。这些成绩的取得离不开全国重症医学同道的艰苦努力和无私奉献,"终身成就奖"是中华医学会重症医学分会设立的行业内最高奖,表彰长期为我国重症医学发展做出杰出贡献的专家学者,展示重症医学人救死扶伤、爱岗敬业的精神,从而推进我国重症医学事业不断进步和发展。

北京协和医院陈德昌教授、刘大为教授荣获首届"终身成就奖"。

这个十年是我们重症人艰苦奋斗的十年,是我们从无到有的十年,是我们打下基础的十年,是我们高速发展的十年。愿我们的下个十年是继续前行的十年,是步进成熟的十年,是硕果累累的十年!让我们重症人共同携手,为波澜壮阔的下一个十年而努力奋斗!

2 大数据与重症医学

　　大数据(big data)是信息化发展到一定阶段的产物,它将大量变量间的关系数据化;人们可以利用一些全新的工具来获取、分析这些数据,从而优化管理、改善结果[1]。目前,大数据已经应用到社会的各个方面。2011年5月麦肯锡全球研究所发表专门研究报告,首次提出了"大数据时代"这一全新概念。2012年2月,纽约时报发表《大数据时代(*The Age of Big Data*)》一文,宣告大数据时代的到来。

一、什么是大数据

　　对于大数据,研究机构Gartner给出了这样的定义:大数据是需要新处理模式才能具有更强的决策力、洞察发现力和流程优化能力的海量、高增长率和多样化的信息资产。

　　大数据与过去传统意义上"数据"的区别在于过去我们说的"数据"很大程度上是指"数字",是可以进行编码的简单文本,这些数据分析起来相对简单,过去传统的数据解决方案(如数据库或商业智能技术)就能轻松应对。而今天我们所说的"大数据"则不单纯指"数字",还包括文本、图片、音频及视频等多种格式。专业的概括就是,数据是结构化的,而大数据则包括了结构化数据、半结构化数据和非结构化数据。以前保存的数据类型主要是结构化数据。然而,并非所有的数据都是可以结构化的,据统计,可结构化数据——即可以存储在数据库等传统系统(主要是指关系型数据库产品)中的数据占数据总量的20%左右;其他80%的数据不能或是不便于存储于传统的系统中,因为其结构形式是非结构化的或者是半结构化的。

　　大数据的来源:①传感器数据,分布在不同地理位置上的传感器对所处环境进行感知,不断生成数据。②网站点击流数据,用户在网上的每个点击及其时间都被记录下来,利用这些数据,服务提供商可以对用户存储模式进行仔细的分析,从而提供更加具有针对性的服务。③移动设备数据,包括移动电话、PDA和导航设备等,我们可以获得设备和人员的位置、移动、用户行为等信息。④射频ID(RFID)数据,RFID可以嵌入到产品中,实现物体的跟踪。

　　大数据具有以下特点(4个"V"):volume(数据体量大)、variety(数据类型繁多)、velocity(处理速度快)、value(价值密度低)[2]。大数据具有3个特征:①全样而非抽样,在过去,由于缺乏获取全体样本的手段,人们发明了"随机调研数据"的方法。有了云计算和数据库以后,获取足够大的样本数据乃至全体数据,就变得非常容易。②效率而非精确,这其实是建立在第1点的基础上。过去使用抽样的方法,需要在具体运算上非常精确,因为"失之毫厘,谬以千里"。但全样本时,有多少偏差就是多少偏差而不会被放大。诺维格认为,大数据基础上的简单算法比小数据基础上的复杂算法更加有效。数据分析目的并非是数据分析,而有其他用途,故而时效性也非常重要。精确的计算是以时间消耗为代价的,但在小数据时代,追求精确是为了避免放大的偏差而不得已为之。但在样本=总体的大数据时代,"快速获得一个大概的轮廓和发展脉络,就要比严格的精确性要重要得多"。③相关而非因果,相关性表明变量 A 和变量 B 有关,或者说 A 变量的变化和 B 变量的变化之间存在一定的正比(或反比)关系。但相关性并不一定是因果关系(A 未必是 B 的因)。

二、大数据与重症医学

大数据的核心是预测,大数据能够提高公共卫生工作人员对传染病疫情的追踪和响应能力、对疾病早期预警信号的发现能力,以及对诊断性检测方法与治疗方法的研发能力。大数据可以使我们深入了解疾病的病因和结局,为精准医学寻找更好的药物靶点,并且提高疾病的早期预测和预防能力,从而促进健康。

大数据对重症医学有着非常重要的意义。近 10 多年来,我国重症医学的发展迅猛,成绩斐然,但是仍然存在很多问题,需要进一步研究解决。例如,在临床工作中有时很难提前预测哪些重症患者会发生感染性休克、急性呼吸窘迫综合征,甚至死亡。这主要是因为 ICU 医师做出的判断,很多时候是基于目前研究基础形成的指南和本人的临床经验。但是我们经常忽略了 ICU 处置环境的复杂性以及各种变量的易变性。例如在评估患者的心肺功能、感染、急性肺损伤等疾病状态的基础上,除外药物或一些支持设备的影响,不同患者对于上述应激会做出不同的反应。再比如平均气道压是我们在 ICU 经常监测的参数,它由多种因素决定,包括气道阻力、肺和胸廓的顺应性、潮气量、呼气末正压、吸入气流方式、自主呼吸努力,以及人工气道的特征等。如果在 ICU 中我们不能很好地考虑多种因素的关联性及复杂性,我们将无法正确判断一个数值代表的最大意义,更谈不上利用数据去指导医师做出判断。有了大数据,根据数据库里复杂的信息和患者目前的实际监测指标,例如血压、心率、CVP、心输出量、尿量等参数可以判断患者输液后的反应如何,是否需要液体复苏治疗。最重要的是,在相应模型建立后,我们可以根据这些数据信息预测哪些患者会发展至重症或者出现多器官功能衰竭,借此提前采取干预措施[3],甚至我们可以预测 ICU 患者的死亡率[4]。大数据还可以全面分析患者的特征和疗效数据,比较各种措施的有效性。将医师的处方与医学指导比较,提醒医师防止出现潜在的错误(如药物不良反应),还可以提高医疗数据透明性,帮助患者选择高性价比的治疗方案。

除了临床工作外,大数据对重症医学的科研也影响巨大,这主要体现在以下几个方面:①由于各种条件限制,既往有很多关于重症医学的研究样本量较少,即便是多中心协作,也难以代表全部个体。因此根据这种研究总结出来的结论就不具有普遍性。大数据恰恰相反,其本质就是让所有的数据说话。换言之,大数据不再依赖既往的抽样研究,而是归纳所有的数据。这是一种思维变革,在信息技术不发达的时代是难以想象的。②降低研究成本。很多时候,我们的研究都是各自为政。为了研究自己的课题,收集各自的资料,这导致资料本身具有局限性,还造成大量人力及物力的浪费。如果事先把每一个个体临床事件收集和整理,组成一个数据库,借此资源共享,可以最大限度地避免重复浪费。

三、大数据在重症医学中的应用现状

在世界上有些国家,大数据已经被应用到了重症医学领域并取得了一定效果。有的国家已经建立了一些商业性或者非营利性的 ICU 数据库。这些数据库建立的目的首先是评估和比较 ICU 患者病情严重程度、预后和治疗花费。例如在澳大利亚和新西兰建立的非营利性的数据库已经包含了超过 900 000 人次的 ICU 住院患者的信息[5]。另外,商业性的 Philips eICU,可以提供远程重症医疗支持,从 180 多家参与的 ICU 中,收集存档了超过 1 500 000 例 ICU 入住患者的信息,而且以每年 400 000 例的速度增加。在过去的 10 年里,由 Beth Israel Deaconess Medical Center 和 Philips Healthcare 的实验室在美国生物影像和生物信息协会的资助下,联合建立了重症医学多参数智能监测数据库(MIMIC),目前记录了超过 40 000 例 ICU 住院患者的信息,这些信息都可以免费在线查阅[6]。MIMIC 也是目前唯一能精确到每一分钟患者生理指标和实时治疗等情况的数据库。

除了数据库的建立,对于数据库的应用也开展了很多研究,并指导临床应用。Gregory Boverman 等[7]利用 MIMIC-II 中的数据,建立了一套模型。该模型包含了年龄、分钟通气量、呼吸频率等参数,以预测机械通气超过 48 小时的 ICU 患者在机械通气第二个 12 小时内的死亡率。国内 Zhang Z 等利用 MIMIC-II 中的数据,发表了数篇关于尿量及钙离子与危重症患者预后的文章[8,9]。Laura C McPhee[10]等通过 Philips eICU 平台收集了 741 036 名患者资料,研究结果显示单剂量依托咪酯不增加 ICU 中脓毒症患者的死亡率。

在建立数据库和利用相关数据进行研究时,还要考虑到保护患者的个人隐私。Janko 等[11]就完善数据库建立,加强制度管理,兼顾数据保存和个人隐私方面做了详细的说明。

相比较而言,我国重症医学领域对于大数据相关技术的应用还较少,还处于起步阶段。但实际上我们每天做的日常医疗工作都与大数据有关。比如国内医院普遍应用的电子病历系统(electronic medical record,EMR),包含了每一个住院患者的化验、治疗等信息,这些信息可以随时调取。EMR 是我们进一步归纳、整理、利用这些数据的基础,其应用前景广阔。以 EMR 为平台的研究正在开展,例如浙江金华市中心医院已经开始建立类似的数据归纳,尽管例数还较少[12]。

四、展 望

现代信息技术的发展促进了大数据概念的形成,云计算、互联网、物联网、移动终端等使大数据理论逐渐变成现实。在重症医学领域,大数据可以充分利用所有患者信息的价值,带来一场重症医学的革命性变革。当然,大数据时代带给我们的既有机遇,也有困难和挑战。但是,临床数据信息化和平台化必定是未来重症医学的发展趋势,大数据时代下的重症医学必将迎来更辉煌的明天!

(王春亭 王鹏 刘春利)

参 考 文 献

1. Moore KD,Eyestone K,Coddington DC. The big deal about big data. Healthc Financ Manage,2013,67(8):60-6,68.

2. McAfee A, Brynjolfsson E. Big data: the management revolution. Harv Bus Rev, 2012, 90 (10): 60-68.

3. Bates DW, Saria S, Ohno-Machado L, et al. Big data in health care: Using analytics to identify and manage high-risk and high-cost patients. Health Aff (Millwood), 2014, 33 (7): 1123-1131.

4. Yun Chen, Hui Yang. Heterogeneous postsurgical data analytics for predictive modeling of mortality risks in intensive care units. Conf Proc IEEE Eng Med Biol Soc, 2014, 4310-4314.

5. Stowa PJ, Hart GK, Higlett T, et al. ANZICS Database Management Committee. Development and implementation of a high-quality clinical database: the Australian and New Zealand Intensive Care Society Adult Patient Database. J Crit Care, 2006, 21: 133-141.

6. Saeed M, Villarroel M, Reisner AT, et al. Multiparameter Intelligent Monitoring in Intensive Care Ⅱ: a public-access intensive care unit database. Crit Care Med, 2011, 39: 952-960.

7. Boverman G, Genc S. Prediction of mortality from respiratory distress among long-term mechanically ventilated patients. Conf Proc IEEE Eng Med Biol Soc, 2014, 4: 3464-3467.

8. Zhang Z, Xu X, Ni H, et al. Urine output on ICU entry is associated with hospital mortality in unselected critically ill patients. J Nephrol, 2014, 27 (1): 65-71.

9. Zhang Z, Xu X, Ni H, et al. Predictive value of ionized calcium in critically ill patients: an analysis of a large clinical database MIMIC Ⅱ. PLoS One, 2014, 9 (4): e95204.

10. McPhee LC, Badawi O, Fraser GL, et al. Single-dose etomidate is not associated with increased mortality in ICU patients with sepsis: analysis of a large electronic ICU database. Crit Care Med, 2013, 41 (3): 774-783.

11. Ahlbrandt J, Brammen D, Majeed RW, et al. Balancing the need for big data and patient data privacy--an IT infrastructure for a decentralized emergency care research database. Stud Health Technol Inform, 2014, 205: 750-754.

12. Zhang Z. Big data and clinical research: focusing on the area of critical care medicine in mainland China. Quant Imaging Med Surg, 2014, 4 (5): 426-429.

3 移动ICU：重症医学发展的重要组成部分

随着重症医学医疗技术的发展和救治的需求，近些年提出了一个新的概念——移动ICU（mobile intensive care unit）。移动ICU指的是配备ICU的医疗团队和基本ICU医疗救治设备的重症患者转运平台[1]。移动ICU的作用是保证重症患者在转运过程中的不间断地加强治疗[2]。

一、移动ICU的组成

移动ICU可分为3种类型，院前移动ICU、院内移动ICU及远程移动ICU。根据国际医学界对移动ICU的要求，移动ICU应该有3个基本的组成部分[3]：①训练有素的ICU医师和护士团队，掌握重症医学的理论，有高度的应变能力，善于配合；②掌握先进的监测技术和治疗手段，借助于这些设备和技术可进行动态、定量的监测，捕捉病情瞬间的变化，并可反馈于有力的治疗措施；③能够应用先进的理论和技术对重症患者进行有效的治疗和护理[3]。

由于在转运过程中，重症患者生命体征往往不稳定，而且病情不断变化，对负责转运的医护人员具有重大挑战[4,5]。

二、转运人员的培训

移动ICU上医疗救护人员是由ICU主导的医疗团队，一般4~5名。所有人员应该进行强化培训，应该是全天候的医疗团队。

人员的培训主要从5个关键的方面着手，包括准备工作、团队协作培训、新仪器的培训、移动培训，以及安全性培训[6]。

1. 准备工作　在发生问题前预测可能出现的情况是转运过程中的一个重要的环节，因此也是培训中的一个重要领域。如果准备工作完善的话，70%的问题能被避免。根据相关文献及既往的转运经验，需要按照以下列表来进行准备工作，这样有助于预防大部分医疗意外的发生，详见表1-3-1。

表1-3-1　移动ICU的转运前准备工作流程

项目分类	项目
转运前	是否所有的必需供应已经准备齐全（例如药物、耗材以及氧源）
	所有的仪器是否能够正常运行

项目分类	项目
患者信息	病史
	过敏史
	入院原因以及病程
	体格检查
	相关实验室检查
	影像学资料
	其他重要的检查(患者特异的)
	置管、引流以及输液通道的位置
	目前的治疗
转运前评估	转运是否可行
	是否有必要调整治疗方案
	发现可能出现的问题,如果有必要的话采取预防措施
	是否有必要进行额外的监护

2. 团队协作培训　这一项培训主要着眼于空间的限制及人力资源的缺乏。因此,良好的沟通及团队协作是尤其重要的。例如,与司机之间应该沟通好需要调整的速度,甚至在有的情况下需要完全停止行进。

3. 新仪器的培训　整个移动 ICU 里的设备及手推车(转运担架)都是定制的,因此所有人员应该学会操作自己平时并不熟悉的移动 ICU 里的设备及装备齐全的手推车,避免在紧急情况下由于操作问题而耽误治疗。

4. 移动性培训　很多的 ICU 医师及 ICU 护士都有院内转运的经验,但是并没有院间转运的经验。因此,需要对转运途中可能出现的问题进行培训。甚至要对移动 ICU 行进过程中可能遇到的问题进行培训。

5. 安全性培训　安全是第一位的,因此安全性培训也是极其重要的。例如在转运过程中安全带的使用及与协调患者治疗的关系。行进本身也存在交通安全风险,因此团队中所有人都应该意识到。而且,在移动 ICU 中替换输液袋、准备以及提供相应的治疗、安全地保存及使用仪器都比在院内 ICU 中危险性更大。

三、仪器与药品配备

移动 ICU 病房的设备配置以及药品配置应该根据任务的需求决定。所有转运设备都必须能够通过转运途中的电梯、门廊等通道,转运人员须确保所有转运设备正常运行并满足转运要求。所有电子设备都应能电池驱动并保证充足的电量[7]。主要配置包括带自备电源的多功能除颤监护仪 1 台(包括除颤、心电监护、血氧饱和度、血压、心电图),转运呼吸机 1 台,便携式吸引器 1 台,快速气管切开器械 1 套,可视喉镜,成人简易呼吸器,标准急救药箱配备,快速检测设备(血糖仪、血气分析仪、心肌标志物检测仪等),氧气瓶或氧气袋,手术器械包,导尿包,外科肢体固定器具数套,中心静脉插管包、胸腔闭式引流包等。详见表1-3-2。

表1-3-2　《中国重症患者转运指南(2010)》重症患者(成人)转运推荐设备

推荐设备	选配设备	推荐设备	选配设备
气道管理及通气设备		循环管理设备	
鼻导管	环甲膜切开包	心电监护仪及电极	动脉穿刺针
鼻咽通气道/口咽通气道	各种型号的储氧面罩	袖带式血压计及各种型号的袖带	中心静脉导管包
便携式吸引器及各种型号吸引管	多功能转运呼吸机	除颤仪、除颤电极板或耦合剂	压力延长管
各种型号的加压面罩	$P_{ET}CO_2$ 监测器	各种型号的注射器/针	压力传感器
简易呼吸器	球囊外接可调PEEP阀	各种型号的静脉留置针	有创压力监测仪
喉镜(弯镜片2、3、4号,备用电池、灯泡)	呼吸机螺旋接头	静脉穿刺用止血带	加压输液器
各种型号的气管插管	呼吸过滤器	静脉输液器	输液加热器装置
开口器	湿热交换器	输血器	经皮起搏器
管芯	胸腔闭式引流设备	输液泵及微量泵	
牙垫	便携式血气分析仪	三通开关	
舌钳、插管钳(Magil钳)		皮肤消毒液	
环甲膜穿刺针		无菌敷料	
氧气瓶及匹配的减压阀、流量表、扳手		其他	
便携式呼吸机		体温计	止血钳/止血带
听诊器		血糖仪及试纸	创伤手术剪
润滑剂		鼻饲管及胃肠减压装置	外科敷料(海绵、绷带)
专用固定气管导管的胶带		约束带	脊柱稳定装置
脉搏血氧饱和度监测仪		电筒和电池	
气胸穿刺针/胸穿包		通讯联络设备	

院际转运的药物配备强调紧急抢救复苏时用药以及为维持生命体征平稳的用药,病情特殊者还应携带相应的药物。根据《中国重症患者转运指南(2010)》,药物包括肾上腺素1mg、多巴胺20mg各5支,胺碘酮150mg 4支,丙泊酚200mg、利多卡因100mg、阿托品0.5mg各2支,林格液500ml、0.9%氯化钠注射液250ml、5%葡萄糖氯化钠注射液250ml各1袋。详见表1-3-3。

仪器设备以完好、必备、够用为原则。转运相关物品定量、定点放置,专人管理,处于完备状态。

表 1-3-3 《中国重症患者转运指南(2010)》重症患者(成人)转运配置药物

推荐药物	选配药物	推荐药物	选配药物	推荐药物
静脉输注液体:生理盐水、乳酸林格液、胶体	异丙肾上腺素	毛花苷丙	甘露醇	葡萄糖酸钙
肾上腺素	腺苷	呋塞米	苯巴比妥	硫酸镁
阿托品	维拉帕米	硝酸甘油注射剂	苯妥英钠	碳酸氢钠
多巴胺	美托洛尔	硝普钠	纳洛酮	50%葡萄糖注射液
去甲肾上腺素	沙丁胺醇喷雾剂	氨茶碱	神经肌肉阻滞剂(如氯化琥珀胆碱、罗库溴铵、维库溴铵)	无菌注射用水
胺碘酮	甲泼尼龙	地塞米松	麻醉性镇痛剂(如芬太尼)	吗啡
利多卡因	肝素	氯化钾	镇静剂(如咪达唑仑、丙泊酚、依托咪酯、氯胺酮)	地西泮注射液

四、移动 ICU 的应用现状与展望

近年来,移动 ICU 的应用越来越普遍[8],要求所有在两个医院之间转运的重症患者都必须使用移动 ICU。在中国也取得了很大的进展。2009 年国内第一个移动 ICU 得到应用,使患者转院实现"无缝转运",保证重症患者的不间断治疗。但是,移动 ICU 的组成和人员配备都需要进一步标准化,人员的培训对于保证患者的安全很重要,因此制订一个标准的流程、器械的标准配备和人员的培训将成为未来的重点[9,10]。未来移动 ICU 将会进一步取得突破性进展,得以广泛应用。

(戴青青 于凯江)

参 考 文 献

1. Nagappan R, Riddell T, Barker J, et al. Patient Care Bridge--mobile ICU for transit care of the critically ill. Anaesth Intensive Care, 2000, 28(6):684-686.

2. Alvarez González M, Cambronero Galache JA, Nevado Losada E, et al. Effect of the availability of a medicalized mobile ICU(MMICU) on the hospital admissions after an out-of-hospital cardiorespiratory arrest(OH-CRA). Rev Clin Esp, 2003, 203(11):517-520.

3. Bodson L, Grenade J, Micheels J, et al. The value of mobile intensive care unit(MICU):does it remain to be proven. Rev Med Liege, 2006, 61(5-6):494-499.

4. Riley BH, White J, Graham S, et al. Traditional/restrictive vs patient-centered intensive care unit visitation: perceptions of patients' family members, physicians, and nurses. Am J Crit Care, 2014, 23(4):316-324.

5. Wiegersma JS, Droogh JM, Zijlstra JG, et al. Quality of interhospital transport of the critically ill:impact of a Mobile Intensive Care Unit with a specialized retrieval team. Crit Care, 2011, 15(1):R75.

6. Droogh JM, Kruger HL, Ligtenberg JJ, et al. Simulator-based crew resource management training for interhospital transfer of critically ill patients by a mobile ICU. Jt Comm J Qual Patient Saf, 2012, 38(12):554-559.

7. Yue MX, Xia XY, He D, et al. The design and use of a mobile intensive care unit ambulance. Zhongguo Wei

Zhong Bing Ji Jiu Yi Xue,2009,21(10):624-625.

8. Iglesias-Llaca F,Suárez-Gil P,Viña-Soria L,et al. Survival of out-hospital cardiac arrests attended by a mobile intensive care unit in Asturias(Spain)in 2010. Med Intensiva,2013,37(9):575-583.

9. Prottengeier J,Moritz A,Heinrich S,et al. Sedation assessment in a mobile intensive care unit:a prospective pilot-study on the relation of clinical sedation scales and the bispectral index. Crit Care,2014,18(6):615.

10. Droogh JM,Reinke L,Snel GJ,et al. Arterial blood pressure changes induced by acceleration during mobile intensive care unit patient transport are not patient related:beware of misinterpretation. Intensive Care Med,2014,40(3):460-461.

重视 ICU 患者早期康复治疗

康复治疗已经成为重症患者治疗的重要组成部分,研究表明,康复治疗能够改善患者的器官功能,缩短 ICU 住院时间[1]。而 Amy[2]等人更是推荐 ICU 患者应当进行早期康复治疗,促进患者肌力恢复,尽早撤离呼吸机。因此,评估患者病情,尽早开始早期康复治疗应该成为重症患者常规治疗。

一、早期康复治疗在 ICU 开展的现状

研究表明,重症患者在住院期间进行早期康复治疗具有重要意义。但是早期康复治疗的实施和推广受到很多因素的影响,如镇静、缺乏理论知识以及 ICU 内缺少治疗资源。此外,为了保证患者的安全,康复治疗师必须经过专业的理论和临床实践培训,有相关的临床经验,并且要对整体的医疗条件、干预措施和设备有一定的了解。相关临床机构应当为学生提供更多教育培训的机会;应当建立评估康复治疗师临床能力的方法[3]。

ICU 患者进行早期康复治疗并不是一个新概念。在美国康复治疗已经成为 ICU 患者的管理中常规,只是频率和类型各有不同。Katherine 等在 2007 年 3 月至 5 月对来自美国 49 个洲的 490 位康复治疗师进行了调查,结果显示有 89% 的医院 ICU 会请物理治疗师作为专业顾问,但只有 10% 的医院 ICU 建立了开始康复治疗的标准[1]。Norrenberg 等对来自 17 个西方欧洲国家的 460 个 ICU 进行了调查,共有 102 位康复治疗师完成了访问。75% 的受访者所在 ICU 中至少有一个专门的康复治疗师。但是 ICU 中能在夜间常规进行康复治疗的仅有 33%。在英国能够夜间进行康复治疗的 ICU 高达 79%,但在德国、葡萄牙以及瑞典几乎没有 ICU 能够实现夜间康复治疗。相比之下,周末的康复治疗情况较夜间的进行程度要理想很多,83% 的康复治疗师表示都会在周末进行工作,而几乎所有的高校附属医院都会在周末进行康复治疗[4]。在澳大利亚大多数康复治疗师都会为 ICU 患者常规制订锻炼计划,但只有 1/3 会对锻炼效果进行评价[5]。我国 ICU 内的康复治疗起步相对较晚,发展较为缓慢,但近些年已逐步受到界内人士的重视。目前 ICU 早期康复治疗的对象主要是神经系统疾病和创伤的重症患者[6],逐渐应用于心脏手术等重大手术后的患者[7],康复治疗师作为 ICU 团队的一个新成员已经逐步受到 ICU 工作人员的认识和认可。

二、ICU 患者早期康复的必要性

早期康复治疗应该在 ICU 患者生命体征平稳后,无康复治疗禁忌证就应开始。Hopkins[8]等发现,接受机械通气的呼吸衰竭患者早期进行康复治疗,有缩短机械通气时间、ICU 住院

时间和降低住院费用的趋势。但对于有些医院管理者和大多数 ICU 医务人员来说,还需要加强康复治疗理论的学习,此外,科室领导的支持是至关重要的因素。

1. 长期卧床对 ICU 患者各系统造成不良影响　ICU 患者由于受到周围仪器设备的限制,营养状态、深度镇静等因素的影响,通常是卧床状态,成为患者活动的重要障碍,并对患者各系统造成不良后果。

(1) 骨骼肌系统:ICU 获得性肌病是 ICU 患者最常见的并发症之一,其发生率至少在25%~33%[9]。长期卧床制动和炎症反应是 ICU 患者发生肌肉萎缩的两个独立因素[10]。患者长期卧床容易造成肌蛋白合成减少,肌肉的失用性萎缩,肌力和运动耐量的降低,结缔组织和关节挛缩,骨密度降低以及压疮[11]。

(2) 呼吸系统:长期卧床容易导致肺不张和肺炎[12],机械通气 7 天以上的患者四肢肌力越差,最大吸气压、最大呼气压及肺活量越低[13]。研究表明,脑卒中后瘫痪的患者发生呼吸系统感染的几率比能够自主活动的患者高 6.48 倍(P=0.0198)[14]。

(3) 心血管系统:患者卧床 3~4 天后就会出现明显的心血管功能失调,压力感受器的敏感度会降低,心输出量、心搏量和外周血管阻力降低,容易发生直立位耐受不良甚至晕厥[15]。除此之外,下肢深静脉的顺应性降低,微血管功能受损。

2. 社会经济和家庭负担　长期卧床增加对社会经济和家庭的负担。Cox 等在杜克大学医学中心进行了一项前瞻性研究,对 2006 年 4 月至 2007 年 4 月入院的经过气管切开术长期机械通气的 126 位患者进行跟踪随访,出院后 1 年存活下来的患者有 70 位(56%),其中只有 11 位(9%)患者有生活自理能力,43 位(61%)患者仍然需要他人照顾日常生活。21 位(49%)患者的家属表示照顾这样的患者压力非常大,甚至有 36 位(84%)患者的家属为此放弃或更换了工作[15]。

三、早期康复治疗在 ICU 的作用

1. 促进脱机,缩短谵妄时间、ICU 住院时间和总住院时间　对于机械通气的患者早期将镇静唤醒与康复治疗相结合,能够有效缩短谵妄时间和机械通气的时间,缩短 ICU 住院时间和总的住院时间[16]。有研究表明,由于重症患者早期进行了康复治疗,RICU 的平均住院时间由 2000 年的 13 天缩短到 2005 年的 10 天;与此同时,气管切开率由 29% 下降至 5%,脱机失败的概率由 12% 降至 3%[17]。

2. 改善患者的功能状态、生活质量和预后,降低死亡率和住院费用　早期康复治疗能够降低氧化应激和炎症反应,预防胰岛素抵抗和微血管功能障碍。有研究发现 COPD 的患者在进入 RICU 24 小时之内进行康复治疗,每天 2 次,每次 30~45 分钟,最终明显改善了患者的 6 分钟步行时间、最大吸气压和呼吸困难评分[18]。Trees 等的一个病例报道,介绍了一位 73 岁女患常规应用电复律治疗房颤后出现了脓毒症和呼吸衰竭的并发症,康复治疗前 MRC(Medical Research Council) 总分仅为 18/60,经过 4 个阶段循序渐进的康复治疗,该患者 MRC 总分提高至 52/60[19]。Stephanie Hellweg 认为,脑卒中发病后 24 小时内进行康复治疗,能够缩短住院时间,降低死亡率和减少远期残疾的发生[20]。

Truong 等发现早期康复治疗不仅有降低住院患者死亡率的趋势(12.1% vs 18.2%),还降低了患者总的治疗费用[11]。

3. 改善心理状态　实验证明早期康复治疗能够改善重症机械通气患者的功能状态和心理状态。一旦患者开始功能锻炼,他们就对疾病的康复更加乐观[16]。

4. 其他　对参与其中的一线医务工作者来说,早期康复治疗的一个附带利益就是发展了安全和团结合作的文化[8]。

四、ICU 进行早期康复治疗的安全性

早期康复治疗的安全性是最引人关注的一个问题,也是早期康复治疗不能实施的主要障碍。早期康复治疗需要一个专门治疗组,由康复治疗师、呼吸治疗师、ICU 医师和护士组成。进行康复治疗时要循序渐进地增加活动量,从开始时不依靠支持独自坐在床边,逐渐过渡到站在床边,再到从床上移动到椅子上坐着,最终可以在借助或不借助于拐杖或医务人员帮助的情况下自己行走。

开始早期康复治疗的前提是在患者在 ICU 住院期间持续的生理状态稳定,主要包括神经系统、呼吸系统及循环系统[8]。血流动力学不稳定(收缩压 >200mmHg 或 <80mmHg,心率 <40 次 / 分或 >130 次 / 分)、心律失常、急性心肌梗死及呼吸不稳定(血氧饱和度 <88%)的患者,不考虑早期康复治疗[17]。

在大多数情况下,监护及生命支持设备,包括呼吸机,都不应当成为限制活动的原因。在采取适当措施的前提下,带有气管内导管或气管切开套管进行机械通气以及进行 ECMO 治疗的患者是可以安全地活动的[21,22]。股动脉及股静脉置管的 ICU 患者在进行早期康复时,并没有发现意外脱管、瘀斑或血肿、血栓形成、拔管后持续疼痛等并发症。即使是反复剧烈的屈髋运动时也未发现导管相关性并发症[23,24]。Amy 等甚至提出,只要以患者的生理功能为基础给患者量身制订康复计划,并随时根据康复反应进行调整,即使是最虚弱的、最危重的患者也能进行早期康复治疗[2]。

有研究表明,在康复治疗的过程中,也有一些不利的情况出现,如跌倒、胃管脱出、收缩压高于 200mmHg、舒张压低于 90mmHg、血氧饱和度低于 80% 等,但其发生率不到 1%,并且没有导致气管导管脱出或外伤,没有延长 ICU 住院时间和总的住院时间,也没有增加治疗费用[8]。

总之,对重症患者进行早期康复治疗在国外已经得到广泛重视,国内的开展情况较为滞后,但也逐渐受到关注。早期康复治疗在 ICU 内是安全可行,因此,一旦条件允许,ICU 患者应该早期进行康复治疗。

(李海波　于凯江)

参 考 文 献

1. Hodgin KE, Nordon-Craft A, McFann KK, et al. Physical therapy utilization in intensive care units: results from a national survey. Critical care medicine, 2009, 37(2): 561.

2. Nordon-Craft A, Schenkman M, Ridgeway K, et al. Physical therapy management and patient outcomes following ICU-acquired weakness: a case series. Journal of neurologic physical therapy: JNPT, 2011, 35(3): 133.

3. Pawlik AJ, Kress JP. Issues affecting the delivery of physical therapy services for individuals with critical illness. Physical therapy, 2013, 93(2): 256-265.

4. Norrenberg M, Vincent JL. A profile of European intensive care unit physiotherapists. Intensive care medicine,

2000,26(7):988-994.

5. Berney S,Haines K,Denehy L. Physiotherapy in critical care in Australia. Cardiopulmonary physical therapy journal,2012,23(1):19.

6. 谭杰文,谢雪霞,陆士红,等 . 重症及 ICU 患者早期康复的进展与现状 . 中华医学会第十九次全国高压氧医学学术会议论文集,2010.

7. 郑凯,于克东,李阳 . 早期康复治疗在心脏手术后的应用 . 现代中西医结合杂志,2007.

8. Hopkins RO,Spuhler VJ,Thomsen GE. Transforming ICU culture to facilitate early mobility. Critical Care Clinics,2007,23(1):81-96.

9. Chawla J,Gruner G. Management of critical illness polyneuropathy and myopathy. Clin Neurol,2010,28:961-977.

10. Fink H,Helming M,Unterbuchner C,et al. Systemic inflammatory response syndrome increases immobility-induced neuromuscular weakness. Critical Care Medicine,2008,36(3):910-916.

11. Truong AD,Fan E,Brower RG,et al. Bench-to-bedside review:mobilizing patients in the intensive care unit-from pathophysiology to clinical trials. Crit Care,2009,13(4):216.

12. King L. Developing a progressive mobility activity protocol. Orthopaedic Nursing,2012,31(5):253-262.

13. De Jonghe B,Bastuji-Garin S,Durand MC,et al. Respiratory weakness is associated with limb weakness and delayed weaning in critical illness. Critical care medicine,2007,35(9):2007-2015.

14. Brogan E,Langdon C,Brookes K,et al. Respiratory infections in acute stroke:Nasogastric tubes and immobility are stronger predictors than dysphagia. Dysphagia,2014:1-6.

15. Cox CE,Martinu T,Sathy SJ,et al. Expectations and outcomes of prolonged mechanical ventilation. Critical care medicine,2009,37(11):2888.

16. Schweickert WD,Pohlman MC,Pohlman AS,et al. Early physical and occupational therapy in mechanically ventilated,critically ill patients:a randomised controlled trial. Lancet,2009,373:1874-1882.

17. Yosef-Brauner O,Adi N,Ben Shahar T,et al. Effect of physical therapy on muscle strength,respiratory muscles and functional parameters in patients with intensive care unit-acquired weakness. The clinical respiratory journal,2014.

18. Fan E. Critical illness neuromyopathy and the role of physical therapy and rehabilitation in critically ill patients. Respiratory care,2012,57(6):933-946.

19. Trees DW,Smith JM,Hockert S. Innovative mobility strategies for the patient with intensive care unit-acquired weakness:a case report. Physical therapy,2013,93(2):237-247.

20. Hellweg S. Effectiveness of physiotherapy and occupational therapy after traumatic brain injury in the intensive care unit. Critical Care Research and Practice,2012,2012:768456.

21. Morris PE,Goad A,Thompson C,et al. Early intensive care unit mobility therapy in the treatment of acute respiratory failure. Critical care medicine,2008,36(8):2238-2243.

22. Turner DA,Cheifetz IM,Rehder KJ,et al. Active rehabilitation and physical therapy during extracorporeal membrane oxygenation while awaiting lung transplantation:A practical approach. Critical care medicine,2011,39(12):2593-2598.

23. Perme C,Nalty T,Winkelman C,et al. Safety and efficacy of mobility interventions in patients with femoral catheters in the ICU:a prospective observational study. Cardiopulmonary physical therapy journal,2013,24(2):12.

24. Perme C,Lettvin C,Throckmorton TA,et al.Early mobility and walking for patients with femoral arterial catheters in intensive care unit:a case series. The Journal of Acute Care Physical Therapy,2011,2(1):30-34.

5 ICU 收治延迟:预后及卫生经济学的考量

ICU(intensive care unit)是重症医学学科的临床基地,ICU 应用先进的诊断、监测和治疗设备与技术,对病情进行连续、动态的定性和定量观察,并通过有效的干预措施,为重症患者提供规范的、高质量的生命支持,改善生存质量。因 ICU 床位紧缺,非计划性转入 ICU 和 ICU 收治标准不恰当,重症患者延迟转入较为常见,明显影响患者预后[1,2]。因此,如何解决 ICU 收治延迟问题、制订科学的对策值得关注。

一、ICU 收治延迟的现状

ICU 收治延迟现象普遍,不容忽视。尽管医疗技术在不断改进,各级医师对重症患者早期预警、早期干预的意识不断提高,但因各种原因重症患者延迟收治到 ICU 现象仍较为普遍。2013 年摩洛哥的一项调查显示仅有 27.8% 的患者在发生病情变化时立即转入 ICU 抢救,36.6% 的患者并没有立即转入 ICU 加强医疗,转入 ICU 的时间显著延迟[3]。Robert 等一项前瞻性、多中心研究也观察到因 ICU 无床,14.6% 的患者未能及时转入 ICU,抢救治疗延迟明显影响患者预后[2]。Restrepo 对美国德克萨斯州两家医院的社区获得性肺炎进行回顾性研究显示,约有 12% 的社区获得性肺炎未能在发病后 48 小时内转入 ICU 治疗,导致 30 天病死率显著增加[4]。可见尽管在美洲及欧洲等医疗水平较高、ICU 床位比例也相对比较高的发达国家,重症患者延迟收治的现象仍十分普遍。

二、ICU 收治延迟的原因分析

ICU 收治延迟的原因是多元化的,多项研究分析显示导致 ICU 收治延迟的原因有 ICU 床位紧缺、评估病情不严重不需要转入、病情太重抢救价值不大或未制订规范合理的转入标准等[3,5]。

ICU 床位紧缺是重症患者未能及时转入 ICU 抢救的重要原因,ICU 床位越少,重症患者病死率越高。由于医疗技术的显著改善和人口老龄化,患者对 ICU 床位的需求远远超过了 ICU 床位的增长速度,有些 ICU 床位使用率高达 77% ~90%[6,7]。2008 年一项调查研究显示,欧洲各国 ICU 床位拥有率相差很大,德国的医院床位数和 ICU 床位数分别为 593/100 000 和 24.6/100 000,远远高于英国(298/100 000 和 3.5/100 000),德国 Sepsis 的发生率和病死率均显著低于英国(32% vs 53%,20% vs 41%)。进一步分析显示欧洲各国医院床位和 ICU 的床位数与患者的病死率存在明显负相关关系(r=-0.82)[2]。Robert 等研究显示,未能转入 ICU 的重症患者调整后的 28 天和 60 天病死率均显著高于及时转入 ICU 的患者(P=0.05 和

P=0.04)[1]。以上研究均提示一个国家或地区的人均占有 ICU 床位数越多，Sepsis 等重症疾病的发病率越低，重症患者的病死率越低。可见 ICU 床位数是 ICU 收治延迟的重要原因，也是 ICU 重症患者医疗质量保障的重要前提。

非计划转入，导致 ICU 收治延迟。非计划转入即原本没有将患者转入 ICU 抢救治疗的计划，但在专科治疗过程中突然发生病情变化，如休克、严重感染和心肌梗死等，临时决定转入 ICU 抢救治疗。研究显示，休克、严重感染、创伤、急性呼吸衰竭、急性肾衰竭等临床常见的急危重症，若早期发现、早期转入 ICU，给予强力有效的干预治疗，能明显改善患者预后[8,9]。另外，非计划转入的患者中，转入 ICU 时间的长短也明显影响患者预后。2012 年的一项研究显示，24 小时和 48 小时内非计划转入 ICU 的患者，与直接转入 ICU 的重症患者比较，住院时间及住院病死率均显著增加；延迟转入 ICU 的时间越长，患者病死率越高；该研究还发现因合并呼吸道感染和消化道出血而延迟转入 ICU 患者的病死率显著高于计划性转入患者[10]。非计划转入是 ICU 收治延迟的重要原因，重症患者转入 ICU 越晚预后越差。

转入标准设置不恰当是 ICU 收治延迟的又一重要因素。转入 ICU 标准过严，则可能会增加延迟转入或非计划性转入的患者，显著影响患者预后。针对潜在、可能出现的器官功能损害的高危患者，通过实施早期积极监测和筛查决定是否需要转入 ICU，有助于发现病情变化的征兆，以便早期预防、早期治疗，从而改善患者预后。另外，若转入 ICU 标准过松，使得可能不需要入 ICU 的患者转入 ICU，导致 ICU 医疗资源不能有效被利用。可见，患者转入 ICU 的指征不明确或转入标准不恰当，会导致 ICU 床位使用不合理，使得 ICU 收治延迟。

三、ICU 收治延迟的卫生经济学考量

ICU 收治延迟不仅会明显影响患者预后，也会影响患者相关的住院费用和总体的卫生经济投入。ICU 收治延迟，使得休克、创伤、严重感染患者早期得不到有效治疗。研究发现，严重感染和感染性休克患者抗生素每延迟使用一个小时，病死率将增加 7.8%[11]，而休克患者低血压持续时间越长，28 天病死率越高[3]。一旦患者救治延迟、病情恶化，必须投入更多的人力物力去救治，使得 ICU 住院时间明显延长，治疗费用显著增加。另一方面，收治延迟患者 ICU 住院时间延长，患者在 ICU 滞留时间延长，会激化 ICU 床位供需不平衡的矛盾，使得 ICU 床位需求量增加。ICU 是医院现代化及抢救能力的标志，ICU 需要配备的医疗护理人力和设备等资源都远远高于普通病房，组建现代化的 ICU，投入无疑是巨大的，美国每年投入 ICU 医疗经费高达 90 亿美元，拥有的 ICU 床位数为 20 张 /100 000（人口）[12]。虽然这个水平远远高于一般欧洲及发展中国家，但随着医疗技术水平的不断提高和社会老龄化的出现，对 ICU 床位的需求仍在不断增长。收治延迟的患者在 ICU 滞留时间长，导致患者住院费用显著增加，同时 ICU 床位需要增加，卫生经费投入将显著提高。

四、ICU 收治延迟的学科发展对策

ICU 床位和医疗护理人员储备充足，能避免因 ICU 床位紧张而出现重症患者收治延迟，显著提高重症患者抢救成功率。2012 年 Stelfox 等对 3494 名患者的调查发现，当患者病情突然恶化时，收治到空床较多的 ICU（空床数 >2 张），则气管插管、机械通气、气道吸引、动脉血气和胸腹部超声等抢救措施完成率高。与床位紧张或没有空床的 ICU 相比，空床数 >2 张

的 ICU 2 小时内启动应急预案的比例高、抢救需要时间大大缩短[13]。可见，ICU 人力、物力储备是目前提高重症医学科医疗质量、促进学科建设和发展的重要环节，ICU 床位储备和重症医学人才储备都十分重要。

制定科学合理的转入制度和标准，以提高 ICU 的床位周转和使用效率，尽量避免收治延迟。2013 年 Yang 等比较 3 种转入标准对胸外科患者转入 ICU 的效率和手术等待时间等的影响，3 种转入标准分别是现行的一般标准（没有明确原则和标准）、快速转入标准（根据治疗环境和资源选择最快能转出 ICU 的患者进行手术，使得 ICU 的医疗资源得到最大限度的利用，但预计到可能会长期住院的重症患者可能会失去手术和继续救治的机会）和动态转入标准（计算机根据患者病情、手术方式、外科手术需要等待的时间、ICU 医疗资源等计算患者是否手术及转入 ICU），结果显示，尽管使用快速转入标准后 ICU 床位使用率最高(0.46 天 / 床)，但患者等待手术的时间长达 21 天，使用计算机动态转入标准后，床位使用效率为 0.50 天 / 床，患者手术等待时间显著缩短至 4 天[12]。另外，正确评估患者病情的严重程度，制订恰当的 ICU 转入标准，能避免 ICU 资源浪费。Rhondali 等研究显示，脑外科手术时程小于 4 小时、在麻醉复苏时可以顺利拔除气管插管、密切监测下生命体征平稳的患者，不需要转入 ICU，直接转回脑外科病房，以减少 ICU 医疗资源浪费，减少患者总住院费用[14,15]。由此可见，科学合理的转入制度与标准是重症医学科提高医疗效率与质量的基本前提，针对不同的疾病和疾病的严重程度制定相应的转入标准是必需的。

综上所述，ICU 收治延迟现象较为普遍，床位紧张、转入标准不科学合理是 ICU 收治延迟的主要原因，增加 ICU 投入，保障充足的 ICU 床位及医护力量、正确评估病情、制定恰当的 ICU 转入标准，避免 ICU 资源浪费是解决收治延迟问题的关键。

（黄英姿　邱海波）

参 考 文 献

1. Robert R,Reignier J,Facon CT,et al. Refusal of ICU Admission due to a full unit：impact on mortality. Am J Respir Crit Care Med,2012,185：1081-1087.
2. Wunsch H,Angus DC,Harrison DA,et al. Variation in critical care services across North America and Western Europe. Crit Care Med,2008,36：2787-2793.
3. Dünser MW,Takala J,Ulmer H,et al. Arterial blood pressure during early sepsis and outcome. Intensive Care Med,2009,35：1225-1233.
4. Restrepo MI,Mortensen EM,Rello J,et al. Late admission to the ICU in patients with community-acquired pneumonia is associated with higher mortality. Chest,2010,137：552-557.
5. Louriz M,Abidi K,Akkaoui M,et al. Determinants and outcomes associated with decisions to deny or to delay intensive care unit admission in Morocco. Intensive Care Med,2012,38：830-837.
6. Chernew ME,Baicker K,Hsu J. The specter of financial armageddon health care and federal debt in the United States. N Engl J Med,2010,362：1166-1168.
7. Pronovost PJ,Needham DM,Waters H,et al. Intensive care unit physician staffing：Financial modeling of the Leapfrog standard. Crit Care Med,2004,32：1247-1253.
8. Daryl A,Michael A,Rinaldo B,et a1. Rapid-Response Teams. N Engl J Med,2011,365：139-146.
9. Daryl J,Rinaldo B,Samantha B,et al. Long term effect of a medical emergency team on cardiac arrests introduction of a MET system into a teaching. Crit Care,2005,9：R808.

10. Liu V,Kipnis P,Rizk NW. Adverse outcomes associated with delayed intensive care unit transfers in an integrated healthcare system. J Hosp Med,2012,7:224-230.

11. Kumar A,Roberts D,Wood KE,et al. Duration of hypotension before initiation of effective antimicrobial therapy is the critical determinant of survival in human septic shock. Crit Care Med,2006,34:1589-1596.

12. Yang M,Fry MJ,Raikhelkar J,et al. A model to create an efficient and equitable admission policy for patients arriving to the cardiothoracic ICU. Crit Care Med,2013,41:414-422.

13. Stelfox HT,Hemmelgarn BR,Bagshaw SM,et al. Intensive care unit bed availability and outcomes for hospitalized patients with sudden clinical deterioration. Arch Intern Med,2012,172:467-474.

14. Rhondali O,Genty C,Halle C,et al. Do Patients Still Require Admission to an Intensive Care Unit After Elective Craniotomy for Brain Surgery? J Neurosurg Anesthesiol,2011,23:118-123.

15. Zhou JC,Ken H,Pan J,et al. Delayed admission to ICU does not increase the mortality of patients post neurosurgery. Int J Neurosci,2014 .

6 Real-life study：RCT 的补充

随机对照试验(randomized controlled trial,RCT)结果常常作为循证证据指导临床实践活动,但是由于其严格的人群准入和排除标准,以及用药条件控制,使得研究结果外推性很差[1],其所谓的真实结果并非适用于每一个个体。越来越多的临床工作者已经认识到在复杂的临床环境下 RCT 结果存在着一定的局限性,近年来国际上在 RCT 的基础上,提出了 Real-life study 的研究理念[2],旨在通过"真实世界样本"来反映真实世界的总体,获得更加符合临床实际的证据,使研究结果更容易被应用到临床实践中。目前已引起了广大医务工作者的关注,对如何应用临床试验的结果指导临床实践问题也引起广泛地思考。

一、Real-life study 与 RCT

RCT 纳入标准化的病例样本,应用标准化的治疗方案,采用随机、对照、盲法、客观的效应指标对试验结果进行测量和评价,以获取干预措施的治疗效力。RCT 关注干预措施的内部有效性,即效力研究(efficacy trials)。在循证医学证据分级中,RCT 是证据等级最高的研究方法,因而"最佳证据"主要来自随机对照试验(RCT)及其系统评价和荟萃分析。虽然RCT 是评价未面市新药及新干预措施疗效的"金标准",但它只能提供在"理想"环境下干预的结果信息。而实际临床环境十分复杂,存在特殊人群用药、联合用药等许多复杂的问题,RCT 研究中的研究对象不一定能代表要应用 RCT 研究结论的患者人群,RCT 研究中获得的有效性和安全性结果在真正的临床诊疗中往往难以重复。RCT 无法反映在真实医疗环境中患者的情况与医师的决策。

由于 RCT 临床试验设计理想的试验环境与现实医疗环境相去甚远,所获有关产品有效性、安全性的信息不能充分回答在现实医疗环境医患双方所面临的各类复杂问题。为了解决医药事业发展所面临的困惑,引入了一个新的研究理念——Real-life study,主要关注干预措施的外部有效性,即实效研究(effectiveness trials),衡量药物或干预措施在真实临床环境下患者的受益程度。通过在较大的样本量(覆盖具有代表性的更广大受试人群)的基础上,根据患者的实际病情和意愿非随机选择治疗措施,开展长期评价,并注重有意义的治疗结局,评价干预措施在真实临床环境下的治疗效果。美国医疗质量和研究机构(AHRQ)主任克兰西(Clancy)将"实效研究"做了定论,即实效研究是对药品及干预措施最终结果的评估手段,且应包括患者对医疗措施的体验、对医疗手段预后及价值的评估。Real-life study 涵盖的范围较 RCT 更宽,除治疗性研究之外,还可用于诊断、预后、病因等方面的研究。Real-life study 的目的旨在获得更符合临床实际的证据,为医护人员、卫生行政部门及患者提供科学的医疗依据,在大数据时代有着广阔的研究前景。

由此可见,Real-life study 用于决定临床实践中真实的效益、风险和治疗价值,而 RCT 入选患者是经过高度选择的患者,RCT 证明有效的结果在临床实践的患者群中是否适用,需要 Real-life study 进一步证实。Real-life study 完善了 RCT 在日常临床实践中的应用,两者相互补充以评价药品及干预措施的有效性和安全性。

二、Real-life study 研究方式

随着生物医学知识更新率的加快,临床及基础研究的方法学理论也在不断发展。Real-life study 需要根据不同的研究目标和内容选择设计方案,包括观察性研究和分析性研究,如现况调查、病例对照研究及队列研究等,其中以现况调查较多。Real-life study 同样需要制订研究方案、检查方案、数据管理计划和数据分析计划,获得知情同意、临床试验观察表(CRF)设计、研究者合同、经费预算等所有临床试验中需要的文件。最重要的是,研究目的在研究开始前要明确,最常见的失败原因是在研究进行中才逐渐产生研究目的。

Real-life study 的研究方式包括实用型临床试验(pragmatic trials)、自适应性设计(adaptive designs)以及临床登记注册(clinical registries)[3],其中目前美国主张使用注册临床资料(clinical data registries)的方式来进行 Real-life study[4]。美国心脏病学会(ACC)牵头的“全国心血管疾病注册登记研究”(NCDR)是目前美国最大规模的注册登记数据库,从1998年起陆续开展一些大型注册登记研究,包括 CathPCI、ICD、CARE、ACTION-GWTG、PINNACLE、IMPACT 等注册研究,其产生的证据不断影响医院质量评估、医疗产品使用评估以及地区性区别和指南执行评估。

三、Real-life study 的现实意义

采用循证方法制定临床实践指南(clinical practice guidelines,CPGs)目前已成为国际主流趋势与共识[5]。在指南意见的推荐等级中,运用 GRADE(grading of recommendations assessmentdevelopment and evaluation)推荐等级的评估、制定与评价等证据分级系统提出在确定 RCT 地位的同时也为观察性研究证据分级奠定了基础[6]。基于观察性研究的 Real-life study 由于其观察的终点具有重要临床价值,同样产生重要的循证医学证据,且随着网络信息技术的发展和大数据时代的到来,更大样本量及更长时间的临床观察中所收集到的数据分析结果,更符合临床实践。

1. 产生证据和新知识   Real-life study 是与现实医疗环境更接近的临床实践数据研究,不存在外推困难的问题,能提供采取干预措施及药物治疗的一般人群乃至特殊人群的信息,从而得出某种治疗临床推广的状态及实际治疗效果。例如,1999年启动的大型、国际、多中心、持续性观察研究 GRACE 研究(Global Registry of Acute Coronary Events),从1999年至2009年,共纳入 102 341 例患者,以覆盖急性冠脉综合征(ACS)整个疾病谱、真实反映医师治疗决策、在真实世界环境下进行研究的特点,给临床心血管界提出了反思的信号。例如,低分子肝素在非 ST 段抬高的急性冠脉综合征患者中的作用已被大家所接受,但 GRACE 结果告诉我们,仅33%的患者应用低分子肝素,34%的患者应用普通肝素,13%的患者不应用任何肝素;对于 ST 段抬高的急性心肌梗死患者,介入治疗被认为优于溶栓治疗,但 GRACE

结果显示,在能够进行经皮冠状动脉介入治疗(PCI)的医院中,对适宜病例仅有13%进行了介入治疗,40%适宜于再灌注治疗(溶栓或PCI)的患者未接受任何再灌注治疗[7-10]。而GRACE的各项延续性研究[11,12]至今仍在世界各地进行着,其研究成果为ACS疾病的防治提供依据。

Real-life study同样在重症医学领域发挥着重要作用。由于重症患者病情复杂,病情变化迅速,治疗、护理、管理等干预措施众多,个体差异大,要达到经典的RCT研究标准非常困难。RCT研究在重症患者中重复性差,而高质量的real life study结果作为RCT研究的补充,更能得到临床认可。为最大的限度发挥对脓毒症的综合治疗效应,SSC发布的严重脓毒症及感染性休克治疗指南提出了"脓毒症集束化治疗(surviving sepsis campaign bundle, SSCB)"。一系列世界范围的大型观察性研究显示,集束化治疗措施的依从性提高能够显著降低脓毒症患者的病死率。2010年发表的一项大规模多中心研究发现[13],包括全球165家ICU的15 022例严重脓毒症患者,两年中随着6小时SSCB的依从性从10.9%提高至31.3%,24小时SSCB的依从性从18.4%提高至36.1%,患者死亡率明显下降(37% vs 30.8%)。通过对西班牙的59家ICU共2319例严重脓毒症患者进行研究,随着6小时和24小时SSCB依从性的提高,患者死亡风险明显降低(44.0% vs 39.7%)[14]。对美国18家ICU中4329例严重脓毒症的观察同样发现随着SSCB依从性增加(4.9% vs 73.4%),住院病死率显著下降(21.2% vs 9.7%)[15]。集束化治疗的有效性,正是通过全球范围内的一系列Real-life study研究而得到进一步验证,并得到广泛推广及认可。

2. 促进有效措施的临床应用　新的治疗措施或药物治疗首先经过大规模临床试验,证明其能够降低死亡率,改善患者预后,然后再应用到临床,这是循证医学的基础。心肺复苏(cardio-pulmonary resuscitation,CPR)是针对心脏、呼吸骤停者所采取的一系列急救措施。自2000年第一部《国际CPR-ECC指南》发布后,如何改进、简化复苏培训程序、提高复苏成功率是新指南重点关注的问题。同样需要科学循证证据的评价作为指南成为临床推荐方案的支撑点,其中非常重要的部分是基于观察性研究的临床证据。为此AHA分别建立了包括针对院外心脏骤停的心脏骤停提高存活率登记(cardiac arrest registry to enhance survival, CARES)和针对院内心脏骤停的国家心肺复苏登记(national registry of cardiopulmonary resuscitation,NRCPR),以助心搏骤停和心肺复苏的相关数据收集,提供了非常有价值的关于心搏骤停特征和复苏效果的信息。2010年*JAMA*杂志报道,在美国一项历经5年的前瞻性、观察性、队列研究发现,5272例发生于院外的成年心搏骤停患者中,单独胸外心脏按压复苏成功率明显高于ABC复苏程序(13.3% vs 7.8%)[16]。这些研究结果具有充分的临床实践依据,且颠覆了既往的认识,《2010年美国心脏学会心肺复苏(CPR)指南》将基础生命支持(BLS)的顺序从"A-B-C"(开放气道,人工通气,胸外按压)更改为"C-A-B"(胸外按压,开放气道,人工通气),目前已广泛推广实施,而基于新指南的观察研究业已开展并持续进行中。

3. 推动医疗技术评估工作　Real-life study通过描述当前治疗模式和结果、需要治疗的患者的广度和复杂性以及未得到满足的临床需求,进一步补充源于RCT的证据。产品上市后,Real-life study可用于提供关于治疗安全性和效果(临床和成本)、相对(比较)效果及治疗模式评估的有效证据,并且有助于了解大量患者人群和目标亚群的疾病负担。此外,Real-life study也常用于描述不良事件发生的特点、严重程度和发生频率,申请药物或器械新的适应证,按照管理部门的要求进行上市后研究等,FDA 已经将心血管 Real-life study 与其不良事件报告数据库链接起来。

综上所述,Real-life study 和 RCT 不是对同一个问题的平行论证,也不是替代关系。在新治疗措施面市前,RCT 提供基础的安全性及有效性方面信息,从而使具有临床效力且相对安全的治疗措施能够及时应用于临床;在新治疗措施获准在临床应用后,精心设计的 Real-life study 反映干预措施和用药在临床实际的真实效果,作为 RCT 研究的补充。RCT 是临床上任何干预措施效果评价的基础,没有 RCT 结果作为前提,任何外部有效性结果都会受到质疑。但 RCT 的结果需要 Real-life study 进一步验证及拓展补充,两者综合考虑才是最佳选择。严格开展的 Real-life study 是开展治疗措施再评价研究的一种新思路,必将在保障有效治疗措施、安全用药及医疗企业的健康发展上,发挥重要作用[17]。

(虞意华　严静)

参 考 文 献

1. Grapow MT, von Wattenwyl R, Guller U, et al. Randomized controlled trials do not reflect reality：Real--life analyses are critical for treatment guidelines! The Journal of Thoracic and Cardiovascular Surgery, 2006, 132：5-7.

2. Knoanerus JA, Tugwell P. Real-life research. J Clin Epidemiol, 2010, 63 (10)：1051-1052.

3. Lu M, Ownby DR, Zoratti E, et al. Improving efficiency and reducing costs：Design of an adaptive, seamless, and enriched pragmatic efficacy trial of an online asthma management program. Elsevier Inc, 2014, 38 (1)：19-27.

4. Gliklich RE, Dreyer NA, Leavy MB. Registries for Evaluating Patient Outcomes：A User's Guide. AHRQ Methods for Effective Health Care. 2014. Report NO：13 (14)-EHC111.

5. Cooper MJ, Zlotkin SH. An evidence-based approach to the development of national dietary guidelines. J Am Diet Assoc, 2003, 103 (12 Suppl 2)：S28-S33.

6. 陈耀龙,李幼平,杜亮,等. 医学研究中证据分级和推荐强度的演进. 中国循证医学杂志,2008,8(2)：127-133.

7. Ang DS, Wei L, Kao MP, et al. A comparison between B-type natriuretic peptide, global registry of acute coronary events (GRACE) score and their combination in ACS risk stratification. Heart, 2009, 95 (22)：1836-1842.

8. Gore JM, Spencer FA, Gurfinkel EP. Thrombocytopenia in patients with an acute coronary syndrome (from the Global Registry of Acute Coronary Events [GRACE]). Am J Cardiol, 2009, 103 (2)：175-180.

9. Stiles MK, Dabbous OH, Fox KA, et al. Bleeding events with antithrombotic therapy in patients with unstable angina or non-ST-segment elevation myocardial infarction；insights from a large clinical practice registry(GRACE). Heart Lung Circ, 2008, 17 (1)：5-8.

10. Brieger D, Van de Werf F, Avezum A, et al. Interactions between heparins, glycoprotein Ⅱb/Ⅲa antagonists, and coronary intervention. The Global Registry ofAcute Coronary Events (GRACE). Am Heart J, 2007, 153 (6)：960-969.

11. Bekler A, Altun B, Gazi E, et al. Comparison of the GRACE risk score and the TIMI risk index in predicting the extent and severity of coronaryartery disease in patients with acute coronary syndrome. Anadolu Kardiyol Derg, 2014, doi：10.5152/akd.2014.5802.

12. Alnasser SM, Huang W, Gore JM, et al. Late Consequences of Acute Coronary Syndromes：Global Registry of Acute Coronary Events (GRACE) Follow-Up. Am J Med, 2014.

13. Levy MM, Dellinger RP, Townsend SR, et al. The Surviving Sepsis Campaign：resultsof an international guideline-based performance improvement program targeting severe sepsis. Crit Care Med, 2010, 38 (2)：367-374.

14. Suarez D, ferrer R, Artigas A, et al. Improvement in process of care and outcome after a multicenter severe sepsis educational program in Spain. JAMA, 2008, 299 (19): 2294-2303.

15. Miller RR 3rd, Dong L, Nelson NC, et al. Multicenter implementation of a severe sepsis and septic shock treatment bundle. Am J Respir Crit Care Med, 2013, 188 (1): 77-82.

16. Bobrow BJ, Spaite DW, Berg RA, et al. Chest compression-only CPR by lay rescuers and survival from out-of-hospital cardiac arrest. JAMA, 2010, 304: 1447-1454.

17. Von Elm E, Altman DG, Egger M, et al. The Strengthening the Reporting of Observational Studies in Epidemiology(STROBE)statement: guidelines for reporting observational studied. J Clin Epidemiol, 2008, 61(4): 344-349.

血流动力学治疗

感染性休克：目标血压到底应该多高？

从 2004 年 SSC 公布第一版的《严重脓毒症/感染性休克治疗指南》,到 2008 年及 2012 年的两次更新[1-3],一旦确诊脓毒症或感染性休克,尽早液体复苏以使平均动脉压(MAP)至少达到 60~65mmHg,这一复苏目标的推荐意见一直没有更改,推荐级别 1C,意味着强烈推荐,但由于研究来源都是小样本,所以证据级别较低。

一、既往研究的发现

通过液体复苏和血管活性药物达到合适的 MAP 和足够的 CI,保证组织足够的氧合是感染性休克治疗的关键。LeDoux 等[4]应用去甲肾上腺素将 10 例感染性休克患者的 MAP 由 65mmHg 逐渐升至 85mmHg,自身对照发现,CI 明显升高,但氧代谢指标如乳酸、Pg-aCO$_2$ 未明显改变,而激光多普勒检查发现毛细血管血流或红细胞流速均无明显变化。同样,Shaman 等[5]应用去甲肾上腺素将 MAP 由 60mmHg 逐渐升至 80mmHg,发现全身氧输送、经皮微血管血流及组织氧分压增加,但 SDF 监测的舌下微循环各指标无明显变化。而 Bourgoin[6]、Dubin A[7]等的研究结果均显示,提高 MAP 目标,除了增加液体正平衡、血管活性药物负担外,全身或局部氧代谢指标均无明显改善。这些研究发现应用去甲肾上腺素将目标 MAP 由 60~65mmHg 提升至 80~85mmHg,均不能改善氧代谢指标甚至微循环。对于提升 MAP 能否获益,除了氧代谢以外,临床研究还比较关注急性肾损伤(AKI)。Prowle 等[8]应用 MRI 相位对比技术对 10 例脓毒性 AKI 患者及健康志愿者进行检查,与健康人群对照,脓毒性 AKI 患者肾脏血流速显著下降(482ml/min vs 1260ml/min,P=0.003),肾脏血流指数也明显下降[244ml/(min·m^2) vs 525ml/(min·m^2),P=0.004],同时显示肾脏血流速对心排血量的依赖增加。为保证足够的肾血流和肾脏灌注,建议将 MAP 维持在≥65mmHg,但维持在哪个水平对肾脏有益仍不明确。Bourgoin 等[7]将 28 例感染性休克患者的 MAP 提升至≥60mmHg,并稳定 4 小时,测定血流动力学参数及肾功能指标,依据血压分成 2 组,一组继续维持 MAP 在

65mmHg,而另一组则通过去甲肾上腺素提升 MAP 至 85mmHg,各自稳定 4 小时,再次监测各项指标,发现除了 CI 有明显上升外,血乳酸、氧消耗、血肌酐、尿量、肌酐清除率均无明显变化。该研究认为应用去甲肾上腺素提高 MAP 目标,既不影响代谢性指标,也不能改善肾功能。但需要看到的是,该研究的观察时间太短(8 小时),可能低估 AKI 的发生率。Badin 等[9]根据 72 小时内有无发生 AKI 进行回顾性研究,发现并发 AKI 的感染性休克患者的第一个 24 小时 MAP 明显低于未并发 AKI 的感染性休克者。研究结论是,为避免感染性休克患者并发 AKI,维持 MAP 在 72~82mmHg。FINNAKI 研究纳入 423 例严重脓毒症患者,36.2% 的严重脓毒症患者在入住 ICU 的 5 天内并发 AKI,而入住 ICU 的第一个 24 小时内的 MAP 与是否并发 AKI 明显相关,进展至 AKI 者的时间校准 MAP 显著低于未并发 AKI 者,而 MAP 的最佳阈值为 72mmHg[10]。在一项纳入 274 例严重脓毒症患者的回顾性队列研究中,入住 ICU 的第一个 24 小时的舒张压水平与 AKI 发生相关,维持平均舒张压 54.8mmHg 可能对肾功能有益[11]。

二、SEPSISPAM 研究的启示

2014 年《新英格兰医学杂志》发表了 SEPSISPAM 研究结果。研究显示,相较于 MAP 维持在 65~70mmHg 的感染性休克患者,MAP 维持在 80~85mmHg 水平的感染性休克患者并没有获得更好的预后,28 天及 90 天死亡率均无明显差异,其他预后指标如 28 天内无器官功能障碍的时间、机械通气需求、ICU 时间及住院时间、第 7 日 SOFA 评分等均无明显差异,严重不良事件的发生率也无明显差异。高 MAP 组每天及累积的去甲肾上腺素应用均明显多于低 MAP 组,高 MAP 组新发心房颤动的发生率明显高于低 MAP 组,根据有无高血压病史对患者进行分层分析发现,对于既往有高血压的患者,高 MAP 组对肾脏替代治疗的需求及血肌酐水平均明显低于低 MAP 组。但是较高的 MAP 可能降低基础有慢性高血压的感染性休克患者肾功能损伤的发生率,从而降低肾脏替代治疗的需求。进一步分析该研究数据,可以发现低 MAP 组初始目标设置在 65~70mmHg,但实际上大部分维持在 70~75mmHg,同样,高 MAP 组患者大部分 MAP 水平维持在 85~90mmHg,高于预设的80~85mmHg。研究结果提示,对于既往没有高血压病史的患者,应用去甲肾上腺素将 MAP 维持在较高水平,非但不能更好地改善预后,反而可能增加心房颤动发生率和脑缺血事件风险,MAP 维持在 70~75mmHg 是合适的;而既往有高血压病史的患者,由于器官血流自主调节曲线右移,低 MAP 水平增加脑缺血风险及肾脏替代治疗需求,MAP 目标 80~85mmHg 以上可能更合适。

三、目标血压应个体化

Asfar 等人的研究与此前的多个研究的不同在于,将既往有慢性高血压病史的患者进行了亚组分析,提示了人群的差异性导致最佳 MAP 的不同。Benes 等[12]进行的脓毒症动物实验显示,给予同等毒力的侵袭因子,出现同样的全身血流动力学反应,给予同样的支持治疗,50% 的脓毒症猪并发 AKI,且并发 AKI 的猪模型出现肾血管阻力进行性升高,提示肾血管阻力与全身血管阻力不匹配,存在明显的个体性差异。Deruddre S 等[13]的小样本临床研究显示,应用去甲肾上腺素将 MAP 由 65mmHg 增加至 75mmHg 时,只有肾动脉阻

力指数下降的患者出现尿量明显增多,再增加至85mmHg时,肾动脉阻力指数升高,尿量无增多,肾功能无改善。该研究建议应用多普勒超声评估患者肾动脉阻力指数,个体化指导合适的MAP。而Thooft等[14]的小样本研究,发现对感染性休克患者充分液体复苏后,应用去甲肾上腺素将MAP由65mmHg逐渐提升至85mmHg,患者的CI增加,乳酸水平下降,SvO$_2$升高;应用近红外光谱技术结合血管阻断试验监测提示,MAP提升后局部组织反应性及微循环储备能力改善。有趣的是,该研究与Dubin A[7]的研究都发现,应用去甲肾上腺素提升MAP时,患者的微循环监测显示个体间反应差异非常明显,部分患者受益,部分患者反倒有害。

综上所述,对于多数无高血压病史的感染性休克患者,MAP维持在≥65mmHg是合适的;而对于有慢性高血压病史的患者,应该把目标MAP提高到80~85mmHg以上。从微循环的角度考虑应该采取个体化的目标血压。

(王敏佳 严静)

参 考 文 献

1. Dellinger RP,Carlet JM,Masur H,et al. Surviving Sepsis Campaign guidelines for management of severe sepsis and septic shock. Crit Care Med,2004,32:858e.

2. Dellinger RP,Levy MM,Carlet JM,et al. Surviving Sepsis Campaign:international guidelines for management of severe sepsis and septic shock:2008. Intensive Care Med,2008,34:783-785.

3. Dellinger RP,Levy MM,Rhodes A,et al. Surviving Sepsis Campaign:international guidelines for management of severe sepsis and septic shock:2012. Crit Care Med,2013,41:580-637.

4. LeDoux D,Astiz ME,Carpati CM,et al. Effects of perfusion pressure on tissue perfusion in septic shock. Crit Care Med,2000,28:2729-2732.

5. Jhanji S,Stirling S,Patel N,et al. The effect of increasing doses of norepinephrine on tissue oxygenation and microvascular flow in patients with septic shock. Crit Care Med,2009,37:1961-1916.

6. Bourgoin A,Leone M,Delmas A,et al. Increasing mean arterial pressure in patients with septic shock:effects on oxygen variables and renal function. Crit Care Med,2005,33:780-786.

7. Dubin A,Pozo MO,Casabella CA,et al. Increasing arterial blood pressure with norepinephrine does not improve microcirculatory blood flow:a prospective study. Critical Care,2009,13:R92.

8. Prowle JR,Molan MP,Hornsey E,et al. Measurement of renal blood flow by phase-contrast magnetic resonance imaging during septic acute kidney injury:a pilot investigation. Crit Care Med,2012,40(6):1768-1776.

9. Badin J,Boulain T,Ehrmann S,et al. Relation between mean arterial pressure and renal function in the early phase of shock:a prospective,explorative cohort study. Crit Care,2011,15:R135.

10. Poukkanen M,Wilkman E,Vaara ST,et al. Hemodynamic variables and progression of acute kidney injury in critically ill patients with severe sepsis:data from the prospective observational FINNAKI study. Critical Care,2013,17(6):R295.

11. Legrand M,Dupuis C,Simon C,et al. Association between systemic hemodynamics and septic acute kidney injury in critically ill patients:a retrospective observational study. Critical Care,2013,17(6):R278.

12. Benes J,Chvojka J,Sykora R,et al. Searching for mechanisms that matter in early septic acute kidney injury:an experimental study. Crit Care,2011,15:R256.

13. Deruddre S,Cheisson G,Mazoit JX,et al. Renal arterial resistance in septic shock:effects of increasing mean

arterial pressure with norepinephrine on the renal resistive index assessed with Doppler ultrasonography. Intensive Care Med,2007,33(9):1557-1562.

14. Thooft A,Favory R,Salgado DR,et al. Effects of changes in arterial pressure on organ perfusion during septic shock. Critical Care,2011,15(5):R222.

2 小剂量容量负荷试验

容量反应性是指容量负荷增加后每搏输出量或心输出量随之改变的现象。既往应用较大剂量容量负荷试验来评估容量反应性,但该方法有增加肺水肿风险。因此,小剂量容量负荷试验来评估容量反应性的方法受到重视。

一、传统容量负荷试验的局限

传统的容量负荷试验,也称快速补液试验,即在 30 分钟内,给予 500~1000ml 的晶体液或 300~500ml 的胶体液,同时观察患者的反应性(血压升高/尿量增加)和对补液的耐受性(血管内容量过负荷的依据)来决定是否继续进行容量治疗。鉴于传统容量负荷试验补液量较大,对于容量反应性差的患者可能会增加肺水肿的风险。

二、小剂量容量负荷试验

理论上,容量负荷试验的补液量越少,出现肺水肿等容量过负荷的风险越小,容量反应性差的患者受益越大。小剂量容量负荷试验是否能够准确地评估容量反应性,需要进一步探讨。2011 年 Muller L[1]等首先提出小剂量容量负荷试验评估容量反应性,即通过 1 分钟注射 100ml 的羟乙基淀粉来评估容量反应性,以注射 500ml 的羟乙基淀粉前后主动脉瓣流速时间积分增加(ΔVTI_{500})≥15% 作为有容量反应性的判断标准。研究共纳入了 39 名机械通气的急性循环衰竭的患者,在 1 分钟内注射 100ml 羟乙基淀粉,采用多普勒超声评价主动脉弓下血流速度(ΔVTI_{100}),然后进一步在 14 分钟内输注 400ml 羟乙基淀粉,再次采用多普勒超声评价主动脉弓下血流速度(VTI_{500})。研究结果显示,通过 1 分钟注射 100ml 的羟乙基淀粉(ΔVTI_{10}≥10%)可以准确预测 15 分钟输注 500ml 羟乙基淀粉(ΔVTI_{500}≥15%)治疗的容量反应性,其敏感性和特异性分别为 95% 和 78%,预测容量反应性的 ROC 曲线(ΔVTI_{100})下面积为 0.92(95% CI 0.78~0.98),ΔVTI_{100} 和 ΔVTI_{500} 具有较好的相关性[r=0.81(0.66~0.90),$P<0.0001$]。提示低潮气量通气的急性循环衰竭的患者,以 100ml 的胶体溶液进行容量负荷试验可以准确地评估容量反应性。

2014 年有更小的容量负荷挑战这一方法,Yunfan Wu[2]等的研究提出用 10 秒钟注射 50ml 晶体液完成容量负荷试验评估容量反应性。该研究纳入了 50 名低潮气量通气的急性循环衰竭的患者,通过中心静脉导管在 10 秒钟内注射 50ml 晶体液,然后进一步在 15 分钟内输注 450ml 晶体溶液。期间通过多普勒超声心动图分别测量心输出量(CO_{50}、CO_{500})、每搏输出量(SV_{50}、SV_{500})、主动脉弓下血流速度(VTI_{50}、VTI_{500})、左室射血分数(LVEF),以输注

500ml 晶体液后心输出量增加（ΔCO_{500}）≥15% 作为有容量反应性的判断标准。研究结果显示，通过 10 秒钟内注射 50ml 晶体溶液可以准确评估输注 500ml 晶体溶液治疗容量反应性，ΔCO_{50} 的 AUC 为 0.95 ± 0.03（$P<0.01$），其敏感性和特异性分别 93% 和 91%，并且与 ΔCO_{500} 呈强烈相关性（r=0.87，$P<0.01$）。ΔVTI_{50} 的 AUC 为 0.91 ± 0.04（$P<0.01$），其敏感性和特异性分别 74% 和 95%，并且与 15 分钟输注 500ml 容量治疗的反应性具有极好的相关性，ΔVTI_{50} 和 ΔCO_{500} 也呈较好相关性（r=0.72，$P<0.01$）。提示我们，与 Muller L 等的研究相比，以更快的速度、更少容量的晶体溶液进行容量负荷试验仍然可以准确地评估容量反应性，且并不增加左心衰竭、肺水肿的风险。

　　总之，对容量负荷试验而言，补液速度越快，补液量越少，判断心脏的容量反应性与耐受性越准确，出现容量过负荷的风险越小，容量反应性差的患者受益越大。

（赵鸣雁）

参 考 文 献

1. Muller L，Toumi M，Bousquet PJ，et al. An increase in aortic blood flow after an infusion of 100ml colloid over 1 minute can predict fluid responsiveness：the mini-fluid challenge study. Anesthesiology，2011，115（3）：541-547.

2. Wu Y，Zhou S，Zhou Z，et al. A 10-second fluid challenge guided by transthoracic echocardiography can predict fluid responsiveness. Crit Care，2014，18（3）：R108.

3 重视肾脏灌注的后向压力

早期观点认为心输出量的下降是肾功能恶化的主要原因。然而,近期研究发现,反映静脉淤血的肾脏后向性指标也与肾功能恶化程度相关[1]。高的中心静脉压可能在急性肾损伤的发病中起到重要的作用[2,3]。

一、何为肾脏的后向压力

肾脏后向压力指的是肾脏的"后负荷",即肾静脉的回流压力,通常情况下,它与心脏的前负荷——中心静脉压在数值上接近,但在一些特殊病理情况下会明显高于中心静脉压,如肾静脉血栓、腹腔高压综合征等。

由于肾脏不是一个主动射血的器官,它只是被动地接受心脏的供血,因此一般不将其前向压力(即肾脏的灌注压)称为肾脏的"前负荷"。之前肾损伤的研究更多关注的是肾脏的前向压力,而对肾脏的后向压力研究得很少,所以很少有人关注肾脏的"后负荷"。近年来越来越多的研究表明,肾脏的后向压力在肾损伤的发病过程中也起着重要的作用。随着对肾脏血流动力学的关注越来越多,人们对肾脏的前、后负荷的关注也越来越多,并且分别将其前向灌注压力和后向的回流压力分别称为肾脏的"前负荷"和"后负荷"。尽管肾脏前负荷、后负荷的说法尚未得到公认,它们的出现表明了人们开始关注肾脏血流动力学,将其与心脏进行了类比。

此外,作为人体的泌尿器官,肾内除了血管之外还有集合系统,当存在输尿管结石或前列腺梗阻的疾病时,会出现肾小管内压力增高。肾脏的这种血管外后向压力增高,也会引起肾小球滤过率下降,导致肾后性肾损伤的发生。本文我们讨论的主要是肾静脉处的后向压力。

二、肾脏后向压力升高的影响因素

1. 心脏病变导致肾脏后向压力升高   最近越来越多的研究提示肾脏的后向压力升高可能是心源性因素导致肾功能恶化的主要原因。一些研究表明,急性心衰失代偿的患者的肾功能与右房压相关,而与肺动脉楔压、心脏指数等并不相关。肾脏的后向压力升高引起肾脏损伤的病理生理机制有很多,如中心静脉压升高会阻碍肾静脉回流,降低肾脏灌注压(平均动脉压 - 中心静脉压),当肾脏灌注压 <80mmHg,超过了肾血流自动调节的压力阈值,将引起跨肾小球压差降低,导致肾小球滤过率下降;肾静脉高压会直接引起肾间质水肿和缺血缺氧,导致肾间质压力及肾小管内压力增高,进一步降低肾小球滤过率。

心脏和肾脏关系密切,急性透析质量指导组织(ADQI)将心肾综合征分为 5 个亚型[4]。其中 I 型和 II 型为急性心肾综合征和慢性心肾综合征,均为心脏病变在先,肾脏受累在后,心功能失代偿导致肾静脉压力增加是其重要原因。另外,肌源反应和压力感受器的激活、交感神经系统和 RAAS 系统的激活及促炎反应的增强也与肾脏的后向压力升高有关[5,6]。

2. 容量过负荷所致肾脏后向压力增加　重症患者的容量调节区间变窄,容易出现容量不足或容量过负荷的情况。当机体处于低血容量状态下,液体复苏可以有效地改善心排出量,提高平均动脉压,从而改善肾脏灌注和避免肾脏损伤。但如果复苏过度,则会出现容量过负荷,同样可能对肾脏造成损伤。而越来越多的研究表明,容量过负荷也同样会加重急性肾损伤(AKI)的程度,甚至影响预后[2,7,8]。容量过负荷会引起组织水肿,水肿阻碍了氧和代谢产物的弥散,破坏了组织结构,妨碍了毛细血管和淋巴的回流,从而可能引起器官功能障碍。

右心压力增高有可能通过增加肾脏后向压力,导致肾脏间质水肿及压力增高,从而降低肾脏灌注。肾脏的灌注压等于平均动脉压减去肾脏组织压力,肾脏后向压力增加会引起肾脏低灌注并激活肾素 - 血管紧张素 - 醛固酮系统。此外,由于肾脏是一个有囊被的器官,器官水肿会产生更高的反压形成"囊内填塞",进一步降低 RBF 和肾脏灌注、减少尿量,引起更多的液体潴留和水肿。这一恶性循环很容易导致利尿剂耐药。液体潴留会引起心肌扩张、心排量和全身血压下降,从而使肾脏功能进一步恶化。

3. 腹腔高压导致肾脏后向压力增加　早在 19 世纪,人们就注意到腹腔高压(IAH)常常伴随尿量的减少。近年来发现,即使在轻度的腹腔高压,也会出现肾功能下降。有研究表明,腹腔内压力 >18mmHg 是 ICU 患者 AKI 发生的独立危险因素,而且 AKI 的严重程度与腹腔内压力升高呈正相关。

当腹腔内压增高时,肾静脉受压,肾静脉阻力增加,即肾脏的后向压力升高。而且 IAH 时肾脏灌注压下降,进一步引起肾皮质、肾小球血流减少,肾小球滤过率下降。此外,在一些恶性肿瘤引起的腹腔高压中,肿瘤侵犯输尿管导致的梗阻成为 AKI 的肾后性病因[9,10]。

4. 其他肾脏后向压力增高的疾病　其他一些疾病也可导致肾脏后向压力增加如肝硬化时,门静脉的压力传至肾静脉,导致肾脏后向压力增高;慢性阻塞性肺疾病急性加重时,升高的内源性 PEEP 也会引起腹腔及肾静脉压力增高;另外,急性呼吸窘迫综合征机械通气治疗时采用较高的 PEEP 也可导致肾脏后向压力增加。在上述这些情况,肾脏的后向压力增加引起的肾脏间质水肿和肾脏灌注压下降可导致肾小球滤过率下降,发生肾脏损伤[5,9]。

三、肾脏后向压力增高如何处理

1. 解除病因　病因处理十分重要,对于心衰患者,应该给予强心、利尿、扩张血管等干预措施;如果是容量过负荷,应该在血流动力学指导下,采用利尿剂或肾脏替代技术控制液体负平衡;对于是腹腔高压综合征,应积极采取措施降低腹腔内压,并适当限制液体入量。

2. 利尿剂　利尿剂虽然在临床上经常使用,但大量使用袢利尿剂是否会促发 AKI 尚存在争议。有些观察性研究发现大剂量使用袢利尿剂与肾损伤加重的不良后果相关。但这些研究结果也存在困惑,因为接受较大剂量利尿剂的患者往往病情较重或有较多的合并症。心衰患者接受大剂量利尿剂治疗可迅速缓解淤血症状,虽然可能引起一过性肌酐增高,但与持续淤血引起肾功能恶化相比,可能是更好的一个选择[11]。对于重症患者应设定每天的液体平衡目标,并每小时监测液体出入量,及时调整利尿剂的剂量[12]。

3. 超滤与肾脏替代治疗 肾脏替代治疗是缓解肾脏后向压力增加的重要方法,通过超滤技术去除过多的液体,通过降低肾脏淤血,减少心肾综合征的发生。有研究表明,与常规的利尿剂治疗相比,采用超滤技术治疗可以使心衰患者快速改善症状,并减少其再住院率。但要注意超滤技术的脱水速率及脱水目标的个体化调整,否则可能引起肾功能恶化[13,14]。连续肾脏替代技术能够保证治疗过程中的血流动力学稳定,与间歇血液透析相比,可以减少透析依赖[15]。

总之,肾脏后向压力增高是导致肾功能损伤的重要因素,而且在重症患者中十分常见,值得引起重症医师的充分理解与重视。

(杨荣利)

参 考 文 献

1. F Gnanarai J, von Haehling S, Anker SD, et al. The relevance of congestion in the cardio-renal syndrome. Kidney Int, 2013, 83 (3):384-391.

2. Legrand M, Dupuis C, Simon C, et al. Association between systemic hemodynamics and septic acute kidney injury in critically ill patients: a retrospective observational study. Crit Care, 2013, 17 (6):R278.

3. Druml W. Renal dysfunction in heart failure and hypervolumenia: Importance of congestion and backward failure. Med Klin Intensivmed Notfmed, 2014, 109 (4):252-256.

4. Ronco C, McCullough PA, Anker SD, et al. Cardiorenal syndromes: an executive summary from the consensus conference of the Acute Dialysis Quality Initiative (ADQI). Contrib Nephrol, 2010, 165:54-67.

5. Ross EA. Congestive renal failure: the pathophysiology and treatment of renal venous hypertension. J Card Fail, 2012, 18 (12):930-938.

6. Guazzi M, Gatto P, Giusti G, et al. Pathophysiology of cardiorenal syndrome in decompensated heart failure: role of lung-right heart-kidney interaction. Int J Cardiol, 2013, 169 (6):379-384.

7. 陈秀玮, 李素玮, 刘大为, 等. 中心静脉压在感染性休克所致急性肾损伤中的作用. 中华医学杂志, 2011, 91 (19):1323-1327.

8. Heung M, Wolfgram DF, Kommareddi M, et al. Fluid overload at initiation of renal replacement therapy is associated with lack of renal recovery in patients with acute kidney injury. Nephrol Dial Transplant, 2012, 27 (3):956-961.

9. Matthew D, Oxman D, Djekidel K, et al. Abdominal Compartment Syndrome and Acute Kidney Injury Due to Excessive Auto-Positive End-Expiratory Pressure. Am J Kidney Dis, 2013, 61 (2):285-288.

10. Sandhu G, Mankal P, Gupta I, et al. Pathophysiology and management of acute kidney injury in the setting of abdominal compartment syndrome. Am J Ther, 2014, 21 (3):211-216.

11. Mentz RJ, Kjeldsen K, Rossi GP, et al. Decongestion in acute heart failure. Eur J Heart Fail, 2014, 16 (5):471-482.

12. Miller JL, Thomas AN, Johnson PN. Use of continuous-infusion loop diuretics in critically ill children. Pharmacotherapy, 2014, 34 (8):858-867.

13. Marenzi G, Muratori M, Cosentino ER, et al. Continuous ultrafiltration for congestive heart failure: the CUORE

trial. J Card Fail,2014,20(5):378.e1-9.

14. Bart BA,Goldsmith SR,Lee KL,et al. Ultrafiltration in decompensated heart failure with cardiorenal syndrome. N Engl J Med,2012,367(24):2296-2304.

15. Kellum JA,Lameire N. Diagnosis,evaluation,and management of acute kidney injury:a KDIGO summary(Part 1). 2013,Crit Care,17(1):204.

有了 ProCESS 和 ARISE，还需要 EGDT 吗？

4

2001 年 Rivers 等[1]进行的 RCT 研究提出了对于严重感染和感染性休克患者的早期复苏方案(EGDT)，但是 2014 年的 ProCESS 和 ARIZE 分别在美国及澳洲进行了多中心随机对照临床研究，评估严格的 EGDT 方案和"常规治疗"方案对严重感染及感染性休克患者预后的影响[2,3]。这两项研究的发表再次引起关于 EGDT 方案有效性的争论。

EGDT 包括 6 小时内维持中心静脉压(CVP)8~12mmHg，平均动脉压(MAP)≥65mmHg，尿量 >0.5ml/(kg·h)，以及通过提高血细胞比容(HCT)至 30%、应用多巴酚丁胺静脉泵入维持中心静脉血氧饱和度(ScvO$_2$)≥70% 等。该研究表明早期复苏方案可以使患者的住院死亡率明显下降(46.5% vs 30.5%，$P<0.009$)。正是由于此研究，使得急诊及重症医师对于严重感染及感染性休克患者的早期复苏更加重视，目标更加明确，该方案也被《拯救脓毒症运动(SSC)指南》所采纳，作为初始复苏的环节。在 ProCESS 研究中，EGDT 组和"常规治疗"组的 60 天住院死亡率分别为 21% 和 18.9%，差异无统计学意义。在 ARIZE 研究中，EGDT 组和"常规治疗"组的 90 天死亡率分别为 18.6% 和 18.8%，仍未显示统计学差异。基于以上两个研究，质疑 EGDT 方案治疗价值的声音再次高涨，甚至有学者开始提出是否应该把 EGDT 方案从《SSC 指南》中撤销的讨论。

显而易见，这些研究及其所引起的质疑都是关系到今后临床导向和治疗决策的重要问题。在做出慎重的决定之前，不妨从不同角度看这些研究告诉了我们什么。

首先，Rivers 的对照组同样设定 CVP、MAP 及尿量的目标，而在 ProCESS 和 ARIZE 研究中"常规治疗"组均未指定具体复苏方案，而是由临床医师决定治疗方案。应该认为，多数急诊及重症医学的医师对于指南已经非常熟悉，这从《SSC 指南》自 2002 年在全球范围推广使用以来，严重感染及感染性休克的死亡率逐年下降就可看出[4]。因此，即使在"常规治疗"组，临床医师在治疗中仍然难以避免地会根据患者情况设定相对合适的前负荷、血压，甚至心功能及组织代谢指标。可以看出在"常规治疗"组，临床医师实际上也是基于相似的治疗理念在制订治疗方案。如果"常规治疗"组也是按照相似的理念在治疗患者，得出预后无差异的结论不足为奇。

再者，虽然《SSC 指南》推荐在复苏早期采用 EGDT 方案，但临床医师都应该了解指南给出的是初始目标，具体操作应该根据患者的反应即时作出调整，因此机械地遵循指南并不会令患者明显获益，这也许是导致 EGDT 组研究结果与"常规治疗"组无差异的原因之一。例如，指南建议 CVP 8~12mmHg 作为容量复苏的初始压力目标。在初始目标达到后，应尽快评估治疗目的完成情况，调整 CVP 的目标值。经过评估后，新的目标值可以升高或降低，而不是拘泥于 8~12mmHg。也就是每个治疗阶段的目标可以由有固定数值的血流动力学指标代表,当治疗达到这个指标的数值水平后,应根据机体的反应确定这个指标的新数值水平。若根据血流动力学评估此时已经达到了这个指标的最佳水平,则开始按下一个目标采用新的治疗方法。只有通过对治疗目标进行量化调整,才能保证治疗方法的准确性,才能快速、有效、安全地实现治疗目的。其实,关于 MAP 及 $ScvO_2$ 目标值的设定也是一样的道理。ARIZE 研究的作者也指出,根据 EGDT 的理念结合患者情况寻找个体化的目标是也许是改善患者预后的最佳方法,但目前还无法定论。

最重要的是,EGDT 方案已经不局限于维持几个特定的数值,而是一种理念,即严重感染及感染性休克的患者应该密切结合组织灌注及氧供氧耗指标制订明确的前负荷、灌注压力及心功能指标。其实,无论在 ProCESS 研究中,还是在 ARIZE 研究中,EGDT 组和"常规治疗"组的区别只是所设定的具体目标不同,其治疗理念是一致的。我们认为,应用每一种血流动力学治疗方法之前都应制订明确的目标。只有目标明确,才能顺利达到所期望的结果,才能将可能的不良反应减少到最小。但是 EGDT 组的问题在于目标的设定过于机械,导致与"常规治疗"组相比无优势,这也许是为什么"常规治疗"组的死亡率与 GDT 组没有统计学差异的原因,因为对所有患者机械地执行同样的目标达到同样的治疗效果是不可能的,需要根据患者对治疗的反应进行调整。而"常规治疗"组的问题在于有了理念的指导,但是目标可能不够明确,可以导致治疗差异会较大,如果能做到根据患者反应即时作出目标的调整,"常规治疗"组死亡或许会低于 EGDT 组。

应该明确的是,即使 ProCESS 研究和 ARIZE 研究均证实,与"常规治疗"组相比,EGDT 方案没能让严重感染及感染性休克患者明显获益,是否就应该抛弃目标导向治疗,废除治疗规范,回到完全随意治疗的昨天? 答案一定是否定的,这也不是两位研究作者的初衷。研究者及临床专家希望的是,经过方法的研究和推广,治疗的理念和规范成为医务人员的主动临床行为,成为"常规治疗"。这样,也许才是这些研究的终极目的[5]。

不难看出,ProCESS 和 ARIZE 与 EGDT 研究在治疗策略上存在一致性和发展上的传承。昨天的研究方案,正在变成今天能够降低严重感染和感染性休克死亡率的"常规治疗"。正是由于有 EGDT 在先,才有后来的 ProCESS 和 ARIZE。

(张宏民　刘大为)

参 考 文 献

1. Rivers E,Nguyen B,Havstad S,et al. Early goal-directed therapy in the treatment of severe sepsis and septic shock. N Engl J Med,2001,345:1368-1377.

2. ProCESS Investigators,Yealy DM,Kellum JA,et al. A randomized trial of protocol-based care for early septic shock. N Engl J Med,2014,370:1683.

3. ARISE Investigators,ANZICS Clinical Trials Group,Peake SL,et al. Goal-directed resuscitation for patients with early septic shock. N Engl J Med,2014,371:1496-1506.

4. Dellinger RP,Levy MM,Rhodes A,et al. Surviving Sepsis Campaign:international guidelines for management of severe sepsis and septic shock:2012. Crit Care Med,2013,41:580-637.

5. Levy MM. Early goal-directed therapy:what do we do now? Crit Care,2014,18:705.

5 血管紧张素Ⅱ受体及其相关蛋白与感染性休克

严重脓毒症、感染性休克时,机体内源性释放的肾素、血管紧张素会明显增高[1]。而这种内源性的肾素、血管紧张素增高并未使血管张力恢复、血压回升。近两年来越来越多的研究发现,血管紧张素Ⅱ(AngⅡ)受体及其相关蛋白是感染性休克时内源性血管紧张素不敏感、血管张力下降的重要机制[2]。

一、感染性休克血管紧张素Ⅱ受体 AT1 表达下调

AngⅡ受体有 AT1 和 AT2 两种,两者均为 G 蛋白偶联的受体超家族成员,其中 AT1 是最主要的生物学效应受体[3]。研究发现,感染性休克时,AT1 受体蛋白的翻译、转录、膜转运等会发生明显变化[4]。Schmidt C 等[4]在小鼠盲肠结扎穿孔的感染性休克模型中发现,感染性休克发生时,AT1 受体蛋白表达明显下调,而在小鼠体内分别单次注入外源性的细胞因子 TNF-α、IFN-γ、IL-6 均能引起类似全身炎症反应,激发多种炎症因子的释放,此时 AT1 受体蛋白表达也显著下调。AT1 受体蛋白表达下调是单一细胞因子造成的吗? 其在感染性休克的发生机制中地位如何? 为探讨上述问题,Schmidt C 等[4]进一步在 TNF-α、IFN-γ、IL-6 基因敲出小鼠的感染性休克模型中发现,单一的细胞因子阻断不能降低 AT1 受体蛋白表达下调;只有在多细胞因子阻断情况下,AT1 受体蛋白表达下调会明显改善,并阻断感染性休克的发生。结果提示:感染性休克发生时,多种细胞因子的释放引起 AT1 受体蛋白表达下调,进而导致内源性 AngⅡ不敏感、血管张力下降。

二、感染性休克 AngⅡ受体相关蛋白调控 AT1 的表达

如上所述,那么细胞因子通过何种途径发挥 AT1 受体蛋白表达的调节作用呢? 最近越来越多的研究发现,AngⅡ受体相关蛋白是引起 AT1 受体蛋白表达改变的重要机制。迄今,学者们已经发现多种 AngⅡ受体相关蛋白。近年研究最多的 AngⅡ受体相关蛋白主要有两种,分别为 AT1 受体相关蛋白(AT1 receptor-associated protein,ATRAP)和 AngⅡ受体相关蛋白 1(Ang receptor associated protein 1,ARAP1)[3]。ATRAP 和 ARAP1 均与 AT1 受体的胞内羧基端结合,但两者产生的效应却完全相反[3]。

ATRAP 分子量为 18kD,能高选择性的与 AT1 受体相结合,而与其他受体如肾上腺素能受体、内啡肽受体、AT2 受体、缓激肽受体等均不产生交叉作用。ATRAP 与 AT1 受体的羧基端结合后促使细胞表面的受体内移,从而降低 AngⅡ的敏感性。为探讨 ATRAP 与感染性休克之间的关系,Nakada TA 和 Russell JA 等[5]对感染性休克患者的 ATRAP 基因多态性

进行了分析。研究病例来自于著名的 VASST 研究——一个关于感染性休克血管活性药物应用的大型多中心随机临床研究。研究共纳入了 616 名感染性休克的患者。基因分析发现 ATRAP 表达 GG 基因型的患者血压更低,且 GG 基因型与 28 天病死率明显相关(相对危险度为 1.46,95% 可信区间为 1.09~1.93,P=0.01)。为进一步探讨 ATRAP 的 GG 基因型与 ATRAP 蛋白表达的关系,研究者通过淋巴母细胞的体外转染实验加以证实。结果发现 ATRAP 表达 GG 基因型的细胞其 ATRAP 蛋白的信使 RNA 表达明显增高 1 倍,提示 ATRAP 的 GG 基因型能上调 ATRAP 蛋白表达,而 ATRAP 蛋白表达的上调将会使 AT1 受体内移,AngⅡ敏感性下降,进而血管张力下降。虽然该研究为一个回顾性的横断面研究,未能全面揭示 ATRAP 与 AT1 受体、AngⅡ的相互调节机制,也无法明确 ATRAP 与感染性休克病死率之间的因果关系,但是研究结果仍然高度提示,ATRAP 与感染性休克密切相关,ATRAP 对 AT1 与 AngⅡ信号通路的调节作用可能是感染性休克的血管张力改变的重要机制之一。

AngⅡ受体相关蛋白的另一重要蛋白为 ARAP1,其发现较 ATRAP 晚,分子量为 57 156 Da。与 ATRAP 相似,ARAP1 与 AT1 也具有高度的选择性,与其他受体很少产生交叉作用[3]。但 ARAP1 与 ATRAP 的作用完全相反。ARAP1 与 AT1 受体的羧基端结合后促进胞质中的受体向细胞膜转运从而增加细胞膜面上的受体密度,进而增加 AngⅡ敏感性。Mederle K 等[2]研究发现,在脂多糖诱导的小鼠脓毒症模型中,ARAP1 表达明显下调,而且在体外试验中,炎症因子如 TNF-α、IFN-γ 可以诱导 ARAP1 表达下调。为进一步研究 ARAP1 与感染性休克的关系,Mederle K 等继续采用敲除小鼠 *ARAP1* 基因建立盲肠穿孔的感染性休克模型进行探讨。结果发现 ARAP1-/- 与野生型的小鼠基础血压相似,但休克模型建立后,ARAP1-/-小鼠的血压明显低于野生型小鼠[(90.4 ± 2.0)mmHg vs (101.1 ± 2.3)mmHg,P=0.002],ARAP1-/- 小鼠血管对 AngⅡ的敏感性明显低于野生型小鼠。上述研究结果提示,感染性休克时机体产生的大量炎症介质如 TNF-α、IFN-γ 能明显下调 ARAP1 表达,ARAP1 表达下调将 AT1 向细胞膜表面的转移减少,进而降低 Ang Ⅱ的敏感性[2]。另外 Doblinger E 等[6]研究发现,感染性休克时内源性的 AngⅡ增高会负反馈抑制 ARAP1 的表达,加重机体对 AngⅡ的不敏感,引起血管张力进一步下降。因此,在感染性休克时,体内大量释放的炎症介质和内源性增高的 AngⅡ均下调 ARAP1 表达,进而影响细胞表面的 AT1 数量及 AngⅡ的敏感性,血管张力进一步下降[7]。

三、肾素 - 血管紧张素系统调节治疗感染性休克的前景

目前研究发现,AngⅡ受体相关蛋白 ATRAP 和 ARAP1 通过下调细胞表面的 AT1 表达,降低机体对血管紧张素Ⅱ的敏感性,是感染性休克时血管张力改变的重要机制。最近 Corrêa TD 等[8]研究发现,在猪感染性休克模型中,外源性补充 AngⅡ能明显纠正低血压,效果与去甲肾上腺素相似,而且在肾血流灌注、急性肾损伤的发生、凝血功能、炎症反应、线粒体功能等方面两组之间均无明显差异。

但总体上肾素 - 血管紧张素系统调节治疗的研究仍处于基础研究阶段。肾素 - 血管紧张素系统在感染性休克的发生、发展中的地位与角色,肾素 - 血管紧张素系统调节治疗在感染性休克中如何应用等问题仍需大量研究探讨证实。

(刘紫锰　管向东)

参 考 文 献

1. Hagiwara S,Iwasaka H,Matumoto S,et al. Effects of anAngiotensin-converting enzyme inhibitor on the inflammatory response in vivo and in vitro models. Crit Care Med,2009,37:626-633.

2. Mederle K,Schweda F,Kattler V,et al. The angiotensin Ⅱ AT1 receptor-associated protein Arap1 is involved insepsis-induced hypotension. Critical Care,2013,17:R130.

3. Castrop H. A role for AT1 receptor-associated proteins in blood pressure regulation. Curr OpinPharmacol,2015, 21:43-47.

4. Schmidt C,Höcherl K,Kurt B,et al. Blockade of multiple but not single cytokines abrogates downregulation of angiotensin Ⅱ type-I receptors and anticipates septic shock. Cytokine,2010,49(1):30-38.

5. Nakada TA,Russell JA,Boyd JH,et al. Association of angiotensin Ⅱ type 1 receptor-associated protein gene polymorphism with increased mortality in septic shock. Crit Care Med,2011,39(7):1641-1648.

6. Doblinger E,Hocherl K,Mederle K,et al. Angiotensin AT1 receptor-associated protein Arap1 in the Kidney vasculature is suppressed by angiotensin Ⅱ. Am J Physiol Renal Physiol,2012,302:1313-1324.

7. Kimmoun A,Levy D. AT1 receptor-associated protein and septic shock induced vascular hyporeactivity:another 'magic bullet' in the pipe? Critical Care,2013,17:179-180.

8. Corrêa TD,Jeger V,Pereira AJ,et al. Angiotensin Ⅱ in septic shock:effects on tissue perfusion,organ function, and mitochondrial respiration in a porcine model of fecal peritonitis. Crit Care Med,2014,42(8):550-559.

6 心源性休克的体外膜氧合治疗

体外膜氧合(extracorporeal membrane oxygenation,ECMO),可分为静脉静脉体外膜氧合(veno-veno extracorporeal membrane oxygenation,VV-ECMO)和动静脉体外膜氧合(veno-arterial extracorporeal membrane oxygenation,VA-ECMO)两种。VV-ECMO 只用于肺部疾病的治疗,而 VA-ECMO 同时支持心肺功能,越来越多地被应用于心源性休克的治疗,为患者原发病诊治提供时间,改善部分患者的预后。但如何选择适应证、手术时机、辅助方式,以及何时撤离,都将对患者的预后产生重大影响。这也是目前国内外重症医学科医师广泛关注的问题。

一、适应证与时机的选择

VA-ECMO 可以成为心脏手术后体外循环机撤离困难的选择,也可作为急性心衰的早期紧急支持手段,逆转早期组织低灌注,为后期治疗争取时间。在西方国家,除了用作治疗,它更多的是作为永久性左室辅助设备安装的过渡手段,或用于急性心脏移植的等待时期[1]。在选择患者时应综合考虑以下多种因素。

1. 疾病潜在可逆性　可逆性心衰或由心衰导致的多脏器功能障碍尚有恢复可能性的患者[2],如暴发性心肌炎、急性心梗所致心衰、心脏术后顽固性心衰[3]。

2. 原发病的严重程度及进展情况　对于终末期心脏病,患者的心功能已不可能恢复,根据患者本人或家属的意愿,以远期行左心室辅助或心脏移植为目的,将 VA-ECMO 作为过渡治疗[4]。

3. 禁忌证　ECMO 没有明确禁忌证,若患者原发病可逆性小、具有多种合并症与并发症不推荐应用,例如严重脑损伤,主动脉破裂,主动脉瓣功能不全且未行置换手术,不明原因的心跳骤停,以延长终末期生命为目的的治疗[5]。

手术时机的选择直接影响治疗结果,《2013 年 ACCA/AHA 心衰治疗指南》指出[6],在心衰发生的早期做出决策,行 VA-ECMO 治疗可使血流动力学不稳定患者受益。一旦出现严重多脏器功能衰竭,或神经病学改变其治疗的意义就不大了。

二、ECMO 实施的临床技术考量

1. 置管血管的选择　中心型 VA-ECMO 可以为冠脉、脑血管提供体外膜氧合后的动脉血,有效改善冠脉缺血,对于急性冠脉综合征患者是不错的选择。但手术难度较大,需要专科医师操作,置管、撤离均需开胸手术,且治疗过程中一旦出现常见并发症——出血[7],危险性明显高于外周型 VA-ECMO，必须紧急开胸手术止血，损伤较大，且易感染。故目前多采用外周型 VA-ECMO，股动静脉置管，操作简单，床旁即可实施，手术时间短，是紧急抢救时的最佳选择。而且一旦出血，比较容易控制，主要并发症为下肢动脉栓塞[8]，下肢动脉狭窄或有斑块者风险更大，故术前应常规行双下肢血管超声检查，进行风险评估。

2. 参数调节　包括血流量和氧气流量的调节，其设置目的除了要考虑氧合水平，更应该关注心功能，由于 VA-ECMO 常采用经股动脉回血，患者肺功能较差时，仍然由肺循环通过的血流得不到充分氧合，导致氧合较差的血液供应主动脉根部和脑部，为改善冠状动脉、脑的氧供，此时可考虑在膜肺后的回血管路上分出一支管路(VAV-ECMO)，经颈内静脉等大静脉回到右心房，以提高回心血流的氧含量。

3. ECMO 系统的更换　开始 ECMO 系统运行后，随时间的延长，可能出现氧合器功能下降、血栓形成、溶血等情况，如有必要，需考虑更换除血管内导管外的整套管路(包括泵头和氧合器)或仅更换氧合器，更换过程需反复演练，直至配合熟练。

4. 治疗目标　24~48 小时内，调整血流速以保证心指数(CO index)≥2.5L/(min·m²)，混合静脉血氧饱和度(SvO₂)在 65%~70%，平均动脉压 >60mmHg。持续泵入肝素，以保证APTT 在 50~60 秒。体温维持在 36℃，心脏骤停患者第 24~36 小时内体温维持在 32~34℃[9]。

5. 并发症　目前广泛采用肝素抗凝，临时追加不能保证抗凝的稳定性，而持续泵入的剂量及持续时间在目前的治疗中仍有争议，因长期应用肝素易出现血小板减少，出血等并发症。另外，神经损伤[10]，感染[11]，下肢动脉栓塞、出血和溶血，肺水肿等均为 VA-ECMO 的常见并发症，需要加强医护间的协作，共同预防。

三、撤离与预后

VA-ECMO 主要用于顽固性心衰患者的短期生命支持，如果患者的症状缓解，心功能恢复，生命体征平稳尽量于 2~3 周内撤离，而对于需要行远期左室辅助设备安装或心脏移植的患者，可适当延长辅助时间[12]。对于重症医学医师来说，难题在于 2~3 周后病情无明显好转，但患者尚存活，此时的选择主要根据与撤机相关的预后因素来判断，目前主要有以下几个方面：①VA-ECMO 治疗 72 小时内血乳酸水平，若持续 >3mmol/L，30 天带机病死率较高[13]。②VA-ECMO 治疗 72 小时内 CK-MB 水平，高出基线 10%，死亡率高达 50%，撤离困难[14]。Nadia Aissaoui[15]等人还发现，在 ECMO 调至最小血流速时，若能达到左室射血分数 >20%~25%，二尖瓣侧环收缩期峰流速≥6cm/s，主动脉瓣流速时间积分 >10cm，那么成功撤机的几率很大。但目前对于预后指标的研究尚不成熟，仍然存在争议。Antonio L 等人认为 LVEF 应与患者的基础状态相比较，心脏术后较基础状态下降超过 8.5%，行 ECMO 治疗后 LVEF 仍≤40% 者，即使能够脱机，远期死亡率也较高。所以制订撤离计划时还应根据国情与医疗水平个体化分析，对于具有左室辅助设备安装或心脏移植能力的医院，并且受体等待周期较短的国家，可以将 VA-ECMO 视为过渡手段，直至能够安全开始远期治疗再撤离。但在供体紧张，医疗设备紧缺的情况下，要同时考虑经济承受能力，以及患者本人及家属的共同意愿，进行综合考量。

总之，VA-ECMO 作为心源性休克患者的短期支持手段，能够改善部分患者的预后，而正确掌握适应证和应用时机，尽可能降低和减少相关并发症，目前的资料需要对 ECMO 的预后因素进行深入而广泛的研究,才能最大限度地发挥 ECMO 的作用。

(温良鹤 叶明 于凯江)

参 考 文 献

1. Cove ME, MacLaren G. Diagrammatic representation of peripheral veno-venous (VV-ECMO) and peripheral veno-arterial (VA-ECMO) extracorporeal membrane oxygenation. Crit Care, 2010, 14:235.

2. Kim H, Lim SH, Hong J, et al. Efficacy of veno-arterial extracorporeal membrane oxygenation in acute myocardial infarction with cardiogenic shock. Resuscitation, 2012, 83:971-975.

3. Rastan AJ, Dege A, Mohr M, et al. Early and late outcomes of 517 consecutive adult patients treated with extracorporeal membrane oxygenation for refractory postcardiotomy cardiogenic shock. J Thorac Cardiovasc Surg, 2010, 139:302-311.

4. Delnoij TS, Wetzels AE, Donker DW, et al. Peripheral venarterial extracorporeal life support despite impending left ventricular thrombosis: a bridge to resolution. J Cardiothorac Vasc Anesth, 2013, 27:e48-49.

5. Marasco SF, Lukas G, McDonald M. Review of ECMO support in critically ill adult patients. Heart Lung Circ, 2008, 17 (Suppl 4):S41-47.

6. Yancy CW, Jessup M, Bozkurt B, et al. 2013 ACCF/AHA Guideline for the Management of Heart Failure: a report of the American College of Cardiology Foundation/American Heart Association Task Force on Practice Guidelines. J Am Coll Cardiol, 2013, 62 (16):e147-239.

7. Formica F, Avalli L, Colagrande L, et al. Extracorporeal membrane oxygenation to support adult patients with cardiac failure: predictive factors of 30-day mortality. Interact Cardiovasc Thorac Surg, 2010, 10:721-726.

8. Bisdas T, Beutel G, Warnecke G, et al. Vascular complications in patients undergoing femoral cannulation for extracorporeal membrane oxygenation support. Ann Thorac Surg, 2011, 92:626-631.

9. Beckmann A, Benk C, Beyersdorf F, et al. Position article for the use of extracorporeal life support in adult patients. Eur J Cardiothorac Surg, 2011, 40:676-680.

10. Mateen FJ, Muralidharan R, Shinohara RT, et al. Neurological injury in adults treated with extracorporeal membrane oxygenation. Arch Neurol, 2011, 68:1543-1549.

11. Pieri M, Greco T, De Bonis M, et al. Diagnosis of infection in patients undergoing extracorporeal membrane oxygenation: a case-control study. J Thorac Cardiovasc Surg, 2012, 143:1411-1416.

12. Jasper JB, Kadir C. Short-term mechanical circulatory support by veno-arterial extracorporeal membrane oxygenation in the management of cardiogenic shock and end-stage heart failure. Expert Rev Cardiovasc Ther, 2014, 12 (2):145-153.

13. D'Alessandro C, Aubert S, Golmard JL, et al. Extra-corporeal membrane oxygenation temporary support for early graft failure after cardiac transplantation. Eur J Cardiothorac Surg, 2010, 37:343-349.

14. Formica F, Leoneletlo A, Colagrande L, et al. Extracorporeal membrane oxygenation to support adult patients with cardiac failure: predictive factors of 30-day mortality. Interact Cardiovasc Thorac Surg, 2010, 10:721-726.

15. Aissaoui N, Luyt CE, Leprince P, et al. Predictors of successful extracorporeal membrane oxygenation (ECMO) weaning after assistance for refractory cardiogenic shock. Intensive Care Med, 2011, 37:1738-1745.

ECMO 治疗过程中的容量管理

体外膜氧合(ECMO)是针对不同病因导致的极严重急性肺部疾病或者心脏疾病患者支持的最后一线抢救手段。这项技术一般是在常规治疗方法失败后,用来维持足够的心输出量以及氧合/二氧化碳清除。ECMO 治疗常伴随相关并发症如容量过负荷,严重影响脏器功能,甚至会导致治疗相关死亡率增加。

一、ECMO 治疗与容量过负荷

无论在复苏早期还是在 ECMO 治疗开始时,通常需输注大量液体,而复苏早期容量过负荷的危害越来越受到学界重视。由于 ECMO 治疗过程存在操作相关出血等,或为减少静脉穿刺失误率而大量输注液体,或为达到目标流量通常需输注大量液体。ECMO 治疗过程中,重症患者通常会出现不同程度的肾功能损伤,进而加重容量过负荷情况,此类患者需持续肾脏替代治疗的比率很高,部分文献提到可能会达到 50% 左右。Schimdt 等人的研究显示,多种因素参与到 ECMO 治疗患者的 AKI 致病过程当中,其中包括脓毒血症、低心输出量、肾毒性药物使用和高胸腔、腹腔内压等。心功能受损后,若不及时纠正上述原因,就可能导致肾前性 AKI 进展为肾性 AKI 和肾皮质坏死,从而导致肾功能不可逆恶化。ECMO 启动后 24~48 小时内,毛细血管渗漏加重而血容量相对不足而促发急性炎症样反应,而尿量进一步减少而导致肺水肿加重等表现,从而导致肾脏、肝脏、大脑和肠道等器官功能受损,部分患者还出现腹腔高压,进一步加重肾脏损伤。

因此,ECMO 治疗过程中常伴随循环容量过多,有必要对容量状态进行严格管理。ECMO 技术经验逐渐丰富而形成流程化,部分中心已颇具规模,前期虽引入了较先进的监测手段,大量容量正平衡仍是 ECMO 患者治疗过程中一项重要的合并情况。

二、容量过负荷的危害

曾有共识认为,早期及时纠正低容量状态和大量容量复苏有利于维持肾脏功能,避免急性肾损伤,然而近十年大量研究对大量容量复苏提出了不少的质疑和挑战,结论均指向大量容量液体输注后会带来严重的负面影响。无论采用何种设计方案,严格容量管理对重症患者预后影响具有积极意义,容量过负荷会对死亡率、氧合、呼吸机支持时间和 ICU 住院天数等均有不同程度的影响。

液体大量进入循环系统,会导致肺脏、心脏、肠道、皮肤、大脑和其他组织的水肿,严重的容量过负荷会导致呼吸衰竭、腹腔高压综合征或者颅脑水肿甚至脑疝。2014 年 Schidmt 发

表在 *ICM* 一项前瞻性研究发现,ECMO 患者的前 3 天正平衡与 90 天患者死亡率的升高呈正相关。部分研究显示,对 ECMO 患者进行 CRRT 的安全性进行评估研究,发现无论是否行 ECMO 治疗的患者,出现容量过负荷及 AKI 是重症儿童和新生儿患者死亡的独立危险因素。

纳入了 1400 名患者的 RENAL 回顾性研究发现,液体负平衡与 90 天患者死亡率的下降明确相关。ProCESS、ARISE 和 PROMISE 等更大型的多中心 RCT 研究结果明确大量容量复苏患者出现肾脏、肝脏等功能不全的数量更多,存在一定程度统计学显著差异。ECMO 治疗过程中进行严格容量控制由于其可及时调节,此研究越来越多。Vellinga 等人也发现,一部分重症患者即使并未经历大量容量复苏,仍出现中心静脉压力的升高,这往往与心脏功能功能下降有关,临床会表现出右心功能障碍,同时伴随肝脏、脑和肾脏等脏器水肿,严重时还会导致全心功能尤其是舒张功能障碍。Vellinga 研究还发现,CVP 持续维持在高位(>12mmHg)与微循环功能障碍明确相关,在维持心输出量和灌注压力无明显差异情况下,实验组患者微循环血流指数(MFI)和灌注微血管比率较对照组显著低。因此,建议重症患者应尽可能将 CVP 维持较低水平。

Kotani 等人研究发现,V-A ECMO 治疗的患者由于左心功能严重障碍,而前、后负荷过高常伴随左心房压力过高,从而导致肺水肿加重和心内膜灌注不足,会延长心肺功能恢复的时间,延迟患者脱离 ECMO 和呼吸机,严重时还会导致脏器功能不可逆损害。

三、ECMO 患者的容量管理常用方式

重症患者的容量管理的核心内容是维持有效循环容量,而 ECMO 患者大部分存在容量过负荷问题。针对容量过负荷,可以根据容量过负荷的不同原因进行治疗分类。

1. 右心功能充分考虑容量状态对右心的影响,(除了容量严重过负荷以外,单纯右心功能障碍,可能继发于诸如肺动脉高压、慢性阻塞性肺疾病、急性肺栓塞、心包压塞和先天性心脏病等),同时兼顾其他疾病的影响,单纯右心功能不全在 V-VECMO 治疗过程一段时间后也会出现,因此这时,单纯靠容量调整解决不能从充分解决问题,这时可将 V-V 转流至 V-A 模式,或者进行右心减压,在右心收缩功能严重障碍时,单纯右心减压的效果理论上没有模式转流更明显。

2. 左心功能障碍的患者,大多数存在严重心输出量不足,V-A ECMO 支持时,要达到足够氧输送的障碍在于流速是否达标。严重左心衰竭时,左心射血量急剧减少,而当右心功能正常时,通常会出现急性肺水肿,甚至严重肺动脉高压等情况。严重左心衰竭时射血影响较大,左心室容量过负荷时,当后负荷同时也较高时,心肌紧张度会进一步增加,心脏功能进一步恶化,甚至加重左心扩张和肺水肿,此时单纯用肾脏替代方式不能缓解,对此类部分患者需行左心房减压术。左心室减压术,指的是在心外科中心脏复跳早期利用外接引流管对左心进行减压,对于迅速恢复左心心肌张力,增加心肌敏感性具有显著效应。Katani 等人2013 年发表的研究发现,178 名 V-A ECMO 支持儿科患者(平均年龄 32 个月)其中有 23 例在 ECMO 开始后 12 小时内通过左心房置管、手术人工房间隔缺损和房间隔球囊造口等方法进行左心房减压术,相比对照组,实验组患者的左心室功能可以得到较好程度的恢复,而且更快脱离 ECMO。

3. 单纯容量过负荷药物利尿在患者改善容量过负荷状态举足轻重。一部分研究也显

示,AKI 患者容量过负荷使用利尿剂是的改善后,能明显降低住院死亡率。在一些容量控制较为困难的患者,尤其是 AKI 患者,ECMO 治疗过程中利尿剂效果并不理想,这也被很多实验证实,需要引入机械性容量清除的装置和技术,如急诊肾脏替代治疗等。

四、容量管理的目标确定和评估

容量管理治疗要求 ICU 医师对容量进行精确控制。这样可以进行充分能量支持,减少利尿剂使用剂量,使得治疗对脏器功能的影响最小化。一般情况下需根据目标液体净平衡量确定每小时的脱水剂量,从而对容量进行精细调控,避免血流动力学过度波动。

容量管理的具体手段包括脱水的剂量和时间,需根据液体过负荷的相对程度、动脉脱水的目标速度和实际速度,以及肾脏基础情况来决定。部分感染性休克患者充分容量复苏后仍存在完整肾脏功能,而尿量通过利尿剂可以维持血管内容量相对稳定。而患者一旦存在心衰或者氮质血症情况,而持续的药物辅助可能不能达到目标脱水剂量以维持最适容量状态,而患者脱水迫切程度极强,此时需使用较快的脱水速度。

Smith 等人 2009 年发表在 *ASIOS* 的研究,对 48 名心脏儿科患者进行了 49 例 VA-ECMO 治疗过程中,71.7% 的患者出现 AKI,而 58.7% 需要行 CRRT,在进行血制品输注一定容量之外,根据滤器效率情况,目标的脱水速度通常制定在 $1\sim3ml/(kg\cdot h)$ 之间。而对于 50kg 成人重症患者来说,若前期通过容量和压力复苏后,每天纯脱水量可以控制在 1200~3600ml 之间是完全安全的。Schimdt 等人研究还强调,早期尤其是前 3 天出现大量液体正平衡,会导致 ECMO 患者死亡率明显升高。广义上,容量管理从开始复苏时就已经启动了,而从具体操作层面上,重症患者起病前三天是容量管理干预的最佳时机,如果患者需输注大量液体,则需在这个时间范围内启动床旁肾脏替代治疗。

对于重症患者,容量状态的连续评估非常重要。需结合临床表现、实验室检查以及血流动力学参数(静态前负荷和容量反应性)来对重症患者循环内有效容量状态进行接近于最真实情况的评估,并作出临床决策。确定治疗方向和策略不能单纯依靠某一项指标,因此需要充分将多个方面情况相互结合,动态调整临床决策并指导治疗。

五、ECMO 容量管理中的 CRRT

在 ECMO 回路上加装管内的持续血滤装置,可以用作改善容量状态的一项重要的有效手段。通常应尽量避免单独置入额外中心静脉通路进行持续肾脏替代治疗。肾脏替代治疗 RRT 包括了多种技术组成部分,其中包括不同的滤膜通透性、溶质清除方式(对流或稀释或两者都用)、治疗和仪器使用的时间长度。在 ICU 当中,CRRT 是最常用也是最方便的肾脏替代和容量控制的手段。周建新等人 2014 年在 *Critical Care* 杂志上发表了荟萃分析中选取了 173 篇相关文献研究,系统回顾了 19 项 ECMO 联合应用 CRRT 进行容量管理的研究,发现对于改善容量状态和纠正电解质异常方面,CRRT 是一项安全并有效的手段,并提示通过此技术可改善重症患者的预后。

最常用的 RRT 模式是 CVVH 即持续静脉静脉血液滤过治疗。ECMO 连接 CRRT 管路目前最常使用 3 种方式:独立于 ECMO 回路通过新的静脉通路进行 RRT,将血滤过过滤器装入 ECMO 回路并使用静脉注射泵控制超滤量,以及直接将 CRRT 管路加入到 ECMO 管路当中。3 种常用连接方式方面,单独静脉通路的 CRRT 由于需要新建血管内置管,较强的抗凝治疗容易导致穿刺部位渗血增多,而 ECMO 期间 CRRT 的流量会受到一定限制,导管的引流不畅也比较常见。大部分 ECMO 血液滤过治疗采用后两种方式。

15 名 ECMO 儿童患者对比 45 个对照的临床试验当中,ECMO 回路中增加 CRRT 管路后,减少 ECMO 使用时间和呼吸机依赖时间,明显改善患者结局。Selewski 等人的一项 57 名接受 CRRT 儿童 ECMO 患者的回顾性研究中,RRT 开始时容量过负荷状态、脱水治疗和脱水治疗的动力学改变与死亡率的关系有关,存活患者 CRRT 开始时和结束时平均液体正平衡量极显著低于死亡患者。而混杂因子调整后,CRRT 结束时容量过负荷状态对于患者死亡率影响并不大,从而提示在疾病状态早期容量状态对预后存活的影响是具有高度预测性。Lin 等人研究发现 pRIFLE 评分对于 ECMO 患者是否出现 AKI 的评估方面最有帮助,可准确预测住院患者病死率。

六、ECMO 容量管理技术特殊并发症

ECMO 与 CRRT 联合使用最常出现的并发症是溶血。病理生理学机制可能是剪切力、正压和细胞壁冲击力以及非内皮性表面特性等共同作用导致红细胞裂解。因此在进行 CRRT 过程中需严密监测游离血红蛋白含量(FHb)。有两项研究发现 ECMO+CRRT 患者比对照组的 FHb 含量更高,而 FHb 水平的升高与患者结局呈负相关,提示可能是由于过多游离血红蛋白会加重肾脏器功能衰竭。

由于 CVVH 的血流速度偏低,滤器和管路中易形成血栓,导致滤器或管路的寿命下降。在氧合器前形成血栓,细小栓子会导致氧合膜效率下降甚至血栓形成堵塞氧合器;如果经过 VV-ECMO 的血流回到氧合器后端,会导致肺栓塞;而如果空气经过 VA-ECMO 血流回到氧合器后端,会导致动脉空气栓塞形成。不少研究发现使用枸橼酸局部抗凝可以减少出血风险,且同时保存氧合器或者滤器甚至整体管路的使用寿命。

左心房减压最常见的并发症包括置管部位出血、手术部位出血等。机械并发症包括血栓形成、管路进气和管路问题、氧合器失效和 BAS(球囊房间隔造口)术中右房穿孔、溶血等。心肺并发症包括心律失常、ECMO 时继续使用强心药物以及血压升高需要舒张血管药物。神经系统并发症包括脑出血或脑死亡等。

总之,作为一项体外生命支持手段,ECMO 的必要性和重要性在于为重症患者提供一项暂时的心脏或呼吸功能支持,而这类患者常并发肾脏功能不全、肺水肿、脑组织肿胀甚至腹腔高压等情况。重症患者进行严格容量管理的必要性越来越被重视,根据容量过负荷的不同病理生理学机制,使用不同方式对 ECMO 支持的患者进行严格的容量控制,不仅在于提供一些附加的体外支持系统,而且在全面管理重症患者,减少并发症、降低死亡率并最终改善患者预后的目标方面,为重症医学开辟了新的途径。

(陈焕　隆云)

参 考 文 献

1. Iwagami M, Yasunaga H, Noiri E, et al. Choice of renal replacement therapy modality in intensive care units: Data from a Japanese Nationwide Administrative Claim Database. Journal of Critical Care, 2015, 30(2): 381-385.

2. Shen J, Yu W, Chen Q, et al. Continuous Renal Replacement Therapy (CRRT) Attenuates Myocardial Inflammation and Mitochondrial Injury Induced by Venovenous Extracorporeal Membrane Oxygenation (VV ECMO) in a Healthy Piglet Model. Inflammation, 2013, 36: 1186-1193.

3. Seczyńska B, Królikowski W, Nowak I, et al. Continuous Renal Replacement Therapy During Extracorporeal Membrane Oxygenation in Patients Treated in Medical Intensive Care Unit: Technical Considerations. Ther Apher Dial, 2014, 18: 523-534.

4. Shi J, Chen Q, Yu W, et al. Continuous Renal Replacement Therapy Reduces the Systemic and Pulmonary Inflammation Induced by Venovenous Extracorporeal Membrane Oxygenation in a Porcine Model. Artificial Organs, 2014, 38: 215-223.

5. He C, Yang S, Yu W, et al. Effects of continuous renal replacement therapy on intestinal mucosal barrier function during extracorporeal membrane oxygenation in a porcine model. Journal of Cardiothoracic Surgery, 2014, 9: 72.

6. Schmidt M, Bailey M, Kelly J, et al. Impact of fluid balance on outcome of adult patients treated with extracorporeal membrane oxygenation. Intensive Care Med, 2014, 40: 1256-1266.

7. Paden ML, Warshaw BL, Heard ML, et al. Recovery of renal function and survival after continuous renal replacement therapy during extracorporeal membrane oxygenation. Pediatr Crit Care Med, 2011, 12: 153-158.

8. Santiago MJ, Sánchez A, López-Herce J, et al. The use of continuous renal replacement therapy in series with extracorporeal membrane oxygenation. Kidney Int, 2009, 76: 1289-1292.

9. Hilton AK, Bellomo R. A critique of fluid bolus resuscitation in severe sepsis. Critical Care, 2012, 16: 302.

10. Peake SL, Bailey M, Bellomo R, et al. Australasian resuscitation of sepsis evaluation (ARISE): A multi-centre, prospective, inception cohort study. Resuscitation, 2009, 80: 811-818.

11. Vellinga NA, Ince C, Boerma EC. Elevated central venous pressure is associated with impairment of microcirculatory blood flow in sepsis: a hypothesis generating post hoc analysis. BMC Anesthesiol, 2013, 13: 17.

12. Schrier RW. Fluid Administration in Critically Ill Patients with Acute Kidney Injury. Clin J Am Soc Nephrol, 2010, 5: 733-739.

13. Boyd JH, Forbes J, Nakada T, et al. Fluid resuscitation in septic shock: a positive fluid balance and elevated central venous pressure are associated with increased mortality. Crit Care Med, 2011, 39: 259-265.

14. Westphal GA. How to guide volume expansion in severe sepsis and septic shock patients? Possibilities in the real world. Shock, 2013, 39 (Suppl 1): 38-41.

15. Goldstein S, Bagshaw S, Cecconi M, et al. Pharmacological management of fluid overload. Br J Anaesth, 2014, 113 (5): 756-763.

16. Hilton AK, Bellomo R. Totem and Taboo: Fluids in sepsis. Critical Care, 2011, 15: 164.

17. Kotani Y, Chetan D, Rodrigues W, et al. Left Atrial Decompression During Venoarterial Extracorporeal Membrane Oxygenation for Left Ventricular Failure in Children: Current Strategy and Clinical Outcomes. Artificial Organs, 2013, 37: 29-36.

8 VA-ECMO,时机选择更重要

体外膜氧合(extracorporeal membrane oxygenation,ECMO)随近年来的不断发展,已逐渐成为了继机械通气及 CRRT 后又一重要的临床脏器支持技术。2013 年《ELSO 体外生命支持指南》[1]中指出其适应证为急性的、严重的、对常规治疗无反应且预期在 2~4 周内能恢复或改善的心肺功能衰竭患者。但是,具体何时应用 ECMO 却是一个值得探讨的临床话题。

一、VA-ECMO 时机与适应证的关系

VA-ECMO 时机的选择需基于对适应证的理解,又需要透过适应证看到病情变化与应用治疗的关系。对于 VA-ECMO 而言,除了可以同 VV-ECMO 一样可应用于急性严重呼吸功能衰竭的患者外,还可应用于循环衰竭的患者。如爆发性心肌炎、急性心肌梗死等病因导致的常规治疗无效的严重心源性休克;心脏移植等大型心脏外科手术的术前及术后支持;以及药物中毒等引起的严重心功能抑制导致的急性循环衰竭[2]。主要是改善由心衰引起的组织低灌注并降低心搏骤停带来的全身性损害。对于已经发生呼吸心搏骤停的患者,经过训练的团队可以将 ECMO 的启动时间控制在 8~15 分钟,那么就应考虑在积极心肺复苏的同时给予 ECMO 治疗。一方面可以提高抢救成功率,另一方面可以避免由于缺血低灌注引起的器官功能障碍。

然而时机不同于适应证,适应证是一项临床治疗可应用的标准与范围,适应证的全部阐述起来应该是一个面,各个适应证则是组成这个面的线,而时机则是指每条线上的某个具体的点。

所谓应用 ECMO 的时机是指针对某一适应证时效果最确切的时间切入点。时机之所以重要,是因为错过了正确的时机,往往所谓"正确"的适应证就不再有意义或者不能达到一个满意的疗效,甚至从适应证变为了相对禁忌证。1979 年 HIN[3]的 ECMO 试验与 2010 年 CESAR[4]研究对应用 ECMO 得出的不同结论就是最典型的例子,ECMO 治疗前高压高容机械通气时间过长已经成为相对禁忌证。可见仅仅掌握适应证并不能将 ECMO 的作用发挥到极致,时机的把握才是应用的关键。

二、充分的 ECMO 前治疗是前提条件

充分的 ECMO 前治疗与准确果敢的判断是适时应用 ECMO 的关键。在 ECMO 最初应用于临床之际,因其高昂的费用、较多严重并发症及较高病死率,临床上一般不会在患者出

现循环及呼吸衰竭的早期应用。大家常把其作为最后的救命稻草，不到万不得已不会用，因此把握时机、及时准确的应用更成为了空谈。

但随着近年来科学技术的发展及医疗水平的提高，国际、国内均有研究表明及时应用ECMO后呼吸和（或）循环衰竭患者的病死率均有所下降，且其对循环及呼吸系统的支持效果明显、确切，因此ECMO应用时机的探讨又重新成为了研究焦点。目前并无权威指南或研究明确ECMO的应用时机，《ELSC指南》中仅提到，急性呼吸、循环衰竭的患者在最优的常规治疗前提下，预估死亡风险仍高达50%，应考虑使用体外循环辅助技术；当预估死亡风险达到80%就有行体外循环辅助的指征[5]。那么对于这一项优势明显的新兴技术，是不是越早应用越好呢？当然并不是如此。盲目使用ECMO技术非但不能提高心、肺衰竭患者的生存率，反而可能会变相形成资源浪费，导致相应并发症风险增加，造成预后不良的严重后果。在应用ECMO前应充分做好ECMO前治疗。既然ECMO前治疗在ECMO应用过程中占有如此重要的地位，那么我们该如何理解ECMO前治疗呢？《ELSO指南》中提到，ECMO应用于成人循环衰竭时，适应证为：①尽管经过了充分的容量复苏仍出现以低心输出量和低血压为特征的灌注不足的表现；②充分的升压药物或强心药物以及IABP支持下仍有休克。因此，我们可以暂且将充分的容量复苏、升压药物及强心药物的应用以及IABP支持作为ECMO前治疗。

由于患者病情在随时进展的过程中，随时可能从可逆性器官功能障碍进展成为不可逆性器官功能衰竭，过长时间的评估很可能错失恰当的治疗时机，错过患者器官功能障碍可逆的时间窗，最终导致患者病情不可逆需长期依赖体外循环支持，甚至是病死率的提高。众所周知，休克患者组织灌注不足可引起无氧代谢增强、乳酸产生增多，监测乳酸变化的水平有助于评估休克的复苏效果及变化趋势，而感染性休克患者6小时乳酸清除率≥10%者病死率可明显降低[6]。既然VA-ECMO的主要作用是稳定循环，改善灌注或避免因灌注不足而形成不可逆的器官损伤[7]，那么我们是否也可以大胆的考虑，当循环衰竭时，给予充分的ECMO前最佳治疗时间超过数小时，患者仍处于不可控制的休克状态时，积极考虑ECMO治疗呢？目前虽并无大量临床资料显示用多长时间来判断循环衰竭ECMO前治疗时间是否足够，但为改善患者预后，防止不良因素进一步加剧，6小时甚至更短的临界时间或许可以一试。

三、及时、早期应用ECMO有助于改善患者预后

目前对于如何判断ECMO前治疗是否已充分，又应该如何判断是否需要ECMO治疗以及何时开始ECMO治疗，并没有大量的研究数据支持。但ErwanFlécher[8]等人的临床试验表明，年龄≥65岁，pH≤7.00，血乳酸>12mmol/L，血清肌酐>200μmol/L的患者应用ECMO治疗的早期效果及晚期预后都比较差；Doll[9]等人的研究也认为在使用适量正性肌力药物及IABP支持辅助下，心脏指数仍持续低于$2.0L/(min \cdot m^2)$时，则应考虑使用ECMO以辅助循环；此种情况尤其适用于就心脏术后出现低心排患者，此时行体外膜氧合支持的患者生存率可提高40%以上[10,11]。

相关文献表明，ECMO的远期预后与应用ECMO时的相关指标有关，包括年龄、pH值、乳酸值、肌酐值等。目前仍缺乏大样本多病因研究证明早期应用ECMO可以改善预后，但

RICHARD CHENG[12]等人做回顾性研究发现对于暴发性心肌炎患者早期应用 ECMO 可以明显降低患者死亡率,有 2/3 的患者因为接受早期 ECMO 得以成功出院。在他们研究中显示,入组标准为患者在应用 2 组升压药或 IABP 辅助后收缩压仍低于 80mmHg 的患者生存率明显高于其他组。与之相对比的两项研究表示在患者出现心源性休克或心搏呼吸骤停后才应用 ECMO 技术辅助时,生存率仅为 46% 和 58%。两项结果虽无可比性(研究中心不同、患者群体不同、患者基本状况不同),但仍符合其他 ECMO 相关文献所提供的意见:呼吸心搏骤停后才开始应用 ECMO 临床效果并不理想。且随着药物与一般治疗无法控制的病情进展,患者 pH 值、乳酸、肌酐等临床指标的仍会进一步恶化,长期过高的呼吸支持[吸气峰压(peak inspiratory pressure)>30cmH$_2$O 和(或)high FiO$_2$>0.8]也可能造成不可逆的肺损伤,如果不能及时作出准确的判断,早期应用 ECMO、降低患者死亡率的目标很难达成,改善远期预后更是无从谈起。因此,对于重症患者应该在病情及时、准确的评估后早期应用 ECMO,而不能将它作为最后的"救命稻草"。

总之,提高 VA-ECMO 在循环衰竭中的救治地位[13],把握好适应证和时机,早期、正确、及时地应用 ECMO 技术,可有效改善循环及呼吸状态,降低患者病死率。但时机的掌握并不是一次观察与评估就可以完成的,这需要我们重症医学医师对患者生命体征及治疗反应性进行实时监测与及时评估,在适当的时间应用 ECMO,在避免过度医疗出现的同时,也保证了 ECMO 的应用疗效,进而为患者的生存及远期预后提供有力保障。

(王洪亮　刘岩松)

参 考 文 献

1. ELSO Guidelines For ECMO Centers.Version1.8.March 2014.

2. ELSO Guidelines for Adult Cardiac Failure.Version 1.3.December 2013.

3. Zapol WM,Snider MT,Hill JD,et al. Extracorporeal membrane oxygenation in severe acute respiratory failure.A randomized prospective study. JAMA,1979,242(20):2193-2196.

4. Peek GJ,Elbourne D,MugfordM,et al. Randomised controlled trial and parallel economic evaluation of conventional ventilatory support versus extracorporeal membrane oxygenation for severe adult respiratory failure (CESAR). Health Technol Assess,2010,14(35):1-46.

5. ELSO Guidelines General.Version 1.3.November 2013.

6. Nguyen HB,Rivers EP,Knoblich BP,et al. Early lactate clearance is associated with improved outcome in severe sepsis and septic shock. Crit Care Med,2004,32(8):1637-1642.

7. Abrams D,Combes A,Brodie D. Extracorporeal membrane oxygenation in cardiopulmonary disease in adults. J Am CollCardiol,2014,63(25 Pt A):2769-2778.

8. Flécher E,Anselmi A,Corbineau H,et al. Current aspects of extracorporeal membrane oxygenation in a tertiary referral centre:determinants of survival at follow-up. Eur J Cardiothorac Surg,2014,46(4):665-671.

9. Doll N,Kiaii B,Borger M,et al. Five-year results of 219 consecutive patients treated with extracorporeal membrane oxygenation for refractory postoperative cardiogenic shock. The Annals of thoracic surgery,2004,77(1):151-157.

10. Elsharkawy HA,Li L,Esa WA,et al. Outcome in patients who require venoarterial extracorporeal membrane oxygenation support after cardiac surgery. J Cardiothorac Vasc Anesth,2010,24(6):946-951.

11. Kumar TK,Zurakowski D,Dalton H,et al. Extracorporeal membrane oxygenation in postcardiotomypatients:

factor influencing outcome. J Thorac Cardiovasc Surg,2010,140(2):330-336.

12. Cheng R. Clinical Outcomes in Fulminant Myocarditis Requiring Extracorporeal Membrane Oxygenation:A Weighted Meta-Analysis of 170 Patients. J Card Fail,2014,20(6):400-406.

13. Beckman A,Benk C,Beyersdorf F,et al. Position article for the use of extracorporeal life support in adult patients. Eur J Cardiothorac Surg,2011,40:676-681.

第三部分

重 症 呼 吸

 ## ARDS 的超级肺保护性通气策略

肺保护性通气策略（潮气量 6ml/kg）是 ARDS 的标准治疗措施之一，可显著降低患者死亡率、改善预后[1-3]。肺保护性通气的主要目的是降低气道压，近年来有学者提出，潮气量低于 6ml/kg 的通气，即超级肺保护性通气策略，可能对 ARDS 患者更有益。

一、超级肺保护性通气的机制

小潮气量通气可以避免和减轻机械通气所致的肺损伤，其关键因素是将气道平台压限制在 30mmHg 以下以防止肺泡过度膨胀和呼吸机相关肺损伤。常规肺保护性通气策略（潮气量 6ml/kg）未必达到肺保护作用。研究（2009 年）发现，部分重症 ARDS 患者，即使采用 6ml/kg 的潮气量通气，气道平台压仍在 30cmH$_2$O 以上。Terragni 等通过临床研究发现，6ml/kg 的潮气量仍可导致 1/3 的 ARDS 患者出现过度膨胀。Prescott 等[4]对 1996~2005 年的 3 项 ARDS Network 研究（1398 例潮气量≤6.5ml/kg 的 ARDS 患者）进行了再次分析，结果发现，潮气量 <5.5ml/kg 组的气道平台压[（30.2±6.5)cmH$_2$O]高于潮气量 5.6~6.5ml/kg 组[（23.5±5.9)cmH$_2$O]（P<0.001），前者气道平台压 >30cmH$_2$O 的患者比例为 40.4%，而后者为 8.6%，两者间具有统计学差异（P<0.001）。为防止 ARDS 患者出现气压伤，机械通气的潮气量可能需要在常规肺保护性通气的基础上进一步降低，即实施超级肺保护性通气策略。

超级肺保护性通气可能会更好的降低气道压、防止气压伤，具有更好的肺保护作用。一项研究显示，与 6ml/kg 相比，3ml/kg 的潮气量可以更有效地减轻肺损伤小鼠模型的肺泡上皮损伤、肺水肿程度和增加肺泡表面液体的清除（减少血管外肺水肿和I型上皮细胞抗原表达）。因此，极低潮气量可能优于标准的低潮气量通气。极低潮气量会使气道平台压更低，从而减少机械通气相关肺损伤的发生[5]。

超级肺保护通气可能会减轻呼吸机相关性肺损伤。肺周期性复张 / 去复张和肺泡过度膨胀是导致呼吸机相关性肺损伤的关键因素。Retamal 等[6]观察了 10 例 ARDS 患者，潮气量从 6ml/kg 降至 4ml/kg 后,肺周期性复张 / 去复张降低(3.6% vs 2.9%,$P<0.01$)、呼气末肺泡过度膨胀减轻(0.7% vs 0.6%,$P=0.01$),气道平台压降低(24 vs 21cmH₂O,$P=0.008$),没有患者发生严重的呼吸性酸中毒(pH 7.31 vs 7.29)或高碳酸血症($PaCO_2$ 45mmHg vs 48mmHg),但呼吸频率增快(25 vs 37,$P=0.005$)。所以,潮气量从 6ml/kg 降至 4ml/kg 可以减轻呼吸机相关性肺损伤,严重的呼吸性酸中毒可以通过减少解剖无效腔和增加呼吸频率来预防。Costa 等[7]通过 CT 扫描发现,当潮气量降低时,肺周期性复张 / 去复张和过度膨胀程度减轻。对于 6ml/kg 通气时仍存在高气道平台压的患者,应考虑继续降低潮气量。

二、超级肺保护性通气的弊端及对策

超级肺保护通气在降低 ARDS 患者气压伤的同时,也会对机体产生一系列不良影响。极低潮气量通气会导致呼吸频率增快。实施 ARDS Network 制定的肺保护性通气策略,在"允许性高碳酸血症"的原则下,中度呼吸性酸中毒是可以接受的,但为了尽可能地减轻酸中毒,需要设置较高的呼吸频率,甚至高达 35 次 / 分。在进行超级肺保护通气时,呼吸频率可能会更快。然而,高呼吸频率对机械通气性肺损伤的影响尚不明了。Costa[6]认为高呼吸频率会增加内源性 PEEP,特别是对于重症患者。在潮气量固定的情况下,增高的呼吸频率会根据吸呼比影响吸气时间。如果吸呼比不变,吸气流速会与呼吸频率成比例改变。低吸气流速会减轻机械通气性肺损伤,所以,理论上,低呼吸频率具有肺保护作用。而小潮气量和低呼吸频率将会导致分钟通气量明显下降,二氧化碳分压增高,即产生高碳酸血症和呼吸性酸中毒,这可能会影响重要脏器的灌注。

体外 CO_2 清除(extracorporeal CO_2 removal,$ECCO_2R$)技术或许可以部分克服超级肺保护性通气所带来的弊端。近十年来,这种技术被逐渐证实是有效、安全的,可以起到稳定体内血二氧化碳水平和 pH 值的作用。第一台体外二氧化碳清除装置发明于 40 年前,用于正压机械通气的 ARDS 患者。这项技术一直未应用于临床,是因为其创伤性大,需要较高的血流速(2L/min)和大量的管路预冲液(1.5~2L)。目前,静脉 - 静脉泵驱动的"微创"低流速的装置已应用于临床,它具有高效的气体交换器和高生物相容性的管路,只需要较细的导管或一根持续肾替代治疗时应用的双腔导管即可,以及较少量的预冲液体(150~300ml)和抗凝剂。Terragni(2009 年)发现,潮气量从(6.3 ± 0.2)ml/kg 降至(4.2 ± 0.3)ml/kg 和气道平台压从(29.1 ± 1.2)cmH₂O 降至(25 ± 1.2)cmH₂O 时,PCO_2 升高[(48.4 ± 8.7)mmHg vs(73.6 ± 11.1)mmHg],pH 降低(7.36 ± 0.03)vs(7.2 ± 0.02),应用 $ECCO_2R$ 使 $PaCO_2$ 和 pH 分别恢复至(50.4 ± 8.2)mmHg 和(7.32 ± 0.03)mmHg。

超级肺保护性通气结合 $ECCO_2R$ 可能会减轻呼吸机相关性肺损伤,且不会导致高碳酸血症。Grasso 等[8]通过猪 ARDS 模型研究发现,与 ARDS Network 组(潮气量 4~6ml/kg 和气道平台压 30cmH₂O 以下)相比,ARDS Net 联合低呼吸频率和 $ECCO_2R$ 可以清除体内 CO_2 产生量的 38.9% ± 6.1%[(79.9 ± 18.4)ml/min)],并显著降低血 IL-6、IL-8、TNF-α 和肺泡灌洗液中 IL-6、TNF-α,提示这种通气策略是可行的、安全的,不会影响肺通气功能,且可降低血液和肺组织的部分炎症因子。另有前瞻性的队列研究应用 $ECCO_2R$ 并降低潮气量至 6ml/kg 以下,发现可以改善肺组织的形态学。

Güldner 等[9]进一步研究了超级肺保护通气策略结合 $ECCO_2R$ 及有无自主呼吸是否

能改善重度 ARDS 的呼吸功能。研究者通过盐水肺灌洗和大潮气量通气建立猪的重度 ARDS 试验模型,随机分为 4 个组(每组 7 例),分别进行 6 小时机械通气:①P-MVcontr:常规肺保护性通气(潮气量≈6ml/kg);②UP-MVcontr:超级肺保护性通气(潮气量≈3ml/kg);③UP-MVspont:UP-MVcontr+ 自主呼吸;④UP-MVPS:UP-MVcontr+ 压力支持下的自主呼吸。UP-MV 组行 ECCO$_2$R。结果发现,与 P-MVcontr 相比,UP-MVcontr 减轻背侧肺区域的弥漫性肺泡损伤(肺损伤评分:12.0 vs 22.5),但会降低血氧饱和度和增加肺内分流;与 UP-MVcontr 相比,UP-MVspont 和 UP-MVPS 改善血氧饱和度和减少肺内分流,使背侧区域的通气增加;与 P-MVcontr、UP-MVcontr 和 UP-MVspont 相比,UPMV-PS 组背侧肺区域的 TNF-α(6.9 vs 2.8pg/mg、3.6pg/mg、4.0pg/mg)和 IL-8 水平(216.8 vs 59.8pg/mg、37.6pg/mg、59.5pg/mg)增高。因此,对于重度 ARDS,与常规肺保护性通气相比,潮气量≈3ml/kg 通气结合 ECCO$_2$R 及无自主呼吸可以轻度减轻肺组织损伤,但不会降低炎症因子水平。在实施超级肺保护通气策略时,压力支持下的自主呼吸会加重肺组织的炎症。

三、超级肺保护性通气结合 ECCO$_2$R 的临床应用

超级肺保护性通气结合 ECCO$_2$R 在 ARDS 治疗中的作用,尚缺乏临床随机对照研究。为此,Bein 等[10] 进行了一项多中心临床研究,纳入 79 例 ARDS 患者,随机分为两组,实验组:潮气量 3ml/kg 结合 ECCO$_2$R(40 例);对照组:ARDS Network 通气策略(6ml/kg)(39 例)。观察主要指标:28 天和 60 天内脱离呼吸机天数。次要指标:呼吸力学、换气功能、镇静药物的应用、并发症、住院死亡率。结果发现,两组间 60 天的脱机天数无统计学差异[(33.2 ± 20)天 vs(29.2 ± 21)天,P=0.469],但对于严重低氧血症(PaO$_2$/FiO$_2$≤150)的患者,极低潮气量组 28 天[(11.3 ± 7.5)天 vs(5.0 ± 6.3)天,P=0.033]和 60 天[(40.9 ± 12.8)天 vs(28.2 ± 16.4)天,P=0.033]的脱机天数显著延长,两组间肺损评分、住院天数、住 ICU 天数和住院死亡率无差异。ECCO$_2$R 可以减少镇痛镇静药物的应用,尽可能地保留了患者的自主呼吸。在超级肺保护性通气早期,血 IL-6 水平显著下降。79 例患者的总死亡率为 16.5%,实验组与对照组间(17.5% vs 15.4%,P=1.000)无差异。该研究提示极低潮气量通气结合 ECCO$_2$R 是可行的,可能有益于重度低氧血症的 ARDS 患者。在以后的研究中,应更多的纳入严重 ARDS 患者。在 Bein 的研究中,由于血流速的限制,动脉 - 静脉 ECCO$_2$R 对动脉低氧血症的改善是有限的。血泵辅助下的静脉 - 静脉装置可能会证实超级肺保护通气策略结合 ECCO$_2$R 是否能改善重度 ARDS 患者的预后[5]。这项研究是在 10 个医疗中心进行的,未出现明显的不良事件,提示 ECCO$_2$R 技术可以应用于临床,且不需要专科操作。

超级肺保护通气结合 ECCO$_2$R 与常规的肺保护通气策略比较,可能会降低呼吸机相关性肺损伤的发生,然而能否改善 ARDS 的生存率还需要大样本的 RCT 研究进一步证实。

(解建 张明)

参 考 文 献

1. Petrucci N, De Feo C. Lung protective ventilation strategy for the acute respiratory distress syndrome. Cochrane Database of Systematic Reviews, 2013, 2: CD003844.

2. Needham DM, Colantuoni E, Mendez-Tellez PA, et al. Lung protective mechanical ventilation and two year

survival in patients with acute lung injury: prospective cohort study. BMJ, 2012, 344: e2124-2135.

3. De prost N, Costa EL, Wellman T, et al. Effects of ventilation strategy on distribution of lung inflammatory cell activity. Crit Care, 2013, 17(4): R175-186.

4. Prescott HC, Brower RG, Cooke CR, et al. Factors associated with elevated plateau pressure inpatients with acute lung injury receiving lower tidal volume ventilation. Crit Care Med, 2013, 41(3): 756-764.

5. Schultz MJ, Juffermans NP, Matthay MA. From protective ventilation to super-protective ventilation for acute respiratory distress syndrome. Intensive Care Med, 2013, 39(5): 963-965.

6. Retamal J, Libuy J, Jiménez M, et al. Preliminary study of ventilation with 4 ml/kg tidal volume in acute respiratory distress syndrome: feasibility and effects on cyclic recruitment- derecruitment and hyperinflation. Crit Care, 2013, 17(1): R16-22.

7. Costa EL, Amato MB. Ultra-protective tidal volume: how low should we go? Crit Care, 2013, 17(2): 127-128.

8. Grasso S, Stripoli T, Mazzone P, et al. Low respiratory rate plus minimally invasive extracorporeal CO_2 removal decreases systemic and pulmonary inflammatory mediators in experimental acute respiratory distress syndrome. Crit Care Med, 2014, 42(6): e451-460.

9. Güldner A, Kiss T, Bluth T, et al. Effects of ultraprotective ventilation, extracorporeal carbon dioxide removal, and spontaneous breathing on lung morphofunction and inflammation in experimental severe acute respiratory distress syndrome. Anesthesiology, 2014. [Epub ahead of print]

10. Bein T, Weber-Cartens S, GoldmannA, et al. Lower tidal volume strategy (&3ml/kg) combined with extracorporeal CO_2 removal versus 'conventional' protective ventilation (6ml/kg) in severe ARDS. Intensive Care Med, 2013, 39(5): 847-856.

是否保留自主呼吸：应依据 ARDS 的严重程度

自主呼吸是生理的呼吸状态,有助于改善肺通气血流比例及保持膈肌功能。对于 ARDS 患者而言,适当的保留自主呼吸可通过增加膈肌活动度改善重力依赖区肺泡通气,有助于改善 ARDS 患者的通气血流比例。然而在重症 ARDS 早期,过强的自主呼吸可能导致跨肺压过大,应力增加并导致肺损伤。因此,临床上应依据 ARDS 的严重程度,针对不同患者采取相应的自主呼吸策略,在发挥自主呼吸有利效应的同时避免加重肺损伤。

一、保留自主呼吸对机械通气患者的利与弊

1. 自主呼吸与通气血流比例　自主呼吸以膈肌运动为主,肺下部活动幅度大,肺下部通气较多,同时由于重力的影响肺下部血流丰富,保持通气血流比例匹配。机械通气过程中胸腔内始终是正压,气体会选择阻力较小的气道进入,血流分布较少的上肺区域通气增加,导致通气血流比例失调。因此,机械通气时保留自主呼吸有助于改善肺重力依赖区的通气,进而改善血流比例。

2. 保留自主呼吸有助于减缓呼吸机相关膈肌功能障碍　控制通气在很短的时间内就可能导致呼吸机相关膈肌功能障碍(VIDD)。Levine 等人研究显示,脑死亡的器官捐赠者在控制通气 18~69 小时后膈肌明显萎缩,与对照组(接受 2~3 小时控制通气的外科手术患者)相比,快肌纤维及慢肌纤维的横截面积分别减少了 57% 和 53%[1],提示控制通气在短时间内就可导致膈肌萎缩,而膈肌纤维萎缩是 VIDD 重要的病理生理基础。同时该研究证实膈肌萎缩可能与膈肌失用导致肌肉蛋白水解有关。对机械通气兔进行研究显示,与控制通气相比,辅助通气可在一定程度上减轻膈肌的氧化应激,减缓膈肌萎缩及肌力的下降[2,3]。提示保留自主呼吸有助于减缓 VIDD。

3. 保留自主呼吸可能存在的风险　呼吸窘迫的患者因过强的自主呼吸可能使胸腔内负压过大,导致跨肺压增加进而加重肺损伤。正常情况下成人仰卧位平静自主呼吸时胸腔内负压约为 $-5cmH_2O$,而呼吸窘迫时胸腔内负压明显增加,甚至可超过 $-30cmH_2O$,跨肺压相应增加。研究显示,当吸气末跨肺压超过 $25cmH_2O$ 的生理上限时,即可能加重肺损伤[4]。因此,过强的自主呼吸导致跨肺压过大可直接导致肺损伤。临床上极度呼吸窘迫患者出现气胸、皮下及纵隔气肿等气压伤的表现也屡见不鲜。

二、ARDS 严重程度与是否保留自主呼吸的选择

重力依赖区肺泡塌陷并导致通气血流比例失调是 ARDS 患者重要的病理生理特征。因

此,在一定程度上保留自主呼吸可能改善重力依赖区通气从而改善通气血流比例,有助于
ARDS患者肺复张及氧合改善。但同时呼吸窘迫是ARDS患者突出的临床特征,特别是存
在大量肺泡塌陷的重症ARDS患者,过强的自主呼吸可导致跨肺压增加,加重肺损伤。因此,
对于严重程度不同的ARDS患者,机械通气过程中是否保留自主呼吸应权衡自主呼吸利弊,
在避免自主呼吸过强导致肺损伤的前提下发挥其促进肺复张的作用[5]。

1. 轻/中度ARDS患者可保留自主呼吸 对于轻/中度ARDS患者,自主呼吸可通过
增加膈肌活动度改善重力依赖区肺泡通气,进而改善氧合。Wrigge等通过油酸静脉注射复
制轻/中度ARDS猪模型,随机分成自主呼吸[肺损伤后PaO_2/FiO_2为(208 ± 82)mmHg]及非
自主呼吸组[肺损伤后PaO_2/FiO_2为(230 ± 64)mmHg]采用APRV模式进行机械通气。机械
通气2小时及4小时后,自主呼吸组的氧分压及呼气末肺容积明显高于非自主呼吸组,同
时CT提示自主呼吸组重力依赖区塌陷肺泡复张更明显。提示在APRV模式下,轻/中度
ARDS保留自主呼吸可通过促进重力依赖区塌陷肺泡复张,进而改善重力依赖区肺泡通气
并改善氧合[6]。

自主呼吸有助于改善轻/中度ARDS患者的通气血流比例、减缓肺损伤,且自主呼吸比
例越高肺损伤的减缓程度越明显。Güldner等对采用生理盐水肺泡灌洗复制轻/中度ARDS
猪模型[肺损伤基础状态PaO_2/FiO_2为(176 ± 54)mmHg及(166 ± 28)mmHg],采用BIPAP/
APRV模式机械通气,依据自主呼吸的比例分为4组(0%,>0%~30%,>30%~60%及>60%),
自主呼吸越多全肺通气血流比例越合理,同时应变越小[7]。Carvalho等的研究同样对中度
ARDS猪模型进行采用BIPAP/APRV模式机械通气,同样依据自主呼吸的比例分为4组
(0%,>0%~30%,>30%~60%及>60%)。结果显示,与0%及>0%~30%组相比,>30%~60%
及>60%组重力依赖区通气明显增加,气道阻力降低,肺顺应性改善,且肺部炎症反应指标
明显降低[8]。Xia等对盐酸灌肺ARDS兔模型进行研究显示,自主呼吸明显降低无效腔率、
减轻肺部炎症反应及病理损伤[9]。上述动物实验均提示对轻/中度ARDS,保留自主呼吸有
诸多益处,为临床上轻/中度ARDS患者保留自主呼吸提供了充分的理论依据,但临床上保
留自主呼吸的时机及程度仍需要临床研究证实。

2. 重度ARDS患者早期应抑制过强的自主呼吸 重度ARDS早期,过强的自主呼吸
可能导致跨肺压过大,应力增加并导致肺损伤。Yoshida等对生理盐水肺泡灌洗复制重度
ARDS兔模型($PaO_2/FiO_2<100$mmHg)研究显示,即使在限制平台压$<30cmH_2O$的情况下,较
强的自主呼吸仍可导致跨肺压超过$30cmH_2O$,并加重肺损伤[10]。随后Yoshida等复制轻度
及重度ARDS兔模型,并根据是否保留自主呼吸将动物分为4组(轻度ARDS自主呼吸、轻
度ARDS无自主呼吸、重度ARDS自主呼吸及重度ARDS无自主呼吸),研究结果显示,轻度
ARDS自主呼吸改善氧合及重力依赖区肺通气。只有重度ARDS自主呼吸组吸气末跨肺压
超过$25cmH_2O$,且重度ARDS合并自主呼吸导致肺不张及潮汐性塌陷开放的区域明显增加,
同时肺病理损伤最重[11]。该研究进一步证实了对于轻度ARDS保留自主呼吸的益处,而重
度ARDS过强的自主呼吸可使跨肺压过高而加重肺损伤。

重度ARDS患者早期充分镇静甚至肌松抑制自主呼吸可能有肺保护作用。多中心双盲
随机对照研究显示,重度ARDS早期(48小时)应用肌松剂可降低患者90天病死率,缩短机
械通气时间,同时肌无力的发生并无明显增加[12]。过强的自主呼吸可通过多种机制加重呼

吸机相关肺损伤[13],跨肺压的增加可能是导致肺损伤加重的重要因素之一。仍需要进一步临床研究证实重度 ARDS 患者应用肌松剂对跨肺压的影响[14]。

3. 体外膜氧合使重度 ARDS 患者保留自主呼吸成为可能 体外膜氧合(ECMO)支持可实现重度 ARDS 患者早期自主呼吸,避免长期控制通气导致的膈肌功能不全。ECMO 可通过 CO_2 的排出,明显降低通气需求,降低重度 ARDS 患者的自主呼吸驱动。ECMO 联合神经调节辅助通气(NAVA)可自动根据二氧化碳分压反馈调节潮气量,保留重度 ARDS 患者早期自主呼吸[15]。近期动物实验显示,无论健康动物还是 ARDS 动物模型,均可以通过增加 ECMO 的 CO_2 清除(调节气流量),减少机械通气分钟通气量,降低重度 ARDS 的呼吸中枢驱动,实现清醒状态的自主呼吸,减少控制通气的危害[16]。

总之,应针对 ARDS 的严重程度权衡保留自主呼吸的利弊,对于轻/中度 ARDS,自主呼吸可能改善通气血流比例,并延缓呼吸机相关膈肌功能不全的发生。因此,对轻/中度 ARDS 患者可考虑保留自主呼吸。而重度 ARDS 早期过强的自主呼吸可能加重肺损伤,应充分镇静甚至肌松抑制自主呼吸。

(刘 玲)

参 考 文 献

1. Levine S, Nguyen T, Taylor N, et al. Rapid Disuse Atrophy of Diaphragm Fibers in Mechanically Ventilated Humans. N Engl J Med, 2008, 358 (13): 1327-1335.

2. Sassoon CS, Zhu E, Caiozzo VJ, et al. Assist-control mechanical ventilation attenuates ventilator-induced diaphragmatic dysfunction. Am J Respir Crit Care Med, 2004, 170 (6): 626-632.

3. 黄东亚, 刘军, 吴晓燕, 等. 神经调节辅助通气对急性呼吸窘迫综合征兔呼吸机相关性膈肌功能障碍的影响. 中华结核和呼吸杂志, 2011, 34 (4): 288-293.

4. Colebatch HJ, Greaves IA, Ng CK. Exponential analysis of elastic recoil and aging in healthy males and females. J Appl Physiol Respir Environ Exerc Physiol, 1979, 47 (4): 683-691.

5. Güldner A, Pelosi P, Gama de Abreu M. Spontaneous breathing in mild and moderate versus severe acute respiratory distress syndrome. Curr Opin Crit Care, 2014, 20 (1): 69-76.

6. Wrigge H, Zinserling J, Neumann P, et al. Spontaneous breathing improves lung aeration in oleic acid-induced lung injury. Anesthesiology, 2003, 99 (2): 376-384.

7. Güldner A, Braune A, Carvalho N, et al. Higher levels of spontaneous breathing induce lung recruitment and reduce global stress/strain in experimental lung injury. Anesthesiology, 2014, 120 (3): 673-682.

8. Carvalho NC, Güldner A, Beda A, et al. Higher Levels of Spontaneous Breathing Reduce Lung Injury in Experimental Moderate Acute Respiratory Distress Syndrome. Crit Care Med, 2014, 42 (11): e702-e715.

9. Xia J, Zhang H, Sun B, et al. Spontaneous breathing with biphasic positive airway pressure attenuates lung injury in hydrochloric acid-induced acute respiratory distress syndrome. Anesthesiology, 2014, 120 (6): 1441-1449.

10. Yoshida T, Uchiyama A, Matsuura N, et al. Spontaneous breathing during lung-protective ventilation in an experimental acute lung injury model: high transpulmonary pressure associated with strong spontaneous breathing effort may worsen lung injury. Crit Care Med, 2012, 40 (5): 1578-1585.

11. Yoshida T, Uchiyama A, Matsuura N, et al. The comparison of spontaneous breathing and muscle paralysis in two different severities of experimental lung injury. Crit Care Med, 2013, 41 (2): 536-545.

12. Papazian L, Forel JM, Gacouin A, et al. Neuromuscular blockers in early acute respiratory distress syndrome. N Engl J Med, 2010, 363 (12): 1107-1116.

13. Slutsky AS. Neuromuscular Blocking Agents in ARDS. N Engl J Med,2010,363(12):1176-1180.

14. Papazian L,Hraiech S. Spontaneous breathing in acute respiratory distress syndrome:friend and foe? Crit Care Med,2013,41(2):685.

15. Karagiannidis C,Lubnow M,Philipp A,et al. Autoregulation of ventilation with neurally adjusted ventilatory assist on extracorporeal lung support. Intensive Care Med,2010,36(2):2038-2044.

16. Langer T,Vecchi V,Belenkiy SM,et al. Extracorporeal gas exchange and spontaneous breathing for the treatment of acute respiratory distress syndrome:an alternative to mechanical ventilation? Crit Care Med,2014, 42(3):e211-e220.

3 俯卧位通气的相关并发症不容忽视

重度 ARDS 患者,在保护性机械通气治疗效果欠佳时,俯卧位通气成为一种治疗选择。俯卧位通气能够在一定程度上改善患者的氧合,但也有其并发症。本文旨在总结俯卧位通气在重度 ARDS 患者应用时的相关并发症,为俯卧位通气并发症的防治提供指导。

一、俯卧位通气的原理及优点

俯卧位通气通过增加功能残气量,改善通气 / 血流比值(V/Q),减少分流(Qs/Qt),改善膈肌运动及促进分泌物排出等机制改善 ARDS 患者氧合。其优点是显而易见的,有利于淋巴回流[1],可以防止肺水肿,改善 ARDS 肺水肿和肺不张的"不均一"分布,有助于肺复张,更好地实现肺保护。同时能够降低自主呼吸频率和呼吸功[2]。对于重度 ARDS 而言,俯卧位通气是一个可行、相对经济的治疗方式,已经成为重度 ARDS 的重要救治策略。De Jong 等认为进展中的肺不张和 ARDS 对于肥胖的患者更为危险,研究显示肥胖的患者对于俯卧位通气更有反应,肥胖伴有 ARDS 的患者或许是获益最多的一个群体[3,4]。

二、俯卧位通气的并发症

随着俯卧位通气在临床的广泛应用,其相关并发症越来越受到关注。近期研究显示俯卧位通气会带来血流动力学紊乱、导管移位、压疮风险增加、神经损伤等并发症。如何避免俯卧位通气的相关并发症是临床关注的重要问题。

1. 血流动力学紊乱 重度 ARDS 患者多存在血流动力学紊乱,且俯卧位是一种特殊的体位,必须注意治疗过程中对血流动力学的影响。俯卧位通气时会出现血压不稳定、短暂的血氧饱和度下降、心律失常、心脏停搏等[3,5,6]。

血流动力学紊乱的预防方法:在俯卧位通气治疗时,应持续进行动脉血压监测、心电监护、氧饱和度监测,及时调整呼吸机参数及血管活性药物的剂量,部分患者可考虑预防性应用抗心律失常药物。对于血流动力学不稳定的患者应密切监测,缩短俯卧位通气治疗的时间,发现异常应立即终止俯卧位通气;若 ARDS 患者存在明显血流动力学不稳定,应避免进行俯卧位通气。同时应注意支撑物放置不当致静脉受压而引起血流动力学紊乱。

2. 导管移位 / 脱出 重度 ARDS 患者常合并其他器官功能障碍,需要多种脏器支持方式,留置的管道繁多。由于俯卧位的特殊体位,这些管道不易护理和观察。可能会出现气管插管梗阻、移位及脱落、中心静脉导管移位 / 脱落、胸腔引流管和腹腔引流管的意外脱失、尿管和鼻胃管的移位等[3]。尤其气道和静脉通道是两条生命线,若出现管道的移位或脱落而又没被发现,所带来的后果是难以预料的。

导管移位/脱出的预防方法:首先在置管时就确保导管固定牢靠,其次每日检查导管是否牢固,对躁动患者予以适当的约束和镇静,镇静能明显减少意外拔管。若不慎出现导管的移位或脱出,应紧急将导管回位或重新置管。

3. 压疮 俯卧位通气会增加压疮的发生率,较容易发生在前额、下颌、膝部、肩部,还有一些其他部位,如乳房、耳及髂嵴等,甚至嘴唇也会发生压疮[3,7]。

压疮的预防方法:俯卧位通气治疗时要积极预防压疮,制订翻身计划,帮助患者进行最大程度的身体移动。注意保护骨隆突及支撑区,可以选择合适的压力缓冲器具,使用棉垫等将易发生压疮的部位和支撑区隔开,尽量加大支撑面,减少对身体局部的压强。注意处理潮湿、营养、摩擦力和剪切力等方面存在的问题:如保持床单整洁、干燥,减少对局部的摩擦。加强对皮肤的护理,密切监测皮肤的变化,保持皮肤清洁,避免皮肤过度干燥。增加营养,积极纠正低蛋白水肿,给予高蛋白、高维生素、高热量饮食,保证正氮平衡,促进创面愈合。意识障碍者合理鼻饲营养液或行肠外营养,注意补充维生素和锌。

4. 其他并发症 俯卧位通气治疗还可能会带来其他一些不容忽视的问题或并发症,如视神经/周围神经损伤、面部水肿、管饲风险、患者耐受性等。俯卧位通气时应该注意患者体位的摆放,避免直接压到眼球及易损伤的周围神经[8]。俯卧位通气增加了管饲不耐受的危险性,俯卧位通气时肠内营养的安全性曾受到质疑,但最新的研究证实俯卧位通气时肠内营养是相对安全的[9]。长时间俯卧位患者难以耐受,需要增强镇静作用,但强镇静的同时也会带来相关的并发症[10]。有一点需要注意的是,肥胖患者虽然对俯卧位通气有更好的治疗反应,但其发生面部压疮、水肿及血流动力学不稳定的并发症几率也更大[4]。

任何治疗方式都不是完美的,俯卧位通气给 ARDS 的治疗带来了希望的同时也带来了很多并发症。存在的矛盾是:俯卧位通气时间越长,治疗效果越好,但并发症的发生率也越高。因此,要平衡治疗效果和并发症的关系,选择合适的治疗时间。俯卧位相应的护理器具也迫切需要研究,以减少该治疗的并发症。

(许强宏)

参 考 文 献

1. Samanta S,Samanta S,Wig J,et al. How safe is the prone position in acute respiratory distress syndrome at late pregnancy. Am J Emerg Med,2014,32(6):687.e1-3.

2. Feltracco P,Serra E,Barbieri S,et al. Noninvasive high-frequency percussive ventilation in the prone position after lung transplantation. Transplant Proc,2012,44(7):2016-2021.

3. Dirkes S,Dickinson S,Havey R,et al. Prone positioning:is it safe and effective. Crit Care Nurs Q,2012,35(1):64-75.

4. De Jong A,Molinari N,Sebbane M,et al. Feasibility and effectiveness of prone position in morbidly obese patients with ARDS:a case-control clinical study. Chest,2013,143(6):1554-1561.

5. Benson AB,Albert RK. Prone Positioning for Acute Respiratory Distress Syndrome. Clin Chest Med,2014,35(4):743-752.

6. Guerin C,Reignier J,Richard JC,et al. Prone positioning in severe acute respiratory distress syndrome. N Engl J Med,2013,368(23):2159-2168.

7. Alsiddiky A. Lip necrosis as a complication of a prone position in scoliosis surgery. Sultan Qaboos Univ Med J, 2011,11(2):273-275.

8. Kamel I,Barnette R. Positioning patients for spine surgery:Avoiding uncommon position-related complications. World J Orthop,2014,5(4):425-443.

9. De la Fuente IS,de la Fuente JS,Quintana EMD,et al. Enteral Nutrition in Patients Receiving Mechanical Ventilation in a Prone Position. JPEN J Parenter Enteral Nutr,2014.

10. Gattinoni L,Taccone P,Carlesso E,et al. Prone position in acute respiratory distress syndrome. Rationale, indications,and limits. Am J Respir Crit Care Med,2013,188(11):1286-1293.

ECMO 期间的机械通气

较多证据表明保护性机械通气明显提高了 ARDS 患者的生存率,但重度 ARDS 患者病死率仍较高,需采用体外膜氧合(extracorporeal membrane oxygenation,ECMO)进行辅助呼吸支持。目前有关 ECMO 期间仍需保护性机械通气得到共识,基于现有 ECMO 支持期间机械通气的随机对照试验,推荐应用超保护性机械通气策略[1,2]。本文目的是讨论 VV-ECMO(venous-venous ECMO)、VA-ECMO(venous-arterial ECMO)支持期间机械通气的设置,进而指导临床工作。

一、VV-ECMO 期间机械通气的设置

1. 潮气量和平台压   保护性通气策略虽有利于改善 ARDS 患者预后,但常因通气不足发生高碳酸血症进而导致颅内高压、心肌抑制和肾灌注减少等相关并发症[3,4]。ECMO 技术可直接清除血中二氧化碳,提高血氧含量便于保护性通气策略的实施[5]。Frank 和同事[6]通过油酸诱导的大鼠肺损伤模型,在相同 PEEP 水平(10cmH$_2$O)下,逐渐降低潮气量(12ml/kg 降至 6ml/kg 再至 3ml/kg),结果显示大鼠肺水肿和肺损伤减轻,因此提出了超保护性机械通气策略,也称为肺休息策略[7],推荐使用潮气量 <4ml/kg 预测体重(predicted body weight,PBW)[8],限制平台压 <25cmH$_2$O 并以高 PEEP 促进肺泡复张。研究显示,ARDS 患者在 ECMO[9]和体外二氧化碳清除术(extracorporeal CO$_2$ removal,ECCO$_2$R)[10]支持期间给予较小的潮气量(最小为 1.9ml/kg),获得了较好的临床效果。Bein 和同事[11]把 79 个 ARDS 患者分为两组,实验组进行 ECCO$_2$R 和非常小的潮气量策略(约 3ml/kg PBW),对照组进行无体外循环支持的小潮气量通气策略(约 6ml/kg PBW)。结果显示两组间 60 天内未进行机械通气的天数和死亡率无明显差异;然而,实验组中严重低氧血症患者 60 天内未进行机械通气的天数较对照组多。

Pham 和同事[12]通过对 123 例 H1N1 诱发的 ARDS 患者进行队列研究,结果表明 VV-ECMO 支持的第一天较高的平台压与 ICU 死亡率明显相关(OR=1.33,95% 可信区间 =1.14~1.59,P<0.01)。超保护性机械通气策略建议平台压≤20~25cmH$_2$O。降低潮气量可限制平台压,但常因通气过少难以维持基本的氧输送,通过增加 ECMO 循环血流来维持氧输送。且限制平台压的机械通气可导致无效腔通气,需结合高 PEEP 避免肺泡萎陷。综上所述,ECMO 支持期间机械通气应限制潮气量 <4ml/kg PBW,限制平台压≤20~25cmH$_2$O。

2. PEEP   重度 ARDS 患者超保护性机械通气会增加肺不张,加重通气血流失衡,此时应适当增加 PEEP 来避免上述情况发生。《体外生命支持组织(Extracorporeal Life Support

Organization，ELSO）指南》建议 PEEP 水平为 10cmH$_2$O[13]，另有研究显示需应用更高水平 PEEP，同时也应考虑到肺泡过度膨胀的风险[14,15]。VV-ECMO 支持期间，高水平 PEEP 可抑制静脉回流，对血流动力学产生不利影响[13]。因此，若伴有中度及以上右心衰竭的 ARDS 患者 VV-ECMO 支持期间，调高 PEEP 需特别谨慎。

3. 吸氧浓度和呼吸频率　在 ARDS 患者通气血流比降低的肺泡区域，吸入氧浓度过高可导致肺损伤。ECMO 支持期间，应根据 ARDS 患者肺部血流量来设置吸氧浓度。为减少氧气对肺的毒性，吸氧浓度应降低到能维持可接受氧饱和度的最小值，同时避免呼吸频率的增快或自主呼吸做功增加，否则会引起肺应力的相应增加[13]。关于呼吸频率的设置，目前专家意见存在差异，推荐的范围较大（4~30 次 / 分）[13,16]，Schmidt[17]认为呼吸频率的设置应为能维持 pH 和动脉血二氧化碳分压（partial pressure of arterial carbon dioxide，PaCO$_2$）在正常范围内的最低值。

4. 机械通气模式　迄今为止，尚无 ECMO 期间不同机械通气模式比较的研究。ARDS 患者 ECMO 支持起始阶段，患者深度镇静或肌松，肺顺应性改变最大，通常使用压力或容积控制 / 辅助模式，其中压力控制模式是 ECMO 支持起始阶段最常应用的机械通气模式[7,13]，同时使用超保护性机械通气策略减少机械通气相关性肺损伤（ventilation induce lung injury，VILI）。压力控制模式下可每日监测患者潮气量，并根据患者病情进行调整。随着肺顺应性的增加，潮气量从很小（50ml）逐渐增加到 6ml/kg PBW[13]。尽管提倡压力控制通气，建议允许患者存在自主呼吸。ARDS 患者 ECMO 支持期间，气道压力释放通气（airway pressure release ventilation，APRV）可代替传统压力控制机械通气。APRV 期间，自主呼吸可出现在机械通气循环任何阶段。结合自主呼吸，APRV 可增加重力依赖肺区域的通气分布，减少呼吸肌做功并增加严重 ARDS 患者肺部血流量，减少膈肌萎缩和机械通气持续时间。尚有研究显示，神经调节辅助通气（neurally adjusted ventilatory assist，NAVA）和 ECMO 支持相结合可用于肺功能严重受损患者恢复阶段[18]。因此，应根据患者病情，个体化选择机械通气模式。

二、VA-ECMO 期间机械通气的设置

因心脏衰竭接受 VA-ECMO 支持的患者经常伴有肺功能的异常，且心脏手术后经常出现心源性肺水肿、肺损伤和胸壁顺应性下降，发展为 ARDS 的风险较大。前面讨论的问题也适用于进行 VA-ECMO 支持的伴有 ARDS 的患者。

1. 潮气量　接受 VA-ECMO 支持的严重心脏衰竭患者，由于体外循环的分流作用，肺部血流明显减少，此时，肺泡正常通气量会导致过度通气，导致局部严重碱中毒，且会加重严重肺损伤患者的肺血管血栓的形成。小潮气量（6~8ml/kg PBW）通气可以降低 VA-ECMO 支持患者不良事件的发生率[19]。

2. 呼吸频率　另外，VA-ECMO 对二氧化碳的清除作用可以使患者对小潮气量通气有更好的耐受性：减少不适感和呼吸困难，减少镇静药的使用。此时应降低机械通气的呼吸频率。

3. PEEP　PEEP 可增加肺血管的阻力，并通过增加胸腔内的压力，引起右心室后负荷过重并降低左心室的顺应性。因此，高 PEEP 会对接受 VA-ECMO 支持的右心室功能衰竭患者产生不利影响。相反，因左心室功能衰竭的患者常并发肺水肿，此时，接受 VA-ECMO 支持

并联合高 PEEP 会获得益处。PEEP 和潮气量对进行 VA-ECMO 支持患者的心功能恢复的影响仍不明确,需要进一步的研究。

总之,重度 ARDS 患者 ECMO 辅助可以提供呼吸支持减少肺损伤,但不能忽略 ECMO 对血流动力学、凝血系统等的影响。目前关于 ARDS 患者 ECMO 支持期间机械通气策略[20]正在研究中,或许有助于我们寻找最佳通气策略。随着国际上 ECMO 应用的增加,需要进一步的研究来决定 ECMO 支持期间机械通气的最佳模式和设置并评价临床结局。

(徐 磊)

参 考 文 献

1. Marhong JD, Telesnicki T, Munshi L, et al. Mechanical Ventilation during Extracorporeal Membrane Oxygenation: An International Survey. Ann Am Thorac Soc, 2014, 11 (6): 956-961.

2. Extracorporeal Membrane Oxygenation for Severe Acute Respiratory Distress Syndrome (EOLIA) Trial, 2011. (Accessed August 11, 2014, at http://clinicaltrials.gov/show/NCT01470703)

3. Feihl F, Eckert P, Brimioulle S, et al. Permissive hypercapnia impairs pulmonary gas exchange in the acute respiratory distress syndrome. Am J Respir Crit Care Med, 2000, 162 (1): 209-215.

4. Feihl F, Perret C. Permissive hypercapnia. How permissive should we be? Am J Respir Crit Care Med, 1994, 150(6 Pt 1): 1722-1737.

5. Malagon I, Greenhalgh D. Extracorporeal membrane oxygenation as an alternative to ventilation. Curr Opin Anaesthesiol, 2013, 26 (1): 47-52.

6. Frank JA, Gutierrez JA, Jones KD, et al. Low tidal volume reduces epithelial and endothelial injury in acid-injured rat lungs. Am J Respir Crit Care Med, 2002, 165 (2): 242-249.

7. Peek GJ, Mugford M, Tiruvoipati R, et al. Efficacy and economic assessment of conventional ventilatory support versus extracorporeal membrane oxygenation for severe adult respiratory failure (CESAR): a multicentre randomised controlled trial. Lancet, 2009, 374 (9698): 1351-1363.

8. Brodie D, Bacchetta M. Extracorporeal membrane oxygenation for ARDS in adults. N Engl J Med, 2011, 365(20): 1905-1914.

9. Mauri T, Foti G, Zanella A, et al. Long-term extracorporeal membrane oxygenation with minimal ventilatory support: a new paradigm for severe ARDS? Minerva Anestesiol, 2012, 78 (3): 385-389.

10. Bein T, Zimmermann M, Hergeth K, et al. Pumpless extracorporeal removal of carbon dioxide combined with ventilation using low tidal volume and high positive end-expiratory pressure in a patient with severe acute respiratory distress syndrome. Anaesthesia, 2009, 64 (2): 195-198.

11. Bein T, Weber-Carstens S, Goldmann A, et al. Lower tidal volume strategy ($\approx$3ml/kg) combined with extracorporeal CO2 removal versus 'conventional' protective ventilation (6ml/kg) in severe ARDS: the prospective randomized Xtravent-study. Intensive Care Med, 2013, 39 (5): 847-856.

12. Pham T, Combes A, Roze H, et al. Extracorporeal membrane oxygenation for pandemic influenza A (H1N1)-induced acute respiratory distress syndrome: a cohort study and propensity-matched analysis. Am J Respir Crit Care Med, 2013, 187 (3): 276-285.

13. Extracorporeal Life Support Organization: ELSO Guidelines for Cardiopulmonary Extracorporeal Life Support and Patient Specific Supplements to the ELSO General Guidelines. Ann Arbor, MI [http://elso.org/].

14. Brambilla AM, Aliberti S, Prina E, et al. Helmet CPAP vs. oxygen therapy in severe hypoxemic respiratory failure due to pneumonia. Intensive Care Med, 2014, 40 (7): 942-949.

15. Cressoni M, Cadringher P, Chiurazzi C, et al. Lung inhomogeneity in patients with acute respiratory distress

syndrome. Am J Respir Crit Care Med, 2014, 189 (2): 149-158.

16. Combes A. Extracorporeal membrane oxygenation (ECMO) for severe acute respiratory distress syndrome (ARDS). The EOLIA (ECMO to rescue Lung Injury in severe ARDS) trial: a multicenter, international, randomized, controlled open trial. Reanimation, 2011, 20: 49-61.

17. Schmidt M, Pellegrino V, Combes A, et al. Mechanical ventilation during extracorporealmembrane oxygenation. Crit Care, 2014, 18 (1): 203.

18. Mauri T, Bellani G, Grasselli G, et al. Patient-ventilator interaction in ARDS patients with extremely low compliance undergoing ECMO: a novel approach based on diaphragm electrical activity. Intensive Care Med, 2013, 39 (2): 282-291.

19. Serpa Neto A, Cardoso SO, Manetta JA, et al. Association between use of lung-protective ventilation with lower tidal volumes and clinical outcomes among patients without acute respiratory distress syndrome: a meta-analysis. JAMA, 2012, 308 (16): 1651-1659.

20. University of Toronto, Strategies for Optimal Lung Ventilation in ECMO for ARDS: The SOLVE ARDS Study. Clinical Trials. gov. NCT01990456 [at https://clinicaltrials.gov/ct2/show/ NCT01990456].

5 ABCDE 集束化管理对撤机的影响

患者早期脱离呼吸机一直是我们追求的目标。近期有研究发现,对呼吸机支持患者实施 ABCDE 集束化管理可以早期脱机拔管,减少机械通气时间,降低谵妄发生,减少镇静药物的使用,使患者更早下地活动,促进恢复并转出 ICU[1-3]。这种集束化管理策略基于循证医学实践,应用于 ICU 处理一些医源性问题(呼吸机相关性肺炎,中心性感染)。因此,在 2013 年《呼吸机相关肺炎诊断、预防和治疗指南》中提出在 ICU 中的成年患者应用 ABCDE 集束化管理能改善预后。

一、ABCDE 集束化管理的实施

ABCDE 集束化管理,具体内容[1,2,4-6]如下。

A:唤醒(awakening):呼吸机通气患者唤醒试验。

B:呼吸(breathing):自主呼吸试验。

C:协作(coordinated effort):减少或停止镇静药物,患者恢复自主意识后,进行自主呼吸试验,减少镇静药物的使用。

D:谵妄评估(delirium assessment):包括预防和治疗措施。

E:重症患者早期活动(early mobilization and ambulation):在保障安全的情况下帮助患者早期床上或下床活动。

在实施 ABCDE 集束化之前,医务人员要有一些自主唤醒试验(SAT)和自主脱机试验(SBT)的经验。机械通气的患者均应进行 ABCDE 的评估。护士主要进行 SAT 评估,医师主要进行 SBT 评估和决定患者是否可以拔除气管插管。因此医务人员间密切有效的交流和配合对于成功十分重要。

1. 自主唤醒试验 SAT 包括停止使用所有的镇静药物。如患者存在疼痛,可持续使用镇痛药物或遵医嘱按需使用镇痛药物。SAT 期间,禁止单次静脉推注镇静药物。

通过回答下列问题,判断停止使用镇静剂对患者是否安全。

(1)患者因为癫痫发作而使用镇静药物吗?

(2)患者因为酒精戒断而使用镇静药物吗?

(3)患者在使用麻醉剂吗(神经肌肉阻滞剂)?

(4)患者最近 24 小时内发生过心肌缺血吗?

(5)患者的颅内压(ICP)>20mmHg 吗?

(6)患者使用镇静剂来控制颅内压吗?

一旦问题的答案为"是",则仍应持续使用镇静药物,在 24 小时后再次评估。

通过评估决定患者是否可以停用镇静药物,若患者符合下列之一,即为 SAT 失败。

(1) 指测氧饱和度 <88% 且超过 5 分钟。

(2) 呼吸频率 >35 次 / 分且超过 5 分钟。

(3) 新发的急性心律不齐。

(4) ICP>20mmHg。

(5) 符合下列 2 项或以上的症状:①心率增加超过 20 次 / 分;②心率 <55 次 / 分;③使用呼吸辅助肌;④腹式呼吸;⑤大汗淋漓;⑥呼吸困难。

在停用镇静药物期间,若患者对声音刺激有睁眼反应时,不论试验时间的长短,均应判断为患者通过 SAT [1,2,7-12]。

2. 自主呼吸试验　SBT 的安全性筛查。

医护人员通过下列问题,判断 SBT 对患者是否安全。

(1) 患者需要长期机械通气吗?

(2) 患者的指脉氧饱和度 <88% 吗?

(3) 患者的吸入氧浓度 >50% 吗?

(4) 患者的 PEEP>7cmH_2O 吗?

(5) 患者在最近 24 小时内发生过心肌缺血吗?

(6) 患者的颅内压(ICP)>20mmHg 吗?

(7) 患者使用镇静剂来控制颅内压吗?

(8) 患者正在使用血管活性药物吗?

(9) 患者吸气力量不足吗?

如果回答都"否",则可以进行下一步试验评估。

医师通过评估决定患者是否可以使用 SBT,若患者符合下列之一的即为 SBT 失败。

(1) 呼吸频率 >35 次 / 分且超过 5 分钟。

(2) 呼吸频率 <8 次 / 分。

(3) 指测氧饱和度 <88% 且超过 5 分钟。

(4) ICP>20mmHg。

(5) 使用呼吸辅助肌,腹式呼吸,大汗淋漓,呼吸困难,意识急剧改变,急性心律不齐(符合 2 项或以上症状)。

如果答案为"是",则患者不能进行 SBT,需继续机械通气,在 24 小时后继续评估。若所有的答案均为"否",则可以进入下一步进行 SBT。医师可以将呼吸机模式改为 CPAP、PEEP 为 5,或 T 管呼吸。通过观察患者有无出现上述症状,医师可判断 SBT 是否成功。若出现任一症状,即为 SBT 失败,患者需重新进行机械通气。可以重新使用镇静药物。应在 24 小时后重新评估。若患者自主呼吸持续 30~120 分钟,且未出现步骤(4)的症状,SBT 成功,医师可考虑拔除气管插管 [1,2,7,8,9]。

3. 协作　医护应加强协作,护士进行自主唤醒试验,如通过试验可以提醒医师进行自主呼吸试验。在试验过程中如果出现上述评估过程中的窘迫症状,如使用辅助呼吸肌呼吸,腹式呼吸,大汗淋漓,呼吸困难,意识急剧改变,急性心律不齐等症状时应及时通知医师停止试验采取必要的措施保障患者安全。如情况好转可以通知医师重新评估或改换镇静镇痛剂或者减少剂量。医护的紧密协作将加快患者的脱机进程和改善预后[1,2,10-12]。

4. 谵妄评估　对收住成人 ICU 的患者,均需进行镇静谵妄评估。每 2~4 小时进行镇静评分,同时记录患者的生命体征。当患者精神症状出现改变时,至少每班评估并记录谵妄。为了方便治疗小组内不同人员间互相交流,应制订患者的镇静目标。每日查房时,护士应汇报:①镇静的目标值;②实际的镇静值;③有无谵妄状态;④使用的镇静镇痛药物。应识别并处理引起谵妄的原因。当患者发生谵妄时,医护人员应识别谵妄的原因[1,2,10-15]。

患者发生谵妄时"THINK"评估如下。

T:药物中毒和其他
　引起谵妄的药物:苯二氮䓬类药物
　抗胆碱能药物
　激素
　其他.充血性心力衰竭、休克、脱水、新发脏器功能衰竭(肝脏、肾脏)
H:低氧血症
I:感染 / 脓毒症,炎症,制动
N:非药物干预
K^+:钾或其他电解质失衡

5. 早期活动　当患者达到早期活动的标准时即可进行早期活动。
早期活动的标准如下。

N 神经系统
　患者对声音刺激有反应
R 呼吸系统
　a.FiO_2<0.6
　b.PEEP<10cmH_2O
C 循环系统 / 中心静脉导管 / 禁忌证
　a. 至少 2 小时内血管活性药物未加量
　b. 未发生急性心肌缺血
　c. 未发生心律失常,不需要使用抗心律失常药物
　d. 不需要限制活动(ECMO、开腹治疗、颅内监测 / 颅内引流、股动脉置管)
　e. 不需要制动(不稳定性骨折)

医师评估患者的肌力情况、气道情况,评估患者有无活动禁忌证。护士评估患者病情是否平稳,患者一旦收住 ICU,即进行评估,一旦达到标准,便开始早期运动。不符合标准的患者,每日进行评估。由于突发事件而中止早期活动的患者,也应每日评估,直到可以进行活动。患者至少每日进行一次活动。

出现下列情况应停止早期活动。

平均动脉压下降，且患者出现症状	新的心律失常
心率 <50 次/分，或 >130 次/分，且持续 5 分钟	考虑心肌缺血
呼吸频率 <5 次/分，或 >40 次/分，且持续 5 分钟	考虑气道的完整性
收缩压 >180mmHg，且持续 5 分钟	摔倒
脉搏氧饱和度 <88%，且持续 5 分钟	拔出气管插管
明显的人机不同步	

让患者进行早期活动且循序渐进地增加活动。当患者转出 ICU，才中止早期活动。Schweickert[20]等进行的随机对照研究表明,对于重症患者,通过使用 SAT 评估,并且进行早期锻炼和活动是安全的。即使仅 33% 的气管插管患者只是从床上移到椅子上,仅 15% 的患者使用了轮椅,但是他们的器官功能和认知却有了改善。对于气管插管患者,床上主动运动主要包括床边坐起和梳洗。最近进行的镇静和早期活动包含以下内容:将内科 ICU 医嘱"床上活动"改为"允许范围内活动";不再持续镇静,而是"需要时"给予一次负荷剂量;制定并使用专业的物理治疗指南;制定相关的安全指南;配备全职物理治疗师和兼职康复师;对接受康复治疗的患者请理疗科医师会诊;对于重症或长期肌肉无力的患者请神经内科医师会诊。在进行早期活动期间,苯二氮䓬类药物的使用明显减少,患者镇静与谵妄的状态明显改善,进行康复治疗的患者增加,呼吸机治疗时间明显缩短,ICU 停留日和住院日缩短[1,16-19]。

二、ABCDE 集束化管理的有效性和安全性

在严格设计的随机对照试验中,许多 ABCDE 集束化管理可以提高临床预后,大多数 RCT 试验都是评估独立干预的有效性和安全性。Balas 的实验设计更好地理解了 ABCDE 集束化管理的重要性。Balas 等的实验证实[1,2],实施 ABCDE 集束化治疗,ICU 机械通气患者呼吸机使用天数下降 32%,死亡率下降 10%,住 ICU 时间从 2.55 天减少到 2.31 天,无呼吸机相关肺炎(VAP)发生,谵妄发生减少。

Kress 的研究也证明了集束化治疗的安全性,对接受机械通气患者的长期预后也有益。发生创伤后应激障碍(PTSD)并发症的几率明显减少。大多数 ICU 患者在机械通气下持续注射镇静药物或阿片类药物。实施 ABCDE 集束化治疗后,减少了苯二氮䓬类药物的使用。然而多项研究表明,ABCDE 集束化治疗实施前与实施后在意外拔管、重插管、气管造口术、物理治疗的时间比例没有统计学差异。

三、实施 ABCDE 集束化管理的影响因素

ABCDE 集束化措施实施的基础取决于以下 3 方面:①重症医学科团队成员间的交流;②规范的护理流程;③减少过度镇静和缩短呼吸机使用时间。成功执行集束化治疗需要各学科管理人员的支持。不是所有患者都完全符合条件,但是当患者逐步实施了集束化治疗措施后,医护人员会逐渐认识到集束化治疗带来的益处,会有更多的人员加入到这一治疗过程中,会有更多的 ICU 患者从中受益。在实施集束化治疗措施中医护人员最担忧的是清醒及行走患者意外拔管的可能。除此之外,没有不良后果。在实施 ABCDE 集束化治疗过程中,护士发挥着重要作用。护士对患者进行镇静评估,每日进行 SAT 评估与管理谵妄。同时,

SBT、早期活动、拔除气管插管都需要护士评估患者的意识水平、有无疼痛及其他指标。最重要的是,护士可以针对不同的患者灵活运用个性化的 ABCDE 集束化管理。护士十分熟悉自己周围的环境,更加有利于措施的实施。因此,调动护士的积极性将更加有利于 ABCDE 集束化治疗的实施。

总之,对于有创机械通气患者,ABCDE 集束化管理可以减少呼吸机使用时间,减少谵妄的发生,减少镇静药物的使用,更有利于早期脱机拔管,值得在临床上广泛推广。

(张西京)

参 考 文 献

1. Balas MC, Vasilevskis EE, Olsen KM, et al. Effectiveness and safety of the awakening and breathing coordination, delirium monitoring/management, and early exercise/mobility bundle. Crit Care Med, 2014, 42(5): 1024-1036.

2. Balas MC, Burke WJ, Gannon D, et al. Implementing the ABCDE Bundle into Everyday Care: Opportunities, Challenges and Lessons Learned for Implementing the ICU Pain, Agitation and Delirium (PAD) Guidelines. Crit Care Med, 2013, 41(9): S116-S127.

3. Mendez-Tellez PA, Needham DM. Early physical rehabilitation in the ICU and ventilator liberation. Respiratory Care, 2012, 57(12): 1663-1669.

4. Ely EW, Inouye SK, Bernard GR, et al. Delirium in mechanically ventilated patients: Validity and reliability of the confusion assessment method for the intensive care unit (CAM-ICU). JAMA, 2001, 286(21): 2703-2710.

5. Berek K, Margreiter J, Willeit J, et al. Polyneuropathies in critically ill patients: A prospective evaluation. Intensive Care Med, 1996, 22: 849-855.

6. De Jonghe B, Bastuji-Garin S, Sharshar T, et al. Does ICU-acquired paresis lengthen weaning from mechanical ventilation? Intensive Care Med, 2004, 306: 1117-1121.

7. Schweickert WD, Hall J. ICU-acquired weakness. Chest, 2007, 131(5): 1541-1549.

8. Lin SM, Liu CY, Wang CH, et al. The impact of delirium on the survival of mechanically ventilated patients. Crit Care Med, 2004, 32(11): 2254-2259.

9. Pisani MA, Kong SY, Kasl SV, et al. Days of delirium are associated with 1-year mortality in an older intensive care unit population. Am J Respir Crit Care Med, 2009, 180(11): 1092-1097.

10. Lat I, McMillian W, Taylor S, et al. The impact of delirium on clinical outcomes in mechanically ventilated surgical and trauma patients. Crit Care Med, 2009, 37(6): 1898-1805.

11. Thomason JW, Shintani A, Peterson JF, et al. Intensive care unit delirium is an independent predictor of longer hospital stay: A prospective analysis of 261 non-ventilated patients. Crit Care, 2005, 9(4): 375-331.

12. Van Rompaey B, Elseviers MM, Schuurmans MJ, et al. Risk factors for delirium in intensive care patients: A prospective cohort study. Crit Care, 2009, 13(3): 77.

13. Balas MC, Happ MB, Yang W, et al. Outcomes associated with delirium in older patients in surgical ICUs. Chest, 2009, 135(1): 18-25.

14. Girard TD, Jackson JC, Pandharipande PP, et al. Delirium as a predictor of long-term cognitive impairment in survivors of critical illness. Crit Care Med, 2010, 38(7): 1513-1520.

15. Girard TD, Pandharipande PP, Ely EW. Delirium in the intensive care unit. Crit Care, 2008, 12(3): S3-S3.

16. Morandi A, Brummel NE, Ely EW. Sedation, delirium and mechanical ventilation: The 'ABCDE' approach. Curr Opin Crit Care, 2011, 17(1): 43-49.

17. Vasilevskis EE, Ely EW, Speroff T, et al. Reducing iatrogenic risks: ICU acquired delirium and weakness--

Crossing the quality chasm. Chest,2010,138(5):1224-1233.

18. Vasilevskis EE,Pandharipande PP,Girard TD,et al. A screening,prevention and restoration model for saving the injured brain in intensive care unit survivors. Crit Care Med,2010,38(10Suppl):683-691.
19. Balas MC,Vasilevskis EE,Burke WJ,et al. Critical care nurses' role in implementing   in implementing the "ABCDE bundle" into practice. Crit Care Nurse,2012,32(2):35-38.
20. Schweickert WD,Pohlman MC,Pohlman AS,et al. Early physical and occupational therapy in mechanically ventilated,critically ill patients:a randomised controlled trial. Lancet,2009,373(9678):1874-1882.

6 撤机相关肺水肿

目前,撤机相关肺水肿(weaning-induced pulmonary edema)并没有明确的定义,也没有公认的诊断标准,文献报道[1,2]撤机相关肺水肿患者的纳入标准,一般定义为自主呼吸试验(spontaneous breathing trial,SBT)过程中出现不耐受撤机的临床表现,以及SBT结束时肺动脉嵌压(pulmonary artery wedge pressure,PAWP)$\geqslant$18mmHg。撤机相关肺水肿发生率可高达47.6%[1],并直接导致患者撤机失败,机械通气时间延长。近年来的相关研究,尤其关注撤机相关肺水肿发生期间左心室舒张功能变化、撤机相关肺水肿的评估方法及临床对策。

一、发病机制

机械通气撤机是患者从正压通气到负压通气的转变,此过程有几方面的生理变化可能引发撤机相关肺水肿:第一,胸腔内压下降传递到右房,右房压下降,导致静脉回心血流的压力差增加,右心前负荷增加,右室容量增加使右心输出量增加,继之左室前负荷增加;同时,吸气时胸腔负压也增加了左室周围的负压,左室需产生更大的收缩力才能克服周边的胸腔负压,将血液泵出胸腔,这无疑增加了左室后负荷。第二,撤机时呼吸做功增加,呼吸肌耗氧增加,影响重要器官供氧。第三,撤机时患者情绪紧张、可能发生的高碳酸血症和低氧血症均可增加交感神经张力,引起患者全身动脉压增高,加重左室后负荷、呼吸增快、呼吸功增加[3]。第四,心肌耗氧增加可致心肌缺血,因此诱发心肌收缩力下降,既往有冠心病病史的患者风险更高。

近来有研究发现[4],有部分患者在SBT后期出现二尖瓣反流,二尖瓣或邻近的左室壁缺血、左室灌注压增加所致的急性左室扩张均可导致二尖瓣关闭不全,从而导致SBT期间二尖瓣反流的加重,二尖瓣反流的增加会可能会影响到左室的前负荷和后负荷。

一些应用超声心动图的研究强调[5],左室舒张功能异常在撤机相关肺水肿的发生过程中扮演了重要角色。一方面自主呼吸试验不仅可致心脏收缩功能减弱,也可使其舒张功能降低;另一方面,罹患左室舒张功能不全的患者发生撤机相关肺水肿的风险更高。在SBT失败的患者中,SBT之前即使心脏收缩功能良好,SBT期间发生舒张功能障碍的比例也比较高。作者认为,SBT过程中左室舒张障碍加重是发生撤机相关肺水肿的重要影响因素。

二、诊断

撤机相关肺水肿的诊断需要3个步骤[3]:试行自主呼吸试验、怀疑撤机相关肺水肿、寻找证据明确诊断(图3-6-1)。

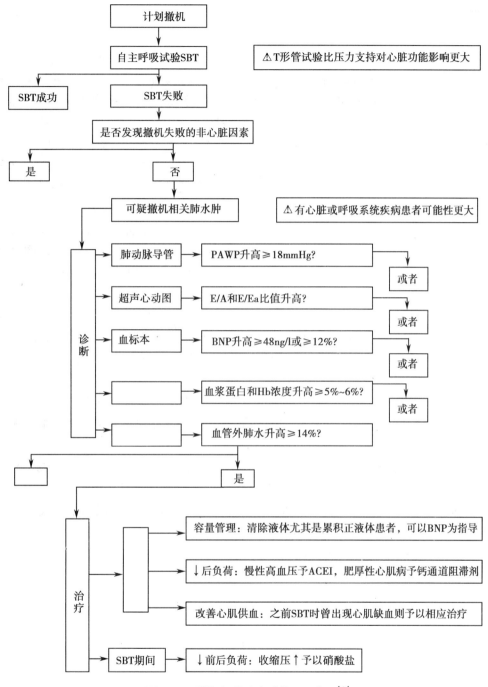

图 3-6-1　撤机相关肺水肿管理示意图[3]

不同模式的自主呼吸试验对心脏功能有不同的影响[6],与压力支持(有/无呼气末正压)模式相比,T形管试验需要患者更努力地呼吸,胸腔压力降低及 PAWP 升高更明显,因此,T形管自主呼吸试验诊断撤机相关肺水肿更敏感。

撤机相关肺水肿的主要诊断手段,是在施行自主呼吸试验期间测量肺动脉嵌压,但这项测定的有创性限制了其临床应用。临床医师一直在寻找创伤小或者无创的方法用于诊断撤机相关肺水肿,近几年发现一些有意义的指标[1-5,7,8]如下。

1. E/A 与 E/Ea 脉冲多普勒测量二尖瓣口舒张早期血流峰值流速(early peak diastolic velocities measured using Doppler transmitral flow,E)及舒张晚期血流峰值流速(late peak diastolic velocities measured using Doppler transmitral flow,A),计算 E/A 比;组织多普勒成像测量二尖瓣环舒张早期峰值运动速度(early peak diastolic velocity of mitral annulus measured with tissue Doppler imaging,Ea),计算 E/Ea 比;SBT 末期 E/A 和 E/Ea 升高预示左室充盈压升高,在撤机失败患者中 E/Ea 显著升高。心脏超声不仅可以指导撤机相关性肺水的诊断,还有助于我们探索撤机过程中左室功能不全的可能机制。不过,心脏超声技术要求较高,操作者需要接受较长时间培训,操作者的水平及患者病情所致显像不良将直接影响检查结果。

2. BNP 和 NT-proBNP SBT 过程中 B 型脑钠肽(B-type natriuretic peptide,BNP)和 NT-proBNP 升高与撤机相关肺水肿密切相关。最近的研究发现[1],SBT 之前 BNP 的基线水平不能预测撤机相关肺水肿,SBT 期间血 BNP 升高≥12% 预测撤机相关肺水肿敏感性 76%,特异性 78%。

3. EVLW 经肺热稀释法测量血管外肺水(extravascular lung water,EVLW)可协助诊断撤机相关肺水肿。SBT 过程中,EVLW 升高仅仅发生于肺水肿患者。Dres 等[1]以 EVLW≥14% 作为诊断撤机相关肺水肿的标准,其敏感性为 67%,特异性达到 100%。这项技术需要股动脉及中心静脉置管,在患者即将撤机时实施如此有创的测量,会影响其在临床上的推广应用,因此有研究者认为[3],不是所有 SBT 失败患者都需要监测 EVLW,在已经放置经肺热稀释监测装置的患者,观察 SBT 前后 EVLW 的变化对诊断撤机相关肺水肿很有帮助。

4. 血红蛋白和血浆蛋白浓度 SBT 期间血红蛋白和血浆蛋白浓度升高,间接反映了肺水肿的存在。假设撤机相关肺水肿是静水压性肺水肿,随着液体从肺毛细血管转移至组织间隙,当液体渗出量足够多时,将导致血液浓缩,之前的研究显示[2],血浆蛋白浓度升高≥6% 以及血红蛋白浓度升高≥6.5%,诊断撤机相关肺水肿敏感性分别为 87% 和 93%,特异性分别为 95% 和 77%,最近的研究再次证实[1],血浆蛋白及血红蛋白浓度升高≥5%,诊断撤机相关肺水肿敏感性分别为 86% 和 81%,特异性分别为 87% 和 100%。

三、治 疗

撤机相关肺水肿治疗方面的研究较少,目前尚无明确推荐意见,文献中关于治疗问题也是以临床经验为主[2,3]。

1. 容量管理 针对心脏前负荷增加、血管内容量过多以及血管外肺水增多的患者,应该加强容量管理,清除过多的液体,临床方案以使用利尿剂为主。

当左室扩大,左室舒张末期容积增加时,即使舒张末期容积轻度减少,左室舒张末期压力即可明显下降。在右室扩大而左室舒张末期容积较小的情况下,利尿也可通过减少右室舒张末期容积,进而降低左室舒张末期压力。然而,液体清除过度将导致痰液黏稠、肺不张等不良后果,依据什么指标进行容量管理愈发重要,基于 BNP 指导下的容量管理方案,并没有在撤机相关肺水肿患者中得到验证,仍需进一步探讨。

2. 心脏功能支持 对于心脏后负荷增加、心肌收缩功能减弱以及心脏舒张功能障碍的患者,治疗方案应强调心脏功能支持,包括应用硝酸酯类药物和正性肌力药物,以期降低心脏前后负荷、改善心脏功能。

硝酸酯类药物可使静脉扩张、减少回心血量;动脉扩张、降低左室后负荷;冠状动脉扩张改善心肌供氧。当撤机过程中收缩压升高和/或可疑心肌缺血时,可静脉给予硝酸酯类药物,降低收缩压和PAWP。

正性肌力药物多选用磷酸二酯酶抑制剂依诺昔酮或者左西孟旦。

依诺昔酮有助于心脏术后撤机相关肺水肿的治疗,目前尚不清楚其作用机制是得益于正性肌力作用还是血管扩张作用。

左西孟旦减少心肌氧耗,通过扩张肺血管而降低右室后负荷,在撤机相关肺水肿治疗中表现良好。左西孟旦和多巴酚丁胺均可显著减少SBT期间PAWP的升高幅度,但左西孟旦作用更强,而且停药后PAWP回升幅度更低。

机械通气撤机时患者胸腔压力变化导致心脏前后负荷增加,自主呼吸及患者情绪变化增加心肌耗氧,最终影响左心室舒张功能,发生撤机相关肺水肿。既往有心脏基础疾患或者呼吸系统疾病的患者发生撤机相关肺水肿风险更大。撤机相关肺水肿的临床治疗措施均源自为数不多的研究数据和临床医师的经验,仍欠缺有指导价值的临床研究。

(陈　娟)

参 考 文 献

1. Dres M, Teboul JL, Anguel N, et al. Extravascular lung water, B-type natriuretic peptide, and blood volume contraction enable diagnosis of weaning-induced pulmonary edema. Crit Care Med, 2014, 42:1882-1889.

2. Teboul JL. Weaning-induced cardiac dysfunction: where are we today? Intensive Care Med, 2014, 40:1069-1079.

3. Dres M, Teboul JL, Monnet X. Weaning the cardiac patient from mechanical ventilation. Curr Opin Crit Care, 2014, 20:493-498.

4. Gerbaud E, Erickson M, Grenouillet-Delacre M, et al. Echocardiographic evaluation and N-terminal pro-brain natriuretic peptide measurement of patients hospitalized for heart failure during weaning from mechanical ventilation. Minerva Anestesiol, 2012, 78:415-425.

5. Moschietto S, Doyen D, Grech L, et al. Transthoracic echocardiography with Doppler tissue imaging predicts weaning failure from mechanical ventilation: evolution of the left ventricle relaxation rate during a spontaneous breathing trial is the key factor in weaning outcome. Crit Care, 2012, 16:R81.

6. Thille AW, Richard J-CM, Brochard L. The decision to extubate in the intensive care unit. Am J Respir Crit Care Med, 2013, 187:1294-1302.

7. Grasso S, Pisani L. Weaning and the Heart: From Art to Science. Crit Care Med, 2014, 42:1954-1955.

8. Mekontso Dessap A, Roche-Campo F, Kouatchet A, et al. Natriuretic peptide driven fluid management during ventilator weaning: a randomized controlled trial. Am J Respir Crit Care Med, 2012, 186:1256-1263.

7 他汀类药物不能用于防治 ARDS

迄今为止,以呼吸支持技术为代表的对症支持治疗仍是 ARDS 治疗的重要措施,尚无一种药物被证实治疗或预防 ARDS 有效,但对 ARDS 药物治疗的探索从未间断过。他汀类药物作为羟甲基戊二酰辅酶 A 还原酶(HMG-CoA reductase)抑制剂除了具有降脂作用外,还具备抗炎、免疫调节、改善血管内皮功能、抗血栓和抗氧化等作用,被称为他汀类药物的多效性。近期的临床和实验数据表明,他汀类药物可使 sepsis、ARDS 或蛛网膜下腔出血的重症患者获益[1,2],因此,他汀类药物作为 ARDS 潜在的防治药物一直备受关注。

一、他汀类药物的作用机制

1. 抗炎作用　他汀类药物可影响细胞内炎症信号转导的关键蛋白——GTP 结合蛋白的活性,抑制细胞内炎性信号转导,降低黏附分子、细胞因子、趋化因子、急性期蛋白的表达,促炎因子水平下降,直接影响白细胞的功能。此外,他汀类药物还可通过减少 Toll 样受体 4 的表达发挥免疫调节作用[2]。

2. 改善血管内皮功能　他汀类药物可上调内皮型一氧化氮合酶(eNOS)的表达及其活性,抑制内皮细胞中超氧阴离子的生成,从而介导血管舒张,抑制平滑肌细胞增殖和迁移,并抑制白细胞向血管内皮趋化及血小板的黏附聚集,从而发挥改善内皮功能的作用。

3. 抗氧化作用　他汀类药物通过下调产生氧自由基的酶和上调抗氧自由基的酶活性,减少血管氧自由基含量,从而发挥其抗氧化作用[3]。

二、他汀类药物不能预防 ARDS

他汀类药物可以调节多个参与 ARDS 进展的潜在机制。对脂多糖诱发的 ALI 小鼠模型使用他汀类药物,可明显减少肺毛细血管渗漏,减轻肺部炎症[4,5]。在 30 名健康志愿者吸入脂多糖的双盲研究中,预先使用辛伐他汀 4 天组支气管肺泡灌洗液中中性粒细胞计数和活性、髓过氧化物酶、基质金属蛋白酶 -7(MMP-7)、MMP-8 和 MMP-9、肿瘤坏死因子 α 和 C 反应蛋白(CRP)浓度均明显低于安慰剂对照组,且支气管肺泡灌洗液的细胞凋亡程度明显升高,提示辛伐他汀可减轻肺和全身炎症反应[6]。

术前使用他汀类药物不降低术后 ARDS 的风险。美国梅奥诊所的一项回顾性队列研究纳入 1845 例胸外科或主动脉手术重症患者,其中 722 例在术前使用他汀类药物,而其他 1123 例未使用他汀类药物(对照组)。结果显示,他汀组有 52 例(7.2%)重症患者发生 ARDS,而对照组有 68 例(6.1%),两组之间无统计学差异。并且在两组发生 ARDS 的重症患者中院内死亡率、ICU 留治天数、平均住院时间均无明显差异[7]。该研究表明高危手术重症患者术前应用他汀类药物既不能预防术后 ARDS 的发生,也不改变术后发生 ARDS 的重症患者的预后。

三、他汀类药物不能治疗 ARDS

近期的研究评价了他汀类药物在 ARDS 治疗中的意义,有许多关于肺炎的观察性研究发现预先使用他汀类药物可使重症患者获益,提示其对肺部炎症具有调节作用[2,8,9]。有几项针对 ARDS 重症患者的临床观察研究和回顾性队列研究均报道,入院前接受他汀类药物治疗的重症患者死亡率有减少的趋势,但并没有统计学差异[10]。一项他汀类药物治疗 ARDS 的单中心前瞻性随机对照研究(The HARP Study)显示他汀治疗可以改善氧合,减少血管外肺水、肺损伤评分,减少肺外器官功能损害,但两组间结果并无统计学差异。他汀治疗还可显著降低肺泡灌洗液 IL-8 水平,但机械通气时间和死亡率均未见差异,同时辛伐他汀治疗组(每天 80mg 直至撤机或 14 天)未见明显副作用[11]。尽管如此,仍缺乏多中心大样本量的 RCT 研究明确他汀类药物在治疗 ARDS 重症患者中的作用,并且,考虑到重症患者药物代谢特点等因素,他汀类药物在重症患者中的副作用程度仍然不明确。

最近 ARDSnet 进行的一项前瞻性多中心随机对照试验原计划纳入 1000 例脓毒症导致的 ARDS 重症患者,随机分成每日口服瑞舒伐他汀或安慰剂对照组,最后因为他汀类药物不能改善预后而提前终止,最终共纳入 745 例重症患者,结果显示主要研究终点 60 天病死率两组差异无统计学意义,两组脱机时间也无明显差异。但需引起重视的是,他汀组肾衰竭和肝衰竭的比例均高于安慰剂组[12]。该研究与上述的观察性研究结论并不一致,可能是因为观察性研究中他汀组患者本身就得到更好的医疗评估,其在发生感染至用药的时间短于非他汀组,因此影响了研究结果的准确性。

此外,为评估每日 80mg 辛伐他汀是否可以改善 ARDS 患者的临床结局,英国学者进行了一项多中心的随机双盲试验,该研究纳入了 540 例发病 48 小时之内的 ARDS 患者,随机分为每日接受 80mg 辛伐他汀或安慰剂组,最多持续 28 天。主要研究终点为 28 天内无机械辅助通气的天数,次级终点为 28 天内的全因病死率、安全性和无肺外器官衰竭的天数。研究发现,辛伐他汀组和安慰剂组平均机械通气天数和无肺外器官衰竭的天数未见明显差异。此外,两组的 28 天病死率亦无差异。但辛伐他汀组的不良反应明显多于安慰剂组,主要的不良事件为肌酸激酶和肝脏转氨酶升高[13]。以上两项高质量的大型临床研究均提示他汀类药物并不能改善 ARDS 的结局,甚至产生更多的不良反应,因此,目前的证据表明对于 ARDS 患者不应常规使用他汀类药物。

综上所述,尽管他汀类药物具有抗炎、抗氧化等非降脂作用的多效性,但近期高质量的前瞻随机对照研究明确了他汀类药物在现阶段不能应用于防治 ARDS,ARDS 的药物防治还需要不断探索。

(席寅 黎毅敏)

参 考 文 献

1. Spieth PM, Zhang H. Pharmacological therapies for acute respiratory distress syndrome. Curr Opin Crit Care,

2014,20(1):113-121.

2. De Loecker I,Preiser JC. Statins in the critically ill. Ann Intensive Care,2012,2(1):19.

3. Lee TS,Chang CC,Zhu Y,et al. Simvastatin induces heme oxygenase-1:a novel mechanism of vessel protection. Circulation,2004,110(10):1296-1302.

4. Li H,Qiang Y,Wang L,et al. Repair of lipopolysaccharide-induced acute lung injury in mice by endothelial progenitor cells,alone and in combination with simvastatin. Chest,2013,144(3):876-886.

5. Jacobson JR,Barnard JW,Grigoryev DN,et al. Simvastatin attenuates vascular leak and inflammation in murine inflammatory lung injury. Am J Physiol Lung Cell Mol Physiol,2005,288(6):L1026-1032.

6. Shyamsundar M,McKeown ST,O'Kane CM,et al. Simvastatin decreases lipopolysaccharide-induced pulmonary inflammation in healthy volunteers. Am J Respir Crit Care Med,2009,179(12):1107-1114.

7. Yadav H,Lingineni RK,Slivinski EJ,et al. Preoperative statin administration does not protect against early postoperative acute respiratory distress syndrome:a retrospective cohort study. Anesth Analg,2014,119(4):891-898.

8. Chalmers JD,Singanayagam A,Murray MP,et al. Prior statin use is associated with improved outcomes in community-acquired pneumonia. Am J Med,2008,121(11):1002-1007.

9. Tzovaras N,Karvouniaris M,Makris D,et al. Adjunctive therapies in severe pneumonia in critical care patients. Infect Disord Drug Targets,2011,11(4):395-400.

10. Kor DJ,Iscimen R,Yilmaz M,et al. Statin administration did not influence the progression of lung injury or associated organ failures in a cohort of patients with acute lung injury. Intensive Care Med,2009,35(8):1494-1495.

11. Craig TR,Duffy MJ,Shyamsundar M,et al. A randomized clinical trial of hydroxymethylglutaryl- coenzyme a reductase inhibition for acute lung injury(The HARP Study). Am J Respir Crit Care Med,2011,183(5):620-626.

12. Truwit JD,Bernard GR,Steingrub J,et al. Rosuvastatin for sepsis-associated acute respiratory distress syndrome. N Engl J Med,2014,370(23):2191-2200.

13. McAuley DF,Laffey JG,O'Kane CM,et al. Simvastatin in the acute respiratory distress syndrome. N Engl J Med,2014,371(18):1695-1703.

糖皮质激素对 ARDS 病死率的影响：因病因不同而异

糖皮质激素因其抗炎和免疫抑制特性而被广泛应用于临床重症的治疗,但治疗 ARDS 则褒贬不一[1-3]。目前临床研究与多数动物实验研究未考虑致病因素对糖皮质激素疗效的影响,鉴于 ARDS 发病机制的复杂性,不同病因引发 ARDS 的机制与程度并不一致。本文围绕不同病因导致 ARDS 患者中应用糖皮质激素对病死率的影响加以探讨。

一、糖皮质激素对重症流感导致 ARDS 病死率的影响

虽然糖皮质激素有抑制炎症因子作用,也有一些应用糖皮质激素治疗重症流感导致 ARDS 临床改善的报道[4,5],但多数报道提示其临床作用并不像理论上那么有效,甚至还会对流感患者有害[6,7]。Brun-Buisson 等[8]报道 208 例 H1N1 流感诱发 ARDS 患者,其中 83 例 (40%)接受氢化可的松 200~400mg/d,中位剂量 270mg/d,疗程 6~20 天,发现接受糖皮质激素治疗的患者死亡风险更高、机械通气时间更长、院内严重细菌感染更常见;而值得注意的是,在疾病早期阶段,即机械通气治疗 3 天内接受糖皮质激素治疗预后更差。Kim 等[9]对 245 例重症 A/H1N1 2009 肺炎患者中的 107 例进行糖皮质激素治疗(泼尼松龙 50~80mg/d, 3~14 天),结果显示在接受糖皮质激素治疗的患者中,30 天和 90 天病死率都显著高于对照组,并且细菌和真菌感染(如鲍曼不动杆菌、金黄色葡萄球菌、铜绿假单胞菌、肺炎克雷伯菌、侵袭性肺曲霉病)的比例也更高,接受呼吸机治疗的时间和 ICU 住院时间也更长。A/H5N1 禽流感的临床研究也提示糖皮质激素应用可能有害,一项包含 67 例感染 A/H5N1 禽流感病毒的研究中[10]有 29 例(43%)接受糖皮质激素治疗[甲泼尼龙,1~3mg/(d·kg),7 天],结果显示糖皮质激素增加 A/H5N1 禽流感病毒感染病死率,死亡危险比没有接受糖皮质激素治疗者增高 4 倍;另外一项针对糖皮质激素在 H5N1 流感治疗中应用的研究发现糖皮质激素对防止 ARDS 病情进展无益,而且与病死率增加相关[11]。

糖皮质激素在流感病毒诱发的 ARDS 治疗中对病死率降低无益,这可能与糖皮质激素早期抑制了患者自身免疫系统,导致体内病毒大量复制及病毒排毒时间延长有关[5,12]。

上述研究只是回顾性分析研究,因此糖皮质激素在流感病毒导致 ARDS 中的应用尚需大型随机对照临床试验进一步证实。基于现有证据,不建议常规应用糖皮质激素治疗重症流感导致的 ARDS。如患者合并脓毒性休克或肾上腺皮质功能不全,为了稳定血压,可考虑小剂量使用,但建议需要严密监测病毒清除率和耐药性,在一些条件下可考虑延长抗病毒药物治疗的时间。

二、糖皮质激素在肺孢子菌肺炎中的应用

肺孢子菌肺炎(PCP)是条件性肺部感染性疾病,主要见于获得性免疫缺陷综合征(AIDS)患者,但随着细胞毒性药物的广泛应用、肿瘤放化疗、各种器官移植的迅速开展,非 AIDS 合并 PCP 的患者有增多趋势。在恶性肿瘤患者中,感染相关 ARDS 病原体分类中肺孢子菌占 9.67%,并且死亡率高达 64%[13]。肺孢子菌肺炎是肾移植术后并发急性呼吸衰竭病因之一,占 11.5% 左右,其中 78.3% 进展为 ARDS,死亡率为 48.3%[14]。

曹正军等[15]对确诊 AIDS 合并 PCP 患者中以 ARDS 为首发症状的 35 例患者进行回顾性分析,结果发现糖皮质激素有利于提高氧合作用,减少肺间质水肿,有利于降低呼吸衰竭发生率、机械通气率和病死率。Briel 等[16]对 AIDS 并发 PCP 的 6 个随机对照研究的 meta 分析表明,与对照组比较,糖皮质激素治疗组 1 个月末病死率和 3 个月末病死率均有显著性差异。认为糖皮质激素抑制炎症,减轻肺损伤,改善肺氧合功能,降低病死率。已有的研究和经验多数来自 AIDS 并发 PCP 的患者,对其他免疫抑制患者的 PCP 所致 ARDS 是否使用糖皮质激素治疗尚存在争议。过去认为糖皮质激素应用于 PCP 是为了减轻肺孢子菌大量死亡导致的过敏反应,此种说法缺乏足够的证据[17]。对于非 HIV 免疫功能抑制的 PCP 患者,肺内菌体负荷要比 HIV 患者少得多,肺内的炎症类型和严重程度也大有不同[18]。Lemiale 等[19]回顾分析 1988~2011 年 139 例 HIV 阴性合并肺损伤的 PCP 患者,分为 HDS 组[泼尼松≥1mg/(kg·d)],LDS 组[泼尼松 <1mg/(kg·d)]和无糖皮质激素组,发现相对大剂量糖皮质激素[泼尼松≥1mg/(kg·d)]使用是该组患者 ICU 死亡率的独立预测指标(OR=9.33,95% CI 1.97~44.3,P=0.02),并且多变量分析结果显示 ICU 获得性感染与糖皮质激素使用无关,提示对 HIV 阴性 PCP 患者使用相对大剂量糖皮质激素[泼尼松≥1mg/(kg·d)]增加 ICU 非感染性病死率。

糖皮质激素应用于 HIV 阳性 PCP 导致的 ARDS 可以改善氧合,降低病死率,改善患者临床预后;对于 HIV 阴性的 PCP 导致的 ARDS 治疗效果,尚有待于进一步的研究。

三、糖皮质激素对创伤 / 术后诱发 ARDS 的治疗效果

创伤和手术是 ARDS 的常见诱发因素,也是肺外性 ARDS 的主要类型之一。ARDS 在全肺切除术后发生率 2%~5%,死亡率 30%~100%;在食管切除术后发生率 10%~20%,死亡率超过 50%。其发生机制可能与淋巴回流障碍、缺血再灌注损伤、细胞因子释放、炎症损伤等因素有关。

糖皮质激素能从多种途径抑制和阻断炎症反应,但能否降低创伤和手术患者死亡率,尚未形成共识。Lee 等[20]观察 523 例胸部手术患者(肺切除 62 例、肺叶切除 320 例、食管手术 120 例、双侧开胸楔形切除术 41 例),术后 ARDS 发生率为 3.8%,并且对术后 ARDS 患者静脉应用甲泼尼龙 2mg/(kg·d)治疗,结果发现早期小剂量糖皮质激素可以降低死亡率(87.5% vs 8.3%,P=0.001),同时小剂量糖皮质激素能够改善患者临床症状,减少机械通气时间。宋志芳等[21]研究 34 例因创伤与手术诱发 ARDS 患者,APACHE Ⅱ评分(23.7±8.7)分,原发病为多发伤与手术后各 17 例(50%),糖皮质激素组 27 例(79.4%),非糖皮质激素组 7 例(20.6%),虽然两组病死率未见明显差异,但糖皮质激素组患者 PaO$_2$/FiO$_2$ 改善明显,表明

糖皮质激素能纠正创伤和手术致 ARDS 患者的顽固性低氧血症。Koontz 等[22]回顾性分析 9 例因创伤 / 术后所致难治性 ARDS 患者静脉应用甲泼尼龙[3mg/(kg·d),分 4 次 / 日],结果发现患者使用糖皮质激素后 PaO₂/FiO₂ 及 SOFA 评分明显改善,7 例患者治愈出院,2 例患者死亡(1 例死于难治性呼吸衰竭,1 例死于缺氧性脑损伤),因此推荐糖皮质激素应用于创伤 / 术后所致难治性 ARDS 的治疗。

对创伤和手术引起的 ARDS 经常规药物与机械通气治疗后,缺氧和休克改善不满意是应用糖皮质激素的指征,并且糖皮质激素可能协同常规治疗纠正顽固性缺氧和休克,改善患者临床预后。

四、糖皮质激素在脓毒症诱发 ARDS 中应用

脓毒症是导致 ARDS 的主要原因,糖皮质激素具有明显抗炎作用,但对其确切作用机制一直存在较大争议。在 LPS 制作的 ARDS 动物模型中糖皮质激素受体 -mRNA 表达下调,而糖皮质激素和血管活性肽能够上调糖皮质激素受体 -mRNA 表达,减轻肺部炎症损伤[23]。理论上补充外源性糖皮质激素,可能通过阻断部分炎症反应,上调糖皮质激素受体水平,恢复组织对糖皮质激素反应能力,减轻机体的糖皮质激素抵抗。最近一项研究[24]发现对草绿色链球菌血症诱发的 ARDS 患者应用糖皮质激素(甲泼尼龙 60mg,每 12 小时 1 次,3 天)治疗,可以明显改善患者病死率,由于研究对象为粒细胞缺乏的恶性血液病患者,并且研究的样本较少,结果需要进一步验证。

Bone 等[25]对 17 个中心 304 例具有 ARDS 高危因素的脓毒症患者进行了前瞻、随机、双盲、对照研究,在诊断脓毒症 2 小时内开始应用糖皮质激素或安慰剂治疗,与安慰剂组相比甲泼尼龙组发生 ARDS 的比率更高,但差异无统计学意义;甲泼尼龙组 ARDS 的逆转率明显小于安慰剂组;甲泼尼龙组脓毒症合并 ARDS 14 天病死率明显高于安慰剂组。他们的研究证实了糖皮质激素降低脓毒症合并 ARDS 的逆转率以及增加脓毒症合并 ARDS 患者的病死率。

一项多中心安慰剂对照双盲试验[26]针对 299 例感染性休克伴或不伴有早期 ARDS 的患者接受短程糖皮质激素治疗,该试验根据患者对促皮质激素反应情况分组,129 例无反应型 ARDS 患者随机分 2 组,62 例接受糖皮质激素治疗(氢化可的松 50mg/kg 静脉注射,每 6 小时 1 次,持续 7 天),67 例接受安慰剂治疗,结果发现糖皮质激素治疗组与对照组 28 天病死率为 53% vs 75%(OR 0.35,95% CI 0.15~0.82,P=0.016);而有反应型 ARDS 患者糖皮质激素治疗组与安慰剂对照组病死率则无明显差异。

目前关于脓毒症诱发的 ARDS 使用糖皮质激素尚存在争议,一般认为脓毒症休克伴发 ARDS 患者在充分抗感染前提下,可应用应激剂量的糖皮质激素治疗顽固性休克和低氧血症。

五、糖皮质激素对百草枯致 ARDS 病死率的影响

百草枯中毒的主要分子机制是氧化还原反应产生细胞内氧化应激,肺泡细胞特异性摄取并蓄积百草枯,因此导致肺组织早期严重的炎症反应及 ARDS。百草枯中毒致 ARDS 发生率为 50%,并发 ARDS 病死率超过 80%[27]。

百草枯中毒表现为以肺部为主要表现的急性炎症反应,免疫抑制治疗作为一种主要治疗方法,治疗药物主要是甲泼尼龙、地塞米松、环磷酰胺等。动物实验研究发现[28],地塞米松能够增加百草枯中毒肺损伤大鼠P-糖蛋白合成,减少百草枯在肺内蓄积、减轻肺部的炎症反应,同时地塞米松能够减轻百草枯所致急性肺损伤(ALI)的组织学变化,提高大鼠的生存率。Lin等[29]将23例百草枯中毒肺损伤患者随机分为对照组和治疗组,对照组常规治疗,治疗组予以甲泼尼龙(1g/天,连用3天),环磷酰胺[15mg/(kg·d)连用2天],继而序贯地塞米松(20mg/d直至动脉氧分压>80mmHg),结果发现对照组死亡率为85.7%,明显高于糖皮质激素治疗组31.3%(P=0.0272),表明糖皮质激素抗感染治疗能够降低百草枯中毒肺损伤的病死率。Li等[30]对164例百草枯致肺损伤研究发现,糖皮质激素联合环磷酰胺治疗能够降低患者远期死亡率,表明糖皮质激素联合环磷酰胺可能对百草枯中毒导致ARDS的肺纤维化治疗有益;由于仅有3个RCT,各临床研究存在明显异质性和发表偏倚,因此应该谨慎的解释所得出的结论,需要更多的随机对照试验证实其治疗效果。

百草枯中毒除血液净化外,无其他有效治疗能够改善预后,因此仍建议糖皮质激素为代表的免疫抑制治疗应用于百草枯所致ARDS,将来有待于开展大型随机对照临床试验以证实糖皮质激素在百草枯所致ARDS近远期治疗效果。

综上所述,糖皮质激素可降低HIV阳性PCP导致的ARDS、创伤/术后诱发ARDS以及百草枯导致的ARDS的病死率,可应用于以上病因导致的ARDS亚组的治疗。增加重症流感导致的ARDS、HIV阴性的PCP导致的ARDS的病死率,不推荐用于以上病因导致的ARDS亚组的治疗。对脓毒症相关性ARDS存在争议,在充分抗感染前提下,可应用应激剂量的糖皮质激素治疗顽固性休克和低氧血症。关于糖皮质激素对不同病因ARDS病死率影响的研究较少,今后的临床试验需要严谨的设计来区划糖皮质激素治疗敏感和无效的群体,并且要分析糖皮质激素的应用时机、剂量、疗程,避免结果偏倚。

(钱克俭 张建国)

参 考 文 献

1. Batzofin BM, Weiss YG, Ledot SF. Do corticosteroids improve outcome for any critical illness? Curr Opin Anaesthesiol, 2013, 26(2):164-170.

2. Spieth PM, Zhang H. Pharmacological therapies for acute respiratory distress syndrome. Curr Opin Crit Care, 2014, 20(1):113-121.

3. Koh Y. Update in acute respiratory distress syndrome. J Intensive Care, 2014, 2(1):2.

4. Wang YR, Li JM, Wang XF. Clinical and epidemiological analysis of the first case of human infection with avian influenza A(H7N9) virus in Shenzhen, China. Int J Infect Dis, 2014, 25:177-179.

5. Choi SM, Boudreault AA, Xie H, et al. Differences in clinical outcomes after 2009 influenza A/H1N1 and seasonal influenza among hematopoietic cell transplant recipients. Blood, 2011, 117:5050-5056.

6. Poulakou G, Pérez M, Rello J. Severe acute respiratory infections in the ostpandemic era of H1N1. Curr Opin Crit Care, 2012, 18(5):441-450.

7. Martin-Loeches L, Lisboa T, Rhodes A, et al. Use of early corticosteroid therapy on ICU admission in patients affected by severe pandemic(H1N1)v influenza A infection. Intensive Care Med, 2011, 37(2):272-283.

8. Brun-Buisson C, Richard JC, Mercat A, et al. Early cortieosteroids in severe influenza A/H1N1 pneumonia and acute respiratory distress syndrome. Am J Respir Crit Care Med, 2011, 183:1200-1206.

9. Kim SH，Hong SB，Yun SC，et al. Corticosteroid treatment in critically ill patients with pandemic influenza A/H1N1 2009 infection：analytic strategy using propensity scores. Am J Respir Crit Care Med，2011，183：1207-1214.

10. Liem NT，Tung CV，Hien ND，et al. Clinical features of human influenza A（H5NI）infection in Vietnam：2004-2006. Clin Infect Dis，2009，48：1639-1646.

11. Hien ND，Ha NH，Van NT，et al. Human infection with highly pathogenic avian influenza virus（H5N1）in northern Vietnam，2004-2005. Emerg Infect Dis，2009，15：19-23.

12. Boudreault AA，Xie H，Leisenring W，et al. Impact of corticosteroid treatment and antiviral therapy on clinical outcomes in hematopoietic cell transplant patients infected with influenza virus. Biol Blood Marrow Transplant，2011，17：979-986.

13. Azoulay E，Lemiale V，Mokart D，et al. Acute respiratory distress syndrome in patients with malignancies. Intensive Care Med，2014，40（8）：1106-1114.

14. Canet E，Osman D，Lambert J，et al. Acute respiratory failure in kidney transplant recipients：a multicenter study. Crit Care，2011，15（2）：R91.

15. 曹卫军，徐金富，李霞，等. 以急性呼吸窘迫综合征为首发病症的获得性免疫缺陷综合征合并卡氏肺孢子虫肺炎的临床分析. 医学综述，2011，17（24）：3839-3840.

16. Briel M，Boscacci R，Furrer H，et al. Adjunctive cortisteroids for Pneumocysts Jirovcci pneumonia in patients with HIV infection：a meta-analysis of randomized controlled trials. BMC Infect Dis，2005，5：101-103.

17. 牟向东. 对非获得性免疫缺陷综合征患者肺孢子菌肺炎是否合并应用肾上腺皮质激素的质疑. 中华结核和呼吸杂志，2012，35（6）：479-480.

18. Jacobs JA，Dieleman MM，Cornelissen EI，et al. Bronchoalveolar lavage fluid cytology in patients with Pneumocystis carinii pneumonia. Acta Cytol，2001，45（3）：317-326.

19. Lemiale V，Debrumetz A，Delannoy A，et al. Adjunctive steroid in HIV-negative patients with severe Pneumocystis pneumonia. Respir Res，2013，14（1）：87-94.

20. Lee HS，Lee JM，Kim MS，et al. Low-Dose Steroid Therapy at an Early Phase of Postoperative Acute Respiratory Distress Syndrome. Ann Thorac Surg，2005，79：405-410.

21. 宋志芳，郭晓红，单红卫，等. 糖皮质激素在创伤与手术致急性呼吸窘迫综合征抢救中的价值. 中国急救医学，2006，26（7）：498-500.

22. Koontz CS，Higdon KK，Ploger TL，et al. Glucocorticoid rescue for late-phase acute respiratory distress syndrome in trauma/surgical critical care patients. Am Surg，2006，72（7）：644-648.

23. Zhang YC，Zuo WQ，Rong QF，et al. Glucocorticoid receptor expression on acute lung injury induced by endotoxin in rats. World J Emerg Med，2010，1：65-69.

24. Yacoub AT，Mojica L，Jones L，et al. The role of corticosteroids in adult respiratory distress syndrome caused by viridans group streptococci bacteremia in neutropenic patients. Mediterr J Hematol Infect Dis，2014，1（6）：e2014055.

25. Bone RC，Fisher CJ Jr，Clemmer TP，et al. Early methylprednisolone treatment of septic syndorme and the adult respiratory distress syndrome. Chest，1987，92（6）：1032-1036.

26. Annane D，Sebille V，Bellissant E. Effect of low doses of corticosteroids in septic shock patients with or without early acute respiratory distress syndrome. Crit Care Med，2006，34：22-30.

27. Weng CH，Hu CC，Lin JL，et al. Predictors of acute respiratory distress syndrome in patients with paraquat intoxication. PLoS One，2013，8（12）：e82695.

28. Dinis-Oliveira RJ，Duarte JA，Remiao F，et al. Single high dose dexamethasone treatment decreases the pathological score and increases the survival rate of paraquat-intoxicated rats. Toxicology，2006，227：73-85.

29. Lin JL，Lin-Tan DT，Chen KH，et al. Repeated pulse of methylprednisolone and cyclophosphamide with

continuous dexamethasone therapy forpatients with severe paraquat poisoning. Crit Care Med,2006,34(2):368-373.

30. Li LR,Sydenham E,Chaudhary B,et al. Glucocorticoid with cyclophosphamide for paraquat- induced lung fibrosis. Cochrane Database Syst Rev,http://www.ncbi.nlm.nih.gov/pubmed/250999312014,8:CD008084.

31. Ruan SY,Lin HH,Huang CT,et al. Exploring the heterogeneity of effects of corticosteroids on acute respiratory distress syndrome:a systematic review and meta-analysis. Crit Care,2014,18(2):R63.

雾化吸入抗生素治疗呼吸机相关性肺炎的机制和作用

雾化吸入抗生素是一种有效的将抗感染药物送达肺部的给药方法,自20世纪60年代首次被介绍以来,雾化吸入抗生素疗法在肺囊性纤维化合并感染的治疗中的作用已经获得了认可[1]。进入21世纪以来,由于多重耐药(multidrug resistant,MDR)细菌的不断增加,同时基于对抗生素的药代动力学特征的进一步认识,雾化吸入抗生素疗法在呼吸机相关性肺炎(ventilator associated pneumonia,VAP)治疗中的作用得到了研究者的关注,本文将就雾化吸入抗生素疗法在VAP治疗中的作用和地位做一详细阐述。

一、雾化吸入抗生素治疗VAP的原理

加大静脉抗生素用药剂量对MDR细菌感染造成的VAP的治疗作用有限。从病原学资料来看,由MDR细菌感染造成的VAP日趋多见[2]。MDR致病菌对多个种类的抗生素的最低抑菌浓度(minimal inhibitory concentration,MIC)均明显升高。高MIC意味着需要在感染部位达到高于细菌MIC值的药物浓度,才能对细菌的生长和繁殖进行抑制和清除。但依照常规静脉给药剂量,大多数抗生素均无法在感染部位局部获得如此高的药物浓度。加大静脉用药剂量,虽然可以提高局部药物浓度,相对应地,药物的毒副作用也将明显增加。此外,临床常用的抗生素中,如氨基糖苷类,β内酰胺类及万古霉素等,对肺组织的穿透性较差,静脉使用后,肺泡上皮细胞衬液(epithelial lining fluid,ELF)中的药物浓度常低于血浆中药物浓度的50%[3]。此种情况下,加大静脉用药剂量的作用将非常有限[4,5]。

雾化吸入抗生素的最大优势在于抗生素可以直接通过逐级分支的支气管到达肺泡,进入肺实质,在肺实质中达到较高的药物浓度(可达到大多数细菌的MIC值的100倍以上),局部高药物浓度可以有效清除致病菌。由于为局部用药,血液循环中的药物浓度极低,从而减轻或避免了药物的全身毒副作用。理论上而言,肺实质中的高药物浓度可以直接抑制和清除包括MDR菌在内的致病菌,而不诱导产生新的细菌耐药。同时,血液循环中极低的药物浓度,将使肠道细菌暴露于抗生素的风险大大降低。而肠道细菌长期暴露于抗生素下,是诱导产生MDR菌的高危因素之一。因此,雾化吸入抗生素能通过局部给药的方式,在肺实质中获得高的药物浓度,有效的清除包括MDR菌在内的致病菌,同时减轻或避免了药物的全身毒副作用,降低了对细菌耐药的诱导[6]。

二、雾化吸入抗生素治疗VAP的临床研究

近一二十年来,一系列关于雾化吸入抗生素治疗VAP的临床研究结果被发表。其中被

研究最为广泛的是黏菌素和氨基糖苷类抗生素,本文分别阐述如下。

1. 雾化吸入黏菌素　既往的一些研究对雾化吸入黏菌素对 VAP 的治疗作用进行了评估,主要研究结果如表 3-9-1 所示[7-10]。大多数的研究结果都报道雾化吸入黏菌素对 VAP 有较高的临床治愈率和致病菌清除率,没有研究报道雾化吸入黏菌素治疗后出现肾毒性和产生对黏菌素耐药的菌株。但这些研究都是回顾性的队列研究,研究结果的价值有限[7-10]。Naesens 等在一个小型回顾性观察研究中,以 MDR 铜绿假单胞菌感染引起的 VAP 患者为研究对象,比较了雾化吸入黏菌素(6 例),静脉输注黏菌素(5 例)和雾化吸入及静脉输注联合治疗(9 例)三组患者的治疗效果,结果显示,雾化治疗组的病死率低于静脉输注组(0% vs 100%,P=0.002)。但该研究的局限在于纳入病例数太少[11]。另一项由 Pérez-Pedrero 等完成的研究采用了同样的研究设计,研究报道雾化吸入黏菌素相比静脉输注,具有更高的微生物学治愈率(100% vs 42.9%,P<0.05)[12]。Kofteridis 等以 MDR 革兰阴性菌感染引起的 VAP 患者为研究对象,进行了一项回顾性病例配对研究,研究共纳入 43 对 86 名患者,病例组接受雾化吸入和静脉输注黏菌素联合治疗,对照组则只接受静脉输注黏菌素治疗。研究结果显示,病例组的临床治愈率优于对照组(54% vs 32.5%,P=0.05),但两组患者的微生物学结局和病死率却没有差异[13]。

表 3-9-1　评估雾化吸入黏菌素对 VAP 治疗作用的相关研究资料汇总

研究者(发表时间)	病例数(例)	致病菌	致病菌清除率(%)	病死率(%)
Kwa 等(2005)	21	铜绿假单胞菌 鲍曼不动杆菌	86	46.7
Berlana 等(2005)	70	铜绿假单胞菌 鲍曼不动杆菌	92	18
Michalopoulos 等(2008)	80	铜绿假单胞菌 鲍曼不动杆菌 肺炎克雷伯菌	83	25
Lin 等(2010)	45	鲍曼不动杆菌	37.8	42.2

Rattanaumpawan 等以 100 名革兰阴性菌感染引起的 VAP 患者为研究对象,对雾化吸入黏菌素作为辅助治疗措施的效果和安全性进行了探讨。这是目前为止关于雾化吸入黏菌素对 VAP 治疗作用的唯一一项随机安慰剂对照研究。100 名患者在接受静脉抗生素治疗的基础上,随机分为治疗组:接受雾化吸入黏菌素(黏菌素,每次 2.25MIU,2 次 / 天)治疗;安慰剂组:接受雾化生理盐水治疗。结果显示,两组患者的主要研究终点(较好的临床结局,51% vs 53.4%,P=0.84)和病死率(43.1% vs 43.8%,P=0.81)相似,但雾化组患者的微生物学结局明显优于安慰剂组(60.9% vs 38.2%,P=0.03),且雾化组患者没有出现与雾化吸入黏菌素相关的不良事件[14]。

基于以上研究结果,我们认为,雾化吸入黏菌素治疗革兰阴性菌感染引起的 VAP 是安全的。在微生物学结局和部分临床指标上,雾化吸入黏菌素的效果要好于静脉输注黏菌素,但是微生物学结局和部分临床指标的改善并未带来病死率的降低。由此,基于目前的研究结果,只能建议将雾化吸入黏菌素作为 MDR 革兰阴性菌感染造成的 VAP 治疗失败,或没有其他治疗方案可供选择时的替代治疗措施。在此情况下,雾化吸入黏菌素可以与静脉输注抗生素联合使用或单独使用。

2. 雾化吸入氨基糖苷类抗生素　雾化吸入氨基糖苷类抗生素已在临床运用超过 20 年,但直到近几年,雾化吸入氨基糖苷类抗生素的药代动力学特征才被研究者们所关注。多项研究结果均表明,雾化吸入氨基糖苷类抗生素可以在肺部感染区域达到非常高的药物浓度,且血药浓度维持在安全范围内[15-17]与雾化吸入黏菌素类似,关于雾化吸入氨基糖苷类抗生素的临床研究多数也是回顾性研究,这些研究的价值有限。

雾化吸入氨基糖苷类抗生素能够改善 VAP 患者的临床指标和微生物学指标,且不诱导产生新的耐药细菌。2008 年,Palmer 等组织了一项随机安慰剂对照试验,纳入 43 名呼吸机相关性支气管炎(ventilator associated tracheobronchitis,VAT)患者,所有患者均有脓性支气管分泌物,并经革兰染色初步鉴定出致病菌的种类。随机分组后,19 名患者接受雾化吸入药物治疗(雾化组;革兰阳性菌:雾化吸入万古霉素;革兰阴性菌:雾化吸入庆大霉素),24 名患者接受雾化吸入安慰剂治疗(安慰剂组),该研究采用与呼吸机同步的喷射雾化器。研究结果显示,雾化组患者临床症状改善快于安慰剂组,开始治疗 4 天后,雾化组只剩 35.7% 的患者具有肺部感染体征,而安慰剂组有 78.6% 的患者仍有肺部感染体征($P=0.05$)。雾化组患者继发 VAP(8 例 vs 15 例,$P=0.042$),出现细菌耐药(0/19 vs 8/24,$P=0.0056$)均少于安慰剂组。且雾化组患者显示出比安慰剂组更早脱离呼吸机的趋势(无呼吸机支持天数:19 天 vs 0 天,$P=0.069$)[18]。但需要注意的是,该研究以 VAT 为研究对象,在感染严重程度上,VAT 要轻于 VAP。

2014 年,Palmer 等再次发表了一项单中心随机双盲安慰剂对照研究,研究对象为已气管插管机械通气,预期存活 14 天以上,并具备 MDR 菌感染高危因素的 VAP 患者。所有研究对象先进入观察队列,当患者出现痰量增加,痰革兰染色检出细菌和临床肺部感染评分(clinical pulmonary infection score,CPIS)≥6 分时,患者被正式纳入研究,并被随机分入雾化组和安慰剂组(雾化组,24 名;安慰剂组:18 名)。雾化组患者根据痰革兰染色检出的细菌种类分别给予相应的雾化抗生素治疗(革兰阳性菌:万古霉素 120mg,每 8 小时 1 次;革兰阴性菌:庆大霉素 80mg,每 8 小时 1 次或阿米卡星 400mg,每 8 小时 1 次;革兰阳性菌及阴性菌混合感染:以上药物联合);安慰剂组则予以 2ml 生理盐水雾化吸入。治疗疗程 14 天或直至患者拔除气管导管。纳入研究时,雾化组共培养出 27 株细菌,其中 MDR 菌 20 株,MDR 感染患者 16 名;安慰剂组共培养出 23 株细菌,其中 MDR 菌 10 株,MDR 感染患者 11 名。研究结果显示,雾化抗生素对细菌的整体清除和对 MDR 菌的单独清除作用均优于安慰剂组(26/27 株 vs 2/23 株,$P<0.0001$;14/16 名患者 vs 1/11 名患者,$P<0.0001$)。雾化组新出现的对静脉用抗生素耐药的细菌少于安慰剂组(2/16 名患者 vs 6/11 名患者,$P=0.03$),研究期间没有出现对雾化用抗生素耐药的菌株。雾化抗生素治疗明显降低了患者治疗前后 CPIS 评分(9.3 ± 2.7 至 5.3 ± 2.6 vs 8.0 ± 23 至 8.6 ± 2.10,$P=0.0008$),白细胞计数($P<0.028$)和痰量($P<0.05$)[19]。

基于以上研究结果,我们发现,雾化吸入氨基糖苷类抗生素的药代动力学参数优于静脉使用氨基糖苷类抗生素,绝大多数患者对雾化吸入氨基糖苷类抗生素耐受良好,无严重的不良反应。雾化吸入氨基糖苷类抗生素能够改善 VAP 患者的临床指标和微生物学指标,且不诱导产生新的耐药细菌,但能否改善患者的临床结局仍需要进一步研究证实。

3. 雾化吸入其他抗生素 黏菌素和氨基糖苷类抗生素是目前研究最为广泛的两类雾化用抗生素,除此之外,研究者们也探讨了雾化吸入其他种类抗生素对 VAP 的治疗作用,如万古霉素,β 内酰胺类抗生素(羧苄西林、头孢他啶、头孢噻肟)。在相关的研究中,研究者们报道,雾化吸入这些种类的抗生素也可以改善 VAP 的细菌学和临床结局[20-24]。但已经发表的研究数目少,且多为小样本的回顾性或观察性研究,研究质量较差,不足以形成有力的证据供临床应用时参考。

三、雾化吸入抗生素治疗相关的副作用和局限性

如上所述,对于 VAP 特别是 MDR 菌感染造成的 VAP,雾化吸入抗生素疗法展现出了相当的优势和巨大的潜力。但雾化吸入抗生素疗法也具有副作用和局限性,需加以注意。

1. 雾化吸入抗生素治疗可能延长机械通气时间和住院时间 雾化吸入抗生素治疗需要较长的雾化时间,可能会延长患者的机械通气时间。而为了提高雾化吸入抗生素的效率,需要调整部分呼吸机参数(控制呼吸,降低吸气流速,延长吸气时间,增大潮气量等),这会增加患者的不适,为了使患者配合治疗,需要给予镇静药物或加大镇静深度,而这可能进一步延长患者的机械通气时间,并导致 ICU 留住时间的延长。

2. 雾化吸入抗生素治疗对细菌耐药的影响 目前已有的研究结果未报道雾化吸入抗生素诱导产生新的耐药细菌。但长期大量暴露于广谱抗生素会诱导细菌耐药,这是一个基本规律,雾化吸入抗生素疗法也概莫能外。目前一方面需要进一步的研究和监测去明确雾化吸入抗生素治疗对细菌耐药的影响,另一方面需要在应用雾化抗生素治疗时,规划合理的剂量、频次、疗程等治疗方案,以尽可能减少对细菌耐药的诱导。

3. 雾化吸入抗生素疗法的法律考虑 目前雾化使用的药物均为静脉制剂,但大多数抗生素静脉制剂均没有得到法律和监管上的许可用于雾化吸入治疗。从药理角度而言,部分抗生素静脉制剂(头孢他啶、阿米卡星等)用于雾化吸入治疗可能是不合适的,因为这些抗生素的静脉制剂中均含有以亚硫酸盐类为主的辅料,用于雾化吸入治疗时可能产生有害作用[25]。因此,目前将部分抗生素静脉制剂用于雾化吸入治疗在法律和监管上处于灰色地带,未来需要进一步的研发以生产出能用于雾化吸入治疗的抗生素制剂。

总而言之,雾化吸入抗生素疗法作为 VAP 治疗的辅助措施,可以改善部分 VAP 患者的细菌学和临床结局。但我们仍需要更多大样本的、设计严谨、实施良好的研究对雾化吸入抗生素在 VAP 治疗中的作用进行进一步的评估并明确最佳的给药方案。此外,我们也期待在技术和研发上能有进一步的突破,为临床使用提供更好的雾化设备和雾化药物制剂,以提高和改善雾化吸入抗生素治疗的效率和效果。

(刘畅 杜朝晖)

参 考 文 献

1. KollefMH,Hamilton CW,Montgomery AB. Aerosolized antibiotics:do they add to thetreatment of pneumonia? Curr Opin Infect Dis,2013,26:538-544.
2. 中华医学会重症医学分会. 呼吸机相关性肺炎诊断、预防和治疗指南(2013). 中华内科杂志,2013,52(6):524-543.

3. Kiem S,Schentag JJ. Interpretation of antibiotic concentration ratios measured in epithelial lining fluid. Antimicrob Agents Chemother,2008,52(1):24-36.

4. Boucher BA,Wood GC,Swanson JM. Pharmacokinetic changes in critical illness. Crit Care Clin,2006,22(2): 255-271.

5. Luyt CE,Combes A,Nieszkowska A,et al. Aerosolizedantibiotics to treat ventilator-associatedpneumonia. Curr Opin Infect Dis,2009,22(2):154-158.

6. Luyt CE,Bréchot N,Combes A,et al. Delivering antibiotics to the lungs of patients with ventilator-associatedpneumonia:an update. Expert Rev Anti Infect Ther,2013,11(5):511-521.

7. Michalopoulos A,Fotakis D,Virtzili S. Aerosolized colistin as adjunctive treatment of ventilator-associatedpneumonia due to multidrug-resistant Gram-negative bacteria:a prospective study. Respir Med,2008, 102(3):407-412.

8. Kwa AL,Loh C,Low JG,et al. Nebulized colistin in the treatment of pneumonia due to multidrug-resistantAcinetobacter baumannii and Pseudomonasaaeruginosa. Clin Infect Dis,2005,41(5):754-757.

9. Berlana D,Llop JM,Fort E,et al. Use of colistin in the treatment ofmultiple-drug-resistant Gram-negativeinfections. Am J Health Syst Pharm,2005,62(1):39-47.

10. Lin CC,Liu TC,Kuo CF,et al. Aerosolized colistin for the treatment of multidrug-resistant Acinetobacterbaumannii pneumonia:experience in atertiary care hospital in northern Taiwan. J Microbiol Immunol Infect,2010,43(4):323-331.

11. Naesens R,Vlieghe E,Verbrugghe W,et al. A retrospectiveobservational study on the efficacy of colistin by inhalation as compared to parenteral administration for the treatment of nosocomial pneumonia associated withmultidrug-resistant Pseudomonas aeruginosa. BMC Infect Dis,2011,11:317.

12. Pérez-Pedrero MJ,Sánchez-Casado M,Rodríguez-Villar S. Nebulized colistintreatment of multi-resistant Acinetobacterbaumannii pulmonary infection in critical ill patients. Med Intensiva,2011,35(4):226-231.

13. Kofteridis DP,Alexopoulou C,Valachis A. Aerosolized plus intravenous colistinversus intravenous colistin alone for the treatment of ventilator-associatedpneumonia:a matched case-control study. Clin Infec Dis,2010,1(11): 1238-1244.

14. Rattanaumpawan P,Lorsutthitham J,Ungprasert P,et al. Randomized controlled trial of nebulized colistimethate sodium as adjunctive therapy of ventilator-associatedpneumonia caused by Gram-negative bacteria. J Antimicrob Chemother,2010,65(12):2645-2649.

15. Luyt CE,Clavel M,Guntupalli K. Pharmacokinetics and lung delivery of PDDS-aerosolized amikacin(NKTR-061)in intubated and mechanically ventilated patients with nosocomial pneumonia. Crit Care,2009,13(6): R200.

16. Luyt CE,Eldon MA,Stass H,et al. Pharmacokinetics and tolerability of amikacin administered as BAY41-6551 aerosol in mechanicallyventilated patients with Gram-negativepneumonia and acute renal failure. J Aerosol Med Pulm Drug Deliv,2011,24(4):183-190.

17. Niederman MS,Chastre J,Corkery K,et al. BAY41-6551achieves bactericidal tracheal aspirateamikacin concentrations in mechanicallyventilated patients with Gram-negativepneumonia. Intensive Care Med,2012,38 (2):263-271.

18. Palmer LB,Smaldone GC,Chen JJ. Aerosolized antibiotics and ventilatorassociatedtracheobronchitis in the intensive care unit. Crit Care Med,2008,36(7):2008-2013.

19. Palmer LB,Smaldone GC. Reduction of bacterial resistance with inhaled antibiotics in the intensive care unit. Am J Respir Crit Care Med,2014,189(10):1225-1233.

20. Czosnowski QA,Wood GC,Magnotti LJ. Adjunctive aerosolized antibiotics for treatment of ventilator-associated pneumonia. Pharmacotherapy,2009,29(9):1054-1060.

21. Rouby JJ,Bouhemad B,Monsel A,et al. The Nebulized Antibiotics Study GroupⅡ. Aerosolized antibiotics for ventilator-associated pneumonia:lessons from experimental studies. Anesthesiology,2012,117:1364-1380.

22. Lu Q,Yang J,Liu Z,et al. Nebulized Antibiotics Study Group. Nebulized ceftazidime and amikacin in ventilator-associated pneumonia caused by Pseudomonas aeruginosa. Am J Respir Crit Care Med,2011,184(1):106-115.

23. Zarrilli GM,Monteforte M,Baram D,et al. Systemic versus aerosolized delivery of vancomycin for MRSA: concentrations in lungs and serum. Am J Respir Crit Care Med,2008,177:A286.

24. Kuhn RJ. Formulation of aerosolizedtherapeutics. Chest,2001,120(3 Suppl.):94S-98S.

10 COPD 的糖皮质激素吸入治疗

慢性阻塞性肺疾病(chronic obstructive pulmonary disease,COPD)的特征是气道炎症与肺功能进行性下降,促炎介质与抗炎介质的不平衡而致肺气肿进展[1]。从长远来看,抑制炎症反应治疗可延缓疾病进展即控制炎症过程可改善肺功能和降低 COPD 恶化的发生率[2]。全身性类固醇是目前抑制炎症治疗中最有效的药物,但其可引起骨骼肌肌病,增加死亡率[3,4];吸入皮质类固醇可有效抑制哮喘患者的气道炎症,但是对 COPD 患者的作用仍存在争议[5]。

一、吸入糖皮质激素对 COPD 患者的影响

关于吸入糖皮质激素在 COPD 治疗中的作用,许多研究采用不同的终点和结局指标,如肺功能、死亡率、急性加重、健康相关的生活质量和症状、支气管扩张剂的使用、运动能力及生物标志物等。其中,吸入糖皮质激素对肺功能、死亡率、急性加重、健康相关的生活质量的影响至关重要。

1. 吸入糖皮质激素对 COPD 患者肺功能的影响　Sorianoet 等[6]人通过汇总分析了 7个长期随机临床试验,分析认为吸入糖皮质激素治疗并不影响 FEV_1 下滑。吸入糖皮质激素治疗的前 6 个月,对 FEV_1 仅产生较小的改善作用,这一作用在女性戒烟患者中表现最突出。超出 6 个月,吸入糖皮质激素治疗并不能阻止 FEV1 下滑。最近一个 Cochrane 系统分析,纳入 55 个初级研究,共 16 154 人参与,证实了长期吸入糖皮质激素(>6 个月)并没有持续降低 COPD 患者 FEV_1 下降的速度[7],虽然大量的趋向 COPD 治疗改革的研究发现,与安慰剂的吸入糖皮质激素单药治疗的差异是氟替卡松浓度为 $1000\mu g/d$,FEV_1 每年下降 42ml,安慰剂组,FEV_1 每年下降 55ml[8]。

另一项吸入皮质类固醇在阻塞性肺疾病患者中的应用研究(GLUCOLD),得出的结果与上述荟萃分析的结果相反。轻度至中度 COPD 患者且没有使用吸入糖皮质激素至少 6 个月时,若采取吸入糖皮质激素治疗长达 30 个月后,能增加 FEV_1,并改善支气管高反应性,改善炎症相关指标[9]。GLUCOLD 研究中强调,其大多数患者表明支气管高反应性以及适度的 FEV_1 的可逆性,这一经典的表现被归因于哮喘,可以作为一亚组来鉴定 COPD 患者对吸入糖皮质激素具有良好的反应特性。该 GLUCOLD 研究小组研究表明吸入糖皮质激素不仅能预防支气管的炎症,也可能通过增加 COPD 特定的细胞外基质蛋白来改变气道结构,这与 COPD 患者的肺功能改善有关[10]。

2. 吸入糖皮质激素对 COPD 患者死亡率的影响　Sin 等[11]通过系统评价分析认为吸入糖皮质激素治疗与 COPD 患者较低的死亡率相关。在死亡率方面,接受吸入糖皮质激素治

疗的女性、曾经吸烟者获益更多。但 Yanget 等[7]人采用 Cochrane 系统评价分析,发现在死亡率方面,吸入糖皮质激素治疗组与安慰剂组相比没有统计学差异,九项研究分析发现其相对危险度为 0.98(95% CI 0.83~1.16,8390 人)。然而,在 1 年时间的研究及统计分析发现,吸入糖皮质激素治疗组与安慰剂相比,其相对危险度为 0.66(95% CI 0.33~1.31,1907 人);而在 2 年时间的研究及统计分析发现,吸入糖皮质激素治疗组与安慰剂相比,其相对危险度 1.0(95% CI,0.85~1.20,6483 人参加)。

3. 吸入糖皮质激素对 COPD 患者急性加重发生率的影响 Yang IA 等[7]人通过循证医学分析已确认吸入糖皮质激素在预防 COPD 急性加重方面获益并不多。一项研究中,浓度为 <1000μg 丙酸倍氯米松(BDP)当量 / 天与安慰剂相比较,在预防 COPD 急性加重方面并没有表现出统计学差异[7]。在任何情况下,吸入糖皮质激素撤出治疗可能会导致部分患者 COPD 加重[12]。此外,一些研究还试图评估停止使用吸入糖皮质激素对 COPD 急性加重的发生频率和严重程度的影响。但一项纳入 11 项研究(8164 例)的荟萃分析认为,吸入糖皮质激素与安慰剂相比(平均随访时间 2.1 年),其功效可使 COPD 急性加重发生率减少 18%,(RR=0.82,95% CI 0.73~0.92),这与基础肺功能水平无关[13]。

4. 吸入性糖皮质激素对 COPD 患者健康相关生存质量的影响 Cochrane Airways Group 的一系统评价,通过 SGRQ 评分发现,长期使用吸入糖皮质激素会减缓健康生活质量下降的速度。然而,其减缓下降的幅度相对较小,且目前尚不清楚该结果是否与其他因素(如病情加重的次数减少)有关。然而,必须强调的是,COPD 患者吸入糖皮质激素与生活质量下降相关,这可能与长时间吸入糖皮质激素导致的相关不良事件发生有相关性[14]。

二、吸入糖皮质激素治疗在相关指南中的推荐意见

多数国家和国际 COPD 指南中推荐,吸入糖皮质激素仅适用于患有严重损害和急性发作的高危人群。英国的卫生与临床优化指导研究所鼓励吸入糖皮质激素作为单药治疗,但如果患者有中度或重度 COPD,或患者每年正在经历两次或两次以上病情加重,需要吸入糖皮质激素治疗,同时也鼓励其与支气管扩张剂联合使用。《美国医师学会及胸科学会和欧洲呼吸学会临床实践指南》更新申明,对于稳定期 COPD 患者,吸入糖皮质激素并不是首选的药物。当 FEV_1<60% 预计值时,临床医师可使用吸入糖皮质激素(吸入糖皮质激素)与长效 β 受体激动剂(LABAs)或长效抗胆碱药(LAMAs)对症治疗[15]。《2013 版全球的倡议慢性阻塞性肺疾病(GOLD)策略报告》称,正规使用吸入糖皮质激素可改善症状及肺功能和提高生活质量,减少 FEV_1 预计值 <60% 的患者急性加重的发生率[16]。因此,《指南》建议吸入糖皮质激素联合 LABAs,或联合 LAMAs 治疗那些症状比较少但有急性加重高风险的患者,以及症状很多同时有病情急性加重的高危患者。对于这些患者,也推荐使用联合应用 3 个类别的药物(吸入糖皮质激素 + LABA+ LAMA)[16]。西班牙最近的《COPD 指南》认为,COPD 存在临床异质性,并建议根据该疾病的临床表型来制订特定的治疗方法。建议吸入性糖皮质激素可以在 COPD 混合型(即那些气流阻塞不完全可逆的,并伴有可逆性梗阻)患者中使用[17]。《指南》推荐尝试减少吸入性糖皮质激素剂量直到最低有效剂量。此外,吸入糖皮质激素可以使用在尽管已予一种或两种长效支气管扩张剂治疗但病情加重的中度 COPD 患者。已使用两种药物(2 种长效支气管扩张剂或一种长效支气管扩张剂加上吸入糖皮质激素)

治疗的重度 COPD 患者,若症状未控制或病情加重,三联疗法(LAMA+ LABA+ 吸入糖皮质激素)可以使用。

最近一项双盲,随机,平行组研究,共纳入 2485 例 COPD 急性发作患者,在 6 周的筛选期予三联疗法:噻托溴铵(18μg,每日 1 吸),沙美特罗(50μg,每日 2 吸),丙酸氟替卡松(500μg,每日 2 吸)。6 周后,以 1:1 的比例把所有患者随机分为继续接受三联法治疗组,或分为三步逐步停用丙酸氟替卡松组(每 6 周逐步减少,每日总剂量从 1000μg 到 500μg,再到 200μg,最后替换为安慰剂)。该实验主要研究终点为中至重度 COPD 的首次发作时间。同时对肺功能、健康状况和呼吸困难程度进行监测。最终统计分析显示,与继续使用吸入糖皮质激素组相比,停用吸入糖皮质激素组中至重度 COPD 首次急性加重达到了预设非劣性标准 95% 置信区间上限 1.20,风险比为 1.06。治疗 18 周后(完全停用糖皮质激素),停用吸入糖皮质激素组 FEV1 谷值校正后的平均减少值比继续使用吸入糖皮质激素组高 38ml;治疗 52 周后,两组间这一指标的改变相似(均为 43ml)。停用吸入糖皮质激素组患者的呼吸困难未见改变,而健康状况的变化也很微小。因此该研究认为接受噻托溴铵和沙美特罗治疗的重症 COPD 患者,逐渐停用吸入糖皮质激素与继续使用糖皮质激素治疗相比,COPD 发生中至重度急性加重的风险相似。然而,在停用糖皮质激素的最后步骤时,COPD 患者的肺功能降幅较大[18]。

三、吸入糖皮质激素在 COPD 患者的临床应用现状

尽管吸入糖皮质激素在目前的国内和国际指南中有明确推荐意见(前文已提及),然而,临床仍然存在过度使用吸入糖皮质激素的情况。此外,虽然单用的吸入糖皮质激素没有被批准用于 COPD 的治疗,但仍有专科医师为 COPD 患者开单药吸入糖皮质激素治疗。最近一个多中心(49 个意大利肺病科,均匀地分布在全国各地),横断面观察性研究表明,GOLD 国际指南与目前临床实践关系不大[19]。意大利专家认为,吸入糖皮质激素联合长效支气管扩张剂也可用于 COPD 轻症患者,或有阻塞症状的患者。分析认为,在临床实践中的实际用药,多数 COPD 患者不论气流受限的程度及病情加重与否均使用吸入糖皮质激素[20]。必须强调,虽然 TORCH 数据分析表明,COPD 患者可能从吸入糖皮质激素 / LABA 联合治疗中获益,但即使在 COPD 稳定期,关于吸入糖皮质激素在 COPD 早期治疗中是否获益,目前都没有确凿的证据[19]。

我们现在认识到,由于 COPD 个体存在不同的表型及重叠特征,因此各自代表着不同疾病,而不是所有的患者对目前药物治疗都能有相应的反应。我们应努力去弄清 COPD 的临床亚型及其病理生理类型[21],这也许有利于医师根据 COPD 患者的个体表型来改进目前的治疗策略[22]。然而,事实上很难界定的所有 COPD 的表型。显然,吸入糖皮质激素在治疗 COPD 和哮喘重叠综合征患者更为有效[23]。但是,由于 COPD 本身的特点,在多数情况下,吸入糖皮质激素应与长效支气管扩张联合使用[24]。有趣的是,两个随机对照试验共 >1500 例 COPD 患者相关数据分析认为,接受利尿剂和那些 FEV_1 >12% 且没有接受利尿剂的患者,在接受吸入糖皮质激素 /LABA 治疗组与 LABA 单一疗法组相比,更可能经历 COPD 相关的急性加重[24]。以上建议是否真正描述了 COPD 的差异,以及这些研究结果是否可以推广,仍有待进一步在临床实践中摸索。但是,COPD 患者吸入糖皮质激素,至少在某些亚型使用

是有余地的[22],如:除非患者伴随哮喘否则吸入糖皮质激素不应该使用,这有待于进一步探索[24]。

总之,糖皮质激素吸入治疗可以缓解 COPD 患者病情的恶化,抑制多种炎症细胞的扩散和增长,改善 COPD 患者的肺功能和呼吸状况,提高患者的生活质量,降低 COPD 患者病死率。吸入糖皮质激素仍在不断的研究发展中,积极提高肺功能改善能力及其药敏性,帮助患者恢复健康,具有一定的临床价值。

(林名瑞　林建东)

参 考 文 献

1. Brusselle GG, Joos GF, Bracke KR. New insights into the immunology of chronic obstructive pulmonary disease. Lancet, 2011, 378(9795):1015-1026.

2. Cazzola M, Page CP, Calzetta L, et al. Emerging anti-inflammatory strategies for COPD. Eur Respir J, 2012, 40(3): 724-741.

3. Raissy HH, Kelly HW, Harkins M, et al. Inhaled corticosteroids in lung diseases. Am J Respir Crit Care Med, 2013, 187(8):798-803.

4. Ceviker Y, Sayiner A. Comparison of two systemic steroid regimens for the treatment of COPD exacerbations. Pulm Pharmacol Ther, 2014, 27(2):179-183.

5. Jen R, Rennard SI, Sin DD. Effects of inhaled corticosteroids on airway inflammation in chronic obstructive pulmonary disease: a systematic review and meta-analysis. Int J Chron Obstruct Pulmon Dis, 2012, 7:587-595.

6. Soriano JB, Sin DD, Zhang X, et al. A pooled analysis of FEV1 decline in COPD patients randomized to inhaled corticosteroids or placebo. Chest, 2007, 131(3):682-689.

7. Yang IA, Clarke MS, Sim EH, et al. Inhaled corticosteroids for stable chronic obstructive pulmonary disease. Cochrane Database Syst Rev, 2012, 7:CD002991.

8. Celli BR, Thomas NE, Anderson JA, et al. Effect of pharmacotherapy on rate of decline of lung function in chronic obstructive pulmonary disease: results from the TORCH study. Am J Respir Crit Care Med, 2008, 178(4):332-338.

9. Lapperre TS, Snoeck-Stroband JB, Gosman MM, et al. Effect of fluticasone with and without salmeterol on pulmonary outcomes in chronic obstructive pulmonary disease: a randomized trial. Ann Intern Med, 2009, 151(8): 517-527.

10. Kunz LI, Strebus J, Budulac SE, et al. Inhaled steroids modulate extracellular matrix composition in bronchial biopsies of COPD patients: a randomized, controlled trial. PLoS One, 2013, 8(5):e63430.

11. Sin DD, Wu L, Anderson JA, et al. Inhaled corticosteroids and mortality in chronic obstructive pulmonary disease. Rev Port Pneumol, 2005, 11(6):603-607.

12. van der Valk P, Monninkhof E, van der Palen J, et al. Effect of discontinuation of inhaled corticosteroids in patients with chronic obstructive pulmonary disease: the COPE study. Am J Respir Crit Care Med, 2002, 166(10): 1358-1363.

13. Agarwal R, Aggarwal AN, Gupta D, et al. Inhaled corticosteroids vs placebo for preventing COPD exacerbations: a systematic review and meta regression of randomized controlled trials. Chest, 2010, 137(2):318-325.

14. Zervas E, Samitas K, Gaga M, et al. Inhaled corticosteroids in COPD: pros and cons. Curr Drug Targets, 2013, 14(2):192-224.

15. Qaseem A, Wilt TJ, Weinberger SE, et al. Diagnosis and management of stable chronic obstructive pulmonary disease: a clinical practice guideline update from the American College of Physicians, American College of

Chest Physicians, American Thoracic Society, and European Respiratory Society. Ann Intern Med, 2011, 155(3): 179-191.

16. Pauwels RA, Buist AS, Calverley PM, et al. Global strategy for the diagnosis, management, and prevention of chronic obstructive pulmonary disease. NHLBI/WHO Global Initiative for Chronic Obstructive Lung Disease (GOLD) Workshop summary. Am J Respir Crit Care Med, 2001, 163(5): 1256-1276.

17. Miravitlles M, Soler-Cataluña JJ, Calle M, et al. Spanish COPD Guidelines (GesEPOC): Pharmacological treatment of stable COPD. Aten Primaria, 2012, 44(7): 425-437.

18. Magnussen H, Disse B, Rodriguez-Roisin R, et al. Withdrawal of inhaled glucocorticoids and exacerbations of COPD. N Engl J Med, 2014, 371(14): 1285-1294.

19. Cazzola M, Segreti A, Bettoncelli G, et al. Change in asthma and COPD prescribing by Italian general practitioners between 2006 and 2008. Prim Care Respir J, 2011, 20(3): 291-298.

20. Franssen FME, MA Spruit, Wouters EFM. Determinants of polypharmacy and compliance with GOLD guidelines in patients with chronic obstructive pulmonary disease. Int J Chron Obstruct Pulmon Dis, 2011, 6: 493-501.

21. Agusti A, Calverley PM, Celli B, et al. Characterisation of COPD heterogeneity in the ECLIPSE cohort. Respiratory Research, 2010, 11(1): 122.

22. Miravitlles M, Soler-Cataluña JJ, Calle M, et al. A new approach to grading and treating COPD based on clinical phenotypes: summary of the Spanish COPD guidelines (GesEPOC). Prim Care Respir J, 2013, 22(1): 117-121.

23. Miravitlles M, Soler-Cataluña JJ, Calle M, et al. Treatment of COPD by clinical phenotypes: putting old evidence into clinical practice. Eur Respir J, 2013, 41(6): 1252-1256.

24. Disantostefano RL, Li H, Rubin DB, et al. Which patients with chronic obstructive pulmonary disease benefit from the addition of an inhaled corticosteroid to their bronchodilator? A cluster analysis. BMJ Open, 2013, 3(4). pii: e001838.

重症机械通气患者早期活动安全性的专家共识

近年来,越来越多的研究表明早期活动可改善重症患者尤其是机械通气患者的短期运动功能、肌肉力量、自我感知,减少谵妄和机械通气时间,从而缩短住院时间[1-8]。但是,重症机械通气患者早期活动在临床开展仍受到诸多因素限制,其中最主要原因仍然是安全性的考虑[9-11]。因此,临床上需要客观的、易于操作的指标来对重症机械通气患者早期活动的安全性进行评估,以实现不良事件风险最小化[12,13]。2014 年 *Critical Care* 杂志发表了《关于重症机械通气患者早期活动安全性的专家共识》[14],以期为临床决策提供参考。

一、推荐等级及基础说明

该《共识》采用"标准交通信号系统"式推荐对各方面因素逐条进行分级,适用于所有想要开展早期活动的患者,推荐级别详见表 3-11-1。

表 3-11-1　推荐意见交通信号系统分级

分级	描述
低危	不良事件风险较低;早期活动可根据各 ICU 的常规和流程进行
中危	不良事件风险和后果较低危组高,但可平衡利弊后进行;进行任何活动之前,需明确预防措施和禁忌证,一旦开始活动,需逐渐、谨慎进行
高危	不良事件风险极高或后果严重;不主张早期活动,除非由权威重症医师与高年资康复医师、高年资护士会诊后认为可行

该《共识》指出,评价的原则应以最保守的评价级别优先,例如一名患者只出现一个高危指标就应充分注意不良事件风险,即使其他评价指标都是低危也不主张早期活动。在开始早期活动前,应充分评估患者的状态、病情变化以及变化趋势、活动持续的时间等。对于可能发生的不良事件也需针对具体患者进行个体化评估。

与 2007 年欧洲呼吸病学会和欧洲危重病学会对于重症患者物理治疗的推荐[15]范围不同,该《共识》只针对患者主动活动的安全性标准进行推荐,不包括被动活动。

二、安全性评价

该共识主要从呼吸系统因素、心血管系统因素、神经系统因素以及其他 4 个方面进行安全性评价,阐述如下。

1. 呼吸系统因素　主要包括人工气道、呼吸机参数以及对 ARDS 治疗方法的需求。

在开始活动前,应首先检查并确认人工气道是否在位并安全。该共识认为,气管内插管本身并不是早期活动的禁忌证,如无其他禁忌,吸入氧浓度小于 0.6 是床上和离床活动的安全指标。如果患者情况在允许活动的安全范围边缘(如经皮血氧饱和度低于 90%,吸入氧浓度高于 60%、呼吸末正压高于 10cmH_2O),在开始活动前应请有经验的医疗团队会诊。此外,应保证患者有足够的辅助供氧,以确保出现非预期的活动时间延迟或氧耗增加而导致患者需氧增加。具体指标见表 3-11-2。

表 3-11-2　呼吸系统因素及安全性评价

呼吸系统因素	床上活动	离床活动
人工气道		
气管内插管	低危	低危
气管切开导管	低危	低危
呼吸参数		
吸氧浓度≤0.6	低危	低危
吸氧浓度 >0.6	中危	中危
经皮血氧饱和度≥90%	低危	低危
经皮血氧饱和度 <90%	中危	高危
呼吸频率≤30 次 / 分	低危	低危
呼吸频率 >30 次 / 分	中危	中危
机械通气		
高频振荡通气	中危	高危
呼吸末正压≤10cmH_2O	低危	低危
呼吸末正压 >10cmH_2O	中危	中危
人机不同步	中危	中危
挽救治疗		
一氧化氮	中危	中危
前列环素	中危	中危
俯卧位通气	高危	高危

2. 心血管系统因素　主要包括血压、心律、心脏辅助及监测设备和其他心血管因素。

总体而言,血压基本可维持、稳定的基础心律和应用心脏辅助及监测设备(包括主动脉内球囊反搏(IABP)、体外膜氧合(ECMO)、心室辅助设备、肺动脉导管等)对于床上活动来说风险较低。相对于床上活动,离床活动的风险要相应增加,只有血压良好、稳定的基础心律和应用心室辅助装置患者离床活动风险较低,其他低血压、灌注不足、严重心律失常、需心脏辅助及监测设备情况均需要充分评估后谨慎开始活动或不主张活动。对于需静脉药物控制的高血压急症,该共识最终推荐意见推荐为风险极高,但内科组专家讨论认为药物控制血压在目标范围之内,床上活动的风险可以降为中危。对于 IABP 或 ECMO 的股静脉导管,骑车运动和髋关节屈曲可能导致不良事件风险增加,因而该类患者床上活动时应限制屈髋运动。具体指标见表3-11-3。

表 3-11-3 心血管系统因素及安全性评价

心血管系统因素	床上活动	离床活动
血压		
静脉降压药控制高血压急症	高危	高危
平均动脉压		
平均动脉压低于目标范围并且引起症状	中危	高危
升压药物和(或)器械维持仍平均动脉压低于目标范围	中危	高危
无需支持或低水平支持即可维持血压高于目标范围低限	低危	低危
中等水平支持可维持血压高于目标范围低限	中危	中危
高水平支持可维持血压高于目标范围低限	中危	高危
已知或怀疑严重肺动脉高压	中危	中危
心律失常		
心动过缓		
需要药物治疗(如异丙肾上腺素治疗)或等待紧急植入心脏起搏器	高危	高危
不需要药物治疗或紧急起搏器植入的心动过缓	中危	中危
经静脉或心外膜起搏器		
起搏心律	中危	高危
稳定的基础心律	低危	低危
稳定的心动过速		
心室率 >150 次 / 分	中危	高危
心室率 120~150 次 / 分	中危	中危
任何心室率小于 120 次 / 分的心动过速	低危	低危
心脏辅助装置		
股静脉 IABP	低危	高危
ECMO		
股静脉或锁骨下置管(非单个双腔置管)	低危	高危
中心静脉单个双腔置管	低危	中危
心室辅助装置	低危	低危
肺动脉导管或其他连续心排检测设备	低危	中危
其他心血管因素		
休克或其他原因引起的乳酸 >4mmol/L	中危	中危
已知或怀疑急性 DVT/PE	中危	中危
已知或怀疑严重主动脉狭窄	低危	中危
心肌缺血(亦持续胸痛或心动图动态改变)	中危	高危

注:IABP:主动脉内球囊反搏(intra-aortic balloon pump);ECMO:体外膜氧合(extracorporeal membrane oxygenation);DVT/PE:深静脉血栓形成 / 肺栓塞(deep vein thrombosis / pulmonary embolism)

值得注意的是,该共识只推荐了患者活动的安全的血管活性药物使用原则,并未就具体某种药物剂量或血管活性药物的组合给出推荐意见。即应用血管活性药物本身并不是早期活动的绝对禁忌证,除血管活性药物剂量外还应该关注患者组织灌注情况,关注药物剂量变化趋势影响,如升压药剂量逐渐增加就应该引起医师的注意或视为活动的禁忌证。该共识就血管活性药物安全阈值、给药速度的变化,以及何为组织灌注不良标准并未给出推荐意见,对推荐中提及的中等水平、高水平的血压支持也未界定,这些均需依靠重症医师的经验性判断。因此,应用血管活性药物的患者能否进行活动需要个体化评估,必要时应请有经验的重症医师会诊协助判断。

3. 神经系统因素　主要包括意识水平、谵妄、颅内压及其他方面。

与 2007 年欧洲重症患者物理治疗的推荐[15]相比,该版专家共识对神经系统因素做出了较为详细的推荐。对于床上活动,只有患者 RASS>+2、未控制的颅内高压、脊柱应用保护措施(未清理减压或固定)、未控制的癫痫为高危即不主张早期活动,RASS≤+2、严重谵妄为中危,其他神经系统指标均风险较低。而离床活动的风险相应增加。详见表 3-11-4。

表 3-11-4　神经系统因素及安全性评价

神经系统因素	床上活动	离床活动
意识水平		
患者嗜睡、镇静、略有烦躁不安(如 RASS−1 到 +1)	低危	低危
患者浅镇静或易激惹(如 RASS−2 或 +2)、	中危	中危
患者不能唤醒或深镇静(如 RASS<−2)	中危	高危
患者极易激惹或有攻击性(如 RASS>+2)	高危	高危
谵妄		
谵妄评分工具(CAM-ICU)阴性	低危	低危
谵妄评分工具(CAM-ICU)阳性但可遵从简单指令	低危	中危
谵妄评分工具(CAM-ICU)阳性且不能遵从指令	中危	中危
颅内压		
颅内压监测提示颅内压力不在理想范围	高危	高危
颅内压检测无颅内高压征象	低危	中危
其他神经系统因素		
颅骨切除	低危	中危
腰椎开放减压(未钳夹)	低危	高危
帽状腱膜下引流	低危	中危
脊柱应用保护措施(未清理减压或固定)	高危	高危
急性脊髓损伤	低危	中危
动脉瘤未钳夹的蛛网膜下腔出血	低危	中危
动脉瘤钳夹后血管痉挛	低危	中危
未控制的癫痫	高危	高危

注:RASS:Richmond agitation-sedation scale;CAM-ICU:confusion assessment method for ICU

4. 其他方面的因素　主要包括手术因素、内科因素、其他因素。

除呼吸系统、心血管系统、神经系统因素外,该共识还列举了 ICU 内相对常见的情况,并予以推荐。主要包括外科骨折、腹部损伤、内科出血、体温异常以及 ICU 内常见有创治疗措施。对于大的腹部创口,在进行活动之前应与外科手术医师沟通方可进行。对于活动性出血,早期活动的风险不仅限于出血本身,还包括出血可能导致的活动期间的不良事件风险增加如跌倒或骨折、脱臼等线性位移。床旁血液净化治疗、留置深静脉导管、引流管不是活动的禁忌证。详见表 3-11-5。

表 3-11-5　其他因素及安全性评价

其他因素	床上活动	离床活动
外科因素		
不稳定 / 未固定的严重骨折(骨盆、脊柱、下肢长骨)	中危	高危
大的开腹创伤(胸部 / 胸骨、腹部)	低危	高危
内科因素		
已知的未控制的活动性出血	高危	高危
怀疑活动性出血或增加出血风险	低危	中危
发热患者经积极物理或药物降温体温仍超过可接受范围	中危	中危
低温治疗	中危	中危
其他因素		
ICU 获得性虚弱	低危	低危
持续肾替代治疗(包括股静脉透析导管)	低危	低危
股动静脉导管	低危	低危
股鞘	中危	高危
其他引流及附件(如鼻胃管、中心静脉导管、胸腔引流、伤口引流、肋间导管、尿管)	低危	低危

总之,该版《专家共识》就重症机械通气患者早期活动安全性从呼吸、心血管、神经系统及其他因素进行了汇总和推荐,且较以往的推荐意范围更宽松,但证据来源于有限的对照研究、系统综述和专家意见,有待更多的研究进行论证,并需要各单位根据自身实际情况如人员配置、水平、实践经验具体考量该《共识》。随着不断实践,目前高危水平的推荐意见将来可能变成中危甚至低危。总之,重症机械通气患者应早期主动活动,但之前应充分评估,最小化不良事件风险。

(龚晓莹　臧彬)

参 考 文 献

1. Stiller K. Physiotherapy in intensive care:towards an evidence-based practice. Chest,2000,118:1801-1813.

2. Stiller K. Physiotherapy in intensive care:an updated systematic review. Chest,2013,144:825-847.

3. Chang MY,Chang LY,Huang YC,et al. Chair-sitting exercise intervention does not improve respiratory muscle

function in mechanically ventilated intensive care unit patients. Respir Care, 2011, 56:1533-1538.

4. Burtin C, Clerckx B, Robbeets C, et al. Early exercise in critically ill patients enhances short-term functional recovery. Crit Care Med, 2009, 37:2499-2505.

5. Morris PE, Goad A, Thompson C, et al. Early intensive care unit mobility therapy in the treatment of acute respiratory failure. Crit Care Med, 2008, 36:2238-2243.

6. Schweickert WD, Pohlman MC, Pohlman AS, et al. Early physical and occupational therapy in mechanically ventilated, critically ill patients:a randomised controlled trial. Lancet, 2009, 373:1874-1882.

7. Chiang LL, Wang LY, Wu CP, et al. Effects of physical training on functional status in patients with prolonged mechanical ventilation. Phys Ther, 2006, 86:1271-1281.

8. Denehy L, Skinner EH, Edbrooke L, et al. Exercise rehabilitation for patients with critical illness:a randomized controlled trial with 12 months of follow-up. Crit Care, 2013, 17:R156.

9. Zafiropoulos B, Alison JA, McCarren B. Physiological responses to the early mobilisation of the intubated, ventilated abdominal surgery patient. Aust J Physiother, 2004, 50:95-100.

10. Needham DM, Korupolu R, Zanni JM, et al. Early physical medicine and rehabilitation for patients with acute respiratory failure:a quality improvement project. Arch Phys Med Rehabil, 2010, 91:536-542.

11. Winkelman C, Johnson KD, Hejal R, et al. Examining the positive effects of exercise in intubated adults in ICU: a prospective repeated measures clinical study. Intensive Crit Care Nurs, 2012, 28:307-318.

12. Adler J, Malone D. Early mobilization in the intensive care unit:a systematic review. Cardiopulm Phys Ther J, 2012, 23:5-13.

13. Choi J, Tasota FJ, Hoffman LA. Mobility interventions to improve outcomes in patients undergoing prolonged mechanical ventilation:a review of the literature. Biol Res Nurs, 2008, 10:21-33.

14. Hodgson CL, Stiller K, Needham DM, et al. Expert consensus and recommendations on safety criteria for active mobilization of mechanically ventilated critically ill adults. Critical Care, 2014, 18:658.

15. Gosselink R, Bott J, Johnson M, et al. Physiotherapy for adult patients with critical illness:recommendations of the European Respiratory Society and European Society of Intensive Care Medicine Task Force on Physiotherapy for Critically Ill Patients. Intensive Care Med, 2008, 34:1188-1199.

重症肾脏与血液净化

 脓毒症性 AKI 发病机制有所不同

传统观念认为脓毒症性 AKI 的发病机制是急性肾小管坏死、肾血管收缩、肾脏缺血[1]，新的研究发现脓毒症性 AKI 的病理生理机制与非脓毒症性 AKI 不同，本文就此简述于下。

一、脓毒症性 AKI 发病机制新认识

1. 高循环动力下肾血流不减反增　既往 AKI 模型主要是基于动物和人的低动力型休克时肾缺血状态的研究，然而脓毒症患者的心输出量可正常或增加而处于循环高动力状态，所以高动力型脓毒症模型的研究与脓毒症患者的实际情况更为接近。Bellomo 研究团队[2]通过对脓毒症性 AKI 羊模型的研究发现感染性休克时肾血流显著增加，肾血管阻力降低，而肾小球滤过率显著下降，证明脓毒症性 AKI 在病理生理机制与非脓毒症性 AKI 时不同，并且提出脓毒症性 AKI 显示出一种独有的 AKI 形式：充血性 AKI。他们认为肾小球滤过压是由入球小动脉和出球小动脉的关系决定的，当入球小动脉收缩时，肾小球滤过压降低而尿量和肾血流也会降低。但是，当入球小动脉扩张而出球小动脉扩张更为显著时，肾血流会显著增加，而肾小球内压力仍会下降，由此肾小球滤过率也会下降。该团队在随后的 2 项研究中证实了这一观点[3,4]。以上这些研究质疑了高动力型脓毒症早期发生 AKI 仅仅与肾脏低灌注有关这一论断，并提出在肾脏充血时已经发生肾功能障碍，提示肾小球内的血流动力学改变可能导致肾小球滤过率的早期下降。相比动物模型，对脓毒症 AKI 患者的研究有限。Brenner 等[5]对 8 位 AKI 重症患者经皮放置热稀释法肾血流测定导管后证实即使在全肾血流正常的情况下脓毒症性 AKI 仍会发生。Prowle 等[6]的研究证实脓毒症性 AKI 患者中肾血流下降并非普遍存在。因此，在表现为循环高动力的脓毒症时，肾血管扩张和肾脏充血是导致 AKI 发生的重要因素[7,8]，但仍需更多的关于脓毒症性 AKI 患者的研究来对该机制有更进一步的认识。

2. 炎症反应和肾小管凋亡　目前已有充分的证据支持在脓毒症性 AKI 的病理生理机

制中凋亡相比坏死作用更显著,其中最有力的证据是 2010 年 Nochy 等发表的一篇关于脓毒症性 AKI 的组织病理学研究[9]。该研究将 19 位死于感染性休克患者的肾活检结果与 8 位死于创伤患者和 9 位死于非感染性 AKI 患者的尸检结果相比较,运用显微镜观察、TUNEL 实验和活化 caspase3 标记 3 种方法来检测凋亡。结果发现脓毒症性 AKI 患者发生了急性肾小管凋亡,而非脓毒症性 AKI 患者几乎没有发生凋亡。凋亡可受一系列调节机制调控,因此这一发现至关重要,有助于寻找新的干预措施防治脓毒症性 AKI。

全身性炎症介质如白细胞介素(interleukin, IL)-6,IL-10、巨噬细胞迁移抑制因子等)与脓毒症性 AKI 的发生发展密切相关[10]。在脓毒症初始阶段炎症因子风暴激活白细胞、内皮细胞、血小板和上皮细胞,导致微循环障碍、缺氧和组织损伤[11]。内皮细胞活化增加血管通透性,上调黏附分子和其他促炎介质的表达,起到至关重要的作用,其中分泌的 E- 选择素已被证明在脓毒症性 AKI 晚期白细胞招募到肾脏起了主要作用[12]。而白细胞通过释放促炎因子和损伤相关模式分子直接作用于肾小管上皮细胞,导致这些细胞代谢和功能状态的改变,研究发现这些分子能与 Toll 样受体(toll-like receptor, TLR)2 和 TLR4 结合而激活肾小管细胞[13]。脓毒症时肾小管中内毒素与肾小管细胞上 TLR4 结合,造成邻近肾小管细胞的氧化应激[14]。由此可见,TLR4 信号途径可能在防治 AKI 中具有重要价值。另一方面,暴露在炎症和缺氧状态下的肾小管上皮细胞会下调代谢并引起细胞周期阻滞,这种应答反应的核心是线粒体,它能通过线粒体自噬限制进一步损伤及引导功能恢复,因此自噬反应减少或异常自噬时会导致肾小管损伤、肾脏和其他脏器功能障碍[15]。线粒体所涉及的另一个重要现象是细胞周期阻滞。研究已发现,G1 细胞周期阻滞中的 2 个标志物,胰岛素样生长因子结合蛋白 7 和组织金属蛋白酶抑制剂 2,可用于预测重症患者和心脏手术患者 AKI 的发生[16],提示 AKI 的发生发展涉及肾小管上皮细胞的细胞周期阻滞。另外,还原型 ATP 水平可以诱导细胞周期阻滞而防止细胞进入死亡周期,这些标志物同时能预测肾功能恢复情况[16]。

二、发病机制新认识对脓毒症性 AKI 诊治方式的影响

由于脓毒症性 AKI 涉及多种不同机制,单一治疗方式无法预防或治愈脓毒症性 AKI,基于不同机制采取相应的预防和治疗措施可能更加有利。

1. 清除促炎介质和阻断凋亡途径　临床最常用的方法是肾脏替代治疗(renal replacement therapy, RRT)。RRT 对清除脓毒症性 AKI 患者的促炎介质以及阻断其凋亡途径有良好的前景,但在种类、剂量和启动时间上尚无最佳方案。碱性磷酸酶能减轻炎症、去除内毒素毒性,而且能将炎症和缺氧状态下产生的三磷酸腺苷转化为腺苷而起到抗炎和组织保护作用,这些作用已被脓毒症性 AKI 的动物实验和二期临床试验所证实[17]。因此,外源性碱性磷酸酶治疗脓毒症性 AKI 具有良好的临床应用前景。其他调控炎症反应和凋亡途径的治疗方法尚在研究阶段,比如调控 TNF-α 信号通路、TLR4 信号通路以及调节 caspase 级联反应等。炎症介质在脓毒症患者的宿主免疫应答、细菌清除和损伤修复中提供必需信号,因此在清除炎症介质治疗中应予以考虑。

2. 其他治疗方式　液体治疗是脓毒症患者基础治疗手段之一,在脓毒症性 AKI 患者的早期阶段就应避免容量过负荷[18],同时注意不同液体对肾功能的影响。2014 年一项荟萃分析结果显示脓毒症患者使用羟乙基淀粉进行液体复苏会增加 AKI 发病率、RRT 使用率,所

以不建议使用[19]。AKI 时微循环障碍会启动缺氧和炎症反应,因此为改善微循环灌注,血管扩张剂包括硝酸甘油、一氧化氮以及调节一氧化氮产物的药物等已在临床应用。对脉管系统具有多重效应的药物,例如他汀类药物[20]和促红细胞生成素[21],也可能通过增强内皮一氧化氮合酶表达以及降低血管通透性的途径实现预防肾损伤的作用。

　　总之,传统的关于脓毒症性 AKI 的发病机制是肾脏缺血,但是这一理论遭到否定,新的研究表明可能机制主要涉及肾血管扩张、肾脏充血、炎症反应和急性肾小管凋亡,这些机制的发现可能有助于 AKI 的预防和治疗。

(刘一云　汤耀卿)

参 考 文 献

1. Schrier RW, Wang W. Acute renal failure and sepsis. N Engl J Med, 2004, 351:159-169.

2. Wan L, Bagshaw SM, Langenberg C, et al. Pathophysiology of septic acute kidney injury: what do we really know? Crit Care Med, 2008, 36:198-203.

3. Wan L, Langenberg C, Bellomo R, et al. Angiotensin Ⅱ in experimental hyperdynamic sepsis. Crit Care, 2009, 13 (6):R190.

4. May CN, Ishikawa K, Wan L, et al. Renal bioenergetics during early gram-negative mammalian sepsis and angiotensin Ⅱ infusion. Intensive Care Med, 2012, 38(5):886-893.

5. Brenner M, Schaer GL, Mallory DL, et al. Detection of renal blood flow abnormalities in septic and critically ill patients using a newly designed in dwelling thermodilution renal vein catheter. Chest, 1990, 98:170-179.

6. Prowle JR, Ishikawa K, May CN, et al. Renal blood flow during acute renal failure in man. Blood Purif, 2009, 28: 216-225.

7. Gomez H, Ince C, DeBacker D, et al. A unified theory of sepsis-induced acute& kidney injury: inflammation, microcirculatory dysfunction, bioenergetics, and the tubular cell adaptation to injury. Shock, 2014, 41:3-11.

8. Zarbock A, Gomez H, Kellum JA. Sepsis-induced acute kidney injury revisited: pathophysiology, prevention and future therapies. Curr Opin Crit Care, 2014, 20(6):588-595.

9. Lerolle N, Nochy D, Guérot E, et al. Histopathology of septic shock induced acute kidney injury: apoptosis and leukocytic infiltration. Intensive Care Med, 2010, 36(3):471-478.

10. Payen D, Lukaszewicz AC, Legrand M, et al. A multicentre study of acute kidney injury in severe sepsis and septic shock: association with inflammatoryphenotype and HLA genotype. PLoS One, 2012, 7:e35838.

11. Angus DC, van der Poll T. Severe sepsis and septic shock. N Engl J Med, 2013, 369:840-851.

12. Herter JM, Rossaint J, Spieker T, et al. Adhesion molecules involved in neutrophil recruitment during sepsis-induced acute kidney injury. J Innate Immun, 2014, 6:597-606.

13. Mudaliar H, Pollock C, Komala MG, et al. The role of Toll-like receptor proteins(TLR) 2 and 4 in mediating inflammation in proximal tubules. Am J Physiol Renal Physiol, 2013, 305:F143-154.

14. Kalakeche R, Hato T, Rhodes G, et al. Endotoxin uptake by S1 proximal tubular segment causes oxidative stress in the downstream S2 segment. J Am Soc Nephrol, 2011, 22:1505-1516.

15. Zhan M, Brooks C, Liu F, et al. Mitochondrial dynamics: regulatory mechanisms and emerging role in renal pathophysiology. Kidney Int, 2013, 83:568-581.

16. Meersch M, Schmidt C, Van Aken H, et al. Urinary TIMP-2 and IGFBP7 as early biomarkers of acute kidney injury and renal recovery following cardiac surgery. PLoS One, 2014, 9:e93460.

17. Peters E, Heemskerk S, Masereeuw R, et al. Alkaline phosphatase: a possible treatment for sepsis-associated acute kidney injury in critically ill patients. Am J Kidney Dis, 2014, 63(6):1038-1048.

18. Jacobs R, Honore PM, Joannes-Boyau O, et al. Septic acute kidney injury: the culprit is inflammatory apoptosis rather than ischemic necrosis. Blood Purif, 2011, 32(4): 262-265.

19. Serpa Neto A, Veelo DP, Peireira VG, et al. Fluid resuscitation with hydroxyethyl starches in patients with sepsis is associated with an increased incidence of acute kidney injury and use of renal replacement therapy: a systematic review and meta-analysis of the literature. J Crit Care, 2014, 29(1): 185.e1-7.

20. Liakopoulos OJ, Choi YH, Haldenwang PL, et al. Impact of preoperative statintherapy on adverse postoperative outcomes in patients undergoing cardiacsurgery: a meta-analysis of over 30,000 patients. Eur Heart J, 2008, 29: 1548-1559.

21. Song YR, Lee T, You SJ, et al. Prevention of acute kidney injury by erythropoietinin patients undergoing coronary artery bypass grafting: a pilot study. Am J Nephrol, 2009, 30: 253-260.

② 肺肾交互作用

急性肾损伤(acute kidney injury,AKI)是重症患者常见合并症,病死率可达 30%~60%[1]。随着研究深入,AKI 不良预后及高病死率与远隔器官损伤具有密切关系逐渐得到证实[2]。有研究显示,AKI 患者常常合并 ARDS,病死率接近 80%[3]。ARDS 的患者亦常常合并有 AKI,发生率为 44.3%。因此肺肾交互作用(lung-kidney crosstalk)越来越受到临床重视。本文就肺肾交互作用的机制和临床防治进行综述。

一、AKI 对肺脏功能的影响

以往认为 AKI 水钠潴留导致毛细血管静水压增加,进而发生肾源性肺水肿,导致 ARDS。有研究显示在 AKI 初期,动物肺干湿比下降、肺泡灌洗液蛋白含量升高,表明肺血管内皮及肺上皮屏障功能受损,已经发生了 ARDS。AKI 对肺脏功能影响的主要作用机制有:

1. 细胞因子介导的全身炎症反应 Andres-Hernando 等[4]研究发现 AKI 发生后,肺和肾的炎症因子改变相似,并且炎症介质水平与 AKI 时间相关;AKI 发生后 4 小时即可导致肺部炎症反应,炎性因子白介素(interleukin,IL)-6 和 IL-1β 增加。AKI 发生 7 天后动物的脏器出现明显的损伤,包括肺部炎症反应、血液中炎症因子增加、肝脏损伤和肌肉组织分解代谢增加。研究发现促炎因子 IL-6,肺趋化因子 1(CXCL1),IL-8 增加,但抗炎因子 IL-10 并没有增加。IL-6、IL-8 等促炎因子增加可促使 ARDS 的进展。这些研究说明 AKI 激发了促炎因子的释放,抗炎因子合成能力下降,最终导致远隔器官的肺脏损伤。

2. 氧化应激反应 AKI 时氧化应激增强,活性氧(ROS)产生增加可导致一些关键酶紊乱,如一氧化氮合酶、血红素氧化酶等,最终导致 AKI[6]。研究发现,血红素氧化酶-1(HO-1)可调节 AKI 保护性细胞因子的生成,在脓毒症所致 AKI、心肾综合征、异体移植的排斥反应中具有 AKI 保护作用,其水平可作为 AKI 的生物标记物[5]。氧化应激反应在 ARDS 的发生、发展中同样起到重要作用。有研究显示,在 ARDS 患者的急性渗出期肺泡上皮细胞中可检测出高表达的还原型烟酰胺腺嘌呤二核苷酸磷酸(NADPH)氧化酶(NOX),ROS 反应可导致肺泡细胞凋亡,影响多种信号转导通路的表达,在 ARDS 的发生、发展中具有重要作用[6]。

3. 细胞凋亡 急性缺血性 AKI 时可活化细胞和体液免疫,导致肺部的炎症级联反应,T 淋巴细胞和肿瘤坏死因子受体 1(TNFR1)可介导肺泡细胞凋亡,毛细血管屏障受损,导致 ARDS 的发生[7]。也有研究发现,AKI 时炎症介质释放,氧化应激等诱导促凋亡 FAS-caspases3 与抗凋亡 Bcl-2 失衡,进而导致肺血管内皮、上皮细胞凋亡,导致 ARDS[8]。总之,过多的肺上皮/内皮细胞的凋亡或肺炎症细胞的延迟凋亡都会导致 ARDS 的发生。

4. 肺泡液体转运通道受损 ARDS 本质上是非心源性肺水肿,肺泡上皮、内皮细胞通透性增高和肺间质及肺泡腔中的液体清除率的下降。肺胞I型和II型细胞表达顶端的钠通道(ENaC)和底端的 Na^+-K^+-ATP 酶,主动地泵钠进入肺间质内。为了达到平衡状态,通过水通道蛋白,水顺着渗透压梯度被动地进入肺间质。水通道蛋白和钠通道任何一个受到损伤都会影响肺泡的液体平衡。AKI 大鼠模型中发现肺上皮钠通道蛋白、水通道蛋白表达下调,Na^+-K^+-ATP 酶活性下降[9],表明水钠通道蛋白在 AKI 致 ARDS 的过程中发挥了一定的作用。

二、ARDS 对肾脏功能的影响

ARDS 的患者常常合并有 AKI,导致患者的病死率增加。Darmon 等[10]评估 ARDS 作为 AKI 的危险因素。8029 例患者中 ARDS 患者 1879 例,AKI 发生率为 44.3%,非 ARDS 患者 AKI 发生率为 27.4%($P<0.001$)。调整混杂因素后,ARDS 是 AKI 的独立危险因素(OR 11.01,95% CI 6.83~17.73)。住院病死率 14.2%,ARDS 病死率高于非 ARDS 患者(27.9% vs 10.0%,$P<0.001$);ARDS 患者 AKI 病死率高于非 ARDS 患者 AKI 病死率(42.3% vs 20.2%,$P<0.001$)。结论是 ARDS 和 AKI 独立相关,可看作重症患者 AKI 的独立危险因素。

ARDS 对肾功能影响的主要机制如下。

1. 机械通气对肾脏的影响 呼吸衰竭患者更易发生 AKI,机械通气是 AKI 发生的独立危险因素[11]。血流动力学和神经体液因素是机械通气导致肾脏灌注下降和 AKI 的主要机制。机械通气导致胸腔负压减小,静脉回心血量(前负荷)减少,同时机械通气压缩纵隔组织和肺血管系统,增加右心室后负荷,均可以导致心输出量下降,和肾灌注减少;在胸腔压力(肺损伤或胸壁僵直时)或腹压增高的患者(病态肥胖、腹腔间隔室综合征),机械通气增加肾静脉压,减少肾灌注压,降低肾血流量,从而导致 AKI。机械通气可改变神经体液系统,影响交感神经、肾素血管紧张素轴(RAS)、非渗透性血管加压素(抗利尿激素,ADH)的释放及心房利钠肽(ANP)的产生[12]。这些神经体液途径的最终作用结果是导致肾血流量减少、肾小球滤过率(GFR)降低、水钠潴留和少尿。

Van den Akker 等[13]纳入 31 项临床研究,就有创机械通气作为 AKI 危险因素进行系统回顾和荟萃分析,研究机械通气,潮气量,呼吸末正压(PEEP)对 AKI 的风险关系。按疾病进行分类显示机械通气使 AKI 发生的风险增加 3 倍(OR 3.16,95% CI 2.32~4.28,$P<0.001$),各个亚组(脓毒症、胃肠疾病、H1N1、心脏疾病)分析也显示机械通气增加 AKI 发生风险。不同潮气量和不同 PEEP 对 AKI 的发生没有明显影响,提示此两种参数不能改变 AKI 发生风险。

2. 低氧血症和高碳酸血症对肾脏的影响 低氧血症和高碳酸血症均可对肾脏功能产生明显影响,导致肾功能恶化,发展为 AKI。Darmon 等[14]就机械通气治疗的急性肺损伤(acute lung injury,ALI)患者肾功能进行研究。纳入 12 例 ALI 患者,患者基础血氧饱和度(SaO_2)为 96%,比较低氧组(SaO_2 在 89%)和高氧组(SaO_2 在 99%)时肾功能的变化。低氧组和高氧组比较,超声发现肾脏阻力指数(renal resistive index,RI)增加(0.78 vs 0.72,$P=0.003$),提示低氧血症对肾功能有影响。缺血和脓毒症时肾脏细胞由于缺氧可导致线粒体功能受到影响,进一步发展成 AKI[15]。高碳酸血症可直接影响肾灌注,钠和水的清除。二氧化碳参与肾血管张力调节。高碳酸血症可直接通过刺激肾血管收缩(释放去甲肾上腺素)减少肾血流量,降低 GFR;高碳酸血症可间接导致全身血管扩张,触发并激活肾素-血管紧张素-醛固酮系统,导致有效肾灌注降低[16]。

3. 炎症反应对肾脏的影响　炎症反应释放的炎性介质和 AKI 发生和发展具有明显的相关性。Liu 等[17]检测 ARDS 患者中 IL-6,IL-8,IL-10,血管血友病因子,肿瘤坏死因子 α,Ⅰ 和 Ⅱ 型可溶性肿瘤坏死因子受体(sTNFR-Ⅰ和 -Ⅱ),蛋白 C,纤溶酶原激活物抑制剂 -1(PAI-1),表面活性蛋白 A,表面活性蛋白 D 和细胞内黏附分子以及随后 AKI 的发生情况。876 例患者中,209 例(24%)出现 AKI。180 天 AKI 患者病死率为 58%,而非 AKI 患者为 28%($P<0.001$)。IL-6、sTNFR-Ⅰ、sTNFR-Ⅱ和 PAI-1 在调整相关因素后和 AKI 具有独立相关性,和疾病的严重程度相关联。从而表明凝血障碍、炎症、中性粒细胞 - 内皮细胞相互作用在 AKI 发生、发展中具有重要作用,这些生物和临床风险因素对于 AKI 具有预测作用。

三、肺肾交互作用的治疗

ARDS 和 AKI 并非单一疾病,两者交互作用,可互为因果,因此单一疗法很难进行有效治疗,往往需要综合治疗方案。体外膜氧合(extracorporeal membrane oxygenation,ECMO)联合 CRRT,加强血流动力学监测,有效管理容量;有效控制感染,避免肾毒性药物使用;肺保护性通气策略及俯卧位通气;营养支持等都是综合治疗的重要内容。

总而言之,肺肾交互作用在 ARDS 和 AKI 的发生、发展中具有重要作用,多种作用机制参与其中,显著影响患者的预后。虽然目前研究取得了一些进展,但仍需要对肺肾交互作用的具体作用机制及临床防治方法进行深入研究。临床医师应充分认识其主要发生机制和重要性,在临床过程中依据患者实际情况综合考虑,兼顾肺肾脏器功能,合理选择实施液体复苏,血液净化,ECMO 等综合治疗方案,努力提高患者的生存率。

(朱桂军　胡振杰)

参 考 文 献

1. Rewa O,Bagshaw SM. Acute kidney injury-epidemiology,outcomes and economics. Nat Rev Nephrol,2014,10: 193-207.

2. Schnell D,Vincent F,Darmon M. Lung/Kidney Interactions:From Experimental Evidence to Clinical Uncertainty//Annual Update in Intensive Care and Emergency Medicine 2014. Springer,2014:529-540.

3. Paladino JD,Hotchkiss JR,Rabb H. Acute kidney injury and lung dysfunction:a paradigm for remote organ effects of kidney disease? Microvasc Res,2009,77:8-12.

4. Andres-Hernando A,Altmann C,Bhargava R,et al. Prolonged acute kidney injury exacerbates lung inflammation at 7 days post-acute kidney injury. Physiol Rep,2014:2.

5. Nath KA. Heme oxygenase-1 and acute kidney injury. Curr Opin Nephrol Hypertens,2014,23:17-24.

6. Carnesecchi S,Dunand-Sauthier I,Zanetti F,et al. NOX1 is responsible for cell death through STAT3 activation in hyperoxia and is associated with the pathogenesis of acute respiratory distress syndrome. Int J Clin Exp Pathol, 2014,7:537-551.

7. Singh P,Bahrami L,Castillo A,et al. TNF-alpha type 2 receptor mediates renal inflammatory response to chronic angiotensin Ⅱ administration with high salt intake in mice. Am J Physiol Renal Physiol,2013,304:F991-999.

8. Hassoun HT,Lie ML,Grigoryev DN,et al. Kidney ischemia-reperfusion injury induces caspase-dependent pulmonary apoptosis. Am J Physiol Renal Physiol,2009,297:F125-137.

9. Basu RK,Wheeler D. Effects of ischemic acute kidney injury on lung water balance:nephrogenic pulmonary

edema? Pulm Med,2011,2011:414253.

10. Darmon M,Clec'h C,Adrie C,et al. Acute respiratory distress syndrome and risk of AKI among critically ill patients. Clin J Am Soc Nephrol,2014,9:1347-1353.

11. Gao J,Chen MJ,Wang XY,et al. Risk factors and prognosis of acute kidney injury in adult hospitalized patients:a two year outcome. Minerva Urol Nefrol,2014.[Epub ahead of print]

12. Tulafu M,Mitaka C,Hnin Si MK,et al. Atrial natriuretic peptide attenuates kidney-lung crosstalk in kidney injury. J Surg Res,2014,186:217-225.

13. van den Akker JP,Egal M,Groeneveld AB. Invasive mechanical ventilation as a risk factor for acute kidney injury in the critically ill:a systematic review and meta-analysis. Crit Care,2013,17:R98.

14. Darmon M,Schortgen F,Leon R,et al. Impact of mild hypoxemia on renal function and renal resistive index during mechanical ventilation. Intensive Care Med,2009,35:1031-1038.

15. Nourbakhsh N,Singh P. Role of renal oxygenation and mitochondrial function in the pathophysiology of acute kidney injury. Nephron Clin Pract,2014,127:149-152.

16. Basu RK,Wheeler DS. Kidney-lung cross-talk and acute kidney injury. Pediatr Nephrol,2013,28:2239-2248.

17. Liu KD,Glidden DV,Eisner MD,et al. Predictive and pathogenetic value of plasma biomarkers for acute kidney injury in patients with acute lung injury. Crit Care Med,2007,35:2755-2761.

3 左西孟旦改善心脏术后患者肾血流与氧代谢

由于心排血量降低、肾内血管收缩等因素的影响,大约 15%~30% 的心脏术后患者发生过急性肾损伤[1]。因此,预防急性肾损伤的发生是心脏术后患者围术期管理的重要内容。近几年研究发现左西孟旦有可能对肾脏提供益处[2,3],尤其是对改善心脏术后的肾血流及氧代谢的影响,成为近年来众多学者所关注的焦点。

一、左西孟旦对肾血流的改善作用及其机制

左西孟旦作为强心药物,可以增加心肌收缩力,从而可能在一定程度上增加肾脏的血流量。曾有研究提出左西孟旦仅增加心排血量,不能改善肾脏灌注[4,5],然而新的研究提示左西孟旦可能对肾脏有益。Gudrun 等[1]入选了 30 例心脏术后患者,采用随机对照研究方法,应用肺动脉导管热稀释法计算血流动力学参数,通过肾静脉留置导管监测肾静脉的血流量,以及 ^{51}Cr 提取法计算肾小球滤过率,研究发现与安慰剂组比较,左西孟旦组的患者心指数增加了 22%,肾血流增加了 12%,肾血管阻力下降了 18%,表明左西孟旦可以有效改善心脏术后患者的肾血流量、肾小球滤过率进而达到肾脏保护的目的,但其肾血流量的改善究竟是由于心肌收缩力的增强而引起循环改善,还是由于其扩张血管平滑肌降低肾血管阻力而引起的,没有明确的结论。Damman[6]在对心衰者使用左西孟旦的研究中指出左西孟旦改善肾功能的作用是通过降低肾血管阻力增加肾脏灌注压实现的。Francesco 等人[7]对心衰患者的研究中发现,使用左西孟旦的患者心指数在使用后 24~72 小时才明显增加,而相比较于心指数而言,患者的肾血流增加和肾血管阻力下降发生在用药后的 1 小时,因此,他们认为左西孟旦改善肾血流的作用是通过扩张肾脏血管实现的。

左西孟旦不仅能改善肾脏血流,而且有效降低急性肾损伤的发生率[8]。Mehmet 等人[9]的研究纳入了 88 名心衰患者,分为两组,分别给予左西孟旦与多巴胺,发现在入选后的 24 小时,两组患者的尿量均明显增加,此外,左西孟旦组的患者肾小球滤过率增加了 15.3%,而多巴胺组的患者仅增加 1.33%,进一步观察 72 小时后发现左西孟旦组肾小球滤过率增加至 45.45%,而多巴胺组增加较少,仅 0.09%。Knezevic 等人[10]在心脏术后患者的研究中也发现,相对于应用常规强心药物的患者,应用左西孟旦的患者肾小球滤过率较前增加较多(62% vs 12%),其 AKI 的发生率更低(6% vs 28%)。左西孟旦不仅增加了肾脏的血流灌注,并且通过选择性扩张肾小球前血管以增加肾小球滤过率,而多巴胺虽然对肾脏血管也有扩张作用,但多巴胺非选择性扩张了肾小球前后的血管,因此,小剂量的多巴胺并不能改善肾脏的预后,相比较而言,左西孟旦可以作为心脏术后患者肾脏保护更佳的选择。

二、左西孟旦对肾脏氧代谢的影响

有效的肾脏保护药物能增加肾脏的血流量,改善肾脏灌注,增加肾小球滤过率,进而起到肾脏保护的作用。但是,肾血流量增加的同时可能会增加肾脏的氧耗,破坏肾脏氧供和氧耗的平衡,进而对肾脏功能产生不利的影响,不但不能起到预防急性肾损伤的效果,反而会加重肾脏的负担[11]。因此,理想的药物应该在增加肾血流的同时对肾脏氧耗并不产生影响。Lothar 等人[12]对狗的缺氧模型展开研究,发现应用左西孟旦后,该组模型的心排血量明显增加,而通过热量测定法发现氧耗并没有明显改变,均在 3.5ml/(kg·min) 左右,与应用左西孟旦前相比较,氧供也没有明显改变,对此他们认为左西孟旦在改善循环的同时并没有对氧供和氧耗产生影响。因而可以推测左西孟旦对肾脏的氧代谢也不会产生影响。Gudrun 等人[1]在针对 30 例心脏术后患者的研究中通过管路钠重吸收法测量肾脏的氧耗,发现与应用安慰剂组相比较,应用左西孟旦的患者肾血流及肾小球滤过率明显增加($P<0.05$),也没有发现有统计学意义的氧耗增加,故认为左西孟旦能起到肾脏保护的作用并且不增加肾脏的氧耗,可以作为心脏术后患者肾脏保护的有效药物。

总而言之,左西孟旦具有增加患者的心排血量,扩张肾脏血管,增加肾脏血流及肾小球滤过率的作用,且不增加肾脏的氧耗,故有可能对预防急性肾损伤提供益处。

(胡才宝 蔡国龙)

参 考 文 献

1. Bragadottir G, Redfors B, Ricksten SE. Effects of levosimendan on glomerular filtration rate, renal blood flow, and renal oxygenation after cardiac surgery with cardiopulmonary bypass: a randomized placebo-controlled study. Critical care medicine, 2013, 41(10): 2328-2335.

2. Harrison RW, Hasselblad V, Mehta RH, et al. Effect of levosimendan on survival and adverse events after cardiac surgery: a meta-analysis. Journal of cardiothoracic and vascular anesthesia, 2013, 27(6): 1224-1232.

3. Baysal A, Yanartas M, Dogukan M, et al. Levosimendan Improves Renal Outcome in Cardiac Surgery: A Randomized Trial. Journal of Cardio thoracic and Vascular Anesthesia, 2014, 28(3): 586-594.

4. Oldner A, Konrad D, Weitzberg E, et al. Effects of levosimendan, a novel inotropic calcium-sensitizing drug, in experimental septic shock. Critical care medicine, 2001, 29(11): 2185-2193.

5. Faivre V, Kaskos H, Callebert J, et al. Cardiac and renal effects of levosimendan, arginine vasopressin, and norepinephrine in lipopolysaccharide-treated rabbits. Anesthesiology, 2005, 103(3): 514-521.

6. Damman K, Voors AA. Levosimendan improves renal function in acute decompensated heart failure: cause and clinical application. Editorial to: "Levosimendan improves renal function in patients with acute decompensated heart failure: comparison with dobutamine by Yilmaz et al.". Cardiovasc Drugs Ther, 2007, 21(6): 403-404.

7. Fedele F, Bruno N, Brasolin B, et al. Levosimendan improves renal function in acute decompensated heart failure: possible underlying mechanisms. European journal of heart failure, 2014, 16(3): 281-288.

8. Niu ZZ, Wu SM, Sun WY. Perioperative levosimendan therapy is associated with a lower incidence of acute kidney injury after cardiac surgery: a meta-analysis. J Cardiovasc Pharmacol, 2014, 63: 107-112.

9. Yilmaz MB, Yalta K, Yontar C, et al. Levosimendan improves renal function in patients with acute decompensated heart failure: comparison with dobutamine. Cardiovascular drugs and therapy, 2007, 21(6): 431-435.

10. Knezevic I, Poglajen G, Hrovat E, et al. The effects of levosimendan on renal function early after heart transplantation: results from a pilot randomized trial. Clinical transplantation, 2014, 28(10): 1105-1111.

11. Yilmaz MB, Grossini E, Silva Cardoso JC, et al. Renal effects of levosimendan: a consensus report. Cardiovascular drugs and therapy, 2013, 27(6): 581-590.

12. Schwarte LA, Schwartges I, Thomas K, et al. The effects of levosimendan and glibenclamide on circulatory and metabolic variables in a canine model of acute hypoxia. Intensive care medicine, 2011, 37(4): 701-710.

碳酸氢钠不降低心脏术后急性肾损伤发生率

在心脏手术患者中,术后并发急性肾损伤(acute kidney injury,AKI)称为心脏手术相关的 AKI(cardiac surgery-associated acute kidney injury,CSA-AKI),CSA-AKI 发病率约 36.3%~52.0%,能增加患者的死亡率以及患者的经济负担[1-3]。由于其预后差,且给患者带来巨大的经济负担,因此预防 CSA-AKI 的发生非常重要[4,5]。早期有人认为碳酸氢钠能够降低 CSA-AKI 的发病率,然而近些年有一些研究得到相反的结论。

一、CSA-AKI 的高危因素及发病机制

一般认为在心脏手术患者中 CSA-AKI 的发生受到多种因素影响,包括缺血再灌注损伤、炎症反应、氧自由基、氧化应激以及游离血红蛋白(在酸性环境下能被转化成高铁血红蛋白并沉积在远端小管从而造成肾损伤)等[6]。

除此之外,心脏术后通常会发生血管麻痹综合征(vasoplegic syndrome,VS)。VS 是一种心脏手术患者脱离体外循环后早期发生的、以严重的低血压伴血流动力学高排低阻为特征的现象,类似"暖休克"的变化,又称血管扩张性休克。血管的低反应性意味着需要应用更大量的血管活性药物来维持血压,但是大量的血管活性药物又会造成肾血管收缩,引起肾小球滤过率下降,从而引起肾损伤[7]。而且术中体外循环能导致体内白细胞介素(interleukin,IL)-8、肿瘤坏死因子(tumor necrosis factor,TNF)-a、IL-l 以及内毒素等因子的升高,而酸性环境能使这些因子进一步升高,更加重了肾损伤。应用碳酸氢钠能降低炎症因子活性,减轻对肾脏损伤,因此有人认为适当的补碱在临床上已经成为一种必要的治疗措施。

二、碳酸氢钠对肾脏以及肾外器官的影响

碳酸氢钠对肾脏能造成一定的影响。早在 1990 年已有研究表明,碳酸氢钠能够通过清除氧化物来预防肾损伤,而且应用碳酸氢钠进行尿液碱化能够减少由于血红蛋白沉积引起的肾损伤[8,9]。体外循环中的红细胞破坏能够导致游离血红蛋白释放进入血液循环。体外循环下的心脏手术能够降低患者的尿液 pH 值,而在酸性环境中,血红蛋白会转换成高铁血红蛋白,沉积在远端小管中并形成管型、阻塞以及肾小管坏死[10]。尿液碱化能够防止这些原因所导致的肾损伤。碳酸氢钠还能直接将其他的活性物质,例如过氧亚硝酸盐和羟基自由基直接从血液中清除。近些年来,有一些研究认为超氧化物歧化酶(superoxide dismutase,SOD)能清除体内的过氧亚硝酸离子,而碳酸氢钠能够提供碳酸氢根有利于 SOD 发挥作用,也能改善血管低反应性。

虽然碳酸氢钠对机体有积极的作用,但是也会给机体带来一些负面影响。碳酸氢钠进入人体后,能与体内的氢离子反应生成碳酸,最终生成二氧化碳和水。生成过多和排出不畅引起的高碳酸血症,给机体造成一系列的不利影响:①碳酸氢钠能造成全身组织缺氧以及细胞酸中毒:其所产生的二氧化碳能通过细胞膜进入细胞内,从而加重细胞内的酸中毒,并使组织氧供减少;增加血红蛋白对氧的亲和力,使氧离曲线左移,降低对组织的供氧能力;造成严重的低钾血症和碱血症,引起严重的心律失常;造成细胞外液的严重高钠高渗状态,引起细胞水肿。②对一些重要脏器的影响:抑制心肌收缩力;HCO_3^-不能通过血脑屏障,不能纠正脑脊液的 pH 值,而 CO_2 可以通过血脑屏障,降低脑脊液的 pH 值从而加重脑组织负担;高碳酸血症造成的呼吸频率和潮气量增加会加重肺脏负担,甚至诱发呼吸功能衰竭。

三、碳酸氢钠对 CSA-AKI 的研究新进展

尽管前期的大部分研究都认为,碳酸氢钠能够起到保护肾的作用并改善患者的预后。但与之前的结果相反的是,近期的一些随机对照实验表明静脉应用碳酸氢钠并不能改善肾功能或者预防 CSA-AKI[11-13]。而且其中有一个研究发现静脉应用碳酸氢钠甚至可能增加病死率[11]。2013 年发表的一篇研究[11]选取了 427 名行择期心脏手术的患者,分为碳酸氢钠组($n=215$)和氯化钠组($n=212$),从麻醉开始分别应用。结果发现术后 5 天,在碳酸氢钠组的 215 个患者中有 100 个患者(47%)出现 AKI,氯化钠组的 212 个患者中有 93 个出现 AKI(44%),而且两组之间的机械通气时间、ICU 住院天数、总住院天数以及病死率没有显著差异。

近几年最新的研究结论基本上趋于一致,表明碳酸氢钠并没有降低 AKI 发生率的效果,甚至会使病情恶化。2013 年发表的另一个多中心、双盲随机试验[11],从德国、加拿大、澳大利亚、爱尔兰等国家选取了 350 个体外循环直视下心脏手术患者。在麻醉开始以后,输注 24 小时的碳酸氢钠或者氯化钠溶液。主要终点为患者的 AKI 发生率,次要终点为测定中性粒细胞明胶酶相关脂质运载蛋白(urinary neutrophil gelatinase-associated lipocalin,NGAL)、肾脏替代治疗比率以及病死率。但是此研究在中期结果分析时无法证明碳酸氢钠的有效性,并发现其甚至可能给机体带来危害,根据信息和安全监督委员会的要求而提前终止实验。已有的结果发现,碳酸氢钠能够增加尿液的 pH 值。与对照组[64/176(36.4%)]相比,使用碳酸氢钠的患者的 AKI 发病率[83/174(47.7%)]更高。而且接受碳酸氢钠治疗的患者术后尿 NGAL 的升高比对照组更明显($P=0.011$)。接受肾脏替代治疗的比率相近,但是接受碳酸氢钠治疗的患者的病死率比对照组更高[11/174(6.3%) vs 3/176(1.7%),OR 3.89(1.07~14.2),$P=0.031$]。

Meta 分析的结果也显示了碳酸氢钠对机体的不良影响。在 2014 年发表的一篇文章[14],对于碳酸氢钠是否能够预防 CSA-AKI 进行了系统综述与 meta 分析。研究从多个数据库中选取出 5 个使用碳酸氢钠以及对照剂来研究碳酸氢钠作用的随机对照试验,纳入了 1079 个患者。结果发现碳酸氢钠并不能减少心脏手术患者 CSA-AKI 的发生率,而且在敏感性分析中也有同样的结果。碳酸氢钠不能改变 RRT 的临床预后、患者的病死率、术后房颤的发生和住院天数。碳酸氢钠反而与机械通气时间、ICU 住院天数和碱血症是正相关的。在此文中,并没有证据显示碳酸氢钠能预防 AKI。

迄今为止,关于碳酸氢钠能否降低心脏术后急性肾损伤发生率已有很多研究,但是研究

结果并不统一。这些研究的观点基本上倾向于碳酸氢钠能带来的益处是非常少的,甚至危害要大于益处。故我们并不建议给心脏手术患者常规输注碳酸氢钠来预防 AKI。

(戴青青　叶明　于凯江)

参 考 文 献

1. Gaffney AM,Sladen RN. Acute kidney injury in cardiac surgery. Curr Opin Anaesthesiol,2015,28(1):50-59.

2. Hansen MK,Gammelager H,Mikkelsen MM,et al. Post-operative acute kidney injury and five-year risk of death, myocardial infarction,and stroke among elective cardiac surgical patients:a cohort study. Crit Care,2013,17(6): R292.

3. Kumar AB,Suneja M,Bayman EO,et al. Association between postoperative acute kidney injury and duration of cardiopulmonary bypass:a meta-analysis. J Cardiothorac Vasc Anesth,2012,26(1):64-69.

4. Gil-Ruiz Gil-Esparza MA,Alcaraz Romero AJ,Romero Otero A,et al. Prognostic relevance of early AKI according to pRIFLE criteria in children undergoing cardiac surgery. Pediatr Nephrol,2014,29(7):1265-1272.

5. Coleman MD,Shaefi S,Sladen RN. Preventing acute kidney injury after cardiac surgery. Curr Opin Anaesthesiol, 2011,24(1):70-76.

6. Bellomo R,Auriemma S,Fabbri A,et al. The pathophysiology of cardiac surgery-associated acute kidney injury (CSA-AKI). Int J Artif Organs,2008,31(2):166-178.

7. Yavuz S,Toktas F,Surer S. Potential therapeutic agents in vasoplegic syndrome after cardiac surgery.Interact Cardiovasc Thorac Surg,2013,17(3):530-531.

8. Halliwell B,Gutteridge JM. Role of free radicals and catalytic metal ions in human disease:an overview. Methods Enzymol,1990,186:1-85.

9. Haase M,Haase-Fielitz A,Bellomo R,et al. Sodium bicarbonate to prevent increases in serum creatinine after cardiac surgery:a pilot double-blind,randomized controlled trial. Crit Care Med,2009,37(1):39-47.

10. Haase M,Haase-Fielitz A,Bellomo R. Cardiopulmonary bypass,hemolysis,free iron,acute kidney injury and the impact of bicarbonate. Contrib Nephrol,2010,165:28-32.

11. Haase M,Haase-Fielitz A,Plass M,et al. Prophylactic perioperative sodium bicarbonate to prevent acute kidney injury following open heart surgery:a multicenter double-blinded randomized controlled trial. PLoS Med,2013, 10(4):e1001426.

12. Kristeller,JL,Zavorsky GS,Prior JE,et al. Lack of effectiveness of sodium bicarbonate in preventing kidney injury in patients undergoing cardiac surgery:a randomized controlled trial. Pharmacotherapy,2013,33(7):710-717.

13. McGuinness SP,Parke RL,Bellomo R,et al. Sodium bicarbonate infusion to reduce cardiac surgery-associated acute kidney injury:a phase II multicenter double-blind randomized controlled trial. Crit Care Med,2013,41(7): 1599-1607.

14. Tie HT,Luo MZ,Luo MJ,et al. Sodium bicarbonate in the prevention of cardiac surgery-associated acute kidney injury:a systematic review and meta-analysis. Crit Care,2014,18(5):517.

第五部分

重 症 心 脏

 重症患者肌钙蛋白升高的多重意义

心肌肌钙蛋白具有高度心肌特异性和灵敏度,最近 20 年来,肌钙蛋白已经成为检测心肌损伤的首选的生物标志物。在重症患者中,肌钙蛋白升高不一定意味着心肌细胞死亡[1,2]。持续释放的肌钙蛋白能反映出多种急性疾病与心肌细胞受损和减少的相关性,且意味着更高的死亡风险,包括心衰、肺栓塞、脓毒症、休克和非心脏手术等[3]。以下对重症患者肌钙蛋白升高意义做以总结。

一、快速诊断急性心肌梗死

肌钙蛋白、临床表现和 12 导联心电图可以提高早期诊断的准确性。结合统计学方法,肌钙蛋白提供的信息可以更有效的用于诊断。例如假设急性心梗患者肌钙蛋白是持续动态升高的,且 1 小时的绝对水平比基线水平的升高可以提供更有用的诊断信息,那么用肌钙蛋白的 1 小时算术公式可以快速的纳入超过 2/3 的急性心梗患者并排除非心梗患者[4,5]。

二、急性肺栓塞预后分层

急性肺栓塞肌钙蛋白升高的机制不完全清楚,可能与肺动脉压力突然升高致使右室心肌细胞损伤导致的肌钙蛋白释放有关。冠脉灌注减少和低氧,也可能参与了肌钙蛋白的释放。急性肺动脉栓塞患者肌钙蛋白升高比例从 16% 到 50% 不等[6,7],升高原因和右室功能不全相关,且这些患者病死率明显升高,因而肌钙蛋白水平升高被认为是判断急性肺栓塞预后分层的一个重要工具[8]。

三、判断急性心衰预后

急性心衰时心室前负荷增加,可能造成心肌链的损伤引起肌钙蛋白释放入血,但确切的机制仍不完全清楚。在 ADHERE Registry 登记的 67 924 名心衰患者中,4240 名(6.2%)患者肌钙蛋白升高。他们的收缩压和射血分数更低,住院病死率更高[9]。另一项国际研究也在 1256 名急性心衰患者中证实了这个结论[10]。对肌钙蛋白升高的急性心衰患者给予何种治疗才能进一步改善预后,目前仍所知甚少。

四、预测非心脏手术患者心脏并发症和病死率

急性心肌梗死是非心脏手术患者术后死亡的较常见原因。即使术后未合并心肌梗死,肌钙蛋白升高也提示预后更差[11]。一项纳入了 15 133 名非心脏手术患者的研究发现,术后肌钙蛋白水平达到最高值四分之一的那部分患者 30 天病死率明显升高[12]。另一项纳入 2195 名接受血管手术患者的荟萃分析显示肌钙蛋白 I 高于正常值和 30 天病死率相关(11.6% vs 2.3%)[13]。Nagele 等人报道在 608 名接受非心脏手术的患者中有 41% 在术前有肌钙蛋白升高。3 年随访后发现,术前肌钙蛋白 T 升高是术后发生心肌梗死和影响远期病死率的独立高危因素[14]。

另一方面,术前肌钙蛋白升高有助于心血管事件危险度分层,可以用来筛选术后需要加强监护的患者[15]。在一项针对 325 名发生心血管事件的非心脏手术患者的研究发现 21% 的患者在术前就有肌钙蛋白 T 的明显升高,45% 的患者在术后出现肌钙蛋白 T 升高[16]。围术期引起肌钙蛋白升高的原因包括急性心肌梗死、心脏毒性损害、肺栓塞、心衰、脓毒血症等等。可是目前很难通过非侵入性检查对它们予以区分。术后肌钙蛋白升高超过多少才可以预测病死率上升,目前仍然没有确定结论。

五、判断脓毒症和感染性休克预后

严重脓毒症和感染性休克常常伴随心肌功能障碍进而发生心功能不全,并导致临床结局更加恶化[17]。脓毒症患者导致肌钙蛋白升高的机制仍不完全清楚。血流动力学不稳定、心律失常、贫血等各种原因导致的氧供需失衡都可能造成这种后果。另一方面,心肌细胞损伤使(心肌细胞)膜完整性受损可以导致肌钙蛋白释放,心肌舒张功能受损,心输出量下降[18]。小血管栓塞导致的损伤也可能引起肌钙蛋白增高。Altmann 研究了 38 名脓毒症患者,22 名肌钙蛋白升高,其中存活的 16 名患者中,11 名经检查确证没有冠脉阻塞性疾病。4 名肌钙蛋白升高的尸检患者中,3 名患者冠脉正常,1 名患者左前降支阻塞导致了急性心肌梗死[19]。

肌钙蛋白水平和疾病的严重性相关[18,20]。最近的一项针对 1227 名脓毒症患者的荟萃分析发现,肌钙蛋白升高是死亡的独立危险因素[21]。少有研究评估高敏肌钙蛋白在脓毒症和感染性休克中的价值。Wilhelm 等人发现脓毒症和感染性休克患者有 63% 在入院时高敏肌钙蛋白升高。在 125 名严重脓毒症或者感染性休克患者中,将近 80% 的患者血清肌钙蛋白高于正常值。死亡患者比存活者高敏肌钙蛋白水平更高,但多重逻辑回归分析显示影响 30 天病死率的独立危险因素不是高水平的肌钙蛋白而是 APACHE Ⅱ评分、肌酐水平和冠心病史[22]。

综上所述,多种危重症患者均可出现血清肌钙蛋白水平升高,目前研究不能提示增高的确切原因。危重症患者肌钙蛋白升高有可能预示病死率增加。

(徐宇军　康焰)

参 考 文 献

1. Twerenbold R, Jaffe A, Reichlin T, et al. High-sensitive troponin T measurements: what do we gain and what are the challenges? Eur Heart J, 2012, 33: 579-586.

2. White HD. Pathobiology of troponin elevations: do elevations occur with myocardial ischemia as well as necrosis? J Am Coll Cardiol, 2011, 57: 2406-2408.

3. Gualandro DM, Puelacher C, Mueller C. High-sensitivity cardiac troponin in acute conditions. Curr Opin Crit Care, 2014, 20: 472-477.

4. Mueller C. Biomarkers and acute coronary syndromes: an update. Eur Heart J, 2014, 35: 552-556.

5. Reichlin T, Schindler C, Drexler B, et al. One-hour rule-out and rule-in of acute myocardial infarction using high-sensitivity cardiac troponin T. Arch Intern Med, 2012, 172: 1211-1218.

6. Agewall S, Giannitsis E, Jernberg T, et al. Troponin elevation in coronary vs. non-coronary disease. Eur Heart J, 2011, 32: 404-411.

7. Konstantinides SV, Torbicki A, Agnelli G, et al. 2014 ESC guidelines on the diagnosis and management of acute pulmonary embolism. Eur Heart J, 2014, 35: 3033-3069.

8. Lankeit M, Friesen D, Aschoff J, et al. Highly sensitive troponin T assay in normotensive patients with acute pulmonary embolism. Eur Heart J, 2010, 31: 1836-1844.

9. Peacock WFt, De Marco T, Fonarow GC, et al. Cardiac troponin and outcome in acute heart failure. N Engl J Med, 2008, 358: 2117-2126.

10. Januzzi JL, van Kimmenade R, Lainchbury J, et al. NT-proBNP testing for diagnosis and short-term prognosis in acute destabilized heart failure: an international pooled analysis of 1256 patients: the International Collaborative of NT-proBNP Study. Eur Heart J, 2006, 27: 330-337.

11. Winkel TA, Schouten O, van Kuijk JP, et al. Perioperative asymptomatic cardiac damage after endovascular abdominal aneurysm repair is associated with poor long-term outcome. J Vasc Surg, 2009, 50: 749-754.

12. Devereaux PJ, Chan MT, Alonso-Coello P, et al. Association between postoperative troponin levels and 30-day mortality among patients undergoing noncardiac surgery. JAMA, 2012, 307: 2295-2304.

13. Redfern G, Rodseth RN, Biccard BM. Outcomes in vascular surgical patients with isolated postoperative troponin leak: a meta-analysis. Anaesthesia, 2011, 66: 604-610.

14. Nagele P, Brown F, Gage BF, et al. High-sensitivity cardiac troponin T in prediction and diagnosis of myocardial infarction and long-term mortality after noncardiac surgery. Am Heart J, 2013, 166: 325-332 e1.

15. Weber M, Luchner A, Seeberger M, et al. Incremental value of high-sensitive troponin T in addition to the revised cardiac index for peri-operative risk stratification in non-cardiac surgery. Eur Heart J, 2013, 34: 853-862.

16. Kavsak PA, Walsh M, Srinathan S, et al. High sensitivity troponin T concentrations in patients undergoing noncardiac surgery: a prospective cohort study. Clin Biochem, 2011, 44: 1021-1024.

17. Rosjo H, Varpula M, Hagve TA, et al. Circulating high sensitivity troponin T in severe sepsis and septic shock: distribution, associated factors, and relation to outcome. Intensive Care Med, 2011, 37: 77-85.

18. Vasile VC, Chai HS, Abdeldayem D, et al. Elevated cardiac troponin T levels in critically ill patients with sepsis. Am J Med, 2013, 126: 1114-1121.

19. Altmann DR, Korte W, Maeder MT, et al. Elevated cardiac troponin I in sepsis and septic shock: no evidence for thrombus associated myocardial necrosis. PLoS One, 2010, 5: e9017.

20. John J, Woodward DB, Wang Y, et al. Troponin-I as a prognosticator of mortality in severe sepsis patients. J Crit Care, 2010, 25: 270-275.

21. Bessiere F, Khenifer S, Dubourg J, et al. Prognostic value of troponins in sepsis: a meta-analysis. Intensive Care Med, 2013, 39: 1181-1189.

22. Wilhelm J, Hettwer S, Schuermann M, et al. Elevated troponin in septic patients in the emergency department: frequency, causes, and prognostic implications. Clin Res Cardiol, 2014, 103: 561-567.

脓毒症患者肌钙蛋白升高与心脏超声结构改变的相关性

心肌肌钙蛋白升高在脓毒症患者中常见，但其原因尚无定论。心功能障碍是脓毒症患者死亡的重要原因[1]。最近有研究将心脏超声指标所代表的脓毒症心脏大小与功能的改变与肌钙蛋白升高的相关性进行分析[2]，为探索脓毒症肌钙蛋白升高的原因打开了新的视角。

一、脓毒症心脏超声改变

脓毒症早期即存在心肌损伤，且损伤程度与患者病死率呈正相关，重度心肌损伤可能是感染性休克患者死亡的独立危险因素[3]。脓毒症心肌损伤[3]表现为以心脏扩大、左室射血分数下降、对容量负荷收缩反应性的降低、收缩峰值压力/收缩末期容积比值下降为主要特征包括左心和右心、收缩和舒张功能在内的全心功能障碍。研究表明[4-6]，50%脓毒症患者存在左心室收缩功能障碍，25%的脓毒症和50%的感染性休克患者心脏射血分数减低。44%脓毒症患者超声心动图显示存在舒张期功能障碍，其中约20%的脓毒症患者发生左室舒张功能障碍，24%~26%严重脓毒症或感染性休克患者发生单纯左心舒张功能障碍[7]。小样本研究[8,9]报道了感染性休克患者独立可逆的左心舒张功能障碍发生率高达41%~57%。

二、脓毒症肌钙蛋白升高与心脏超声结构改变的相关性

早期舒张功能障碍是预测发生感染性休克的癌症患者病死率的独立且可靠的指标，并且左心舒张功能障碍在每一个肌钙蛋白I升高的患者中都有发现，无论是单纯左室舒张功能障碍还是联合收缩功能障碍[9]。两者的关联在以往一些脓毒症的小型研究中[10]也有所报道。由于心肌收缩力降低、肺血管阻力增加，右心功能障碍在脓毒症和感染性休克中常见[11]，超声多普勒指标评估的右室功能障碍与严重脓毒症病死率相关[12]。肌钙蛋白升高可以预测肺栓塞患者的右室功能障碍及不良结局[13]，右室Tei指数与右室功能障碍及肌钙蛋白升高相关，或许可以预测肺栓塞患者的心肌损伤[14]。

为进一步探索两者的相互作用及脓毒症患者肌钙蛋白升高的原因，Landsberg等人[2]最近一项前瞻队列研究，共纳入了106名严重脓毒症或感染性休克患者，将脓毒症心脏大小与功能的超声指标与肌钙蛋白升高相关联进行分析，在第一天内同时完成经胸心脏超声和血清肌钙蛋白检查。发现心脏功能的超声指标与肌钙蛋白浓度升高存在相关性，并且是左室舒张功能障碍而非收缩功能障碍以及右室扩张与肌钙蛋白T升高显著相关。研究结果还显示左室舒张功能障碍与右室扩张比高敏肌钙蛋白T能更好地预测患者的住院病死率，这或许可以解释肌钙蛋白升高及其与严重脓毒症和感染性休克患者病死率相关性的原因。研究

还发现,肌钙蛋白轻度升高可能与左室充盈压升高有关,而肌钙蛋白明显升高可能与左室舒张功能异常有关。

因此,Landsberg 等人的研究[2]不仅首次提出心脏超声指标所揭示的心室形态功能改变是肌钙蛋白升高的可能原因,揭露了舒张功能及右室形态改变在肌钙蛋白升高中的重要性,而且强调了是舒张功能而非收缩功能与肌钙蛋白升高相关,可能为肌钙蛋白升高原因的探索之路打开了新的视角。

该研究也存在许多局限。此为观察性研究,使得研究者不能对超声指标与肌钙蛋白升高间的因果关系下结论;由于正常人群的舒张功能障碍的发生率高达 27%[15],而该研究缺乏患者发生脓毒症前的超声及肌钙蛋白指标,因此难以判断是脓毒症所致舒张功能障碍抑或是既往存在的舒张功能障碍因脓毒症的急性重症病程而加重,并且患者既往的心脏功能状态也可能影响研究结果。Toby 认为[15,16],该研究超声指标与肌钙蛋白升高间的关联并不强,如果再增加样本量可能得出其他结论,但值得肯定的是超声技术作为探索脓毒症患者肌钙蛋白升高原因的方法可能具有相当的价值。

综上所述,新的研究提出左室舒张功能障碍和右室扩张或许可以解释肌钙蛋白升高的原因,以及与严重脓毒症和感染性休克患者病死率相关性的原因。超声技术可能为脓毒症肌钙蛋白升高原因的进一步探索提供新的线索。

(李易　金晓东)

参 考 文 献

1. Zaky A,Deem S,Bendjelid K,et al. Characterization of cardiac dysfunction in sepsis:an ongoing challenge. Shock,2014,41(1):12-24.

2. Landesberg G,Jaffe AS,Gilon D,et al. Troponin elevation in severe sepsis and septic shock:the role of left ventricular diastolic dysfunction and right ventricular dilatation. Crit Care Med,2014,42(4):790-800.

3. Antonucci E,Fiaccadori E,Donadello K,et al. Myocardialdepressioninsepsis:from pathogenesis to clinical manifestations and treatment. J Crit Care,2014,29(4):500-511.

4. Landesberg G,Gilon D,Meroz Y,et al. Diastolic dysfunction and mortality in severe sepsis and septic shock. Eur Heart J,2012,33:895-903.

5. Mourad M,Chow-Chine L,Faucher M,et al. Early diastolic dysfunction is associated with intensive care unit mortality in cancer patients presenting with septic shock. Br J Anaesth,2014,112:102-109.

6. Price LC,Wort SJ,Finney SJ,et al. Pulmonary vascular and right ventricular dysfunction in adult critical care:Current and emerging options for management:A systematic literature review. Crit Care,2010,14:R169.

7. Pulido JN,Afessa B,Masaki M,et al. Clinical spectrum,frequency,and significance of myocardial dysfunction in severe sepsis and septic shock. Mayo Clin Proc,2012,87:620-628.

8. Sturgess DJ,Marwick TH,Joyce C,et al. Prediction of hospital outcome in septic shock:a prospective comparison of tissue Doppler and cardiac biomarkers. Crit Care,2010,14:R44.

9. Boumehad B,Nicolas-Robin A,Arbelot C,et al. Isolated and reversible impairment of ventricular relaxation in patients with septic shock. Crit Care Med,2008,36:766-774.

10. Ikonomidis I,Nikolaou M,Dimopoulou I,et al. Association of left ventriculardiastolic dysfunction with elevated NT-pro-BNP in general intensive care unit patients with preserved ejection fraction:A complementary role of tissue Doppler imaging parameters and NT-pro-BNP levels for adverse outcome. Shock,2010,33:141-148.

11. Chan CM, Klinger JR. The right ventricle in sepsis. Clin Chest Med, 2008, 29 (4):661-676.

12. Harmankaya A, Akilli H, Gul M, et al. Assessment of right ventricular functions in patients with sepsis, severe sepsis and septic shock and its prognostic importance: a tissue Doppler study. J Crit Care, 2013, 28 (6):1111.e7-1111.e11.

13. Keller K, Beule J, Schulz A, et al. Cardiac troponin I for predicting right ventricular dysfunction and intermediate risk in patients with normotensive pulmonary embolism. Neth Heart J, 2015, 23 (1):55-61.

14. Özsu S1, Kırış A, Bülbül Y, et al. Relationship between cardiac troponin-T and right ventricular Tei index in patients with hemodynamically stable pulmonary embolism: an observational study. Anadolu Kardiyol Derg, 2012, 12 (8):659-665.

15. Kuznetsova T, Herbots L, López B, et al. Prevalence of left ventriculardiastolic dysfunction in a general population. Circ Heart Fail, 2009, 2:105-112.

16. Reynolds TE, Pearse RM. Cardiac Troponins in Sepsis: An Indication for Echocardiography? Crit Care Med, 2014, 42 (4):975-976.

脓毒症与多器官功能障碍综合征

血液循环中的微小 RNA：脓毒症新的标志物

传统的生物标志物在脓毒症的早期诊断、病情严重程度的评估及预后判断等方面存在敏感性和特异性低等问题[1,2]。近年来,血液循环中的微小 RNA 对脓毒症的早期诊断和预后评估的价值受到了越来越多的关注[3],可能成为脓毒症的"下一代"生物标志物。

一、有助于早期诊断脓毒症的微小 RNA

现有的脓毒症生物标志物并不能准确区分脓毒症和炎症反应综合征(SIRS)[2],而某些血液循环中的微小 RNA 不仅有助于早期诊断脓毒症,而且能够区分脓毒症与 SIRS,有可能使 SIRS 患者避免不必要的治疗。这类微小 RNA 包括 miR-146a、miR-223 和 miR-15a。

1. miR-146a 和 miR-223　对 50 例脓毒症患者、30 例 SIRS 患者及 20 例健康个体研究发现,脓毒症患者血清 miR-146a 和 miR-223 的水平显著低于 SIRS 患者及健康对照者[4]。ROC 曲线分析显示,血清 miR-146a 和 miR-223 预测脓毒症的 AUC 均高于 IL-6(分别为 0.805、0.858 和 0.785),在设定的截断值下两者对脓毒症诊断的特异性均为 100%,miR-146a 的敏感性为 63%,而 miR-223 的敏感性则高达 80%。

值得注意的是,血清 miR-146a 的水平在 SIRS 患者、脓毒症患者和健康对照者之间存在明显差别,可区分脓毒症患者和 SIRS 患者;而 SIRS 患者和健康对照者之间血清 miR-223 的水平无明显差别,但显著高于脓毒症患者,因此根据血清 miR-223 水平更易区分脓毒症患者和非脓毒症患者。随后进行的另一项小样本研究(脓毒症患者和非脓毒症的 SIRS 患者均为 14 例)也证实,SIRS 患者血清 miR-146a 的水平显著高于脓毒症患者[5]。不仅如此,脓毒症患者外周血单核细胞内 miR-146a 水平同样也低于健康对照[6]。

2. miR-15a　Wang 等[7]对 166 例脓毒症患者,32 例 SIRS 患者和 24 例健康对照者研究发现,脓毒症和 SIRS 患者血清 miR-15a 的水平显著高于健康对照人群,SIRS 患者血清 miR-15a 水平更显著高于脓毒症患者,且与白细胞计数水平无关,提示通过血清 miR-15a 水平能够区分脓毒症患者和 SIRS 患者,然而研究者并未发现不同严重程度脓毒症患者之间血清 miR-15a 水平存在差异。血清 miR-15a 诊断脓毒症的受试者工作曲线的 AUC 显著优于 CRP 和 PCT(分别为 0.858、0.572 和 0.605),其诊断的敏感性为 68.3%,特异性达 94.4%。

二、可用于评估脓毒症预后的微小 RNA

有助于评估脓毒症预后的血液循环中的微小 RNA 主要包括 miR-150、miR-15a、miR-16、miR-193b*、miR-483-5p 和 miR-133a。

1. miR-150　通过比较脓毒症患者和健康个体的微小 RNA 表达谱,Vasilescu 等[8]发现脓毒症患者入 ICU 当天外周血白细胞的 miRNA-150 水平明显下调。此外,入 ICU 后第 1 天及第 7 天脓毒症患者血浆中 miRNA-150 水平均明显低于健康对照组,且 miRNA-150 水平越低,SOFA 评分越高,两者具有良好的相关性。不仅如此,miRNA-150 的水平还与前炎症因子如 TNF-α、IL-10 和 IL-18 水平呈负相关。另一项小样本研究也发现,与 SIRS 及健康个体相比,脓毒症患者 miR-150 的水平明显下调[9]。

另一项纳入 223 例重症患者(包括 138 例脓毒症患者和 85 例非脓毒症患者)和 76 例健康对照的大样本研究中,Roderburg 等[10]并未发现 miR-150 在重症患者和健康对照人群之间存在差异,但长期生存的脓毒症患者体内 miR-150 的水平更高,miR-150 处于低水平的患者更可能出现器官功能障碍及死亡,也证实了 Vasilescu 等[8]的研究结果。ROC 曲线分析显示,miR-150 与 APACHEⅡ评分预测脓毒症患者预后的 AUC 相近,作为单一的指标,miR-150 是比 CRP、肌酐、胆红素、白细胞、尿量和乳酸更好的预测患者远期生存率的指标[10]。虽然 miR-150 能否作为诊断脓毒症的指标尚存在争议,但脓毒症患者入 ICU 血清的 miR-150 水平可以很好的预测其 ICU 生存率和远期生存率,因而 miR-150 有可能成为预测脓毒症患者预后的新的分子生物标志物。

2. miR-15a、miR-16、miR-193b* 和 miR-483-5p　Wang 等[11]对 214 例脓毒症患者(117 例存活,97 例死亡)的研究发现,将 miR-15a、miR-16、miR-193b* 和 miR-483-5p、脓毒症严重程度、SOFA 和 APACHE Ⅱ评分结合起来对预测脓毒症患者 28 天病死率的 AUC 为 0.953,明显高于 SOFA 评分结合 APACHE Ⅱ评分的 AUC,其预测的敏感性为 88.5%,特异性为 90.4%。其中,血清 miR-15a、miR-193b* 和 miR-483-5p 水平是脓毒症患者死亡独立的危险因素,而血清 miR-16 水平与毒症患者死亡的风险降低相关。

3. miR-133a　对脓毒症动物模型研究显示[12],血清 miR-133a 表达水平在疾病早期就出现明显上调。研究者随后抽取 76 例健康成人和 223 例重症患者(138 例脓毒症患者和 85 例非脓毒症患者)入 ICU 当天和第 3 天的血样进行分析,发现重症患者血清 miR-133a 水平明显高于健康对照,且存活的脓毒症患者入 ICU 后第 3 天血清 miR-133 水平明显下降。重症患者入 ICU 时的血清 miR-133a 水平与病情严重程度、经典的炎性生物标志物水平、细菌感染和脏器功能衰竭密切相关;入 ICU 时脓毒症患者血清 miR-133a 的水平越高,预后可能越差。研究表明,miR-133a 是脓毒症患者 ICU 病死率和远期病死率独立的预测因素。

总之,虽然血液循环中的微小 RNA 作为生物标志物对脓毒症的诊断和预后评估有诸多优势,但是其检测费用昂贵,具体的生理学效应还不是十分明确,目前相关研究还处于起步阶段,距离临床应用还有一定距离。

(肖军 康焰)

参 考 文 献

1. Faix JD. Biomarkers of sepsis. Crit Rev Clin Lab Sci,2013,50(1):23-36.

2. Samraj RS,Zingarelli B,Wong HR. Role of biomarkers in sepsis care. Shock,2013,40(5):358-365.

3. Cortez MA,Bueso-Ramos C,Ferdin J,et al. MicroRNAs in body fluids--the mix of hormones and biomarkers. Nat Rev Clin Oncol,2011,8(8):467-477.

4. Wang JF,Yu ML,Yu G,et al. Serum miR-146a and miR-223 as potential new biomarkers for sepsis. Biochem Biophys Res Commun,2010,394(1):184-188.

5. Wang L,Wang HC,Chen C,et al. Differential expression of plasma miR-146a in sepsis patients compared with non-sepsis-SIRS patients. Exp Ther Med,2013,5(4):1101-1104.

6. Zhou J,Chaudhry H,Zhong Y,et al. Dysregulation in microRNA expression in peripheral blood mononuclear cells of sepsis patients is associated with immunopathology. Cytokine,2015,71(1):89-100.

7. Wang H,Zhang P,Chen W,et al. Evidence for serum miR-15a and miR-16 levels as biomarkers that distinguish sepsis from systemic inflammatory response syndrome in human subjects. Clin Chem Lab Med,2012,50(8):1423-1428.

8. Vasilescu C,Rossi S,Shimizu M,et al. MicroRNA fingerprints identify miR-150 as a plasma prognostic marker in patients with sepsis. PLOS ONE,2009,4(10):e7405.

9. Ma Y,Vilanova D,Atalar K,et al. Genome-wide sequencing of cellular microRNAs identifies a combinatorial expression signature diagnostic of sepsis. PLOS ONE,2013,8(10):e75918.

10. Roderburg C,Luedde M,Vargas CD,et al. Circulating microRNA-150 serum levels predict survival in patients with critical illness and sepsis. PLOS ONE,2013,8(1):e54612.

11. Wang H,Zhang P,Chen W,et al. Serum microRNA signatures identified by Solexa sequencing predict sepsis patients' mortality:a prospective observational study. PLOS ONE,2012,7(6):e38885.

12. Tacke F,Roderburg C,Benz F,et al. Levels of circulating miR-133a are elevated in sepsis and predict mortality in critically ill patients. Crit Care Med,2014,42(5):1096-1104.

糖皮质激素在感染性休克中的应用:时机可能是关键

临床上自 1976 年开始应用大剂量糖皮质激素短期治疗感染性休克[1],但随后几个大样本临床研究和荟萃分析推翻了该结论[2-5];1998 年开始探索应用小剂量长程糖皮质激素治疗感染性休克[6],但是此后的大样本临床研究和荟萃分析再次得出了相反的结论[7,8]。现有的临床研究显示无论大剂量或小剂量糖皮质激素都无助于感染性休克患者的治疗,鉴于此,临床医生开始考虑感染性休克的糖皮质激素治疗是否与应用时机有关。

一、早期使用糖皮质激素的理论基础

全身性感染是由感染导致的全身炎症反应综合征,通常认为分为两个不同的阶段:促炎反应阶段和抗炎反应阶段。从理论上在感染性休克启动的早期是糖皮质激素使用的最重要时机。此时机体处于炎症反应时期,如果此时能抑制过度的炎症反应,病情有望趋于稳定;如果延迟到免疫抑制时期才开始使用,不但不能改善休克,甚至导致二重感染和新发感染增加并导致病死率增加。所以在理论上感染性休克患者应用小剂量糖皮质激素是否有效关键在于使用的时机——尽早使用。

二、早期使用激素的临床研究

比较 Annane[6]和 CORTICUS[7]两项大样本的随机、对照研究可以发现两者入选患者的时机是不同的,前者从休克发生开始到入组的时间窗是休克发生 8 小时内,而后者从休克发生开始到入组的时间窗是休克发生 72 小时内。Annane 的研究结论是小剂量糖皮质激素治疗感染性休克患者有效,与之相反的是 CORTICUS 研究结论是小剂量糖皮质激素治疗无效,那么两者的差异可能是使用糖皮质激素的时机不同造成的。

2012 年的一篇回顾性研究[9]第一次讨论了小剂量糖皮质激素应用的时机对预后的影响。该研究纳入了 178 例使用小剂量糖皮质激素的感染性休克患者,在校正了各项干扰因素之后发现,存活的患者较死亡的患者更早的使用小剂量糖皮质激素(6.5 小时 vs 10.4 小时);以 6 小时为界,休克发生后 6 小时内使用糖皮质激素的患者病死率明显低于 6 小时之后才开始使用糖皮质激素的患者(32% vs 51%,$P = 0.0132$)。由于该项研究是一个样本量较小的回顾性研究,尽管校正了很多干扰因素,一些潜在的干扰因素仍然难以祛除,例如 EGDT 执行情况两组是否不同和延迟使用糖皮质激素的原因无法确定。

2014 年发表了另一篇小剂量激素早期使用的大样本回顾性研究与上述的结果有所不同[10]。为了减少混杂因素和选择性偏倚对结果的影响,采用了倾向性匹配的方法(这是一种统计学方法,用于处理观察研究的数据。在观察研究中,由于种种原因数据偏差和混杂变量较多,倾向性匹配的方法正是为了减少这些偏差和混杂变量的影响,以便对实验组和对照组进行更合理的比较,以实现类似随机对照研究的效果,增加检验效能)。该研究纳入了 28 个 ICU 的 3676 名可匹配的感染性休克患者(1838 名休克发生后 48 小时内使用小剂量糖皮质激素和 1838 名 48 小时内未使用小剂量糖皮质激素的患者)。采用 Cox 比例风险回归模型(主要用于慢性病的预后分析,也可用于队列研究的病因探索)分析,两组的 30 天病死率相仿(35.5% vs 34.9%;风险比:0.98;95% CI 0.88~1.10;*P*=0.77)。通过 logistic 回归分析小剂量糖皮质激素的早期使用并不能减少 ICU 病死率(30.3% vs 30.4%;*P* = 0.94)或住院病死率(43.4% vs 42.1%;*P* = 0.42)。但在 APACH II 评分高于 30 的亚组分析中发现,小剂量糖皮质激素使用可以减少患者的病死率(50.6% vs 55.8%;风险比:0.81;95% CI 0.68~0.97;*P*=0.02)。

三、早期使用糖皮质激素的疑问

尽管理论上和两项研究结果倾向早期使用小剂量糖皮质激素,但仍有疑问,具体内容如下。

1. 两项研究都是回顾性分析,研究结果不是很令人信服 尽管 Funk 等采用了倾向性分析的方法匹配两组患者的各项干扰因素[10],毕竟不是随机对照研究,很多干扰因素难以匹配。另外该研究也仅仅在亚组中发现早期小剂量糖皮质激素使用有利于预后,在一个回顾性研究中再采用亚组分析的方法,其检验效能已经非常低下,结果也值得怀疑。现在正在进行的 ADRENAL 研究[11]也许将来可以给我们一个满意的回答。这是一项纳入 3800 例感染性休克患者的多中心随机、对照研究,患者在休克发生的 24 小时内使用糖皮质激素,首要目标是比较 90 天两组的病死率。该研究预计 2016 年完成。这样大样本的研究对两组的差异性应该有很好的检验效能。

2. 早期的定义难以确定 什么是早期使用小剂量糖皮质激素? 休克发生的 6 小时、12 小时、24 小时还是 48 小时? 目前没有任何界限。比较 Park[9]和 Funk[10]的研究可以发现两者对于早期的定义有重大的分歧,前者是定义于休克发生内 6 小时使用糖皮质激素,后者定义于休克发生 48 小时内使用糖皮质激素。Park 认为 6 小时之后已不属于早期的范畴了,但在 Funk 研究中 6~48 小时内仍属于早期。没有早期的定义就有可能使得早期使用糖皮质激素变成了海市蜃楼。

综上所述,感染性休克患者早期使用小剂量糖皮质激素无论在理论上还是实践上有了一线曙光,但还缺乏强有力的随机对照研究来证实,期待 ADRENAL 研究对于感染性休克患者的糖皮质激素使用和时机把握有一个相对明确的定论。

(吴健锋 管向东)

参 考 文 献

1. Schumer W. Steroids in the treatment of clinical septic shock. Ann Surg, 1976, 184(3):333-341.
2. Bone RC, Fisher CJ Jr, Clemmer TP, et al. A controlled clinical trial of high-dose methylprednisolone in the treatment of severe sepsis and septic shock. N Engl J Med, 1987, 317(11):653-658.
3. The Veterans Administration Systemic Sepsis Cooperative Study Group. Effect of high-dose glucocorticoid therapy

on mortality in patients with clinical signs of systemic sepsis. N Engl J Med,1987,317(11):659-665.

4. Sprung CL,Caralis PV,Marcial EH,et al. The effects of high-dose corticosteroids in patients with septic shock. A prospective,controlled study. N Engl J Med,1984,311(18):1137-1143.

5. Annane D,Bellissant E,Bollaert PE,et al. Corticosteroids for treating severe sepsis and septic shock. Cochrane Database Syst Rev,2004,1:CD002243.

6. Annane D,Sebille V,Charpentier C,et al. Effect of treatment with low doses of hydrocortisone and fludrocortisone on mortality in patients with septic shock. JAMA,2002,288(7):862-871.

7. Sprung CL,Annane D,Keh D,et al. Hydrocortisone therapy for patients with septic shock. N Engl J Med,2008, 358(2):111-124.

8. Wang C,Sun J,Zheng J,et al. Low-dose hydrocortisone therapy attenuates septic shock in adult patients but does not reduce 28-day mortality:a meta-analysis of randomized controlled trials. Anesth Analg,2014,118(2): 346-357.

9. Park HY,Suh GY,Song JU,et al. Early initiation of low-dose corticosteroid therapy in the management of septic shock:a retrospective observational study. Crit Care,2012,16(1):R3.

10. Funk D,Doucette S,Pisipati A,et al. Low-dose corticosteroid treatment in septic shock:a propensity-matching study. Crit Care Med,2014,42(11):2333-2341.

11. Venkatesh B,Myburgh J,Finfer S,et al. The ADRENAL study protocol:adjunctive corticosteroid treatment in critically ill patients with septic shock. Crit Care Resusc,2013,15(2):83-88.

3 内皮祖细胞:脓毒症的潜在治疗手段

内皮细胞(endothelial cells,ECs)功能障碍是脓毒症发生发展过程中的关键环节之一[1,2]。脓毒症时受损的 ECs 需要进行自我修复,机体动员内皮祖细胞(endothelial progenitor cells, EPCs),通过增加内皮细胞的数量和活性进而改善脓毒症患者的预后[2]。研究表明,存活的脓毒症患者血液循环中 EPCs 明显增加,[3,4],因此,EPCs 可能是脓毒症治疗的潜在手段。

一、内皮祖细胞与脓毒症

脓毒症时 ECs 受损后首先需通过周围成熟内皮细胞的迁徙和增殖,即内皮细胞层的重建来进行修复。然而,这种成熟的内皮细胞增殖潜力低,不能完全修复损伤内皮[5]。许多研究显示,血管的维护、修复、再生和新血管形成很大程度上是通过 EPCs 的补充来调节的。EPCs 作为一种能够表达 CD133+、CD34+ 和血管内皮生长因子受体 -2(VEGFR-2)的多能干细胞,能定向增殖分化为成熟血管内皮细胞的前体细胞。其来源主要是骨髓,在一定因素刺激下(如缺血、缺氧、炎症)能动员到外周血分化为成熟内皮细胞参与血管修复和重建。

1. EPCs 对脓毒症临床预后的预测价值　脓毒症患者发生器官功能障碍有多种因素,目前尚不能很好地通过临床表现和常规化验等指标进行临床预后的判断。血管内皮细胞功能的改变是脓毒症相关器官功能障碍和死亡的机制中最主要的原因之一。研究表明,脓毒症患者 EPCs 的数量和活性可能与临床预后相关,可作为判断脓毒症临床预后的生物标志物[4,5]。Pelliccia 等研究发现,脓毒症患者的外周血中可检测到大量的 EPCs,且 EPCs 的数量、活性与脓毒症的临床预后呈正相关[6]。所以,外周血中 EPCs 的数量及活性可以反映脓毒症时血管损伤的程度,进而反映疾病的严重程度和进展,可作为判断脓毒症预后的指标。

2. 脓毒症时 EPCs 变化的争论　脓毒症时 EPCs 水平的变化在不同研究中得出不同的结论。多数研究发现,脓毒症时血液循环中 EPCs 明显增加。如 Rafat[5] 等通过流式细胞技术(FACS)检测了 32 例脓毒症患者发病 48 小时内血浆中 EPCs 水平,他们采用抗体结合 CD34,CD133 和 VEGFR-2 来识别 EPCs。结果发现和健康对照人群相比,ICU 的脓毒症患者与非脓毒症患者循环 EPCs 的数量是显著增加的,甚至初次采样 5 天后数量仍高于正常。与高水平数量循环 EPCs 相对应的血浆中有血管内皮生长因子(VEGF),巨噬细胞 - 粒细胞集落刺激因子(GM-CSF)和促红细胞生成素(EPO)的水平也升高。Schliehting[3] 等人通过研究严重脓毒症患者不同时间点静脉血 EPCs 数量,表明在 48~72 小时严重脓毒症患者 EPCs

数量显著增高。Becchi[7]等研究也证实脓毒症患者的 EPCs 是健康对照组的 4 倍,EPCs 动员随着脓毒症严重程度显著增加。

然而,2011 年 Cribbs[4]等发表的关于脓毒症患者血液循环中 EPCs 与器官功能障碍关系的文章得出的结论与前面的研究恰恰相反,他们认为脓毒症患者器官功能障碍与循环 EPCs 的水平升高呈负相关。猜测可能的原因与不同研究者使用不同的技术来识别 EPCs 有关。Rafat[5]等应用 FACS 检测 EPCs,而 Cribbs 等[4]采用的是细胞培养技术。EPCs 的功能可能会随着时间以及影响因素的变化而变化,细胞培养技术有可能会观察到 EPCs 功能或活性的变化情况;而 FACS 技术只是通过检测细胞表面的分子标志物来识别 EPCs 而不能检测到 EPCs 的功能。

另外,Patschan[8,9]等研究发现脓毒症患者中血液循环 EPCs 的水平是升高的,但 EPCs 的功能却是降低的,同时发现脓毒症中的促血管生成和(或)EPCs 动员因子,如 VEGF、基质衍生因子 -1(SDF-1)和血管生成素 -2 高于健康对照人群。因此,发生脓毒症时 EPCs 对内皮细胞的修复不仅在于其数量的增加,更与 EPCs 的功能密切相关。

二、EPCs 对脓毒症的治疗作用

许多研究表明,EPCs 移植在脓毒症相关的疾病中参与对血管内皮细胞的修复和促进新生血管生成,是脓毒症治疗的新方向和手段。

内源性 EPCs 在被炎症损伤的血管内皮细胞局部增殖、黏附、迁移和促进血管生成,以改善脓毒症。同时,研究也证实了关于外源 EPCs 移植的临床前景。已有研究证实,EPCs 移植能提高肝损伤小鼠的生存率[10]。在动物(兔、鼠)的肺损伤模型中,自体 EPCs 移植研究发现可以调节失控的炎症反应,增强抗氧化能力,进而减少肺水肿和透明膜形成,对修复和维持肺泡毛细血管屏障的完整性起着重要作用,其最大的可能原因是损伤肺血管的再内皮化[11-13]。

Yamada 等在脂多糖(LPS)所致急性肺损伤(ALI)的小鼠模型中观察到,给予 LPS 后 4 小时大量骨髓来源的 EPCs 被快速动员到外周血,并聚集到炎症部位,定向分化为上皮细胞和内皮细胞,改善肺损伤;若当这些小鼠在给 LPS 前给予亚致死剂量的 X 照射抑制其骨髓,结果发现给予 LPS 1 周后小鼠的肺组织呈肺气肿样改变,原因可能是由于缺乏凋亡、坏死细胞的替换细胞(骨髓来源的 EPCs)。所以,炎症(LPS 刺激)不仅促进炎症细胞的释放,同时也促进 EPCs 的动员,并且 EPCs 能嵌合到损伤组织,分化为与周围组织相近的实质细胞来修复损伤的组织。

2013 年的一项研究采用自体 EPCs 移植给失血性休克 + 复苏 + 内毒素血症的猪模型的研究[14]发现,移植组的 MODS 发生率和死亡率显著低于对照组[14]。自体 EPCs 移植后重要器官(包括心、肝、肾、肠、肺)的毛细血管密度显著高于对照组。这项研究表明,EPCs 的自体移植能够使其转移至损伤的器官并改善器官功能和降低严重脓毒症的死亡率。此研究结果与 Lam[11]等在内毒素引起 ALI 兔模型中关于 EPCs 移植改善肺血管内皮功能和气体交换的研究结论一致。

最近在美国呼吸与危重病杂志发表的一篇文章,把内皮祖细胞形象地比喻为美国西部电影《侠盗双雄》里带领居民战胜匪徒的警长[9]。脓毒症时骨髓 EPCs 的动员增加,miR-126

表达增加导致 EPCs 增殖减少,miR-34a 增加导致 EPCs 衰老。静脉注入外源性 EPCs 能够减少炎症反应,改善肺屏障功能,改善脓毒症小鼠的生存率。SDF-1a 类似物 CTCE 能够增加外源 EPCs 回收,抑制脓毒症对 miR-34a,miR-125b,miR-155 表达,减少炎症反应,改善 EPCs 功能。EPCs 以及 CTCE 协同治疗减少炎症反应,提高肺血管内皮屏障功能,提高生存率[15]。

总之,脓毒症的内皮功能障碍是脓毒症恶化、多器官功能障碍,甚至导致死亡的主要原因。相信 EPCs 在脓毒症的诊断和治疗方面将会给我们带来新的视角和思路。增加 EPCs 数量或改善其功能可能是脓毒症治疗的潜在手段。

(蒋东坡 唐昊 艾山木)

参 考 文 献

1. De Backer D,Orbegozo Cortes D,Donadello K,et al. Pathophysiology of microcirculatory dysfunction and the pathogenesis of septic shock. Virulence,2014,5(1):73-79.

2. De Backer D,Donadello K,Taccone FS,et al. Microcirculatory alterations:potential mechanisms and implications for therapy. Ann Intensive Care,2011,1(1):27.

3. Schlichting DE,Waxman AB,O'Brien LA,et al. Circulating endothelial and endothelial progenitor cells in patients with severe sepsis. Microvasc Res,2011,81(2):216-221.

4. Cribbs SK,Sutcliffe DJ,Taylor WR,et al. Circulating endothelial progenitor cells inversely associate with organ dysfunction in sepsis. Intensive Care Med,2012,38(3):429-436.

5. Rafat N,Hanusch C,Brinkkoetter PT,et al. Increased circulating endothelial progenitor cells in septic patients:correlation with survival. Crit Care Med,2007,35(7):1677-1684.

6. Pelliccia F,Cianfrocca C,Rosano G,et al. Role of endothelial progenitor cells in restenosis and progression of coronary atherosclerosis after percutaneous coronary intervention:a prospective study. JACC Cardiovasc Interv,2010,3(1):78-86.

7. Beck GC,Rafat N,Yard B,et al. The role of endothelial progenitor cells in sepsis. Anaesthesist,2007,56(5):423-428.

8. Patschan SA,Patschan D,Temme J,et al. Endothelial progenitor cells(EPC)in sepsis with acute renal dysfunction(ARD). Crit Care,2011,15(2):R94.

9. Witzenrath M. Endothelial progenitor cells for acute respiratory distress syndrome treatment:support your local sheriff! Am J Respir Crit Care Med,2014,189(12):1452-1455.

10. Wang L,Wang X,Xie G,et al. Liver sinusoidal endothelial cell progenitor cells promote liver regeneration in rats. J Clin Invest,2012,122(4):1567-1573.

11. Lam CF,Liu YC,Hsu JK,et al. Autologous transplantation of endothelial progenitor cells attenuates acute lung injury in rabbits. Anesthesiology,2008,108(3):392-401.

12. Cao JP,He XY,Xu HT,et al. Autologous transplantation of peripheral blood-derived circulating endothelial progenitor cells attenuates endotoxin-induced acute lung injury in rabbits by direct endothelial repair and indirect immunomodulation. Anesthesiology,2012,116(6):1278-1287.

13. Muller-Redetzky HC,Suttorp N,Witzenrath M. Dynamics of pulmonary endothelial barrier function in acute inflammation:mechanisms and therapeutic perspectives. Cell Tissue Res,2014,355(3):657-673.

14. Tianhang L,Bo W,Zhengmao L,et al. Autologous transplantation of endothelial progenitor cells to prevent

multiple organ dysfunction syndromes in pig. J Trauma Acute Care Surg,2013,74(2):508-515.

15. Fan H,Goodwin AJ,Chang E,et al. Endothelial progenitor cells and a stromal cell-derived factor-1alpha analogue synergistically improve survival in sepsis. Am J Respir Crit Care Med,2014,189(12):1509-1519.

重组人血栓调节蛋白可能改善脓毒症 DIC 患者的预后

脓毒症引起凝血系统异常激活、纤溶系统抑制以及生理抗凝物质的消耗,造成体内血液高凝状态、微血管内纤维蛋白沉积和微血栓的形成,并最终引发多器官功能障碍[1]。虽然抗凝药物的应用是脓毒症 DIC 治疗的重要手段,但到目前为止,包括活化蛋白 C、抗凝血酶等均未被证实对脓毒症 DIC 具有确切的临床疗效。近年,重组人血栓调节蛋白治疗脓毒症 DIC 逐渐受到越来越多的关注。

一、血栓调节蛋白的生理作用

血栓调节蛋白(TM)是内皮细胞表面存在的凝血酶受体,是调节生理抗凝机制的重要环节。凝血酶与 TM 结合后不但能够清除活化的凝血酶,其形成的复合物能够同时激活蛋白 C,从而发挥强力的抗凝作用[2]。脓毒症中 TM 的表达及功能被显著下调,从而促进血液高凝状态的形成。尽管脓毒症、脓毒症 DIC 及多器官功能障碍患者的血清 TM 水平是增高的,但其内皮细胞表面 TM 表达却是下降的,进一步提示血清 TM 水平的增高恰恰是内皮细胞损伤导致 TM 从内皮细胞表面脱落所致。因此,外源性补充重组人血栓调节蛋白(rhTM)对脓毒症及脓毒症 DIC 患者可能是有益的。TM 在调节凝血功能的同时,还能够通过激活补体系统以及灭活高迁移率族蛋白(HMGB-1)发挥抗炎症反应的作用[3]。

二、血栓调节蛋白影响脓毒症 DIC 患者预后的相关研究

虽然研究显示 rhTM 能够降低脓毒症动物模型的病死率[3],但相关临床研究仍较少。而且在现有的临床研究中,对 rhTM 是否能够改善脓毒症 DIC 患者的病死率仍存在争议。

1. 血栓调节蛋白能够改善脓毒症 DIC 患者的预后 2007 年日本进行的一项随机对照双盲的Ⅲ期临床研究中虽然显示 rhTM 能够提高 DIC 的缓解率[4],但在亚组分析中由于研究纳入的脓毒症 DIC 患者较少,并未显示出 rhTM 对脓毒症 DIC 患者病死率的影响[5]。

Takahiro 等人[6]回顾性的选取 2008~2011 年间依据 JAAM 的 DIC 诊断标准诊断为脓毒症 DIC 的患者共 35 名,其中 12 名患者在 DIC 诊断 48 小时内接受 rhTM 治疗[0.06mg/(kg·d),持续 7 天],另 23 名患者作为对照组。两组患者在疾病严重程度、DIC 评分以及其他支持治疗方面均无明显差异。研究结果显示,治疗第 7 天 rhTM 组 DIC 评分显著低于对照组,DIC 缓解率显著高于对照组。rhTM 治疗组 28 天病死率为 8.3%,而对照组为 33.3%,两组之间差异显著。而且在 rhTM 治疗过程中未见到严重出血等并发症的发生。因此,该研究提示 rhTM 能够改善脓毒症 DIC 患者的凝血功能并降低病死率。但该研究仅为单中心的回顾性

研究,且纳入样本量较少,因此其研究结果在评价 rhTM 疗效方面力度不足。

Yamakawa 等人[7]进行了日本三家三级医院参与的 rhTM 治疗脓毒症 DIC 的多中心研究。研究从 2006~2011 年共纳入 162 例符合 JAAM 标准的脓毒症 DIC 患者,其中 68 例接受 rhTM 治疗[0.06mg/(kg·d),持续 6 天],其余 94 例作为对照组。研究结果显示,rhTM 治疗组患者住院病死率为 40%,而对照组为 57%。经过分层倾向评分分析之后,两组患者病死率之间存在显著差异。不仅如此,两组患者 28 天病死率、60 天病死率、90 天病死率以及 ICU 病死率的分层倾向分析也显示出 rhTM 良好的降低病死率的作用。除此之外,rhTM 治疗组患者与对照组患者相比较,ICU 入住时间、机械通气时间以及应用血管活性药物时间均明显缩短,DIC 评分亦明显降低。两组患者在出血并发症以及需要输血量方面亦未见到明显差别。该研究是首次以病死率作为首要目标来探究 rhTM 临床疗效的临床多中心研究,这一点是值得肯定的。但该研究仍是一项回顾性研究,纳入病例数量较少,且整个研究迁延时间长达 5 年,在此期间可能存在其他治疗措施的改进从而影响入组患者最终的病死率,这些是不可忽视的弊端所在。

为进一步验证 rhTM 对脓毒症 DIC 患者病死率的影响,Vincent 等人[2]发起全球 17 个国家 233 个 ICU 共同参与的多中心、双盲、随机对照的 2b 期临床研究。研究采用改良的 ISTH 诊断标准筛查脓毒症 DIC 患者,最终共有 371 例脓毒症 DIC 患者接受 rhTM 治疗[0.06mg/(kg·d),持续 6 天],370 例脓毒症 DIC 患者接受安慰剂治疗。研究结果显示,rhTM 治疗组患者 28 天病死率为 17.8%,对照组患者病死率为 21.6%,统计学分析达到 Cochran-Mantel-Haenszel 分层检验预定的 rhTM 可能有效的标准。在亚组分析中发现,对于基础接受肝素预防性治疗的脓毒症 DIC 患者,rhTM 降低 28 天病死率的效果最为显著,分别为 18%(治疗组)和 40%(对照组)。研究者又对基础疾病、器官功能障碍的类型、炎症及凝血障碍的严重程度等因素进行的一系列事后分析,以寻求能够从 rhTM 治疗中获得最大收益的人群。结果发现,存在呼吸或循环功能障碍、PT-INR>1.4、血小板计数在 $(30~150) \times 10^9/L$ 的脓毒症 DIC 患者接受 rhTM 治疗的收益最大,病死率为 26.3%,明显低于对照组(38.2%)。在安全性方面,两组患者在出血、血栓性疾病、新发感染等方面的发病率未见明显差异。最终,该研究证实 rhTM 对于脓毒症 DIC 患者是安全的,能够降低 D-dimer、凝血酶原片段及 TAT 复合物水平,虽然在降低病死率方面并未见到显著疗效,但至少证明 rhTM 在改善脓毒症 DIC 患者病死率方面可能有效,尚需进一步深入研究证实。

近期,Eguchi 等人[8]又针对 rhTM 治疗脓毒症 DIC 的有效性及安全性方面进行了上市后的数据监测,共选取 2008~2010 年来自日本 364 家 ICU 共计 1787 例符合 JAAM 诊断标准的接受 rhTM 治疗的脓毒症 DIC 患者。结果发现,接受 rhTM 治疗后患者凝血和炎症指标包括 FDP、PT、CRP、JAAM DIC 评分、SIRS,以及 SOFA 评分均明显降低。DIC 缓解率为 44.4%,28 天生存率为 66%。在接受 rhTM 治疗前 DIC 持续时间越长,28 天生存率越低。总体副作用发生率、出血发生率及严重出血的发生率分别为 7.1%、5.5% 和 6.8%。该数据监测结果进一步显示了 rhTM 对脓毒症 DIC 存在较好的治疗效果,而且应用时间越早,其临床效果越显著。

2. 血栓调节蛋白不能改善脓毒症 DIC 患者的预后　也有相关的研究并不支持血栓调节蛋白能够改善脓毒症 DIC 患者的预后。Tagami[9]等从日本全国范围住院患者数据库中共选取 6342 例重症肺炎患者,其中 1280 例患者接受了 rhTM 治疗,其余 5062 例患者作为对照组。倾向匹配分析结果显示两组患者 28 天病死率未见明显差异。回归分析结果亦未见到应用 rhTM 治疗与 28 天病死率之间存在显著相关性。因此,该研究认为,rhTM 尚不能有效降低伴有脓毒症 DIC 的重症肺炎患者的病死率。

为进一步验证 rhTM 对脓毒症 DIC 患者的有效性及安全性,Yamakawa[10]等人对 12 项研究进行了荟萃分析,其中 RCT 研究 3 项共纳入患者 838 例,观察性研究 9 项共纳入患者 571 例。虽然相对风险分析显示 rhTM 不能降低脓毒症 DIC 患者的病死率,但回归分析仍显示 rhTM 具有一定程度降低脓毒症 DIC 患者 28~30 天病死率的倾向。因此在将 rhTM 推广到脓毒症 DIC 患者的临床应用之前,尚需要进一步严格的研究来验证 rhTM 对脓毒症 DIC 的作用究竟是利还是弊。

三、问题与展望

虽然上述不同的临床研究结果倾向于 rhTM 对改善脓毒症 DIC 患者病死率具有一定的疗效,但大多数研究集中在日本进行,唯一的全球多中心的研究仅能提示 rhTM 可能具有降低脓毒症 DIC 患者病死率的作用,尚需进一步深入研究证实。除此之外,围绕 rhTM 治疗脓毒症 DIC 尚存在许多没有解决的问题,例如 rhTM 对不同的感染部位所引发的脓毒症 DIC 是否具有相同的疗效? 采用不同的 DIC 诊断标准及不同的用药时机是否会影响 rhTM 的疗效? 其他抗凝药物的联合应用对 rhTM 疗效是否存在影响? rhTM 究竟是通过何种作用机制降低脓毒症 DIC 患者的病死率?

综上所述,rhTM 可能降低脓毒症 DIC 患者的病死率,为我们救治脓毒症及脓毒症 DIC 患者提供了一个新的方向,但目前研究结果尚不一致,需要进一步证实其临床疗效。

(章志丹)

参 考 文 献

1. Toshiaki I, Atsushi Y, Naoyuki H, et al. New therapeutic options for patients with sepsis and disseminated intravascular coagulation. Pol Arch Med Wewn, 2014, 124(6):321-328.

2. Vincent JL, Ramesh MK, Ernest D, et al. A Randomized, Double-Blind, Placebo-Controlled, Phase 2b Study to Evaluate the Safety and Efficacy of Recombinant Human Soluble Thrombomodulin, ART-123, in Patients With Sepsis and Suspected Disseminated Intravascular Coagulation. Crit Care Med, 2013, 41:2070-2079.

3. Nagato M, Okamoto K, Abe Y, et al. Recombinant human soluble thrombomodulin decreases the plasma high-mobility group box-1 protein levels, whereas improving the acute liver injury and survival rates in experimental endotoxemia. Crit Care Med, 2009, 37:2181-2186.

4. Saito H, Maruyama I, Shimazaki S, et al. Efficacy and safety of recombinant human soluble thrombomodulin (ART-123) in disseminated intravascular coagulation:results of a phase Ⅲ, randomized, double-blind clinical trial. J Thromb Haemost, 2007, 5:31-41.

5. Aikawa N, Shimazaki S, Yamamoto Y, et al. Thrombomodulin alfa in the treatment of infectious patients complicated by disseminated intravascular coagulation:subanalysis from the phase 3 trial. Shock, 2011, 35:349-354.

6. Kato T, Sakai T, Kato M, et al. Recombinant human soluble thrombomodulinadministration improves sepsis-induceddisseminated intravascular coagulation andmortality:a retrospective cohort study. Thrombosis Journal,

2013,11:3.

7. Yamakawa K,Ogura H,Fujimi S,et al. Recombinant human soluble thrombomodulinin sepsis-induced disseminated intravascularcoagulation:a multicenter propensity scoreanalysis. Intensive Care Med,2013,39:644-652.

8. Eguchi Y,Gando S,Ishikura H,et al. Post-marketing surveillance data ofthrombomodulin alfa:sub-analysis in patients with sepsis-induced disseminated intravascularcoagulation. Journal of Intensive Care,2014,2:30.

9. Tagami T,Matsui H,Horiguchi H,et al. Recombinant human soluble thrombomodulin and mortality in severe pneumonia patients with sepsis-associated disseminated intravascular coagulation:an observational nationwide study. J Thromb Haemost,2015,13(1):31-40.

10. Yamakawa K,Aihara M,Ogura H,et al. Recombinant human soluble thrombomodulin in severe sepsis:a systematic review and meta-analysis. J Thromb Haemost,2015,13(4):508-519.

重症营养与代谢

重症患者营养评估:SGA、NRS 还是 NUTRIC?

营养评估是正确制定营养支持方案的先决条件。全面的营养评估包括营养状况、营养不良风险、营养风险及营养获益评估,然而,对于应激状态下的重症患者,营养评估缺乏理想的方法,各项营养评估的特异性、准确性及临床意义仍在争议中。

近年来,一些研究对营养状态传统评估(nutrition assessment)、营养主观整体评估(subjective global assessment,SGA)、营养风险筛查(nutritional risk screening,NRS)、营养不良风险评估(malnutrition risk assessment)与营养获益评估(nutrition risk in the critically ill,NUTRIC Score)在重症患者的意义及应用价值进行了探讨。

一、重症患者营养状态评估

营养状态评估即评估患者有无营养不良以及营养不良的程度及类型。《2009 年美国肠外肠内营养协会(ASPEN)重症患者营养指南》指出,重症患者如果存在营养不良且无法进行肠内营养,肠外营养应在入院充分复苏后尽快开始;重症患者如果不存在营养不良,肠外营养应在入院 7 天后开始[1],由此可见,准确的营养状态评估是决定重症患者肠外营养指征及时机的关键。然而,如何准确评估重症患者的营养状态仍存在困难,迄今为止,重症患者营养状态主要的评估工具仍然为营养状态传统指标评估或 SGA。

1. 营养状态传统指标评估 对于重症患者,通过传统身体组分测量及实验室营养相关指标的方法来评估营养状态误差较大。传统的营养状态评估包括病史与诊断、实验室营养相关指标、体格检查、人体测量学指标、食物/营养摄入情况及功能学评估等 6 大方面。对于非重症患者,这种传统的营养状态评估准确度高且具有重要的临床意义。但是,重症患者机体处于严重应激状态导致机体第三间隙水分增多、器官组织水肿、低蛋白血症、免疫紊乱,传统营养状态评估的身体组分测量及实验室营养相关参数发生显著改变,不再能准确反映营养状态。例如,一些重症患者应激期体重增加,多是由于毛细血管通透性增加使第三间隙水分潴留所致,而非营养状态的改善;体重下降或因为高分解代谢,而非单纯摄食减少所致。上臂围、上臂肌围、肱三头肌皮褶厚度以及皮下脂肪等测量可能因组织细胞水肿出现误差。应激期血清白蛋白及前白蛋白水平下降更多地表明患者应激状态的严重度,而血清白蛋白浓度改变还受液体复苏时外源性输注白蛋白的影响,不能代表机体蛋白合成与储存状况。这些营养状态评估的指标在此时更主要是反映机体应激状态,而不能代表营养状态的改变。2013 年,Simpson 等[2]发表在 JPEN 杂志上的一篇大样本观察性研究评估体格检查和人体测量学指标在重症患者营养状态评估的价值,该研究纳入 31 个 ICU 共 1363 名重症患者,结果显示,身体质量指数(BMI)和肱三头肌皮褶厚度与重症患者营养状态无相关性。总之,应激状态下病情的特殊性限制了传统营养状态评估指标在重症患者中的应用,重症患者营养状态的判断需结合病情进行综合判断。

2. SGA 用于重症患者营养状态评估　SGA 是一种依据患者病史及体检结果进行综合评估的半定量营养状态评定方法。SGA 由 5 项病史指标(体重改变、进食变化、胃肠道症状、活动能力改变及疾病导致的营养需求改变)及 3 项体检指标(肌肉消耗、皮下脂肪消耗及水肿)组成[3]。由医生按照 SGA 原则作出主观整体判断,将营养状态评定分为 3 个等级:①A:营养良好;②B:轻、中度营养不良;③C:严重营养不良。

目前不少研究证实 SGA 仍是用于重症患者营养状态评估相对准确的方法,且 SGA 评估与重症患者预后相关性良好。对于重症患者,按照 SGA 评定原则,医生可以根据病情进行主观整体判断,甄别体重、皮下水肿、血清蛋白浓度等指标的改变是疾病因素还是营养因素所致,从而对营养状态作出较为准确的判断。而且,在 SGA 评定标准中,可能因为体重改变、进食变化、肌肉消耗及皮下脂肪消耗对患者预后具有较大的影响,SGA 评估被证实与重症患者预后具有良好的相关性。2014 年 Fontes 等[4]发表在 Clin Nutr 上的研究比较 SGA 与常规的人体测量学方法及实验室检测手段对患者的营养状态及预后的预测价值。该研究纳入 185 例重症患者,根据 SGA 诊断为营养不良的患者,其再入 ICU 率(OR 2.27;CI 1.08~4.80)和死亡率(OR 8.12;CI 2.94~22.42)明显增高,该研究表明,对于重症患者而言,SGA 是一种简单、相对可靠的营养状态评估工具,而且一定程度上与重症患者预后相关。

二、重症患者营养风险筛查

NRS 2002 是目前使用最为广泛的住院患者营养风险筛查工具。NRS 由欧洲肠内肠外营养协会(ESPEN)于 2002 年提出,筛查现存或潜在的因素导致患者出现营养相关不良临床结局或并发症的风险(如住院时间延长、感染、伤口不愈、吻合口瘘等),并以此 NRS 风险指数作为患者是否需要营养干预的依据[5]。NRS 2002 营养风险筛查源于 128 项随机对照临床循证研究,通过营养状况受损的 3 个方面(体重指数、近期体重丢失及摄食量变化)和反映病情严重程度的 3 个等级(慢性疾病、大手术和重症疾病状态)共 6 项指标对患者的营养风险进行筛查,总分大于或等于 3 分被认为有营养风险,具有营养风险的患者需要进行肠内或肠外营养干预。ESPEN 推荐将 NRS 2002 用于所有住院患者入院营养风险筛查,并由此决定患者是否需要早期人工营养干预。

对于重症患者,NRS 2002 标准过低。在普通住院患者,NRS 2002 营养风险筛查的信度和效度已得到充分验证,但是在重症患者中,NRS 2002 的意义存在争议。源于 5 项以创伤和烧伤 ICU 患者为研究人群的 RCT 研究,NRS 2002 筛查标准将 APACHE Ⅱ 评分 >10 的 ICU 患者营养风险筛查定为 3 分,根据此标准,所有重症患者(APACHE Ⅱ评分 >10)均存在营养风险,需要进行肠内或肠外营养支持,因此,NRS 2002 营养风险筛查对于重症患者相应失去了筛选功能。2011 年 Casaer 等[6]发表在《新英格兰医学杂志》上的研究,收集没有营养不良但 NRS≥3 分具有营养风险的 4640 例 ICU 患者,对其实施早期肠外营养(入 ICU 48 小时内开始)或延迟肠外营养(入 ICU 第 8 天开始),比较不同营养开始时机对重症患者预后的影响。研究得到的结论为,早期肠外营养对重症患者预后有不利影响。该研究发表后引起很大的争议,主要争议在于:该研究收集 NRS 2002≥3 分 ICU 患者,82% 的入选人群 NRS 3~4 分,心脏外科患者占 60%,全部入选患者最后平均 ICU 停留时间仅为 3~4 天,经过综合评估,这些患者并无实施肠外营养支持的必要。2014 年 Kondrup 等[7]发表在 *Curr Opin Clin Nutr Metab Care* 上的系统综述分析也认为,ICU 停留时间对重症患者营养风险的影响可能更为重要,NRS 2002 应用于重症患者时将 APACHE Ⅱ 评分 >10,ICU 停留时间至少一周或许更合理。此外,或许将 NRS 2002 评分≥3 分的患者按照风险筛查评分的高低,分为高度营养风险组、中度营养风险组和轻度营养风险组,并据此实施不同的营养支持策略,更能体现 NRS 2002 在重症患者高风险筛查中的意义。然而,目前尚无循证医学证据对这一设想进行验证,NRS 2002 在重症患者中的应用有待更多临床实践予以探索。

三、重症患者营养不良风险评估

营养不良风险评估即评估患者出现营养不良或营养恶化的风险。对于当前无营养不良但有可能发展成营养不良的人群,营养不良风险评估有助于对营养不良的发生做出预警,从而早期进行营养支持干预,减少营养不良发生。营养不良风险评估是营养状态评估的补充,但是迄今为止缺乏公认的营养不良风险评估工具。2015 年,Coltman 等[8]发表在 *JPEN* 杂志上的研究采用类似于英国肠外肠内营养协会营养不良风险评估(malnutrition universal screening tool,MUST)[9,10]的方法,通过 4 方面指标评估营养不良发生风险:①近期非计划性体重丢失(1 个月内丢失 5%,6 个月内丢失 10%);② BMI<18.5 或 >40;③入院前存在吞咽困难或不足够的饮食摄入;④既往需要肠内或肠外营养支持。满足 4 项中任意 1 项即认为有营养不良发生风险。上述 4 项指标对营养不良风险进行评估具有操作简单,可行性强,准确度较高的特点。

对于重症患者,早期进行营养不良风险评估显得尤为重要。重症患者因为病情、治疗或营养的影响,往往有多种导致营养不良风险增加的因素合并存在,即使入院时营养状态良好,在 ICU 停留一段时间后营养不良逐渐发生或加重,营养状态最终影响病情及预后。早期评估有助于营养干预的早期介入,以减少或减轻营养不良的发生。根据上述 Coltman 的研究,共收集 294 例 ICU 患者,通过 MUST,29.6% 的 ICU 患者存在营养不良风险,对于这部分重症患者,早期营养干预或能让患者获益[8]。

四、重症患者营养获益评估

NUTRIC Score 是用于判断重症患者营养支持是否获益的一种评估。NUTRIC Score 由加拿大医生 Heyland 等[11]于 2011 年提出,目的在于筛选出最可能从积极的营养支持治疗中获益的重症患者。该模型基于 3 个三甲医院内科和外科 ICU 的 597 名重症患者,将可能影响患者营养状态及预后的关键指标进行多元回归分析,将存在统计学差异的指标整合进入 NUTRIC Score 概念模型。最终,该模型由饥饿(经口摄入减少和体重减少)、营养状态(微量元素水平、免疫指标及肌肉重量)和炎症水平(包括急性期炎症指标:IL-6、CRP、PCT 和慢性指标:合并症)3 部分构成,包含年龄、APACHE Ⅱ评分、SOFA 评分、合并症数量、入 ICU 前住院时间及血浆 IL-6 水平 6 个项目,每个项目根据其损伤水平赋予 0~2 分的分值。在 Heyland 研究观察的 597 例重症患者中,应用 NUTRIC score 营养评估模型进行营养评估,分值越高者其营养风险越大,越有可能从积极的营养支持中获益。NUTRIC score 营养评估模型首次考虑将炎症水平对营养状态的影响考虑其中,模型一经推出备受瞩目。

NUTRIC score 的应用价值有待进一步证实。2014 年 Heyland[12]进行了另一项多中心、前瞻性、观察性研究,观察医源性喂养不足的发生率和喂养不足对患者预后的影响,这是一个来自 26 个国家,201 个 ICU 的研究,该研究以满足机械通气超过 7 天、BMI<25 或 ≥35 且 NUTRIC Score≥5 为条件共筛选出 3390 例接受机械通气且人工喂养至少 96 小时的重症患者。结果分析显示,NUTRIC score 分值与临床结局无明显相关,NUTRIC score 营养评估的价值也因此受到质疑。2014 年 Kondrup 等[7]在 Curr Opin Clin Nutr Metab Care 上发表关于重症患者营养评估的系统综述,对 NUTRIC score 的评估效度也提出 3 点质疑:第一,NUTRIC score 营养评估模型包含的是疾病的严重程度相关变量,而非经典的反映营养状态的指标。这些变量多与预后相关,但预测预后显然不同于预测营养支持所带来的预后,NUTRIC score 的有效性需要在随机、对照临床研究中得以检验,即需要进一步的随机对照研究来证实 NUTRIC score 分值高的患者随机接受营养支持后获得更好的临床结局。第二,按照 NUTRIC score 评分标准对重症患者进行营养获益评估,相同分值的患者可能存在完全不同的病情和代谢状态,在 NUTRIC score 中,6 项指标的每一项分别赋予 0~2 分的分值,存在 729 种不同的排列组合方式。NUTRIC score 分值为 6 分时可以是一种情况,即年龄≥75 岁、APACHE Ⅱ评分≥28 及 SOFA 评分在 6~9 之间,也可能是另一种情况,即 NUTRIC score 评估标准的每个项目均获得 1 分。针对这两种疾病状况完全不同的患者,营养支持产生相同的临床益处肯定不同。第三,使用 NUTRIC score 对重症患者营养支持获益进行评估时,未考虑时间因素对重症患者营养支持效果的影响。对处于高代谢、严重营养不良的重症患者,营养支持作用的发挥往往需要一段较长的时间才能充分体现。因此,仅仅根据 NUTRIC score 分值的不同判断营养风险及从营养支持中获益的程度是否恰当仍值得商榷。

五、SGA、营养不良风险评估与 NUTRIC score 在重症患者营养评估中的比较

不同营养评估工具在重症患者营养评估中有其不同的地位,而非单纯的孰优孰劣。2015 年,Coltman 等[8]发表在 JPEN 杂志上的研究比较了营养不良风险评估、SGA 和 NUTRIC 与重症患者预后的相关性。研究共入选 294 例 ICU 患者,根据传统的营养不良风险评估方法,30%(87/294)的重症患者存在营养不良风险;根据 SGA 营养不良判断标准,38%(111/294)的重症患者存在营养不良;根据 NUTRIC score 判断标准,12% 的患者(36/294)可从营养支持获益;有趣的是,294 例患者中仅 9 例患者(3%)同时满足上述 3 种不同营养评估工具的标准,说明这 3 个标准的重合度相对较小。该研究结果显示,同时满足 3 项营养评估标准的患

者具有最高的死亡率和最长的 ICU 停留时间和住院时间。由 SGA 诊断为营养不良的患者，再次转入 ICU 比例最高，这可能是因为 SGA 评分标准将功能学评估纳入评分标准，从而能够更加全面地评估患者的总体营养状态。由 NUTRIC score 筛选的患者，死亡率较高，ICU 停留时间和住院时间较长，这可能是由于 NUTRIC score 将重症病情（APACHE Ⅱ评分和 SOFA 评分）纳入营养风险评分标准的特点所决定。由传统营养不良风险评估筛选出的营养不良风险的患者，ICU 停留时间和住院时间最短，这可能是由于传统营养不良风险评估不包含病情严重度信息。

综上所述，重症患者的营养评估非常重要，完整的营养评估应包括营养状态、营养风险筛查、营养不良风险评估及营养获益评估，各项评估有不同价值。但因受病情及治疗影响，仍缺乏理想的评估手段与方法，各项评估均有一定局限性，有待进一步研究完善与证实。

（邱春芳　欧阳彬）

参 考 文 献

1. McClave SA，Martindale RG，Vanek VW，et al. Guidelines for the Provision and Assessment of Nutrition Support Therapy in the Adult Critically Ⅲ Patient：Society of Critical Care Medicine（SCCM）and American Society for Parenteral and Enteral Nutrition（A.S.P.E.N.）. JPEN J Parenter Enteral Nutr，2009，33（3）：277-316.

2. Simpson F，Doig GS. For the Early PNTIG：Physical Assessment and Anthropometric Measures for Use in Clinical Research Conducted in Critically Ⅲ Patient Populations：An Analytic Observational Study. JPEN，2015，39（3）：313-321.

3. Baker JP，Detsky AS，Whitwell J，et al. A comparison of the predictive value of nutritional assessment techniques. Human nutrition Clinical nutrition，1982，36（3）：233-241.

4. Fontes D，Generoso Sde V，Toulson Davisson Correia MI. Subjective global assessment：a reliable nutritional assessment tool to predict outcomes in critically ill patients. Clinical nutrition，2014，33（2）：291-295.

5. Kondrup J，Allison SP，Elia M，et al. Educational，Clinical Practice Committee ESoP，Enteral N：ESPEN guidelines for nutrition screening 2002. Clinical nutrition，2003，22（4）：415-421.

6. Casaer MP，Mesotten D，Hermans G，et al. Early versus late parenteral nutrition in critically ill adults. The New England journal of medicine，2011，365（6）：506-517.

7. Kondrup J. Nutritional-risk scoring systems in the intensive care unit. Current opinion in clinical nutrition and metabolic care，2014，17（2）：177-182.

8. Coltman A，Peterson S，Roehl K，et al. Use of 3 tools to assess nutrition risk in the intensive care unit. JPEN，2015，39（1）：28-33.

9. Stratton RJ，Hackston A，Longmore D，et al. Malnutrition in hospital outpatients and inpatients：prevalence，concurrent validity and ease of use of the 'malnutrition universal screening tool'（'MUST'）for adults. Br J Nutr，2004，92（5）：799-808.

10. Stratton RJ，King CL，Stroud MA，et al. 'Malnutrition Universal Screening Tool' predicts mortality and length of hospital stay in acutely ill elderly. Br J Nutr，2006，95（2）：325-330.

11. Heyland DK，Dhaliwal R，Jiang XR，et al. Identifying critically ill patients who benefit the most from nutrition therapy：the development and initial validation of a novel risk assessment tool. Critical care，2011，15（6）：R268.

12. Heyland DK，Dhaliwal R，Wang M，et al. The prevalence of iatrogenic underfeeding in the nutritionally 'at-risk' critically ill patient：Results of an international，multicenter，prospective study. Clinical nutrition，2014，pii：S0261-5614（14）00184-8.

2 重症急性骨骼肌萎缩评估

重症患者应激状态下高分解代谢导致肌肉与内脏蛋白丢失增加,脂肪动员加速及糖代谢障碍,由此直接导致人体组成的变化,其中骨骼肌体积减少在急性危重疾病时非常突出,并伴随着肌肉功能受损。其病理基础在于肌肉蛋白合成异常与分解增加,临床表现为迅速出现的肌肉萎缩并伴随全身性肌无力与功能障碍。研究显示,这一改变与危重疾病发展及预后相关,直接关系到危重症治疗与恢复质量。这一改变被称为重症"急性骨骼肌萎缩",由此对于危重疾病阶段肌肉体积与功能改变的临床评估也日益受到关注。

一、人体测量方法评价骨骼肌体积

测量人体成分最经济、简单、快捷的方法,是通过"上臂三头肌中点皮肤皱褶厚度与中点周径测量"方法计算出肌肉与脂肪储存量。这一方法虽然简便,但是存在的问题是:①不同测试者在捏起皮褶的力度与卡尺测量时压力的不同,导致测量结果的差异;②上臂肌肉体积不一定能够准确一致的反映不同患者的骨骼肌含量,因此临床应用中受到限制。

二、生物电阻抗法评价骨骼肌含量

人体组成成分为脂肪组织(FM)和无脂组织(free fat mass,FFM)。FFM 又可再分为体细胞群(body cell mass,BCM)和细胞外群(extracellular mass,ECM)。BCM 是参与有氧代谢活动的组织,包括骨骼肌细胞、内脏细胞等;ECM 是支持细胞功能与活动的组织,包括骨骼和细胞外液等。

生物电阻抗(bioelectrical impedance analysis,BIA)的原理是人体作为单一的液态导体,当微弱的高频电流通过人体时,身体脂肪、皮肤比肌肉、血液的导电性差、阻抗高,人体脂肪组织越多阻抗值就越大,液体成分阻抗最小。因其无创、安全、简便、快捷等特点,越来越多应用于体脂检测,但是进食、出汗、水肿等多种因素可影响 BIA 测量的结果。国内文献报道多用于不同年龄正常人的人体组成分析,少有测定疾病状态下体脂改变,尤其是重症患者;国外文献报道 BIA 方法检测重症患者与正常人虽然有较好的线性相关,但是仍有 37% 患者因水肿导致测定的 FFM 升高[1]。

由于骨骼肌只是机体无脂组织的一个主要的组成成分,而 BIA 测定的是无脂组织群整体,所反映的不仅仅是机体内骨骼肌含量;此外还会受到水肿等多种因素影响;检测技术上也需要特殊检测设备,这些因素使其临床应用受到限制。目前已很少有报道应用 BIA 评估重症患者人体组成与骨骼肌含量的研究结果。

三、超声对肌肉形态学与功能的评估

超声检测已作为一种连续性的、安全无创的方法越来越广泛的应用于临床,在胸腹部、血管、心肾、肝胆胃肠等器官组织病变与功能检测方面,作为动态评估手段,越来越多地用于ICU重症患者的床旁检测手段。近年来,随着对危重症急性肌肉萎缩的重视,应用超声检测进行重症患者肌肉状态评价的方法也日益引起关注。以往的研究发现,B超能够很好评价肌肉形态与功能的变化,其高回声影的多少与骨骼肌萎缩程度相关[2]。通常选取股四头肌、肱二头肌等表浅肌群、易于辨认,并可排除骨骼-组织交界面影响声波的部位。肌肉在无纤维化、无脂肪时,显示为低幅度声波;单位截面积内脂肪或纤维组织增加,超声测量则显示为较高幅度声波。因此,临床上可通过测量超声声波的变化,判断肌肉萎缩的程度。除了测量位置,超声测量时还要求保持受检者肢体弯曲18°,因此时肌肉长度约缩短2%,可排除因等长收缩导致的肌肉单位横截面的声波改变及由此对测量的影响[3]。

近期发表的一项超声评价疾病状态下肌肉形态、功能改变的荟萃分析研究中,作者检索了1990~2012年144篇相关的中英文文献,文献纳入标准为:①应用B型超声进行肌肉形态测量的研究;②应用B型超声进行病理状态下肌肉评估的研究;③应用B型超声进行手术介入和预后判断的研究。研究结果显示,可通过超声技术检测肌肉厚度、肌肉横截面积、肌纤维长度及羽状角等参数,由此动态评价肌肉的形态学及其功能变化;并指导功能康复训练的效果评价。作者在文章中也指出,超声评价技术应用中也会受到探头方向、操作者及关节角度等多种因素影响[4],但超声检测的可重复性特点希望能够弥补一些技术上的问题。

尽管超声检测方法能够做到床旁实时、动态的评估,但是超声测量技术上的专业性及测量的准确性在一定程度上限制了它的推广。近期加拿大进行的一项多中心研究[5]试图通过实施超声检测技术的标准化来解决上述问题。该研究招募了78例健康志愿者,分别来自于加拿大、美国、比利时、法国7个研究中心,统一培训营养师、护士、物理治疗师等未接受过任何超声技术专业培训的人员,标准化超声测量指导下(即固定测量部位:选取双下肢髂前上棘至髌骨上缘连线中下1/3、1/2处各两个位点测量,取4次的平均值),测定股四头肌厚度,结果显示,受训者组内与组间一致性较好,有助于进一步将此技术应用于评估ICU患者瘦体组织状态,评价营养支持效果以及评价急性肌肉萎缩的干预治疗的效果。

2013年报道的一项通过ICU床旁动态测量重症患者肌肉横截面积来评价急性肌肉萎缩的研究[6],针对63例平均APACHE Ⅱ评分23.5(95% CI,21.9~25.2),并接受机械通气48小时以上、留住ICU>7天患者,分别在入选后第1、3、7、10天超声测量腹直肌横截面积,同时进行相关的组织学与生化检测。结果显示,患者于第7、10天腹直肌横截面积明显缩小,分别减少12.5%、17.7%;同时发生多器官功能障碍患者肌肉萎缩程度较单一器官损害者更为明显。研究表明,重症患者1周内即可发生急性肌肉萎缩,而存在多器官功能障碍的患者则发生更早与更迅速。

四、肌肉功能的评价

以往研究表明,禁食后肌肉功能早在肌肉质量发生变化前就开始降低,随着肌肉质量减少,功能进一步下降,包括肌肉力量减弱、耐久性降低等功能性参数,营养支持配合功能锻炼

后可逐渐恢复。因此连续性测量对于评价营养支持效果可能更有意义。目前床旁评估危重症肌肉功能障碍的方法非常有限,很大程度依赖操作者的主观判断和患者的临床表现,常用的方法有手握力测力法、直接肌肉刺激及呼吸肌力评估等。

1. 握力计测量简便易行,动态评价更有意义 肌电图可记录肌肉活动时的动作电位,通过测定运动单位电位的时限与波幅以及肌肉收缩的波形与波幅,评价肌肉的收缩功能。一项关于 ICU 获得性肌无力的研究报道,16 例接受机械通气 ICU 患者伴有不同程度的四肢迟缓性无力并肌肉萎缩,针极肌电图检查发现运动神经复合肌肉动作电位(CMAP)波幅下降,腓肠肌活检可见肌肉萎缩、坏死[7]。直接肌肉刺激是通过对肌肉进行电刺激后直接测量肌肉收缩、舒张幅度与力量,可作为肌电图的辅助测试,鉴别危重病多发神经病与危重病肌病。但是此种电刺激技术,检查过程中有一定痛苦及损伤,要求患者很好的配合,按要求完全放松肌肉或不同程度的用力。重症患者在沟通和主动配合上往往存在一定的困难,加之不自主的肌肉收缩、ICU 环境的电讯号干扰等都使得难以获得可靠的客观数据,不适用于 ICU 重症患者床旁的连续动态监测。

2. 呼吸功能评价 体内蛋白质消耗超过 20% 即可影响呼吸肌的结构与功能,重症患者主要表现为呼吸肌无力与困难脱机。测量 1 秒钟用力呼气量(FEV_1)、最大呼气量的峰流量均可反映呼吸肌力量,并随着营养状况改变及康复训练而变化。

膈肌是重要的呼吸肌,收缩做功占呼吸肌做功的 75%~80%,因此膈肌功能评估对重症患者困难撤机的预测有着重要的意义。评估膈肌功能的方法主要有呼吸负荷试验、呼吸力学监测(最大吸气压、$P_{0.1}$、跨膈压)、膈肌电信号(颤动跨膈压、经食管膈肌电位)等参数,受机械通气压力支持水平、呼吸系统顺应性、不同疾病基础等多种因素影响,所获数据标准不统一,且部分操作侵入性,操作困难、患者状况及其耐受程度对此检测造成一定的限制,目前未能纳入临床常规检测项目。

近年床旁超声技术凭借其动态、实时、可重复的特点,逐渐用于膈肌功能评价。已有研究报道证实,通过 M 超声模式监测膈肌运动情况可较好地评估困难脱机。一项前瞻性观察研究显示,88 例拟脱机的 ICU 患者(机械通气时间 >48 小时),床旁 B 超测定仰卧位时膈肌运动状态,发现 29% 的患者发生膈肌功能障碍(运动幅度 <10mm 或者反常运动),膈肌功能障碍组与膈肌功能无障碍组比较,总的机械通气时间、脱机时间明显延长,脱机失败率明显升高;ROC 曲线提示超声监测膈肌运动幅度预测脱机失败的最佳临界点为左侧 12mm、右侧 14mm[8]。虽然这项监测技术有诸多优势,仍有较多因素影响其结果的判读。2013 年一篇综述较全面阐述了超声评估 ICU 患者膈肌功能的技术与临床应用[9,10],对于有创或无创机械通气患者,可通过超声检测方法动态评价膈肌厚度与运动幅度变化,在评估吸气努力、诊断术后膈肌功能障碍、成功脱机的预测等方面有着较好的应用前景。超声测量结果的影响因素有:①机械通气压力支持水平、潮气量与呼吸系统顺应性影响,可通过膈肌厚度变化比率[thickening fraction,TF,计算方法:TF=(膈肌厚度$_{吸气末}$ - 膈肌厚度$_{呼气末}$)/膈肌厚度$_{呼气末}$]降低上述因素影响;②呼气末正压,增加功能残气量,膈移动幅度减小;③体位,尤其是肥胖、腹腔高压患者,一定程度限制了临床应用的范围,存在上述因素的患者判读超声结果时更需谨慎。

综上所述,由于严重打击后的炎症反应、营养代谢改变、制动与肌肉失用等,导致危重症早期(第 1 周)出现"急性骨骼肌萎缩",同时伴随肌肉功能下降或丧失,蛋白质合成与分解的平衡改变是肌肉萎缩的病理基础,临床上表现为肌无力与呼吸功能降低。这一改变在 MODS 患者较单一器官功能障碍的患者更为严重,并且直接影响呼吸机的撤离、危重疾病病程、预后及康复。因此,在其发生机制以及早期临床评估方法等方面受到危重病医学界重视,早期稳态的人体测量及实验室检测的手段,虽能够反映患者肌肉储存与蛋白质代谢情况,但鉴于方法学的局限,以及结果的单一性与准确性等限制(如肌肉的测量、人体阻抗、实验室骨骼肌蛋白代谢产物测定等),特别是缺乏功能性参数,导致临床上很难实现早期、动态的评价骨骼肌结构与功能的改变。近年来超声检测技术在重症医学领域日益受到重视与普及,在评价多器官、多部位、多组织的结构与功能方面,超声检测技术均显示更好的应用前景,应用超声检测方法评价骨骼肌结构与功能就是其中一项值得深入探讨的课题。其优势在于能够较好地体现实时、可重复性及动态评估的特点,既能更深入的评价肌肉的结构改变,也能够反映一定的肌肉功能;在此基础上,如能配合骨骼肌蛋白代谢状态的检测,将有助于深入探讨危重症急性骨骼肌萎缩的发生机制与病理改变过程、推进危重症多器官组织功能评价的深度,以此奠定进一步研究与临床应用的基础。

（周华　许媛）

参 考 文 献

1. Frankenfield DC, Cooney RN, Smith JS, et al. Bioelectrical impedance plethysmographic analysis of body composition in critically injured and healthy subjects. Am J Clin Nutr, 1999, 69:426-431.

2. 姜晓琪,秦志强,史其林,等. B 超在人体失神经支配肌萎缩程度与临床可修复时限作用中的应用研究. 微创医学,2010,5:549-552.

3. Hicks JE. 超声诊断在评价肌肉功能中的应用. 医学物理,1985,2:52-56.

4. 陈可迪,陈娜,谢燕菲,等. 超声评估神经病理条件下肌肉形态和功能改变. 中国组织工程研究,2013,17:3756-3763.

5. Tillquist D, Leung R, Kutsogiannis DJ, et al. Bedside ultrasound is a practical and reliable measurement tool for assessing quadriceps muscle layer thickness. JPEN, 2014, 38(7):886-890.

6. Puthucheary ZA, Rawal J, McPhail M, et al. Acute skeletal muscle wasting in critical illness. JAMA, 2013, 310:1591-1600.

7. 姚生,韩晓琛,张志成,等. 重症监护病房获得性肌无力的临床、电生理及病理特点分析. 北京医学,2013,35:333-335.

8. Kim WY, Suh HJ, Hong Sang-Bum, et al. Diaphragm dysfunction assessed by ultrasonography: Influence on weaning from mechanical ventilation. Crit Care Med, 2011, 39:2627-2630.

9. Matamis D, Soilemezi E, Tsagourias M, et al. Sonographic evaluation of the diaphragm in critically ill patients technique and clinical applications. Intensive Care Med, 2013, 39:801-810.

10. Zambon M, Cabrini, Beccaria P, et al. Ultrasound in critically ill patients: focus on diaphragm. Intensive Care Med, 2013, 39:986.

重症免疫营养:能否获益?

严重打击后产生的全身性炎症反应与免疫抑制是导致器官进一步损伤的基础,围绕其进行的各种探讨是重症医学研究的热点之一。20年来药理营养素在炎症调理与改善免疫功能方面的作用一直受到关注,主要涉及的营养素包括谷氨酰胺(glutamine,Gln)、精氨酸(arginine)、脂肪酸(ω-3/ω-9FA),以及微量元素硒、维生素 C、E 等。早年的实验研究主要集中揭示这些药理营养素调控炎症与增强免疫的作用机制,并通过临床应用显示对预后的影响。近年来,一些大样本随机前瞻研究目的在于阐述药理营养素(主要是 Gln 与 ω-3FA)对重症患者可能的有益影响以及潜在的危害,结果显示对不同危重状态下临床结局的影响并不相同,获益效果有限,甚至"有害",相关的研究也成为关注的热点。

一、谷氨酰胺应用于重症免疫营养存在争议

基于早年有关重症患者血浆与骨骼肌内 Gln 含量降低与静脉补充 Gln 后明显降低病死率、改善 6 个月生存率及降低感染发生率等研究结果,2013 年 Heyland 与 Wischmeyer 等[1]发表在 *N Engl J Med* 的一项由北美、欧洲 40 个中心大样本前瞻性研究(Reducing Deaths due to Oxidative Stress,REDOXS),旨在探讨经静脉与肠道双途径补充大剂量谷氨酰胺二肽与微量元素硒对重症预后的影响。作者将入选 1223 例 ICU 患者随机分为 4 组:Gln 组(仅补充 Gln)、Se 组(仅补充硒)、Gln + Se 组及安慰剂组。通过肠外联合肠内途径补充 Gln,肠外补充 0.50g/(IBW·d),即谷氨酰胺二肽 42.5g/d(0.35g Gln/d),此外肠内补充 30g/d;硒补充量为静脉补充 500μg/d + 肠内 300μg/d。结果显示,补充 Gln 组 28 天病死率有升高趋势(32.4% vs 27.2%,$P=0.05$),安慰剂组、Gln 组、Se 组及 Gln+Se 组 28 天病死率分别为 25%、32%、29%、33%;Gln 组住院病死率与 6 个月病死率均明显高于安慰剂组;抗氧化剂硒的补充对改善预后无明显影响。这项国际多中心研究不但没有证实早年研究的有益效果,反而显示负面影响。由此有关早期大剂量 Gln 与抗氧化剂强化治疗增加危重症病死率的原因引起广泛关注,作者对数据进行分层分析,认为合并休克、肾功能障碍及 MODS 可能是导致大剂量补充 Gln 后病死率升高的主要原因,这一解释并未得到普遍认可。

随后的大样本 meta 分析[2-4]试图从诸项临床研究中阐述 Gln 补充剂量及适合的对象,依据指南推荐剂量[0.3~0.5g/(kg.d)],肠外 Gln 补充获得降低病死率的有益影响,但这一效果却未见于接受肠内营养的重症患者。疾病亚组分析表明,在降低感染性并发症方面不论是内科还是外科重症患者均显示出补充 Gln 的有益影响,而对于降低病死率方面的影响却仅见于烧伤、创伤等外科 ICU 重症患者。

近期 Arthur RH vanZanten 等[5]发表的一项来自荷兰、德国及比利时 14 个 ICU 的多中心双盲对照研究,旨在探讨应用高蛋白免疫增强肠内营养(IMHP)对重症患者医院获得性感染影响(MetaPlus)。研究为期 22 个月、随访 6 个月,共纳入接受肠内营养 72 小时以上并机械通气治疗的内科、外科以及创伤重症患者 301 例,随机分为高蛋白免疫型肠内营养组(IMHP、Gln、脂肪酸及抗氧化剂;$n=152$)与高蛋白肠内营养组(HP,$n=149$),两组接受等热卡等蛋白质的肠内营养,IMHP 组每 1500ml 肠内营养液含谷氨酰胺总量 30g 及抗氧化剂(含硒 285mcg,ω-3 脂肪酸 7.5g),入室 48 小时内开始营养支持,最长至 ICU 28 天。终点指标为新发感染,次终点指标为 SOFA 评分、机械通气时间、住 ICU 与住院时间。结果显示,两组新发感染并无差别,IMHP 组为 53%(95% CI,44%~61%),HP 对照组为 52%(95% CI,44%~61%),$P=0.96$;IMHP 组内科 ICU 患者 6 个月病死率明显高于 HP 组,54%(IMHP,95% CI,40%~67%)vs 35%(HP,95% CI,22%~49%),$P=0.04$,其他预后指标无明显差异。该研究结论同样不支持重症患者肠内途径补充免疫增强型营养制剂。

这些与早年研究不一致的结果引发更多的思考与探索。人体细胞质中含有大量 Gln,细胞内低 Gln 水平与低分化相关,大量动物与细胞的实验研究证实补充 Gln 增加核酸合成,应激状态 Gln 作为细胞能源优于葡萄糖,尤其是快速生长细胞更依赖之,如肠黏膜、免疫细胞,肠屏障组织学改变、细菌移位与 Gln 缺乏相关,且补充可逆转之。上述这些都证实了 Gln 补充的意义。Gln 补充目标基于两种不同的情况,补充体内缺乏或提供药理作用,这两种情况的治疗目标不同。前者在于恢复正常生理浓度,而后者意在发挥特定药理作用。基于后一目标,考虑通过增加药理剂量来获得治疗效果,但目前研究很少能够提供这方面数据。而且不论何种目的均需要首先对 Gln 的血浆目标浓度予以明确并进行监测[6]。有研究表明[7,8]血清 Gln 低于 420μmol/L 为病死率增高的临界值,1/3 的 ICU 患者 Gln 水平低,与 ICU 后 6 个月病死率相关,但尚并无数据证明高 APACHE Ⅱ 与高 SOFA 评分的不良预后与 Gln 缺乏相关;与入 ICU 低 Gln 水平相似,此时高 Gln 水平也同样预测不良预后,如急性肝损害时。

如果外源性补充的目的在于使 Gln 缺乏患者获益,目标人群应该是需要营养支持至少 5~7 天以上的 Gln 缺乏患者;如果目的是为了提供药理作用获益,受益人群应该是高死亡风险、并且能够从 Gln 补充中获益,而目前尚无更好的评分系统明确之,进而,有关危重程度与应用时机、应用多长时间才能有效均需要深入研究证实。

哪些患者适宜补充 Gln? 研究显示,接受肠外营养的患者应予补充,而肠内营养补充 Gln 的研究以及 meta 分析均未证实能够获益。一些有关免疫强化营养的研究主要在于相关免疫指标的改善,而且肠内多是复合制剂,也不能证实单独补充或联合其他药理营养素对危重症的有益影响。肠内途径补充往往是多种免疫营养素,很难界定 Gln 的独立作用。另外,近期一项回顾性研究也证实感染患者病死率增高与应用大剂量抗氧化——硒相关。

关于补充 Gln 的研究,2003 年以前的单中心研究显示补充 Gln 可明显改善 ICU 患者感染发生率与病死率,而以后的多中心研究却未能证实这一效果,包括 meta 分析显示同样的效果来自单中心、样本量并非很大的研究结果。REDOX 研究第一次显示外源性补充 Gln 与危重症不良预后相关,研究包含高病死率、未接受较好营养支持重症患者;也没有普遍进行血浆 Gln 的测量来界定是否缺乏。无法解释如果内源 Gln 产生 50~80g/d,而外源补充将会产生毒性作用,所以,进一步随机对照研究是很有必要的,亦需要明确 Gln 产生毒性作用的机制及其导致毒性作用的剂量。此外,亦需探讨 Gln 补充途径、危重症内源 Gln 产生与外源补充之间的关系以及是否需要维持 Gln 在正常生理水平。

二、ω-3 脂肪酸免疫调控研究进展

机体对打击产生的炎症反应在许多危重疾病的发生发展中起着重要的作用,组胺、类花生酸及细胞因子是其中的关键元素。由 ω-6 脂肪酸(ω-6 fatty acid,ω-6FA)类花生酸,如白三烯 B4(leukotriene B4,LTB4)介导的白细胞浸润直接参与了 ARDS 的病理生理改变。ω-3 脂肪酸(ω-3FA)通过降低花生酸类产生的脂质炎症代谢产物,进而实现抗炎症反应的作用也为此受到极大的关注。ARDS 是体现全身炎症反应间因果关系的代表性病症,围绕 ALI/ARDS,Sepsis 开展了多项 ω-3FA 强化肠内营养的 RCT 研究[9-12],其中 4 项研究显示出明显获益的阳性结果:4 天治疗后白细胞与中性粒细胞肺组织浸润减少,肺泡灌洗液中 LTB4 含量降低。临床效果表现在:接受高 ω-3FA 肠内营养的 ARDS 患者,氧合与气体交换得到改善、机械通气时间与住 ICU 时间缩短。最近发表的一项大鼠实验研究[13]显示,DHA 代谢产物 resolvin D1 可以逆转 LPS 导致的 ARDS 病变进程。

近年报道的两项研究并未复制出早年的结果,但在研究设计方面也显示有很大不同,Rice 等[14]的研究采用每日两次顿服含 EPA 与 DHA 的高脂配方制剂,脂肪占总能量的80%,而对照组的脂肪含量占总能量 40%,结果显示在气体交换(PaO$_2$/FiO$_2$)等临床预后指标上与对照组(顿服盐水)并无差异。另一项由 Stapleton RD 等[15]报道的研究中,研究组每日给予低脂配方的肠内营养及顿服一次鱼油,与对照组顿服盐水相比,亦未见改善炎症反应与氧合的影响。甚至在另一项多中心临床 RCT 研究[14]中,却显示出增加鱼油等补充对临床结局的不利影响,此项研究应用的是低脂(占总能量 30%)、高碳水化合物(占总能量 54%)的肠内营养配方。这些研究所选用肠内营养制剂除了富含 ω-3FA(鱼油)外,还添加了其他具有生物活性的抗氧化维生素与微量元素(维生素 E/C,Zn、牛磺酸与卡泥汀),而并非单纯的 ω-3FA。

近年几项有关成人 ICU 患者应用鱼油的 meta 分析[16-20],均显示外科患者在感染发生率、住 ICU 及住院时间方面明显获益。一篇 meta 分析表明,静脉补充 ω-3FA 后 ICU 病死率有降低的趋势(P=0.08)。最近 Carlos A Santacruz 等[21]发表在 *JPEN* 杂志上的一篇系统综述与meta 分析,比较了 ALI 或 ARDS 患者,接受肠内药理营养与对照组对预后的影响,共筛选了 7项研究纳入了 802 例患者,其中 405 例接受药理营养,结果显示,接受药理肠内营养者 ICU 住院时间轻度缩短,但对于机械通气时间与总病死率并无明显影响。在纳入的研究中,肠内营养制剂中脂肪供能比例均较高,占总热卡 55% 左右(研究组富含 ω-3FA),而低脂对照组显示病死率有升高的趋势,因而有人认为,对预后影响可能与肠内营养(EN)制剂中脂肪含量相关。

静脉补充鱼油仅显示次终点指标得到改善,却未见病死率的影响。感染率方面的有益影响也仅限于外科患者。与预后相关的另一个考虑是有效的药理剂量,很少研究揭示鱼油的有效剂量,从早期 Heller AR 教授的观察性研究结果,推荐全身性感染患者 ω-FA 应用剂量为 0.15~0.2g/(kg·d)。但相关的研究是缺乏的,特别是加大剂量能否改善预后并不明确。由德国 Heller 教授等(University Hospital Carl Gustav Carus)主持的一项增加剂量[至 0.5g/(kg·d)]的研究(FOILED study Clinical-Trials.gov)正在进行之中。因此,有质量的 RCT 研究仍然是需要的,以明确危重症患者静脉补充 ω-FA 的适应证及有效补充剂量。

综上所述,谷氨酰胺与ω-3脂肪酸是药理营养素研究领域中关注的热点,很多实验研究对其药理作用及机制进行了阐述,但临床应用目前并不能完全复制实验室结果,这一特点并非仅见于药理营养素的研究,也说明从实验室到临床实践之间需要搭建桥梁,而这一桥梁是能够科学的认识药物、治疗、疾病与患病个体之间的相互关系与影响,更深入的揭示疾病的本质。

(许 媛)

参 考 文 献

1. Heyland DK, Muscedere J, Wischmeyer P, et al. for the Canadian Critical Care Trials Group. A randomized trial of glutamine and antioxidants incritically ill patients. N Engl J Med, 2013, 368 (16): 1489-1497.

2. Wischmeyer PE, Dhaliwal R, McCall M, et al. Parenteral glutamine supplementation in critical illness: a systematic review. Crit Care, 2014, 18 (2): R76.

3. Chen QH, Yang Y, He HL, et al. The effect of glutamine therapy on outcomes incritically ill patients: a meta-analysis of randomizedcontrolled trials. Critical Care, 2014, 18: R8.

4. Bollhalder L, Pfeil AM, Tomonaga Y, et al. A systematic literature review and meta-analysis of randomized clinical trials of parenteral glutamine supplementation. Clin Nutr, 2013, 32: 213-223.

5. van Zanten RH, Sztark F, Kaisers UX, et al. High protein enteral nutrition enriched with immune-modulating nutrients vs standard high-protein enteral nutrition and nosocomial infections in the ICU: A randomized clinical trial. JAMA, 2014, 312 (5): 514-524.

6. Jan Wernerman. Glutamine supplementation to critically ill patients? Critical Care, 2014, 18: 214.

7. Rodas PC, Rooyackers O, Hebert C, et al. Glutamine and glutathione at ICU admission in relation to outcome. ClinSci (Lond), 2012, 122: 591-597.

8. Oudemans-van Straaten HM, Bosman RJ, Treskes M, et al. Plasma glutamine depletion and patient outcome in acute ICU admissions. Intensive Care Med, 2001, 27: 84-90.

9. Gadek JE, DeMichele SJ, Karlstad MD, et al. Effect of enteral feeding with eicosapentaenoic acid, gamma-linolenic acid, and antioxidants inpatients with acute respiratory distress syndrome.Enteral Nutrition in ARDS Study Group. Crit Care Med, 1999, 27: 1409-1420.

10. Pacht ER, DeMichele SJ, Nelson JL, et al. Enteral nutrition with eicosapentaenoic acid, gamma-linolenic acid, and antioxidants reduces alveolar inflammatory mediators and protein influxin patients with acute respiratory distress syndrome. Crit Care Med, 2003, 31: 491-500.

11. Pontes-Arruda A, Aragao AM, Albuquerque JD. Effects of enteral feedingwitheicosapentaenoic acid, gamma-linolenic acid, and antioxidants in mechanically ventilated patients with severe sepsis and septic shock. Crit Care Med, 2006, 34: 2325-2333.

12. Singer P, Theilla M, Fisher H, et al. Benefit of an enteral diet enriched with eicosapentaenoic acid and gamma-linolenic acid in ventilated patients with acute lung injury. Crit Care Med, 2006, 34: 1033-1038.

13. Sun W, Wang ZP, Gui P, et al. Endogenous expression pattern of resolving D1 in a rat model of self-resolution of lipopolysaccharide-induced acute respiratory distress syndrome and inflammation. Int Immuno Pharmacol, 2014, 23: 247-253.

14. Rice TW, Wheeler AP, Thompson BT, et al. NIH NHLBI Acute Respiratory Distress Syndrome Network of Investigators. Enteralomega-3 fatty acid, gamma-linolenic acid, and antioxidant supplementation in acute lung injury. JAMA, 2011, 306: 1574-1581.

15. Stapleton RD, Martin TR, Weiss NS, et al. A phase II randomized placebo-controlled trial of omega-3 fatty acids for the treatment of acute lung injury. Crit Care Med, 2011, 39: 1655-1662.

16. Manzanares W, Dhaliwal R, Jiang X, et al. Antioxidants micronutrients in the critically ill: a systematic review

and meta-analysis. Crit Care,2012,16(2):R66.

17. Li NN,Zhou Y,Qin XP,et al. Does intravenous fish oil benefit patients postsurgery? A meta-analysis of randomised controlled trials. Clin Nutr,2014,33:226-239.

18. Tian H,Yao X,Zeng R,et al. Safety and efficacy of a new parenteral lipid emulsion (SMOF) for surgical patients：a systematic review and meta-analysis of randomized controlled trials. Nutr Rev,2013,71:815-821.

19. Elamin EM,Miller AC,Ziad S. Immune enteral nutrition can improve outcomes in medical-surgical patients with ARDS：a prospective randomizedcontrolled trial. J Nutr Disord Ther,2012,2:109.

20. Zhu DJ,Zhang Y,Li S,et al. Enteral omega-3 fatty acid supplementation in adult patients with acute respiratory distress syndrome：a systematic review of randomized controlled trials with meta-analysis and trial sequential analysis. Inten Care Med,2014,40:504-512.

21. Santacruz CA,Orbegozo D,Vincent JL,et al. Modulation of dietary lipid composition during acute respiratory distress syndrome：Systematic Review and Meta-analysis. JPEN,2015.

重症患者理想的营养途径：
肠内还是肠外？

营养支持是重症患者治疗的重要组成部分[1]，其途径是营养支持的重要环节。肠内营养被推荐为重症患者首选的支持方式。然而，重症患者肠道功能障碍发生率较高，往往使肠内营养受到限制，无法达到营养目标。肠外营养，尽管可以补充能量需求，却存在各种并发症[2]。早期添加肠外营养是否有益仍然存在争议，不同指南的推荐意见也不同[3,4]。最新的研究表明，早期常规给予肠内或肠外营养不影响重症患者的病死率及感染等并发症[5]，为重症患者营养支持方式的选择提出了新的理念。

一、营养支持的途径

营养支持包括肠内营养及肠外营养两种支持途径。肠内营养，即通过鼻胃管、鼻肠管等方式将营养物质通过胃肠道给予营养，由于该营养途径与生理状态下的营养基本等同，因此成为营养支持的首选途径。然而，当患者出现各种原因，比如胃肠道功能障碍，不能进行肠内营养时，可以通过肠外营养来补充热卡，避免或改善患者的营养不良状态。

二、肠内营养的优势及存在的问题

肠内营养是最理想的营养供给途径。肠内营养作为符合生理的营养支持方式，可以维护肠道黏膜屏障、促进肠道蠕动与分泌，增加营养因子吸收进入肝脏合成蛋白质，减少细菌和毒素易位，降低肠源性感染和由此产生的"二次打击"。此外，肠内营养可以减轻氧化应激及炎症反应，调节免疫功能[6]。可见，肠内营养治疗已经不仅仅是提供热卡，而是对整个机体以及器官功能都具有保护作用。因此，当患者可以利用肠道实施营养支持时，利用肠道已经成为不争的共识，并且提出重症患者只要可以利用肠道，就需要使用胃肠道实施肠内营养。

然而，胃肠道功能障碍限制了肠内营养的顺利实施。目前研究显示，接近60%的重症患者存在胃肠道功能障碍，使得很多重症患者仅能部分耐受甚至完全不能耐受肠内营养。鉴于重症患者的胃肠道功能障碍发生率高，很多学者都提出肠内滋养性营养的理念[7]。肠内营养支持的初期可能导致患者能量供应不足，肠外营养，作为补充热卡的另一营养支持途径，在临床上也被广泛运用。

三、肠外营养时机的争议及近期研究进展

肠外营养的时机存在广泛争议。尽管肠内营养的作用已经被广泛认识且成为首选的营养途径，但很多重症患者都受到肠道功能的限制，需要肠外营养来补充营养需要。而早

期是否需要添加肠外营养,长期以来存在争议,大量的研究结果也存在差异。Heyland 和 Braunschweig 的两个荟萃分析均发现早期肠外营养不改善预后,且增加感染等并发症[8,9]。然而,Simpson 对采用意向性分析原则的研究进行荟萃分析,发现早期肠外营养尽管会增加感染发生率,但可以降低重症患者的病死率[10]。国际指南的推荐意见也不尽相同。美国营养学会(ASPEN)推荐重症患者入 ICU 后如果不能进行肠内营养,且在发病前无营养不良的情况,则在入 ICU 一周后才开始进行肠外营养[3]。而《欧洲营养学会(ESPEN)指南》则推荐重症患者入 ICU 48 小时后仍不能进行肠内营养,即可以考虑开始肠外营养[4]。

早期肠外营养的并发症可以预防,是安全的营养途径。早期肠外营养增加并发症一直是临床医生担心的问题。Michael 等进行了一个大规模、随机对照研究,共纳入了 4640 例患者,比较早期肠外营养(入 ICU48 小时内)和晚期肠外营养(入 ICU 一周后)的作用,研究发现相比晚期肠外营养,早期肠外营养显著延长 ICU 住院时间,增加感染发生率[11]。然而,最新发表在《新英格兰医学杂志》的随机对照研究提出了新的观点。研究共纳入 2400 例患者,其中 2388 例被最终纳入分析。纳入患者在入 ICU 后 36 小时内开始予以营养支持(1191 例进行肠外营养,1197 例进行肠内营养)并持续至第 5 天,所有患者进行了能量需要评估与严密监测,保证了营养的合理性,同时严格控制患者的血糖,并按照《指南》对患者进行院内感染的预防,主要观察指标为 30 天的全因死亡率。结果显示,两组患者的 30 天病死率无明显差异(肠外营养组 33.1% vs 肠内营养组 34.2%,P=0.57)、住院时间及各种并发症发生也均无显著性差异。提示早期肠外营养在评估与监测,积极控制血糖,并加强感染防控的情况下是安全的[5]。

四、重症患者营养支持途径的选择

重症患者营养支持途径首先考虑肠内营养。肠内营养作为首选的营养支持途径已经得到公认,即使患者存在肠道功能障碍,也可以尝试利用,以便维护肠道运动、免疫等屏障功能,改善患者免疫状态,减少肠源性感染的发生。《欧洲的营养共识》建议除非胃肠道功能障碍达到急性胃肠道损伤(AGI)Ⅳ期时,才不考虑进行肠内营养[12]。而当肠内营养不能满足能量供应时,添加肠外营养可能获益。

早期存在肠内营养禁忌的患者,肠外营养进行能量补充可以获益。2013 年 Diog 等进行了一个大规模、多中心、随机对照研究。研究总共纳入 1372 例早期存在肠内营养禁忌的患者,686 例患者纳入早期肠外营养组,另外 686 例患者纳入对照组。研究发现两组患者病死率无明显差异,但相比对照组,早期肠外营养治疗组显著减少机械通气时间,并有减少 ICU 住院时间的趋势[13]。

肠内营养不能满足目标热卡供应的患者,肠外营养补充热卡可以改善患者营养不良状态,并改善患者预后。2013 年 Heidegger 等针对早期肠内营养不能达到目标营养量的患者进行研究。305 例患者入 ICU 后 3 天内肠内营养剂量小于目标量 60% 的重症患者分成两组,从第 4 天开始一组继续进行肠内营养,另外一组增加肠外营养补充热卡。结果显示增加肠外营养组显著降低院内感染发生率,减少机械通气时间[14]。提示针对早期肠内营养不能满足营养需求时,补充肠外营养有利于改善患者预后。

综上,营养支持治疗是重症患者治疗的重要组成部分。肠内营养是重症患者最理想的营养供给途径,在提供热卡的同时保护患者脏器功能。然而,对于早期存在肠内营养禁忌或者早期肠内营养不能满足热卡供应时,适当增加肠外营养可能有利于改善患者预后。

(谢剑锋　杨毅)

参 考 文 献

1. Casaer MP,Van den Berghe G. Nutrition in the acute phase of critical illness. N Engl J Med,2014,370:1227-1236.

2. Ziegler TR. Parenteral nutrition in the critically ill Patient. N Engl J Med,2009,361:1088-1097.

3. Martindale RG,McClave SA,Vanek VW,et al. Guidelines for the provision and assessment of nutrition support therapy in the adult critically ill patient:Society of Critical Care Medicine and American Society for Parenteral and Enteral Nutrition:executive summary. Crit Care Med,2009,37:1757-1761.

4. Singer P,Berger MM,Van den Berghe G,et al. ESPEN guidelines on parenteral nutrition:intensive care. ClinNutr,2009,28:387-400.

5. Harvey SE,Parrott F,Harrison DA,et al. Trial of the route of early nutritional support in critically ill adults. N Engl J Med,2014,371:1673-1684.

6. McClave SA,Martindale RG,Rice TW,et al. Feeding the critically ill patient. Crit Care Med,2014,42:2600-2610.

7. Rice TW,Wheeler AP,Thompson BT,et al. Initial trophic vs full enteral feeding in patients with acute lung injury:the EDEN randomized trial. JAMA,2012,307:795-803.

8. Braunschweig CL,Levy P,Sheean PM,et al. Enteral compared with parenteral nutrition:a meta-analysis. Am J ClinNutr,2001,74:534-542.

9. Heyland DK,MacDonald S,Keefe L,et al. Total parenteral nutrition in the critically ill patient:a meta-analysis. JAMA,1998,280:2013-2019.

10. Simpson F,Doig GS. Parenteral vs.enteral nutrition in the critically ill patient:a meta-analysis of trials using the intention to treat principle. Intensive Care Med,2005,31:12-23.

11. Casaer MP,Mesotten D,Hermans G,et al. Early versus late parenteral nutrition in critically ill adults. N Engl J Med,2011,365:506-517.

12. Blaser AR,Malbrain M,Starkopf J,et al. Gastrointestinal function in intensive care patients:terminology,definitions and management. Recommendations of the ESICM Working Group on Abdominal Problems. Intensive Care Med,2012,38:384-394.

13. Doig GS,Simpson F,Sweetman EA,et al. Early parenteral nutrition in critically ill patients with short-term relative contraindications to early enteral nutrition:a randomized Controlled trial. JAMA,2013,309:2130-2138.

14. Heidegger CP,Berger MM,Graf S,et al. Optimisation of energy provision with supplemental parenteral nutrition in critically ill patients:a randomised controlled clinical trial. Lancet,2013,381:385-393.

5 补充维生素——哪些患者可能受益？

维生素 D 先在肝细胞转变为 25- 羟维生素 D_3［25-(OH)D_3］,然后在肾近曲小管上皮细胞进一步羟化为具有体内活性的 1,25- 二羟维生素 D_3［1,25-(OH)$_2D_3$］,其生物功能多效性包括调节免疫、内皮及黏膜、糖代谢、钙稳态的分布等方面的作用已基本得到证实。近年来的多项研究[1-6]证明了维生素 D 缺乏与疾病严重程度和死亡危险、重症医学科(ICU)停留时长、感染的发生率、血培养阳性率、器官功能障碍、短期和长期住院死亡率相关。而近两年内的多项补充干预试验,并未得出确定的因果关系,补充维生素 D 对重症患者的有效性还需要进一步的研究来证实。

一、维生素 D 缺乏与重症患者预后的关系

就目前而言,已经能够肯定维生素 D 与感染性疾病的预后存在密切的联系,25-(OH) D 和 iPTH 水平也应作为 ICU 的常规检测项目之一。

Moromizato 等[7]在波士顿 2 个教学医院进行的观察性研究收集 3386 例 18 岁及以上住院前测定 25-(OH) D 水平患者,Logistic 回归分析后提示住院前 25-(OH) D 缺乏是脓毒症发生的预测因素。多变量分析提示,年龄、性别、种族、内科或外科类型均与 25-(OH) D 不足相关($P=0.001$)。亚组分析中 444 例脓毒症患者显示住院前 25-(OH) D 缺乏是出现脓毒症的明显预测因素,并且 90 天死亡风险是充足患者 1.6 倍($P=0.01$)。从而得出院前 25-(OH) D 缺乏是重症患者发生脓毒症的重要预测因素,而且 25-(OH) D 不足增加脓毒症患者死亡风险。

同时国内一篇涉及 236 例脓毒症患者关于 1,25-(OH)$_2$ D 水平和降钙素原水平死亡率相关的观察性研究[8]证实,1,25-(OH)$_2$ D 缺乏患者具有更高的 APACHE Ⅱ 和 SOFA 评分,且血培养阳性率 / 甲状旁腺激素增高,28 天死亡率升高。同时维生素 D 缺乏患者离子钙水平低下,需要更长时间的呼吸机辅助呼吸。研究显示纳入初始 1,25-(OH)$_2$ D 血浆水平和 PCT 水平呈负相关,回归分析显示 1,25-(OH)$_2$D≤20ng/ml 是 28 天死亡率的独立危险因素。

但部分学者通过将近年来的相关维生素 D 缺乏的研究进行系统评价和 meta 分析,2014 年 3 项研究的结论并未证实其关联。

Ralph 等人的研究并没有发现重症患者维生素 D 水平低下和死亡率增高相关[9],相反,他们发现重症患者超过生理水平的维生素 D 水平和死亡率及疾病严重性评分增高相关。在关于维生素 D 缺乏和重症患者死亡率关系的研究中,Haan[6]等人的系统评价和 meta 分析与 Zhang[5]等人的队列研究 meta 分析,分别纳入了 14 项相关研究 9715 个患者和 7

篇研究 4204 个患者。结果均证实重症患者维生素 D 缺乏和住院死亡率相关($P<0.001$);Haan 研究提示重症患者感染率上升($P=0.007$),脓毒症患病率升高($P<0.001$),30 天死亡率升高($P=0.05$),但 Zhang 结果显示维生素 D 缺乏和 ICU 死亡率的相关性仍未有统计学意义($P=0.271$)。

二、补充维生素 D 治疗对患者的作用

维生素 D 通过减低炎症细胞因子水平及增加先天抗感染分子物质对免疫系统功能产生积极效应,并通过上调巨噬细胞、上皮细胞内抑菌肽、防御素 -2 发挥抑制炎症作用,从而可能具有类抗生素作用,在感染性疾病中可能作为一种辅助治疗方法[10,11]。

有关维生素 D 的最佳摄入量和合适的维生素 D 浓度仍未明确。Bouillon 等通过对已发表的随机对照临床研究进行循证医学分析,成人每日摄入 600~800IU($12~18\mu g$)可以有效治疗维生素 D_3 缺乏,而大剂量摄入并未观察到有更多益处[12]。维生素 D_3 的作用还受到钙摄入量水平的影响。有多个关于维生素 D 预防骨折的 Meta 分析得出相似的结论,认为摄入 800IU/d 的维生素 D_3 同时补钙可以减少骨折事件 20%。相关 RCT 研究表明 25-(OH)D 低于 20ng/ml 的人群罹患结肠癌、心血管疾病、代谢病及感染的风险明显增高。而该研究并未涉及重症医学领域。

为了评估补充维生素 D 在重症患者中的潜在获益,临床领域中多项 meta 分析和系统性回顾显示维生素 D 不足或缺乏和非骨疾病的相关性。尽管依赖于大型数据库,并受年龄和环境因素影响的具有差异的受试者,补充维生素 D 和临床结果的可能因果关系未被证实。

奥地利的 Amrein 教授团队从 2008 年开始进行维生素 D 缺乏的相关系列研究,包括 2013 年发表的观察性研究[13]到其后的 VITdAL-ICU[14](纠正重症患者维生素 D 缺乏随机对照研究)。初步研究收集了 665 个重症患者的维生素 D 缺乏的流行病学资料,以 25-(OH)D 血浆浓度 <20ng/ml 定义为维生素 D 缺乏;并将 25-(OH)D 浓度根据季节特性分为低、中、高浓度组。结果提示,约 60.2% 重症患者维生素 D 缺乏,26.3% 患者维生素 D 不足,且维生素 D 缺乏的流行病学及平均 25-(OH)D 浓度有明显的季节差异 $P<0.001$。校正后的住院死亡率在低浓度组及中浓度组明显高于高浓度组。而住院日与 25-(OH)D 浓度无统计学意义。

研究发表后有学者质疑 25-(OH)D 浓度能否代表维生素 D 的有效浓度[15]。首先,25-(OH)D 主要与维生素 D 结合蛋白结合成稳定状态,而具有生物学效应是游离及与白蛋白结合 25-(OH)D。此外,在重症患者中应用公式去将维生素 D 浓度转换有效生物浓度的方法是不适应的。作者在回信中也明确表示维生素 D 的生物利用度难以简单测定,但经过其研究中的校正祛除混杂因素后维生素 D 与死亡率的相关性是可以肯定的。

在 2011 年开始的进一步研究中,纳入 492 名维生素 D 缺乏(≤20ng/ml)的成年白种人群重症患者。大剂量维生素 D_3 和安慰剂通过口服或鼻胃管的给药方式一次性给予 540 000IU,随后每月给予维持剂量 90 000IU,持续 5 个月。并在研究数据揭盲和分析之前具体分析预先设定维生素 D 严重缺乏(≤12ng/ml)亚组。结果表明两组患者的中位住院时间无显著差异(20.1 天 vs19.3 天),院内死亡率(28.3% 和 35.3%)和 6 个月死亡率(35% 和

42.9%)亦无明显差异;而在严重缺乏亚组患者中,维生素 D_3 组院内死亡率显著降低(28.6% vs 46.1%),6 个月死亡率无明显差异(分别为 34.7% 和 50.0%)。研究认为高剂量维生素 D_3 不减少重症患者住院天数、院内死亡以及 6 个月死亡率。虽然在严重缺乏患者中观察到院内死亡率降低,但这一结果基于亚组分析所得,考虑到整体阴性结果,应该被解读为一种假说,需要进一步研究证实。

然而,该系列研究同样存在一定的局限性,主要在于:①单中心的研究,且仅包括白种成年患者,研究结果不具有普遍;②预先以补充维生素 D 改善病死率及住院时间为前瞻性考虑,忽略了补充后可能在其他方面的影响,例如院内感染等情况;③样本量的缺陷可能导致大剂量补充后对于不良反应的观察不足;④有关维生素 D 检测方法的缺陷。

综上所述,现有的研究资料认为维生素 D 缺乏的补充对于整体人群的效果还未有确切的定论,鉴于目前研究结果的不确定性,需要进一步的开展大规模高质量的随机对照试验,未来关于重症患者补充维生素 D 临床设计研究需探讨其最佳剂量、给药途径和疗程。然而,我们认为现有资料结果的差异可能与维生素 D 在重症患者中的标准尚未确立,以及重症患者在疾病病程、年龄、季节、不同的营养状态等多方面的异质性密切相关,单一盲目的扩大样本量仍有可能难以解惑。

(周立新　强新华)

参 考 文 献

1. Delvin E, Souberbielle J, Viard J, et al. Role of vitamin D in acquired immune and autoimmune diseases. Crit Rev Cl Lab Sci, 2014, 51: 232-247.

2. Chowdhury R, Kunutsor S, Vitezova A, et al. Vitamin D and risk of cause specific death: systematic review and meta-analysis of observational cohort and randomised intervention studies. BMJ, 2014, 348: 1903-1919.

3. Bjelakovic G, Gluud LL, Nikolova D, et al. Vitamin D supplementation for prevention of mortality in adults. Cochrane Database Syst Rev, 2014, 1: CD007470.

4. Schottker B, Jorde R, Peasey A, et al. Vitamin D and mortality: meta-analysis of individual participant data from a large consortium of cohort studies from Europe and the United States. BMJ, 2014, 348: g3656-3670.

5. Zhang YP, Wan YD, Sun TW, et al. Association between vitamin D deficiency and mortality in critically ill adult patients: a meta-analysis of cohort studies. Crit Care, 2014, 18: 684-691.

6. de Haan K, Groeneveld A, de Geus H, et al. Vitamin D deficiency as a risk factor for infection, sepsis and mortality in the critically ill: systematic review and meta-analysis. Crit Care, 2014, 18: 660-678.

7. Moromizato T, Litonjua AA, Braun AB, et al. Association of low serum 25-hydroxyvitamin D levels and sepsis in the critically Ⅲ. Crit Care Med, 2014, 42: 97-107.

8. Chen Z, Luo Z, Zhao X, et al. Association of vitamin D status of septic patients in intensive care units with altered procalcitonin levels and mortality. J Clin Endo Meta, 2014, 2013: 4330-4338.

9. Ralph R, Peter JV, ChrispalA, et al. Supraphysiological 25-hydroxy vitamin D level at admission is associated with illness severity and mortality in critically ill patients. J Bone Miner Metab, 2015, 33 (2): 339-343.

10. Borella E, Nesher G, Israeli E, et al. Vitamin D: a new anti-infective agent? Ann N Y AcadSci, 2014, 1317: 76-83.

11. Venkatesh B, Nair P. Hypovitaminosis D and morbidity in critical illness: is there proof beyond reasonable doubt? Crit Care, 2014, 18: 138-140.

12. Afzal S,Brondum-Jacobsen P,Bojesen SE,et al. Genetically low vitamin D concentrations and increased mortality: mendelianrandomisation analysis in three large cohorts. BMJ,2014,349:g6330-6341.

13. Izadpanah M,Khalili H. Potential benefits of vitamin D supplementation in critically ill patients. Immunotherapy,2013,5:843-853.

14. De Pascale G,Quraishi SA. Vitamin D status in critically ill patients: the evidence is now bioavailable.Crit Care,2014,18:449-450.

15. Leaf DE,Raed A,Donnino MW,et al. Randomized Controlled Trial of Calcitriol in Severe Sepsis. Am J RespCrit Care,2014,190:533-541.

体重对重症患者预后的影响

病理性肥胖常伴发内分泌紊乱和(或)代谢障碍性疾病,如糖尿病、高血压、高脂血症、阻塞性睡眠呼吸暂停、通气不足、哮喘、胃肠反流等。既往研究表明,肥胖的重症患者发生导管相关性感染、脓毒症、急性肾损伤的风险明显增加,全因死亡率增加。但是近年的研究表明严重疾病状态下并非体重越大,死亡率就越高。

一、关于肥胖与重症患者死亡风险相关性的研究

体重指数(body mass index,BMI)常用于分析体重对于不同高度人所带来的健康影响。WHO 根据 BMI 将肥胖分为 3 个等级,BMI 30~34.9kg/m² 为 Ⅰ 级肥胖,35~39.9kg/m² 为 Ⅱ 级肥胖,≥40kg/m² 为 Ⅲ 级肥胖(病理性肥胖)。来自荷兰的大样本观察性队列研究[1]收录了自 1999~2010 年 62 个 ICU 共计 154 308 例患者的临床资料,多元 COX 回归模型预测 BMI 与死亡风险呈反"J"型,即 BMI<20kg/m² 死亡风险显著增加,BMI 42.6kg/m² 时,死亡风险反而最低。Prescott[2]研究了 1995~2005 年 1404 例因严重脓毒症住院治疗老年患者,平均年龄 79 岁,正常体重、超重、肥胖与Ⅲ级肥胖死亡率分别为 62%、53.1%、46%、44.7%;校正年龄、经济状况、APACHE Ⅱ 评分的差异后,肥胖患者死亡率仍低于非肥胖患者。多项关于接受机械通气肥胖患者的研究显示,虽然Ⅲ级肥胖(BMI≥40kg/m²)患者机械通气时间、住 ICU 时间明显延长,但多数情况下并不增加死亡率,仅当合并多个器官功能衰竭时,死亡率才明显增高[3-8]。这种肥胖住院患者病死率不高于甚至低于非肥胖患者的现象称为"肥胖悖论",可能与充分的脂肪储备避免了机体饥饿状况下大量消耗体内储备的能量与营养有关。

二、BMI 不能客观反映营养状况及预后

BMI 是肥胖分级标准,也是营养风险评估指标之一,以往研究表明存在营养风险的重症患者可从营养支持中获益。加拿大 Heyland 教授[9]2007 年全球 2884 例机械通气患者营养支持状况调查中发现,BMI 与机械通气时间、60 天病死率等临床预后指标未呈现线性或 U 型关系,亚组分析能量摄入与 BMI 关系中发现,Ⅱ级肥胖患者(BMI 35~40kg/m²)与低体重患者(BMI<20kg/m²)相似,增加能量摄入与降低死亡风险(OR 0.76;95% CI 0.61~0.95;P=0.014),机械通气时间的减少(95% CI 1.2~5.9,P=0.003)相关。由此可见 BMI 评估营养风险存在很大的局限性,仅反映了整体的重量,并不能客观的判别机体组成成分的差异及其与营养风险的关系,如无脂组织(fat-free mass,FFM,kg/m²)的含量。

2015 年发表的一项单中心观察性研究更揭示了营养状态在 BMI 与 ICU 患者死亡风险

中所起的作用[10]。该研究收纳了 2004~2011 年 6618 例 ICU 患者,根据 BMI、营养评估诊断为非特异性营养不良(56%)、蛋白质 - 能量营养不良(12%)、营养良好(32%),结果显示 60% 肥胖患者存在营养不良;肥胖是 30 天病死率显著预测因素,校正年龄、性别、种族、疾病类型及严重程度后显示,低体重、超重、Ⅰ / Ⅱ级肥胖、Ⅲ级肥胖 30 天死亡风险比值比分别为 1.09、0.93、0.80、0.69;而校正基础营养状况后,比值比分别为 0.74、1.05、0.96、0.81;肥胖患者中(BMI ≥ 30kg/m², n=1799)非特异性营养不良或蛋白质 - 能量营养不良患者,病死率明显高于同等 BMI、营养良好患者,90 天病死率比值比为 1.67(95% CI 1.29~2.15,P<0.0001)。因此,肥胖的重症患者病死率与肥胖程度之间相关性受到营养状态的影响,合并营养不良的肥胖患者较营养状态良好预后更差。上述研究揭示了仅仅 BMI 或体重,并不能很客观地反映其与营养状态及预后的关系,而人体组成,特别是骨骼肌与内脏蛋白含量,才可能是更直接与预后相关的重要指标。

三、机体组成成分较体重更能反映重症患者预后

近年来,危重症伴发的少肌症与 ICU 不良预后、后期生存质量以及病死率等明显相关,越来越多的调查显示,重症患者蛋白质消耗直接影响肌肉结构与功能,尤其是呼吸肌功能、组织修复与免疫功能的维护、糖代谢调节等,也是导致 ICU 感染、机械通气时间延长的重要原因。近期一项来自于欧洲关于高脂组织指数(fat mass index,FMI,kg/m²)、无脂组织指数(fat-free mass index,FFMI,kg/m²)与 BMI 对住院患者住院时间影响的研究[11](住院患者 1707 例,志愿者 1707 例),结果显示,低 FFMI、高 FMI,以及低 FFMI 同时伴有高 FMI 者,均与住院时间(LOS)延长明显相关。另一项研究来自加拿大的 Moisey[12],探讨创伤患者骨骼肌含量与临床结局关系,149 例 65 岁以上严重创伤患者纳入研究,通过断层 CT 扫描测量分析第 3 腰椎水平肌肉组织分为少肌症组与非少肌症组,结果显示少肌症组有 47% 患者属超重或肥胖,其病死率明显高于非少肌症组(32% vs 14%,P=0.018),进行年龄、性别、损伤严重程度校正后多元回归分析显示,少肌症组机械通气时间(P=0.004)、住 ICU 时间(P=0.002)明显增加,而 BMI、血清白蛋白、脂肪组织总量与预后指标无相关性。高 BMI 的非少肌症患者,ICU 的生存率可能高于低 BMI 与高 BMI 的少肌症患者,提示在体重指标与人体组成成分指标中,后者对预后的影响可能更为重要。

综上所述,体重或 BMI 是营养状态评估时常用的参数,但不能单以体重或 BMI 预测其对重症患者临床结局的影响,更主要的是人体组成的改变,合并营养不良肥胖患者预后更差,可能与肌肉组织减少有关。

(周华　许媛)

参 考 文 献

1. Pickkers P, Keizer ND, Dusseljee Joost, et al. Body mass index is associated with hospital mortality in critically ill patients: An observational cohort study. Crit Care Med, 2013, 41: 1878-1883.

2. Prescott HC, Chang VW, O'Brien Jr JM, et al. Obesity and 1-year outcomes in older Americans with severe sepsis. Crit Care Med, 2014, 42: 1766-1774.

3: de Gonzalez AB, Hartge P, Cerhan JR, et al. Body-mass index and mortality among 1.46 million white adults. N

Engl J Med,2010,363:2211-2219.

4. Flegal KM,Kit BK,Orpana H,et al. Association of all-cause mortality with overweight and obesity using standard body mass index categories: A systematic review and meta-analysis. JAMA,2013,309:71-82.

5. Martino JL,Stapleton RD,Wang M,et al. Extreme obesity and outcomes in critically ill patients. CHEST,2011, 140(5):1198-1206.

6. Lee C K,Tefera E,Colice G. The effect of obesity on outcomes in mechanically ventilated patients in a medical intensive care unit. Respiration,2014,87:219-226.

7. Kumar G,Majumdar T,Jacobs ER,et al. Outcomes of morbidly obese patients receiving invasive mechanical ventilation. CHEST,2013,144(1):48-54.

8. Arabi Yaseen M,Dara Saqib I,Tamim Hani M,et al. Clinical characteristics,sepsis interventions and outcomes in the obese patients with septic shock: an international multicenter cohort study. Critical Care,2013,17:R72.

9. Alberda C,Gramlich L,Jones N,et al. The relationship between nutritional intake and clinical outcomes in critically ill patients: results of an international multicenter observational study. Intensive Care Med,2009,35: 1728-1737.

10. Robinson MK,Mogensen KM,Casey JD,et al. The relationship among obesity,nutritional status,and mortality in the critically Ⅲ. Crit Care Med,2015,43:87-100.

11. Kyle UG,Pirlichb M,Lochsb H,et al. Increased length of hospital stay in underweight and overweight patients at hospital admission: a controlled population study. Clinical Nutrition,2005,24(1):133-142.

12. Moisey LL,Mourtzakis M,Cotton BA,et al. Skeletal muscle predicts ventilator-free days,ICU-free days,and mortality in elderly ICU patients. Critical Care,2013,17:R206.

《2014 欧洲低钠血症诊治指南》概要

低钠血症存在于 15%~20% 的急诊入院患者中,它的发生会增加患者的发病率、病死率及住院时间。为了获得对低钠血症更为通用全面的认识,2014 年欧洲重症医学会(ESICM)、欧洲内分泌学会(ESE)和欧洲肾脏学会 - 欧洲透析和移植学会(ERA-EDTA)联合发布了《低钠血症的诊断治疗指南》。

一、低钠血症的诊断

(一)低钠血症的分类

1. 根据血钠浓度分类　轻度:130~135mmol/L;中度:125~129mmol/L;重度:<125mmol/L。

2. 根据发生时间分类　急性低钠血症 <48 小时;慢性低钠血症≥48 小时;当低钠血症快速发生时,大脑通过减少其细胞内渗透活性物质如钾和有机溶质以试图恢复脑容量,此过程需 24~48 小时。因此,以 48 小时作为急性和慢性低钠血症的界限。

3. 根据症状分类　中度症状:恶心,意识混乱,头痛;重度症状:呕吐,心脏呼吸窘迫,嗜睡,癫痫样发作,昏迷(Glasgow 评分≤8)。重度症状者病死率增高。应避免提及"无症状"低钠血症,患者并非无症状,仅仅是表现为不引人注意如注意力不集中等。

4. 根据血液渗透压分类　《指南》主要涉及低渗性低钠血症,故需首先建立区分高渗与非高渗的临床标准,实际测得的血清渗透压 <275mOsm/kg,提示为低渗性低钠血症,因为有效渗透压绝不会高于总或测得的渗透压。如果是通过计算得到的渗透压 <275mOsm/kg,则低钠血症可能是低渗,等渗或高渗,这取决于哪些渗透性活性物质的存在和其是否计入公式。

5. 根据血容量分类　低钠血症患者可以分别是处于低容、等容或高容状态。传统诊断程序是首先评估患者的容量状态,但所谓容量状态究竟指细胞外液量、有效循环血量还是体内液体总量,含义不清。为避免混乱,本《指南》将其定义为有效循环血量。

(二)如何证实低钠血症是低渗性并排除非低渗性

1. 推荐通过测定血糖,排除高糖性低钠血症。如果血糖增高,需校正血钠浓度。校正血钠浓度 = 测定的血钠浓度 + [2.4 × 血糖浓度(mmol/L)-100]/100(1D)。

2. 测得的渗透压 <275mOsm/kg,提示为低渗性低钠血症(未分级)。

3. 若无非低渗性低钠血症的证据,则接受"低渗性低钠血症"(未分级)。

(三)鉴别低渗性低钠血症原因的参数

1. 首先检测并解释尿渗透压(1D)。

2. 如果尿渗透压≤100mOsm/kg,可认为水摄入相对过量是低渗性低钠血症的原因(1D)。

3. 如果尿渗透压 >100mOsm/kg,推荐同时在采取血液标本的基础上解释尿钠浓度(1D)。

4. 如果尿钠浓度≤30mmol/L,推荐接受有效循环血量降低为低渗性低钠血症的原因(2D)。

5. 如果尿钠浓度 >30mmol/L,建议评估细胞外液状况和利尿剂的应用,以进一步明确低钠血症的可能原因(2D)。

6. 不建议检测加压素用于诊断抗利尿激素分泌异常综合征(syndrome of inappropriate secretion of antidiuretic hormone,SIADH)(2D)。

对于临床实践的建议:①需要同时采取血和尿标本方可对实验室结果做出正确解释;②尿钠浓度和尿渗透压测定最好取自同一标本;③如果临床评价表明,细胞外液量无明显增加,尿钠浓度 >30mmol/L,在考虑 SIADH 之前,排除其他原因低渗性低钠血症。可考虑根据 SIADH 的诊断标准,寻找 SIADH 的已知原因;④原发或继发肾上腺皮质功能低下可能是低渗性低钠血症的潜在原因;⑤肾脏疾病使得低钠血症鉴别诊断复杂化。除了导致可能的低钠血症外,肾脏调节尿渗透压和尿钠能力常降低。因而,尿渗透压和尿钠可能不再能够可靠地反映激素对血钠的调节作用,任何低钠血症的诊断程序均应慎用于肾脏病患者;⑥水负荷试验无助于对低渗性低钠血症的鉴别,且存在危险。

为什么要提出鉴别低渗性低钠血症原因的参数? 低渗性低钠血症见于许多原因,如非肾性钠丢失,利尿剂,第三腔室,肾上腺皮质功能低下,SIAD,烦渴,心衰,肝硬化和肾病综合征。临床医生以传统方法对低钠血症的低、等和高血容量状态进行评估,失之于精确。因此,本《指南》复习文献旨在了解哪些试验有助于鉴别低渗性低钠血症,使用这些试验的顺序以及最具有诊断价值的阈值。

根据尿渗透压和尿钠浓度进行容量评估,以尿渗透压和尿钠对患者容量状态进行评价优于传统容量临床评估方法,故应优先考虑。①尿渗透压:尽管尚无理想评价加压素活性的精确的诊断研究,但是尿渗透压≤100mOsm/kg 几乎总是表明因水摄入过多所导致的最大尿液稀释。由于检测尿液渗透压是一项简便易行地证实过量水摄入的方法,《指南》推荐将测量尿渗透压作为低钠血症诊断的第一步。②尿钠浓度:如果尿渗透压 >100mOsm/kg,则需应进一步低钠血症为高血容量、等容量还是低血容量。由于临床难以对患者循环血量做出准确评价,指南根据大量循证医学资料,推荐将尿钠浓度≤30mmol/L,作为动脉有效循环血量过低的指标,此标准亦可用于应用利尿剂的患者。这一阈值在区分低循环血量与等容量和高容量上,有高度敏感性和可接受的特异性。低钠血症诊断程序见图 7-7-1。

二、低渗性低钠血症的治疗

(一) 严重低钠血症的治疗

1. 严重低钠血症患者(慢或急性)第 1 小时处理

(1) 推荐立即静脉输注 3% 高渗盐水 150ml,维持 20 分钟以上(1D)。

(2) 20 分钟后检查血钠浓度并在第 2 个 20 分钟重复静脉输注 3% 高渗盐水 150ml(2D)。

(3) 建议重复以上治疗两次或直到达到血钠浓度增加 5mmol/L(2D)。

(4) 应该在具有密切生化和临床监测能力的环境下对有严重症状的低钠血症患者进行治疗(未分级)。

2. 不论急性还是慢性低钠血症,第 1 小时血钠上升 5mmol/L,症状改善的后续治疗

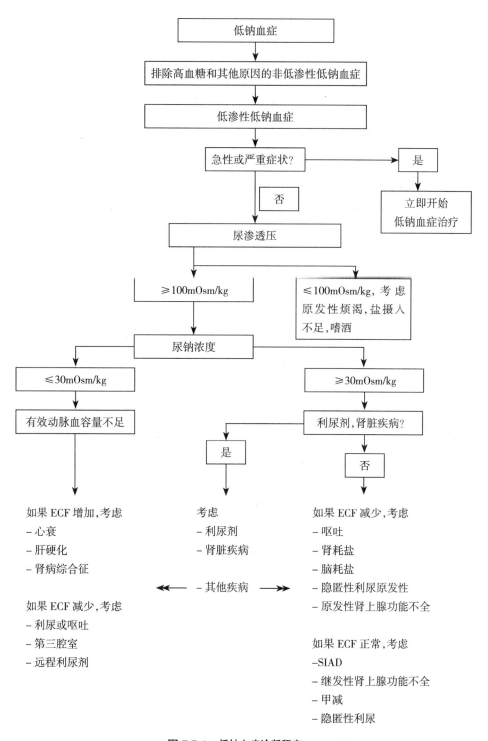

图 7-7-1 低钠血症诊断程序

（1）推荐停止输注高渗盐水（1D）。

（2）保持静脉通道通畅，输注 0.9% NaCl 直到开始针对病因治疗（1D）。

（3）如果可能,开始特异性诊断治疗,但至少需保持血钠浓度稳定(1D)。

（4）第 1 个 24 小时限制血钠升高超过 10mmol/L,随后每 24 小时血钠升高 <8mmol/L,直到血钠达到 130mmol/L(1D)。

（5）第 6 小时、12 小时复查血钠,此后每天复查,直到血钠浓度稳定(2D)。

3. 不论急性还是慢性低钠血症,第 1 小时血钠上升 5mmol/L,症状未改善的后续治疗

（1）继续静脉输注 3% 高渗盐水,使血钠浓度增加 1mmol/L(1D)。

（2）有下列之一者停止输注高渗盐水:症状改善,血钠升高幅度达 10mmol/L;血钠达到 130mmol/L(1D)。

（3）建议寻找存在症状的低钠血症以外的原因(1D)。

（4）只要继续 3% 高渗盐水输注,建议每隔 4 小时检测 1 次血钠(1D)。

严重低钠血症管理临床建议:①最好制备 3% 盐水备用,以免不时之需或紧急情况下的配制错误。②对于体重异常患者,可考虑 2ml/kg 的 3% 盐水输注,不拘泥于 150ml。③不要期望重度低钠血症患者症状立即恢复,脑功能恢复需待时日,且患者镇静剂应用及插管等均影响判断。此时可参考“第 1 小时血钠上升 5mmol/L,症状改善的后续治疗”推荐处理。④如果患者同时有低钾血症,纠正低钾血症则可能使血钠增加。⑤如血钠浓度要达到每小时增加 1mmol/L,可用 Adrogue'-Madias 公式计算,但血钠实际的增加可能超过计算值。

公式 1:血钠变化值 $(Na^+)=$ ［摄入 $(Na^+)-$ 血清 (Na^+) ］/(总体重水 +1)

公式 2:血钠变化值 $(Na^+)=$ ［摄入 $(Na^+)+$ 摄入 $(K^+)-$ 血清 (Na^+) ］/(总体重水 +1)

Na^+:钠浓度(mmol/L);K^+:钾浓度(mmol/L)。公式 1 分子是公式 2 的简化。估测总体重水(L)通过体重分数计算:非老年男性是 0.6,非老年女性 0.5,老年男性与女性分别是 0.5 和 0.45。

（二）中重度低钠血症

1. 立即开始诊断评估(1D)。

2. 如果可能,停止引起低钠血症的所有治疗(未分级)。

3. 进行病因治疗(1D)。

4. 立即单次输注 3% 盐水 150ml(或等量),20 分钟以上(2D)。

5. 每 24 小时血钠升高 5mmol/L(2D)。

6. 第 1 个 24 小时血钠上升不超过 10mmol/L,之后每日血钠上升不超过 8mmol/L,直到血钠达到 130mmol/L(2D)。

7. 第 1、6、12 小时检测血钠(2D)。

8. 如果血钠上升而症状无改善,应寻找其他原因(2D)。

（三）无中重度症状的急性低钠血症

1. 确定与以前的检测方法一致,且无标本错误(未分级)。

2. 如果可能,停止一切可能导致低钠血症的治疗(未分级)。

3. 尽早开始诊断评价(1D)。

4. 针对病因治疗(1D)。

5. 如果急性血钠降低 >10mmol/L,单次静脉输注 3% 盐水 150ml(2D)。

6. 4 小时后用同样技术检测血钠(1D)。

（四）无中重度症状的慢性低钠血症

1. 一般处理

（1）去除诱因（未分级）。

（2）针对病因治疗（1D）。

（3）轻度低钠血症，不建议将增加血钠作为唯一治疗（2C）。

（4）中度或重度低钠血症，第 1 个 24 小时应避免血钠上升超过 10mmol/L，随后每 24 小时 <8mmol/L（1D）。

（5）中重度低钠血症，每 6 小时检测血钠直至血钠稳定（2D）。

（6）对未纠正的低钠血症患者，重新考虑诊断程序，必要时专家会诊（未分级）。

2. 高血容量低钠血症

（1）在高血容量的轻、中度低钠血症不宜单纯以增加血钠为唯一治疗目的（1C）。

（2）液体限制，防止进一步液体负荷加重（2D）。

（3）反对应用血管加压素受体拮抗剂（1C）。

（4）不推荐应用"地美环素"（1D）。

3. SIADH

（1）一线治疗：限制液体输入（2D）。

（2）二线治疗：摄入尿素 0.25~0.5g/d 以增加溶质，低剂量祥利尿剂，口服氯化钠（2D）。

（3）不推荐锂或去甲金霉素（1D）。

（4）对于中度低钠血症，不推荐加压素受体拮抗剂（1C）。

（5）对于重度低钠血症，反对使用加压素受体拮抗剂（1C）。

4. 低血容量的低钠血症

（1）输 0.9% 盐水或晶体平衡液，0.5~1ml/（kg·h），以恢复细胞外液容量（1B）。

（2）对血流动力学不稳定患者进行生化和临床监测（未分级）。

（3）血流动力学不稳定时，快速液体复苏比快速纠正低钠血症更重要（未分级）。

临床建议：①尿量突然增加 >100ml/h，提示血钠有快速增加危险。若低容量患者经治疗血容量恢复，血管加压素活性突然被抑制，游离水排出会突然增加，则使血钠浓度意外升高。②如尿量突然增加，建议每 2 小时测血钠。③作为增加溶质摄入的措施，推荐每日摄入尿素 0.25~0.5g/kg，添加甜味物质改善口味。药学家可制备如下袋装尿素口服剂：尿素 10g+ 碳酸氢钠 2g+ 柠檬酸 1.5g+ 蔗糖 200mg，溶于 50~100ml 水中。

（五）如果低钠血症纠正过快需注意什么

1. 如果第 1 个 24 小时血钠增加幅度 >10mmol/L，第 2 个 24 小时 >8mmol/L，建议立即采取措施降低血钠（1D）。

2. 建议停止积极的补钠治疗（1D）。

3. 建议有关专家会诊以讨论是否可以开始在严密尿量及液体平衡监测下以 >1 小时的时间，10ml/kg 的速度输注不含电解质液体（如葡萄糖溶液）（1D）。

4. 建议专家会诊，讨论是否可以静注去氨加压素（desmopressin）2μg，间隔时间不低于 8 小时（1D）。

低渗性低钠血症处理流程见图 7-7-2。

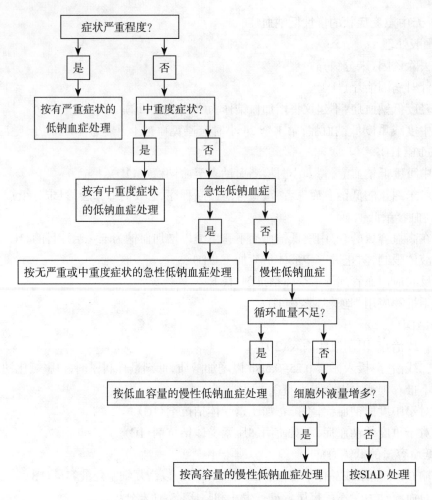

图 7-7-2 低渗性低钠血症处理流程

（孙仁华 李茜）

参 考 文 献

Spasovski G, Vanholder R, Allolio B, et al. Hyponatraemia Guideline Development Group. Clinical practice guideline on diagnosis and treatment of hyponatraemia. Copublished in 2014 Eur J Endocrinol (170 [3]:G1-G47), Intensive Care Med (40 [3]:320-331), and Nephrol Dial Transplant (29 [suppl 2]:i1-i39).

8 《ESPEN 重症烧伤营养指南》解读

重度烧伤指烧伤面积占全身体表面积 20% 以上、伴或不伴有吸入性损伤的患者。与其他疾病谱的重症患者相比,重症烧伤患者表现出更为强烈的氧化应激、炎症反应,以及与烧伤面积及深度正比例相关的高代谢状态。因此,营养治疗在烧伤患者的代谢支持等方面发挥非常重要的作用。为此,2013 年欧洲肠内肠外营养学会(ESPEN)制定了《重症烧伤患者的早期营养治疗指南》。本文即对其进行解读。

一、营养治疗的时机及途径

重症烧伤患者的营养治疗首先应关注营养治疗的时机及途径。推荐意见指出,重症烧伤患者的营养治疗应在烧伤发生 12 小时内及早开始,优先考虑肠内营养(B,强)。

重症烧伤后产生的应激反应导致机体进入高代谢状态;重度烧伤患者往往并发吸入性损伤、创面大量液体与蛋白质丢失、早期肠黏膜缺血以及复苏中大量液体输注等导致胃肠道黏膜水肿和黏膜通透性增高,能量与营养的消耗以及肠黏膜与肠功能的支持在重症烧伤患者都显得更为重要。研究证实,早期肠内营养,可减弱胃肠道局部应激及高代谢状态,促进免疫球蛋白分泌,从而降低应激性溃疡及能量不足发生的风险。因此,《指南》指出,对于决定进行营养支持的烧伤患者,推荐首选肠内营养。

经胃喂养是优先选择的肠内营养途径,推荐对于发生幽门功能障碍的重症烧伤患者,可行经空肠置管或经皮内镜下胃/空肠造口术。当存在肠内营养的禁忌证或不耐受肠内营养时,选择肠外营养为主要的营养供给途径。

二、能量需要及预计公式

Toronto 公式是成人烧伤患者较为准确的能量消耗预计公式,对于烧伤儿童患者,《指南》推荐使用 Schoffield 公式(D,弱)。

临床治疗中,重症烧伤患者的能量应适量供给,尽可能避免供给不足或过度喂养。研究表明,烧伤后机体的能量消耗具有一定的变化特征。重症烧伤早期,严重应激与全身性炎症反应使烧伤患者处于高代谢状态,能量消耗和能量需求明显增高,并且与烧伤面积及严重程度呈正相关;这一改变亦随烧伤病程与时间的变化而变化。因此,在重症烧伤整个治疗过程中,能量消耗与补充并非固定不变。采用间接能量测定(代谢车)方法测定实际能量消耗,并依此供给能量,是理想营养支持治疗的保障。因此,《指南》推荐使用间接能量代谢测定法作为烧伤患者能量补充的金标准。

目前在全球范围内实现临床治疗中的能量测定并非普遍,能量消耗预计公式是临床应用最为广泛的烧伤患者能量消耗评估方法,避免营养供给不足是烧伤患者有效营养治疗的保障,而预计公式的准确性便成为关键。依据25~30kcal/(kg·d)的重症患者营养支持标准进行重症烧伤患者的营养治疗,常常不能满足患者的能量需求。Harris & Benedict公式、Schoffield公式和Toronto公式临床应用较为广泛。Toronto公式是成人烧伤患者较为准确的能量消耗预计公式,但计算比较复杂。对于烧伤儿童患者,《指南》推荐使用Schoffield公式(表7-8-1)(D,弱)。研究表明,按照Harris & Benedict公式中基础能量消耗乘以一定的应激系数(烧伤应激系数为2),其计算出的能量补充往往超过机体的代谢能力,易导致过度喂养,增加脂肪肝及感染的风险。

表 7-8-1　烧伤能量计算公式

年龄	类别	公式
成人	Toronto 公式	–4343+[10.5 × 烧伤面积(%)]+(0.23 × 摄入能量)+(0.84×基础能量消耗)+[114 × 体温(℃)]–(4.5 × 烧伤后的天数)
女(3~10岁)	Schofield 公式	[16.97 × 体重(kg)]+[1.618 × 身高(cm)]+371.2
男(3~10岁)	Schofield 公式	[19.6 × 体重(kg)]+[1.033 × 身高(cm)]+414.9
女(10~18岁)	Schofield 公式	[8.365 × 体重(kg)]+[4.65 × 身高(cm)]+200
男(10~18岁)	Schofield 公式	[16.25 × 体重(kg)]+[1.372 × 身高(cm)]+515.5

与其他重症患者一样,营养补充过度同样是重症烧伤治疗早期面临的常见问题,除了预测公式的高估外,由于高钠血症的存在及其他治疗需要,患者需输注大量5%葡萄糖溶液,使用脂肪成分的镇静药物丙泊酚等。在进行能量计算时,应考虑到此类非营养治疗时药物中碳水化合物和脂肪所能提供的能量。

三、营养素及其供给量

1. 蛋白质及特殊氨基酸

《指南》推荐成人烧伤患者每日蛋白质需要量为1.5~2.0g/(kg·d),烧伤患儿每日蛋白质需要量为1.5~3.0g/(kg·d)。强烈建议烧伤患者可在营养治疗时考虑补充谷氨酰胺(或鸟氨酸),不推荐补充精氨酸(C,弱)。

氨基酸和蛋白质是促进烧伤创面生长和愈合、增强机体免疫力不可缺少的营养成分。对于重症烧伤患者,推荐蛋白质摄入量为1.5~2.0g/(kg·d),超过2.2g/(kg·d)补充对于进一步改善蛋白质合成无益。对于儿童烧伤患者,超过3g/(kg·d)的蛋白质摄入量亦未见明显益处。

谷氨酰胺在烧伤患者的营养治疗中占有重要地位。谷氨酰胺是淋巴细胞、肠上皮细胞的主要能量来源。既往谷氨酰胺用于烧伤患者的小规模单中心研究中,由于谷氨酰胺的使用剂量、方式、时间等不同,其对感染并发症、住院时间及病死率的影响也不尽相同。目前一项用于大规模烧伤患者的临床研究正在美国进行,相信其结果可以给谷氨酰胺的临床应用带来启示。尽管如此,基于其在重症患者中的作用及应用,根据目前已有的研究,《指南》推荐给予烧伤患者补充0.3g/(kg·d)治疗剂量的谷氨酰胺[谷氨酰胺二肽则剂量为0.5g/(kg·d)]。

另外,鸟氨酸 α - 酮戊二酸是谷氨酰胺的前体,可成为谷氨酰胺治疗的替代品,在法国已进入临床应用,给药途径为胃肠道。研究显示可促进急性期伤口愈合,每日 30g 的治疗剂量有助于改善烧伤患者氮平衡。

目前尚无证据表明使用精氨酸可使烧伤患者获益。

2. 碳水化合物及血糖控制

《指南》强烈建议减少碳水化合物的补充(包括营养治疗在内的一切治疗中),推荐碳水化合物提供的能量占目标总能量的 60%,无论是成人或儿童烧伤患者,其摄入量不能超过 5mg/(kg·min)。另外,强烈建议血糖控制目标为 4.5~8.0mmol/L,需要时可使用静脉胰岛素控制血糖(D,强)。

众多临床研究显示,烧伤患者应限制碳水化合物的使用。近期关于成人及儿童烧伤患者的临床研究、综合其意见的综述及《指南》提出,碳水化合物应提供总目标能量 60% 的能量供给,无论是成人或儿童烧伤患者,碳水化合物单位时间输注量不超过 5mg/(kg·min),即对标准成人患者,碳水化合物摄入量为 7g/(kg·d)。

血糖控制也是重症烧伤患者营养治疗中应关注的问题。重症烧伤患者在应激等状态下易出现血糖增高,往往需要使用胰岛素控制高血糖。但血糖控制过严格、目标值过低,以及在治疗过程中常因手术、胃肠道功能障碍等因素使营养治疗中断,而胰岛素使用相对过多,则会发生低血糖。目前关于重症烧伤患者血糖控制理想界值尚未明确,《指南》推荐使用重症患者的血糖控制目标,即 4.5~8mmol/L。但在同时应密切监测与预防低血糖的发生。

降糖药物也正在研究中。静脉注射胰岛素仍然是目前首选血糖控制的方式,在某些特定情况下,二甲双胍类药物可能是胰岛素的一种替代选择,但因其可导致乳酸酸中毒,其使用的安全性仍然需要进一步研究。另外,在一项儿童烧伤的基础研究中发现,依克那肽作为抑制胰高血糖素分泌的肠促胰岛素,可能可以减少内源性胰岛素的需要。

3. 脂肪用量与种类

烧伤患者在进行营养支持时,应监测脂肪供给总量,其供能不超过总能量的 35%(C,弱)。

针对烧伤患者脂肪酸应用的临床研究较少,目前仅有两项研究显示烧伤患者对脂肪负荷量较为敏感。在脂肪提供总能量 35%(对照组)与 15%(低脂组)的烧伤患者(烧伤面积>20%)比较研究中,两组患者均采用肠内营养,对照组与部分低脂组患者摄入的脂肪包括 80% 大豆油和 20% 中链甘油三酯,另有部分低脂组患者摄入的脂肪乳由 50% 的 ω-3 脂肪酸、40% 大豆油和 10% 中链甘油三酯组成。研究结果显示,对照组患者住院时间延长、感染发生率增高。因此,《指南》建议,烧伤患者在进行营养支持时,应监测脂肪供给总量,其供能不超过总能量的 35%(C,弱)。同时,需注意同时限制含脂肪制品的非营养类药物的使用,如丙泊酚,成人每日可用 15~30g,应将其计入总能量中。

ω-3 多不饱和脂肪酸、其他单不饱和与多不饱和脂肪酸用于烧伤患者是否有优势尚不明确,仍在研究中。

4. 微量营养素

无论对于成人或儿童烧伤患者,均强烈建议在营养治疗中加强锌、铜、硒、维生素 B_1、C、D 和 E 的补充(C,强)。

同其他营养素一样,由于烧伤患者处于较强氧化应激与高代谢、高分解状态,微量元素的丢失和缺乏突显。研究表明，微量营养素的供给不足导致患者在烧伤后一个月内发生伤口愈合延迟、感染并发症的发生率增高。因此，微量营养素的补充极为重要。

烧伤患者需补充多种维生素。许多关于烧伤患者维生素 B、C、E、D 补充的临床研究已经开展，结果表明，高于正常成人 1.5~3 倍的维生素 C、E 的补充可降低烧伤后氧化应激反应、促进伤口的愈合。维生素 D 的补充与烧伤患者并发骨质疏松的发生率的研究结果之间的关系尚不清楚。但明确的是，推荐的标准摄入量不能满足烧伤患者的需要：每日 400IU 维生素 D 的摄入不能提高骨密度。在烧伤急性期，维生素 C 的补充可稳定内皮细胞，降低毛细血管渗漏，从而可以减少复苏液体的输注。近些年来的动物及体内研究显示，烧伤后 24 小时内维生素 C 的需要量为 0.66g/kg，如此大剂量维生素 C 用量并非临床常规推荐剂量，仅作为复苏治疗的推荐，如何依病程进展调整剂量仍待进一步研究探讨。

其他微量元素对于烧伤创面愈合及免疫功能的维护亦有重要意义。重症烧伤后产生的应激反应导致机体进入高代谢状态、强烈的炎症反应导致严重氧化应激和自由基等的产生增加；另一方面，由于烧伤创面暴露，锌、铜、硒等微营养素持续外渗性丢失，丢失的时间和程度与烧伤面积及创面的暴露时间呈正相关。因此，烧伤早期即应补充微量元素，以降低机体氧化应激反应、提高抗氧化能力、降低感染的发生率、提高免疫力、缩短 ICU 住院时间。然而，微量元素在营养治疗中面临的问题也不容忽视，如铜和锌在肠道吸收时存在金属硫蛋白转运体之间的竞争，会影响治疗效率。同样，对于儿童烧伤患者，应按其体重及烧伤面积进行治疗剂量的调整。

四、代谢调理治疗

无论是成人或儿童烧伤患者，强烈建议给予降低高代谢率及高分解状态的治疗，包括适宜的环境温度，早期手术处理创面，非选择性的 β 受体阻滞剂及氧甲氢龙的使用。对于烧伤面积超过 60% 的患儿，推荐使用重组人生长激素（rhGH）治疗（B，强）。

除营养补充外，鉴于严重应激与代谢紊乱，无论对于成人或儿童烧伤患者，代谢调理在营养支持治疗中也发挥重要作用。如深部创面的早期手术与覆盖、促进蛋白质合成药物的使用、调整环境温度为 28~30℃等，都有助于改善患者的高代谢状态。

抑制交感兴奋是代谢调理的重要手段。临床研究表明，非选择性 β 受体阻断剂可改善烧伤患者高代谢及应激状态，儿童烧伤患者较成人患者相比，获益更多。氧甲氢龙同样在临床研究中发现可降低病死率、缩短 ICU 住院时间，但应用期间应关注肝功能情况。关于两种药物联合应用的临床研究正在进行，目前推荐在复苏阶段治疗 1 周后开始应用普萘洛尔治疗，后加用氧甲氢龙。在烧伤后 1 周内即开始的单药或联合应用尚在研究之中。其应用疗程尚不能确定。

重组人生长激素（rhGH）在成人烧伤患者的治疗中不被推荐使用。虽然目前尚未显示生长激素对烧伤患者预后的不利影响，但有研究显示，与氧甲氢龙相比，虽然两者都能够降低烧伤患者氮和体重的丧失、促进创面愈合，但生长激素明显增加患者的高代谢和高血糖，可能对患者产生不利影响，尤其是疾病早期机体处于高代谢状态时。然而，在烧伤儿童患者中，有研究表明 rhGH 的应用有利于促进患儿供皮区的生长、降低高代谢，并有利于防止出现患儿由于生长激素不足引起的生长发育迟缓。因此，目前认为，生长激素在重症烧伤患儿中的使用安全有效。推荐烧伤面积超过 60% 的患儿可予 rhGH 治疗, 推荐剂量为 0.05~0.2mg/ (kg·d), 但其应用疗程尚不明确。

(郭凤梅)

参 考 文 献

1. Rodriguez NA, Jeschke MG, Williams FN, et al. Nutrition in burns: Galveston contributions. J Parenter Enteral Nutr, 2011, 35: 704-714.

2. Jeschke MG, Kulp GA, Kraft R, et al. Intensive insulin therapy in severely burned pediatric patients: a prospective randomized trial. Am J Respir Crit Care Med, 2010, 182: 351-359.

3. Stucki P, Perez MH, Cotting J, et al. Substitution of exudative trace elements losses in burned children. Crit Care, 2010, 14: 439.

4. Light DW, Lexchin JR. Pharmaceutical research and development: what do we get for all that money? BMJ, 2012, 345: e4348.

5. Rousseau AF, Losser MR, Ichai C, et al. ESPEN endorsed recommendations: Nutritional therapy in major burns. Clinical Nutrition, 2013, 32: 497-502.

《加拿大营养指南》更新点解读

2013 年 4 月加拿大临床实践指南专家委员会（Canadian Clinical Practice Guidelines Committee）发布《加拿大危重症营养实践指南》。该《指南》是对加拿大 2009 年版营养指南的更新，在 12 个主题下推出了 45 条建议。其中，新增加了 10 条推荐意见，集中于滋养性喂养、胃残留量、早期与晚期肠外营养、补充鱼油、肠内营养（enteral nutrition，EN）和肠外营养（parenteralnutrition，PN）联合补充谷氨酰胺、最佳的血糖控制和维生素 D 等方面。同时，对原有建议中的 3 条推荐升高级别，4 条降低级别。

一、2013 年新推出意见

（一）**滋养性与低热卡喂养**　滋养性喂养（trophic feeding）是指刻意实施的低目标喂养（约 25%）策略，与全量的完整性喂养（full feeding）比较，能否改善重症患者的预后？就此 2013 年推出了 2 条新意见。

1. 意见之一　基于两项一级水平的研究，对于急性肺损伤患者，不推荐营养支持的前 5 天给予滋养性喂养策略。Rice（2011，2012）有两项研究[1,2]，对比了初始 5~6 天给予 10ml/h 和 1~2 天内完整量的喂养方式。前后两项研究结果合并显示，滋养性喂养不能降低重症患者病死率（RR 1.06，95%CI 0.86~1.31，P=0.57）；对 VAP 的发生率亦无影响（RR 0.98，95% CI 0.68~1.43，P=0.94）；但滋养性喂养的 EN 耐受性明显较好。基于两项研究，5 天的滋养性喂养均不能使重症患者从中获益，且不清楚该营养策略的长期疗效（包括肌群、肌肉功能、恢复功能等），故不推荐对于急性肺损伤患者使用早期滋养性喂养。

2. 意见之二　没有充分的证据推荐重症患者使用低热卡的 EN。该条推荐意见针对低热卡 EN 和全量 EN 哪一个策略能够改善重症患者的预后？有一项二级研究（Arabi，2011）[3] 对比了开始 60%~70% 目标量与 90%~100% 的目标量营养，结果显示低热卡对 ICU 总体病死率和 28 天病死率无显著性差异（RR 0.81，95% CI 0.48~1.35，P=0.42 和 RR 0.79，95% CI 0.48~1.29，P=0.34），但可降低院内病死率（RR 0.71，95% CI 0.50~1.00，P=0.05），并有降低 180 天病死率的趋势（RR 0.73，95% CI 0.52~1.02，P=0.06）。考虑到低热卡喂养（总热卡的 60%~70%）是重症患者常用治疗策略，虽然上述研究有一定的优势结果，但尚需等待完成更高质量的多中心研究之后再考虑是否推荐。

（二）**早期或延迟补充性肠外营养**　补充肠外营养（supplement parenteral nutrition，SPN）的时机是临床医生常面临的问题，也成为近年的研究热点问题。为此，新给出的指导意见为：强烈推荐不应对未加选择的重症患者（如低营养风险者、短时间住 ICU 患者）实施早期 SPN 和静脉补充大剂量葡萄糖。对于不能耐受足量 EN 的患者,没有充分的证据推荐何时进行 SPN,临床医生需权衡此类患者增加 SPN 后的风险与获益,在个体化评估的基础上做出选择。

该推荐意见主要源于一项一级研究[4],分别对早期(第 3 天)和晚期(第 8 天)EN 不足的重症患者给予 SPN,比较两组的治疗预后。结果组间的 ICU 病死率没有差异($P=0.72$),院内病死率和 90 天的病死率均没有差异(分别为 $P=0.61$,$P=0.99$);而早期 SPN 可显著增加总感染率($P=0.008$),并增加住院时间($P=0.004$)和延长机械通气时间($P=0.02$)。考虑到该项研究常规给予的葡萄糖负荷较高,研究人群中如低营养不良风险、心脏外科术后患者入选人数偏多且 ICU 滞留时间较短等因素,故《指南》暂不给予推荐意见。

(三)胃液残留量 胃液的残留量是近年重症患者肠内营养管理中众人关注与争议的问题,涉及喂养的安全性与有效性。根据近年相关的研究进展,《2013 年指南》推出了两条新意见。

1. **意见之一** 是关于胃肠残余量的阈值,涉及是否高的胃残留阈值(GRVs)更有益于成人重症患者的预后改善? 以及 250ml 与其他胃潴留阈值比较有无优势? 2013 年新的推出意见为:尚没有充足的证据对重症患者的胃残留量或特定残留量阈值做出核定的推荐。是基于两项二级研究结果[5,6],250ml 或 500ml(或介于两者之间)的胃残余量的标准均可以接受,可作为优化重症患者 EN 实施的策略。

2. **意见之二** 是关于丢弃胃残留量问题。2013 年新的推荐意见为:没有足够证据推荐出成人重症患者回注胃残留量的阈值。原因是针对回注 GRV 仅有一项二级研究[7],表明抽出后的 GRV 应回注,但每次回注的最大 GRVs 量不超过 250ml,如有多余部分弃之。需要质量和级别更高的多中心研究。

(四)EN 单独补充鱼油 新推出意见为:没有足够的证据对重症患者单独补充鱼油做出推荐。针对单独补充鱼油,仅有一项二级研究[8],结果显示与对照组相比较,对 ALI 患者预后和感染的改善无效;虽然在降低住 ICU 时间上有统计学意义,但在总住院时间上并无差异。鉴于单中心研究、缺少改善预后的有效性,故不予以推荐。

(五)PN 与 EN 联合补充谷氨酰胺 新推出意见为:基于一项一级研究,强烈建议肠外肠内途径联合补充大剂量谷氨酰胺不适用于休克与多器官衰竭的重症患者。Heyland 等人于 2013 年报道了大剂量补充谷氨酰胺与抗氧化微量元素硒研究[9],这项大样本的多中心研究结果显示,大剂量补充谷氨酰胺和硒显著增加院内、28 天、3 个月和 6 个月的病死率(分别为:$P=0.02$,$P=0.05$,$P=0.01$,$P=0.02$),对感染率和肺炎的发生率没有影响,增加住院时间和机械通气时间。该项研究覆盖了所有的时间点上对至少两个以上器官功能衰竭的重症患者补充了大剂量的谷氨酰胺的结局,因此《指南》给出了不建议使用的推荐意见。

(六)补充 - 羟基丁酸甲酯(-hydroxyl methyl butyrate,HMB) 新推出意见为:没有充分证据推荐重症患者使用 HMB。该项推荐证据仅一项单一的二级研究(Kuhls,2007)[10],结果显示与单独 EN 比较,在 EN 中添加了 HMB,并没有改善临床预后与机械通气的效果,但可能影响重症患者氮平衡,认为有必要进一步实验观察。

(七)优化血糖控制 针对优化血糖控制中采用低剂量碳水化合物联合胰岛素治疗的问题,2013 年新推出的意见为:尚无充分证据推荐重症患者采用低剂量碳水化合物饮食联合胰岛素治疗。有一项二级单中心研究[11],比较了限制(低)碳水化合物肠内饮食联合胰岛素(维

持血糖 <180mmol/L) 与强化胰岛素治疗(维持血糖 <150mmol/L)两组的治疗效果,结果显示,两组的病死率没有差异(RR 1.10,95% CI 0.75~1.61,P=0.63);并发肺炎的发生率和 ICU 住院时间组间没有差异(分别 P=0.78 和 P=0.9),但低碳水化合物肠内饮食联合胰岛素(维持血糖 <180mmol/L)组的低血糖发生率显著降低(RR 0.22,95% CI 0.09~0.52,P<0.001)。鉴于样本量偏少和研究资料的质量,不足以做出推荐意见。

(八)维生素 D 补充　新推出意见为:尚无足够证据推荐重症患者补充维生素 D。尽管有几项观察研究中提到维生素 D 的水平降低与重症患者的不良预后有关,但补充维生素 D 的研究较少。一项二级研究对比了单次高剂量补充维生素 D_3 与安慰剂对重症患者的疗效[12],结果显示,两组的病死率无差异(RR 1.08,95% CI 0.48~2.45,P=0.85),住院时间和机械通气时间均无差异。由于仅为小样本的 RCT,尚不足以做出推荐。

二、2013 年升级的推荐意见

(一)补充益生菌　2009 年因证据不足而未做重症患者使用益生元 / 益生菌 / 合生元(prebiotics/probiotics/synbiotics)的推荐。2013 年升级推荐意见为:基于 3 项一级和 20 项二级研究,重症患者应当考虑使用益生菌(probiotics)。总体研究证据显示,应用益生菌有降低 VAP 发生率的倾向,对降低各类感染有一定疗效,特别是针对高死亡风险的患病群体。然而,这些优势作用的评价对主要实验研究的质量非常敏感,只有在高质量的研究中显现,反之降低感染的效果消失。重新审核了早期的相关研究证据,结果显示使用益生菌的不利之处可能与使用纤维素和空肠喂养效果混淆。随着对布拉酵母菌(saccharomyces boulardii)的异议,近期的 META 分析显示。益生菌与增加的危险性无关,故给出了较弱的使用推荐。但没有剂量或特殊剂型的进行推荐。

(二)脂肪乳剂的类型　2013 年升级推荐意见强调:当有指征使用肠外营养和脂肪乳剂时,应降低静脉 -6 脂肪酸 / 大豆油脂肪乳剂的剂量,但尚无充分证据推荐重症患者使用何种脂肪乳以降低 -6 脂肪酸 / 大豆油脂肪乳剂。2009 年仅限于重症 PN 患者的脂肪乳剂类型没有足够的证据给出推荐意见。2009 年后增加了 4 项新的 RCTs[13-16]的结果。

(三)补充硒　近年来,关于补充硒抗氧化营养素的研究,2009 年的没有充分证据给出重症患者补充硒,以及单独或联合使用其他抗氧化剂的推荐意见。2013 年的推荐意见升级为:对重症患者应当考虑静脉或 PN 中补充硒,单独或联合其他抗氧化剂。更变的理由来自新增的 7 项研究[9,17-21]。合计有 5 项一级研究和 13 项二级研究,总体分析结果显示,静脉 PN 补充硒对改善重症患者的病死率无影响(RR 0.96,95% CI 0.87~1.07,P=0.51,I^2=0%),对 ICU 和医院内住院时间均无影响,但可显著降低感染的发生率(RR 0.88,95% CI 0.78~10.99,P=0.04,I^2=0%)。尽管个别研究显示有改善病死率的疗效,但研究样本存在异质性、病种不一和患病群体剂量范围不等的问题。亚组分析提示,单独高剂量一次性给药疗效最为显著,但出于亚组分析不能保证推荐。鉴于静脉补硒带来的降低感染优势效果,故给出了较弱的使用推荐。

三、2013 年降级的推荐意见

(一)EN 中补充鱼油、琉璃苣油和抗氧化剂　2009 年的推荐意见为:推荐 ALI/ARDS 患者使用肠内营养中补充鱼油、琉璃苣油和抗氧化剂,2013 年只是将"推荐使用"改为降级的"应该考虑使用"。此项变化来自新增 3 项研究[1,22,23],及 Elamin 2012 年[24]的更新研究。所有研究结果均提示可降低病死率。但由于各项研究在鱼油、琉璃苣油和抗氧化剂给药方式、对照组营养给入量上存在较大差异,故对推荐意见实施了降级。

(二)EN 的整蛋白与短肽 2009 年推荐意见:推荐肠内喂养初始使用整蛋白配方(聚合体)。2013 年该项的推荐意见降级为:基于 5 项二级研究,肠内喂养初始,应当考虑使用整蛋白配方(聚合体)。

使用整蛋白 EN 配方还是短肽类 EN 配方的推荐意见降级,其原因是新增加的一项研究[25]显示对有腹泻倾向患者使用短肽基本配方,对临床或营养预后并无差异。而关于短肽配方与标准配方之间 meta 分析结果显示,两者在并发症发生上没有差异(RR 0.76,95% CI 0.25~2.33,P=0.63,I^2=58%)。

(三)EN 中的谷氨酰胺补充 2009 年的推荐意见:基于两项一级和 7 项二级研究,应考虑烧伤和创伤患者的肠内补充谷氨酰胺。没有充足的证据推荐其他重症患者常规肠内补充谷氨酰胺。而 2013 年的推荐意见以警示的口气给出的意见为:2009 年更新后没有新的 RCTs 证据。对于烧伤和创伤患者应考虑肠内谷氨酰胺。没有足够的证据推荐其他重症患者使用肠内谷氨酰胺。另外,强烈不推荐休克多器官功能衰竭患者中使用谷氨酰胺。

meta 分析结果显示,肠内补充谷氨酰胺的疗效微弱,其研究样本存在较大的异质性。疗效最好的是烧伤患者,对感染并发症及其疗效的最大优势结果也来自烧伤和创伤患者的临床研究。根据 REDOXS 联合 EN 和 PN 的研究结果提示对休克和 MOF 患者可能是有害的。此外,尚不清楚肠内补充谷氨酰胺的最佳剂量是多少。回顾这些研究资料,谷氨酰胺的剂量从 0.16~0.5mg/(kg·d)不等。多数学者认为 0.3~0.5mg/(kg·d)的剂量是较为合理的。

(四)PN 的谷氨酰胺补充 2009 年推荐意见为:基于 4 项一级和 13 项二级研究,强烈推荐重症患者的 PN 处方中给予谷氨酰胺补充。但 2013 年的推荐意见降级为:基于 9 项一级和 19 项二级研究,重症患者的处方中应考虑给予谷氨酰胺补充。但是,强烈不推荐用于休克和多器官功能衰竭的患者。

有 11 项新增的相关研究[17,26-30],静脉补充谷氨酰胺的总体结果显示,降低总病死率和感染并发症的效果微弱。其中,一些大规模静脉谷氨酰胺治疗的 RCTs 并没有出现令人信服的结果。在 REDOXS 研究[9]中 EN 和 PN 联合高剂量补充谷氨酰胺对于一些患病群体(休克/MOF)存在潜在增加的危害可能,以及效益问题,故给予降级的推荐意见。

(曹相原)

参 考 文 献

1. Rice TW,Mogan S,Hays MA,et al. Randomized trial of initial trophic versus full-energy enteral nutrition in mechanically ventilated patients with acute respiratory failure. Crit Care Med,2011,39(5):967-974.

2. Rice TW,Wheeler AP,Thompson BT,et al. National Heart,Lung,and Blood Institute Acute Respiratory Distress Syndrome(ARDS)Clinical Trials Network. Initial trophic vs full enteral feeding in patients with acute lung injury: the EDEN randomized trial. JAMA,2012,307(8):795-803.

3. Arabi YM,Tamim HM,Dhar GS,et al. Permissive under feeding and intensive insulin therapy in critically ill patients: a randomized controlled trial. Am J Clin Nutr,2011,93(3):569-577.

4. Casaer MP, Mesotten D, Hermans G, et al. Early versus late parenteral nutrition in critically ill adults. The New England journal of medicine, 2011, 365 (6): 506-517.

5. Montejo JC, Minambres E, Bordeje L, et al. Gastric residual volume during enteral nutrition in ICU patients: the REGANE study. Intensive care medicine, 2010, 36 (8): 1386-1393.

6. Reignier J, Mercier E, Le Gouge A, et al. Effect of not monitoring residual gastric volume on risk of ventilator-associated pneumonia in adults receiving mechanical ventilation and early enteral feeding: a randomized controlled trial. JAMA, 2013, 309 (3): 249-256.

7. Juve-Udina ME, Valls-Miro C, Carreno-Granero A, et al. To return or to discard? Randomised trial on gastric residual volume management. Intensive & critical care nursing, 2009, 25 (5): 258-267.

8. Stapleton RD, Martin TR, Weiss NS, et al. A phase II randomized placebo-controlled trial of omega-3 fatty acids for the treatment of acute lung injury. Crit Care Med, 2011, 39 (7): 1655-1662.

9. Heyland D, Muscedere J, Wischmeyer PE, et al. Day AG for the Canadian Critical Care Trials Group. A Randomized Trial of Glutamine and Antioxidants in Critically Ill Patients. N Engl J Med, 2013, 368 (16): 1487-1495.

10. Kuhls DA, Rathmacher JA, Musngi MD, et al. Beta-hydroxy-betamethylbutyrate supplementation in critically ill trauma patients. The Journal of trauma, 2007, 62 (1): 125-131; discussion 131-132.

11. de Azevedo JRA, de Araujo LO, da Silva WS, et al. A carbohydrate-restrictive strategy is safer and as efficient as intensive insulin therapy in critically ill patients. J Crit Care, 2010, 25 (1): 84-89.

12. Amrein K, Sourij H, Wagner G, et al. Short-term effects of high-dose oral vitamin D3 in critically ill vitamin D deficient patients: a randomized, double-blind, placebo-controlled pilot study. Crit Care, 2011, 15 (2): R104.

13. Barbosa VM, Miles EA, Calhau C, et al. Effects of a fish oil containing lipid emulsion on plasma phospholipid fatty acids, inflammatory markers, and clinical outcomes in septic patients: a randomized, controlled clinical trial. Crit Care, 2010, 14 (1): R5.

14. Wang X, Li W, Zhang F, et al. Fish oil-supplemented parenteral nutrition in severe acute pancreatitis patients and effects on immune function and infectious risk: a randomized controlled trial. Inflammation, 2009, 32 (5): 304-309.

15. Umpierrez GE, Spiegelman R, Zhao V, et al. A double-blind, randomized clinical trial comparing soybean oil-based versus olive oil-based lipid emulsions in adult medical-surgical intensive care unit patients requiring parenteral nutrition. Crit Care Med, 2012, 40 (6): 1792-1798.

16. Pontes-Arruda A, Dos Santos MC, Martins LF, et al. Influence of parenteral nutrition delivery system on the development of bloodstream infections in critically ill patients: an international, multicenter, prospective, open-label, controlled study- EPICOS study. J Parenter Enteral Nutr, 2012, 36 (5): 574-586.

17. Andrews PJ, Avenell A, Noble DW, et al. Randomised trial of glutamine, selenium, or both, to supplement parenteral nutrition for critically ill patients. BMJ, 2011, 342: d1542.

18. Manzanares W, Biestro A, Torre MH, et al. High-dose selenium reduces ventilator-associated pneumonia and illness severity in critically ill patients with systemic inflammation. Intensive care medicine, 2011, 37 (7): 1120-1127.

19. Valenta J, Brodska H, Drabek T, et al. High-dose selenium substitution in sepsis: a prospective randomized clinical trial. Intensive Care Medicine, 2011, 37 (5): 808-815.

20. El-Attar M, Said M, El-Assal G, et al. Serum trace element levels in COPD patient: the relation between trace element supplementation and period of mechanical ventilation in a randomized controlled trial. Respirology, 2009, 14 (8): 1180-1187.

21. Gonz CM, Luna AH, Silva JAV, et al. Efecto antiinflamatorio del selenio en pacientes sépticos Revista de la asociacion de medicina critica. Y Terapia Intensive, 2009, 23 (4): 199-205.

22. Grau-Carmona T, Moran-Garcia V, Garcia-de-Lorenzo A, et al. Effect of an enteral diet enriched with eicosapentaenoic acid, gamma-linolenic acid and anti-oxidants on the outcome of mechanically ventilated, critically ill, septic patients. Clin Nutr, 2011, 30(5): 578-584.

23. Theilla M, Schwartz B, Zimra Y, et al. Enteral n-3 fatty acids and micronutrients enhance percentage of positive neutrophil and lymphocyte adhesion molecules: a potential mediator of pressure ulcer healing in critically ill patients. The British journal of nutrition, 2011, : 1-6.

24. Elamin EM, Miller AC, Ziad S. Immune Enteral Nutrition Can Improve Outcomes in Medical-Surgical Patients with ARDS: A Prospective Randomized Controlled Trial. J Nutrition Disorder Ther, 2012, 2(2): 109.

25. de Aguilar-Nascimento JE, Prado Silveira BR, Dock-Nascimento DB. Early enteral nutrition with whey protein or casein in elderly patients with acute ischemic stroke: a double-blind randomized trial. Nutrition, 2011, 27(4): 440-444.

26. Perez-Barcena J, Crespi C, Regueiro V, et al. Lack of effect of glutamineadministration to boost the innate immune system response in trauma patients in the intensive care unit. Crit Care, 2010, 14(6): R233.

27. Çekmen N, Aydın A, Erdemli Ö. The impact of L-alanyl-L-glutamine dipeptide supplemented total parenteral nutrition on clinical outcome in critically patients. e-SPEN, the European e-Journal of Clinical Nutrition and Metabolism, 2011, 6(2): e64-e7.

28. Grau T, Bonet A, Minambres E, et al. The effect of L-alanyl-L-glutamine dipeptide supplemented total parenteral nutrition on infectious morbidity and insulin sensitivity in critically ill patients. Crit Care Med, 2011, 39(6): 1263-1268.

29. Wernerman J, Kirketeig T, Andersson B, et al. Scandinavian glutamine trial: a pragmatic multi-centre randomised clinical trial of intensive care unit patients. Acta anaesthesiologica Scandinavica, 2011, 55(7): 812-818.

30. Ziegler T, May A, Hebbar G, et al. Glutamine dipeptide supplemented parenteral nutrition in surgical ICU patients: Results of an American randomized, double blind, multicenter trial. Clinical Nutrition Supplements, 2012, 7(1): 265.

第八部分

凝血功能紊乱

 抗凝血酶可能改善脓毒症 DIC 预后

　　脓毒症 DIC 病死率高达 40%[1]，与感染性休克病死率相当，目前没有确定的抗凝治疗方案。近期研究表明替代治疗量的抗凝血酶对脓毒症 DIC 患者似乎有积极作用。

一、抗凝血酶治疗脓毒症 DIC 的机制

　　脓毒症 DIC 是纤溶抑制型 DIC，主要由于体内凝血系统活化、抗凝系统功能减弱以及纤溶系统受到抑制，在血管内发生广泛纤维蛋白沉积，导致微循环中血凝块过多，影响组织和器官灌注，甚至发生器官功能衰竭[2]。此过程中天然抗凝物质如抗凝血酶和蛋白 C 等由于消耗、降解以及合成减少导致血浆中水平明显降低，加速了血管内纤维蛋白的形成，脓毒症 DIC 进一步恶化。因此，补充此类天然抗凝剂可能会纠正抗凝系统的功能障碍，改善脓毒症 DIC 患者预后。

二、抗凝血酶治疗脓毒症 DIC 的争议

　　自 20 世纪 90 年代开始，多项Ⅲ期临床研究探讨抗凝剂包括活化蛋白 C（APC）[3,4]、抗凝血酶[5]、重组组织因子途径抑制物[6]对脓毒症的作用，至今没有确定的阳性结论。但近年来对抗凝血酶用于脓毒症 DIC 患者的研究似乎对我们有新的启示。2001 年一项随机、双盲、安慰剂对照的多中心Ⅲ期临床研究（KyberSept 研究）[4]探讨了 2314 例严重脓毒症患者应用大剂量抗凝血酶对预后的影响。结果表明抗凝血酶不能改善 28 天病死率，与肝素同时应用增加出血风险（抗凝血酶联合肝素组为 23.8%，安慰剂组为 13.5%，P<0.001）。因此，《2012 年国际严重脓毒症治疗指南》推荐"严重脓毒症和感染性休克患者不要应用大剂量抗凝血酶治疗"（B 级）[7]。然而 Kienast 等人[8]对 KyberSept 研究中严重脓毒症合并 DIC 患者亚组分析表明，干预组平均抗凝血酶活性增加达 55%~180%，抗凝血酶治疗降低严重脓毒症 DIC 患者病死率（OR 0.512，95% CI 0.291~0.899）。实际上，KyberSept 研究旨在探讨抗凝血酶对

严重脓毒症的作用,并非脓毒症 DIC,所以抗凝血酶剂量超过常规用量。Wiedermann 等人[9]对严重脓毒症合并 DIC 的患者应用抗凝血酶治疗的系统综述表明,抗凝血酶可能改善病死率。而且,Fourrier[10]对有关抗凝血酶和 APC 的随机对照研究,根据入选时患者 DIC 状态进行亚组分析表明抗凝血酶和 APC 能够改善全因病死率,从而提出脓毒症 DIC 患者应用天然抗凝剂治疗应得到充分重视。

三、抗凝血酶治疗脓毒症 DIC 的研究进展

抗凝血酶可能改善脓毒症 DIC 患者预后,但均为亚组分析或系统综述结果,证据并不充分。近两年又有一系列研究探讨了抗凝血酶在脓毒症 DIC 患者中的作用,有理由让我们重新审视抗凝血酶的作用。2013 年日本急诊医学协会(JAAM)工作组开展了一项随机对照多中心临床研究,旨在探讨抗凝血酶能否改善脓毒症 DIC 患者的临床过程和预后[11]。共纳入了 13 家三级医院 ICU 从 2008~2012 年诊断脓毒症 DIC(JAAM DIC 评分≥4 分),体内抗凝血酶水平波动于 50%~80% 的患者。随机分成抗凝血酶 30IU/(kg·d)连续 3 天组和对照组。抗凝血酶主要观察指标为第 3 天 DIC 恢复程度。次要观察指标为 28 天全因病死率。该研究中期结果分析发现经过 3 年半的时间对照组仅入组了很少一部分患者,且 28 天病死率极低,仅为 13.3%,因此决定终止临床实验。抗凝血酶组第 3 天 DIC 恢复率 53.3%,超过对照组 2 倍(20%)。两组第 3 天 SOFA 评分和 28 天病死率及住院病死率无差异。抗凝血酶组无大出血和任何其他副作用。分析该项研究中应用抗凝血酶 30IU/(kg·d)连续 3 天未改善脓毒症 DIC 患者 28 天全因病死率的可能原因:①第 3 天平均抗凝血酶水平 107%,低于治疗脓毒症患者需要达到的血浆浓度即 200%~250%,因此不能发挥药物的最大效应[12,13];②研究中抗凝血酶水平未达到控制炎症的浓度[14];③研究中 28 天病死率对照组为 13.3%,抗凝血酶组为 10%,明显低于预计水平,在病死率如此低的人群中,很难看到抗凝血酶治疗对患者短期预后的影响。因此该研究存在一定的局限性。

至今抗凝血酶用于治疗脓毒症 DIC 患者的确切效应仍不清楚,但目前的证据不止于此。近两年 Iba 研究组探讨了抗凝血酶应用于脓毒症 DIC 患者的效应、应用时机及剂量。2012 年 Iba 等人[15]发表了一项前瞻性非随机多中心临床研究结果,其评价抗凝血酶用于脓毒症 DIC 患者的效应和出血并发症。该研究纳入了 2006~2009 年期间 175 所医院的 729 例脓毒症 DIC 患者,体内抗凝血酶活性低于 70% 的患者应用 1500IU/d 或 3000IU/d 抗凝血酶替代治疗连续 3 天,且 3000IU/d 的剂量更多的应用于治疗抗凝血酶活性更低的患者,评估患者预后和出血并发症。结果应用抗凝血酶治疗脓毒症 DIC 患者大出血发生率低于 2%,同时应用肝素并不增加出血风险。抗凝血酶 3000IU/d 组存活率高于 1500IU/d 组(74.7% vs 65.2%),且回归分析表明,治疗前抗凝血酶活性高、抗凝血酶剂量 3000IU/d、年龄低是改善预后的因素。因此抗凝血酶 3000IU/d 可能是治疗脓毒症 DIC 的合适剂量。研究中抗凝血酶并没有降低 28 天病死率,Iba 等人后期分析发现,抗凝血酶 3000IU/d 在体内基础抗凝血酶活性低的患者更有效,因此对更大样本量病情更严重的患者再次进行研究评价抗凝血酶用于该类脓毒症 DIC 患者的效应。研究结果于 2014 年发表[16]。这是一项多中心非随机调查,纳入了 2006~2013 年 217 所医院的 307 例脓毒症 DIC 并且抗凝血酶活性低于 40% 的患者,分成应用抗凝血酶 1500IU/d(259 例)或抗凝血酶 3000IU/d(48 例)连续 3 天替代治疗两

组。主要观察指标是第 7 天 DIC 的恢复率及 28 天全因病死率,同时观察了出血的发生率。发现在脓毒症 DIC 患者体内抗凝血酶活性低于 40% 时,应用抗凝血酶 3000IU/d 与抗凝血酶 1500IU/d 相比存活率明显改善,DIC 明显恢复,并未增加出血风险。与前期研究比较,该项研究得到阳性结果,一方面由于样本量扩大,另一方面是基础抗凝血酶活性的差异。研究中选择抗凝血酶活性低于 40% 的脓毒症 DIC 人群,可能提示患者病情更严重。然而抗凝血酶活性恢复是替代治疗的结果还是预后改善的原因并不清楚。应用抗凝血酶主要问题是可能增加出血风险,也是我们担心的问题。KeberSept 研究中,当应用大剂量抗凝血酶,尤其和普通肝素或低分子量肝素同时应用时,出血明显增加。2012 年 I ba 等人的研究肝素没有影响出血发生率。该研究中同时应用肝素患者出血发生率是单独应用抗凝血酶患者 2 倍以上,可能与脓毒症严重程度和凝血紊乱程度相关,需要进一步研究验证。

　　总之,APC 在临床脓毒症患者中应用已有十余年时间,但至今各种抗凝剂用于严重脓毒症患者未得到满意结果。如果能找到一种合适的抗凝剂,确定其合适的应用时机,合适的剂量,我们有可能控制脓毒症过程中凝血异常,抑制过度的炎症反应,从而改善脓毒症患者预后。目前有关抗凝血酶应用于脓毒症 DIC 患者的研究结果给我们带来了一线希望,抗凝血酶可能改善脓毒症 DIC 的预后。然而,仍有很多问题存在:什么样患者应用抗凝血酶,什么时间用药,什么剂量等。但我们相信"黎明就在眼前"。

（李旭　马晓春）

参 考 文 献

1. Iba T, Yamada A, Hashiguchi N, et al. New therapeutic options for patients with sepsis and disseminated intravascular coagulation. Pol Arch Med Wewn, 2014, 124(6):321-328.

2. Angus DC, van der Poll T. Severe sepsis and septic shock. N Engl J Med, 2013, 369:840-851.

3. Bernard GR, Vincent JL, Laterre PF, et al. Efficacy and safety of recombinant human activated protein C for severe sepsis. N Engl J Med, 2001, 344:699-709.

4. Ranieri VM, Thompson BT, Barie PS, et al. Drotrecogin alfa(activated) in adults with septic shock. N Engl J Med, 2012, 366:2055-2064.

5. Warren BL, Eid A, Singer P, et al. High-dose antithrombin III in severe sepsis. A randomized controlled trial. JAMA, 2001, 286:1869-1878.

6. Abraham E, Reinhart K, Opal S, et al. Efficacy and safety of tifacogin(recombinant tissue factor pathway inhibitor)in severe sepsis: a randomized controlled trial. JAMA, 2003, 290:238-247.

7. Dellinger RP, Levy MM, Rhodes A, et al. Surviving sepsis campaign: international guidelines for management of severe sepsis and septic shock: 2012. Crit Care Med, 2013, 41:580-637.

8. Kienast J, Juers M, Wiedermann CJ, et al. Treatment effects of high-dose antithrombin without concomitant heparin in patients with severe sepsis with or without disseminated intravascular coagulation. J Thromb Haemost, 2006, 4:90-97.

9. Wiedermann CJ, Kaneider NC. A systematic review of antithrombin concentrate use in patients with disseminated intravascular coagulation of severe sepsis. Blood Coagl Fibrinolysis, 2006, 17:521-526.

10. Fourrier F. Severe sepsis, coagulation, and fibrinolysis: dead end or one way? Crit Care Med, 2012, 40: 2704-2708.

11. Gando S, Saitoh D, Ishikura H, et al. A randomized, controlled, multicenter trial of the effects of antithrombin on disseminated intravascular coagulation in patients with sepsis. Crit Care, 2013, 17:R297.

12. Opal SM. Therapeutic rationale for antithrombin Ⅲ in sepsis. Crit Care Med, 2000, 28: S34-S37.

13. Fourrier F, Jourdain M, Tournoys A. Clinical trial results with antithrombin Ⅲ in sepsis. Crit Care Med, 2000, 28: S38-S43.

14. Wiedermann CJ. Clinical review: molecular mechanisms underlying the role of antithrombin in sepsis. Crit Care, 2006, 10: 209.

15. Iba T, Saito D, Wada H, et al. Efficacy and bleeding risk of antithrombin supplementation in septic disseminated intravascular coagulation: A prospective multicenter survey. Thromb Res, 2012, 130: e129-133.

16. Iba T, Saitoh D, Wada H, et al. Efficacy and bleeding risk of antithrombin supplementation in septic disseminated intravascular coagulation: a secondary survey. Crit Care, 2014, 18: 497.

TEG/ROTEM 对脓毒症凝血功能监测的价值

脓毒症(sepsis)是严重威胁全球人类健康的疑难危重病,全球每年约1800万患者发生脓毒症,与心肌梗死的发病率相当,而病死率高达30%~50%,远高于心肌梗死[1]。据不完全统计[2],发生严重脓毒症患者中超过半数伴随凝血功能异常,尽管有大量监测手段,其中确诊为DIC仅占20%,脓毒症DIC患者的病死率高达63%~82%[3]。

一、TEG 与 ROTEM 的异同

血栓弹力图仪(TEG)可以在体外模拟血液凝固的全过程,包括凝血酶的形成、纤维蛋白凝块的形成、血小板参与下的纤维蛋白单体的聚集、交联以及纤维蛋白凝块的溶解过程,只需要20~30分钟即可得到结果[4]。随着技术发展及设备改进,在TEG基础上开发出新一代的旋转式血栓弹力图(ROTEM),原理与传统TEG略有差异,但作用与应用价值基本相同。

传统TEG和ROTEM存在密切联系,但两者间的结果不能互换。主要差异在于检测技术及所选用的凝血激活剂的类型和浓度不同。首先,传统的TEG检测时,金属针是固定的,检测杯以4.75°的角度围绕指针前后摆动,而在ROTEM中,检测杯保持固定不动,塑料指针旋动。其次,传统TEG的激活剂有组织因子和高岭土分别激活外源性及内源性凝血途径。ROTEM根据加入激活剂的不同分为不同的检测项目:EXTEM检测是在检测杯中加入重组组织因子(rTF)激活外源性凝血途径;INTEM检测是检测杯中加入鞣花酸活化物,激活内源性凝血途径;FIBTEM是在组织因子的基础上加入一种血小板抑制剂(细胞松弛素D),抑制血小板的功能而检测纤维蛋白原的功能;HEPTEM是加入肝素酶后进行检测,能去除临床应用肝素抗凝对于凝血的影响;血小板图(platelet mapping)是应用肝素抑制凝血酶的形成,加入不同的血小板激活剂(针对阿司匹林的花生四烯酸或针对氯吡格雷的ADP激活剂),反映不同抗血小板药物对于血小板的抑制效果作用。新一代ROTEM的优势在于可将内源性凝血与外源性凝血途径区分开,且可排除血小板对于凝血过程的影响单独检测纤维蛋白原的功能。在对于纤溶方面的检测,ROTEM比TEG更加敏感。甚至有研究表明,与C反应蛋白、降钙素原及白介素-6相比,ROTEM中表示纤溶的溶解指数(lysis index,LI)是严重脓毒症更可靠的生物标志物,对于脓毒症预测的敏感度为84.2%,特异度为94.2%[5]。

二、TEG/ROTEM 在脓毒症中的应用价值

TEG/ROTEM具有床旁操作简便,可自动诊断分析,耗时短等优点,目前已广泛应用于肝脏移植、心脏外科手术和严重创伤患者的凝血功能检测及指导治疗[6]。2013年欧洲重症学

会修订的《多发创伤的出凝血管理指南》[7]中,推荐应用 TEG/ROTEM 监测凝血功能的动态变化,并指导血液制品的临床应用。与传统的凝血三项相比,TEG 能更早地检测到凝血指标的变化,有研究报告[8]显示可提前 30~60 分钟,同时可监测凝血酶抑制剂(如阿加曲班)使用时的凝血异常,且对于大量输血也有一定指导作用。除此之外,可通过 TEG 检测围术期或有创操作的低凝状态,对出血风险进行评估,更加有效地指导血制品的输注。

脓毒症患者凝血功能障碍一直是临床医师关注的重点与难点问题。脓毒症早期,因内毒素及其活化的炎症因子损伤了血管内皮,激活了组织因子诱导的凝血系统的瀑布级联反应,造成大量微血栓的形成,导致微循环的障碍引起的各器官组织灌注不足而致多器官功能障碍。因此,对于脓毒症早期凝血的监测与干预就显得尤为重要。根据研究结果,TEG 也能检测高凝状态,"高凝状态"定义为:①R 值降低;②α 角增加;③MA 值增加中至少满足其中两项。

1. TEG/ROTEM 对于脓毒症凝血功能的监测　有研究表明,TEG 可以早期检测到脓毒症相关凝血功能异常,并通过研究确定,内毒素血症早期的高凝状态。1997 年 Grant HW[9]等人应用 TEG 检测新生儿脓毒症时的凝血改变发现,与外周白细胞及血小板测定相比,TEG 具有较高的敏感性(96%)和特异性(96%),是脓毒症凝血功能障碍早期简单、敏感的评价方法。Spiel AO 等人[10]给健康志愿者注射内毒素(LPS),在内毒素血症早期 ROTEM 可检测到血液的高凝状态,凝血时间(clotting time,CT 值)在内毒素注射 6 小时后出现显著缩短,与凝血激活的标志物凝血酶原片段 F(1+2)之间存在良好的相关性。Velik-Salchner 和 Schochl H 等人[11]建立猪的内毒素血症模型,比较 ROTEM 与传统凝血指标在检测凝血功能方面的区别,结果表明 ROTEM 能够较早检测到内毒素血症凝血功能的改变,而此时 PT、APTT 及 D-二聚体处于正常范围。另有一项研究[12]显示,对于严重脓毒症患者,ISTH 评分为显性 DIC 的显示为低凝,ISTH 诊断为非显性 DIC 的患者则无明显的低凝倾向。这可能是由于早期微血栓的形成消耗了大量凝血因子导致的,也与纤溶系统亢进有一定关系。目前的研究结果对于 TEG/ROTEM 反映脓毒症患者凝血状态仍有较大争议,一些研究显示脓毒症时 TEG/ROTEM 各参数在正常范围[13],另一些临床研究报道脓毒症患者 TEG/ROTEM 结果显示高凝或低凝状态,甚至可能同时存在[14,15]。结果如此大的差异可能因为脓毒症严重程度不同,凝血受损的程度也不同,特别是凝血过程变化迅速,早期的微血栓形成消耗了大量的凝血因子与血小板,及纤溶的激活导致了后期凝血正常或低凝状态。因为临床研究的纳入对象脓毒症病情不同,采血的时间点不同,可能对于 TEG 的结果均有很大影响。

2. TEG/ROTEM 对于预后的判断价值　TEG 对于脓毒症,特别是合并 DIC 的严重脓毒症预后的判断具有一定的临床意义。多项研究结果显示,TEG/ROTEM 判断的低凝状态提示脓毒症患者的不良预后。其中 TEG/ROTEM 中反映血块强度的 MA 值/MCF 值是预测 28 天病死率的独立危险因素[16]。同时低凝的严重程度与脓毒症器官功能的严重程度呈正相关[17]。一项针对严重脓毒症患者的前瞻性队列研究表明,ROTEM 各主要指标均在正常范围,且整个过程无出血倾向,但随着病情好转(SOFA 评分的改善),脓毒症患者的 ROTEM 显示患者凝血功能向高凝方向发展,表现为凝血时间缩短,血块形成更快,且血块强度更大。而且脓毒症病情越重的患者,ROTEM 变化的趋势越明显[18]。

近期一项纳入 260 名严重脓毒症患者的前瞻性队列研究[19],利用 TEG 的功能性纤维蛋白测定(拮抗了血小板对凝血的影响),结果显示较之正常组和高凝组,低凝组的出血风险及死亡风险明显增加。同时,该研究按复苏液体种类的不同,分析了晶胶体对于凝血功能的影响,结果显示与林格液组相比,应用羟乙基淀粉组的功能性纤维蛋白 MA 值(反映最大血块硬度)更低,这可能是羟乙基淀粉更容易发生出血等不良事件的原因。

三、TEG/ROTEM 监测脓毒症现存的问题

从病理生理学角度,脓毒症早期内皮细胞损伤诱发凝血系统过度激活,同时循环中的内源性抗凝物质水平下降,导致了脓毒症的高凝状态,表现为微循环中微血栓形成。因此脓毒症早期的抗凝治疗就显得尤为重要。虽有多项关于外源性补充抗凝物质,包括活化蛋白 C、抗凝血酶及肝素等的研究,但缺乏对其抗凝效果监测的手段,因此对于脓毒症的抗凝治疗时机及药物剂量仍存在问题。TEG/ROTEM 能实时动态地监测凝血及纤溶状态,因此对于判断临床对于脓毒症相关凝血障碍的抗凝治疗疗效的监测可能有一定帮助。目前尚缺乏大样本的临床前瞻性研究来比较传统凝血指标与 TEG/ROTEM 对于脓毒症并可疑 DIC 患者凝血功能的判断。另一个重要的问题是对于高凝或低凝状态并无明确的定义及判断方法,大多数研究是参考其他疾病的凝血指标变化人为设定判定标准,存在判断标准不统一的问题。

因此,我们需要更多的多中心大规模的临床流行病学调查和临床研究,确定 TEG 各指标在脓毒症患者的参考范围及抗凝达标的标准,评估脓毒症患者是否从中获益。建立脓毒症患者的凝血功能障碍快速有效的监测方法及系统化的抗凝治疗平台仍是未来临床研究的重要方向。

(孙旖旎　马晓春)

参 考 文 献

1. Martin GS, Mannino DM, Eaton S, et al. The epidemiology of sepsis in the United States from 1979 through 2000. New Engl J Med, 2003, 348(16):1546-1554.

2. Singh B, Hanson AC, Alhurani R, et al. Trends in the incidence and outcomes of disseminated intravascular coagulation in critically ill patients (2004-2010): a population-based study. Chest, 2013, 143:1235-1242.

3. Dhainaut JF, Yan SB, Joyce DE, et al. Treatment effects of drotrecoginalfa (activated) in patients with severe sepsis with or without overt disseminated intravascular coagulation. Journal of thrombosis and haemostasis, 2004, 2(11):1924-1933.

4. Reikvam H, Steien E, Hauge B, et al. Thrombelastography. Transfusion and apheresis science : official journal of the World Apheresis Association : official journal of the European Society for Haemapheresis, 2009, 40(2):119-123.

5. Adamzik M, Eggmann M, Frey UH, et al. Comparison of thrombelastometry with procalcitonin, interleukin 6, and C-reactive protein as diagnostic tests for severe sepsis in critically ill adults. Critical Care, 2010, 14:R178.

6. Bolliger D, Seeberger MD, Tanaka KA. Principles and practice of thromboelastography in clinical coagulation management and transfusion practice. Transfusion medicine reviews, 2012, 26(1):1-13.

7. Spahn DR. Management of bleeding and coagulopathy following major trauma: an updated European guideline. Critical Care, 2013, 17:R76.

8. Haas T, Spielmann N, Mauch J, et al. Reproducibility of thrombelastometry (ROTEM(R)): point-of-care versus hospital laboratory performance. Scand J Clin Lab Invest, 2012, 72(4):313-317.

9. Grant HW, Hadley GP. Prediction of neonatal sepsis by thromboelastography. Pediatric surgery international, 1997, 12(4):289-292.

10. Spiel AO, Mayr FB, Firbas C, et al. Validation of rotation thrombelastography in a model of systemic activation of fibrinolysis and coagulation in humans. Journal of thrombosis and haemostasis, 2006, 4(2):411-416.

11. Velik-Salchner C, Streif W, Innerhofer P, et al. Endotoxinemia-induced changes in coagulation as measured by rotation thrombelastometry technique and conventional laboratory tests: results of a pilot study on pigs. Blood coagulation &fibrinolysis: an international journal in haemostasis and thrombosis, 2009, 20(1):41-46.

12. Sivula M, Pettila V, Niemi TT, et al. Thrombelastometry in patients with severe sepsis and disseminated intravascular coagulation. Blood Coagul Fibrinolysis, 2009, 20:419-426.

13. Andersen MG, Hvas CL, Tonnesen E, et al. Thromboelastometry as a supplementary tool for evaluation of hemostasis in severe sepsis and septic shock. Acta Anaesthesiol Scand, 2014, 58(5):525-533.

14. Brenner T, Schmdit K, Delang M, et al. Viscoelastic and aggregometric point-of-care testing in patients with septic shock-cross-links between inflammation and haemostasis. Acta Anaesthesiol Scand, 2012, 56:1277-1290.

15. Massion PB, Peters P, Ledoux D, et al. Persistent hypocoagulability in patients with septic shock predicts greater hospital mortality: impact of impaired thrombin generation. Intensive Care Med, 2012, 38:1326-1335.

16. Ostrowski SR, Windelov NA, Ibsen M, et al. Consecutive thrombelastography clot strength profiles in patients with severe sepsis and their association with 28-day mortality: a prospective study. J Crit Care, 2013, 28(317):e1-e11.

17. Prakash S, Verghese S, Roxby D, et al. Changes in fibrinolysis and severity of organ failure in sepsis: A prospective observational study using point-of-care test-ROTEM. Journal of Critical Care, 2015, 30:264-270.

18. Daudel F, Kessler U, Folly H, et al. Thromboelastometry for the assessment of coagulation abnormalities in early and established adult sepsis: a prospective cohort study. Crit Care, 2009, 13:R42.

19. Haase N, Ostrowski SR, Wetterslev J, et al. Thromboelastography in patients with severe sepsis: a prospective cohort study. Crit Care, 2015, 41(1):77-85.

感染性休克输血的血红蛋白阈值:7g 还是 9g？

临床常通过输注红细胞改善各种原因导致的贫血,然而对于感染性休克患者来说存在争议,除了合并出血外,无出血的感染性休克患者也常常接受输血治疗。输注红细胞对此类患者会带来氧供改善的益处,从而保证重要脏器灌注、减少重要缺血事件发生;与此同时,过度积极的输血可能导致输血相关不良事件(过敏、溶血、输血相关肺损伤、输血相关容量过负荷及感染性疾病传播)发生,乃至危及生命。故而,需要寻找恰当的输血阈值对感染性休克患者进行干预。

一、感染性休克输血的推荐阈值

2012 年拯救脓毒症运动(surviving sepsis campaign,SSC)推荐[1]感染性休克患者在最初 6 小时内输注红细胞使得血细胞比容 >30%;6 小时以后当患者血红蛋白 <7g/dl 时,输注红细胞使血红蛋白浓度维持在 7.0~9.0g/dl。此输血策略适用于无心肌缺血、严重低氧血症、急性出血和冠脉缺血疾病的情况。然而在临床上此输血阈值并没有得到广泛认可。近年来一些队列研究和随机临床试验,在重症患者的亚组分析中都发现输血与患者的死亡率增高呈正相关[2-5],然而也有部分研究提示输血能改善包括严重感染患者的死亡率[6]。由于目前对于感染性休克的输血阈值并无定论,因此,仍需要更多有力的证据来确定合适的输血阈值。

二、感染性休克输血阈值的研究进展

2014 年 10 月发表于《新英格兰医学杂志》的一项多中心的 RCT 研究(the Transfusion Requirements in Septic Shock,TRISS),评估了在不同输血阈值时输注去白细胞成分血对 ICU 感染性休克患者死亡率的影响。此研究纳入了 2011 年 12 月 ~2013 年 12 月 32 家综合 ICU 中 1005 例感染性休克成年患者,比较血红蛋白 ≤7g/dl 或 ≤9g/L 时接受去白细胞成分血输注[7,8]对预后的影响。研究结果显示,两组间 90 天死亡率相似,发生缺血事件、输血严重不良反应患者数相似,生命支持需求、在院存活和出院存活天数没有统计学差异。亚组分析观察到即便在慢性心血管疾病、高龄、疾病程度更严重的患者间也有相似结果。上述结果均提示血红蛋白 7g/dl 为阈值的限制性输血策略并不劣于宽松策略组,反而减少了输血量,降低了输血风险。

这一研究结果与多个评估输血阈值的临床研究一致,如血红蛋白浓度对 ICU 成年患者影响的 TRICC 研究[2],高危患者髋部手术后的 FOCUS 研究[9]及关于输血阈值的 Cochrane 荟萃分析[10],均支持限制性输血能降低已有心血管疾病患者的血液使用量,也是安全的。

然而,对于急性心肌梗死患者的输血阈值在各个研究中并不相同。TRICC 研究发现输血阈值高则心肌梗死发生率增加[2],FOCUS 则相反[9]。因此,低血红蛋白阈值对这类患者的安全性仍需进一步研究[5]。

因此,以血红蛋白≥7g/dl 为一般感染性休克患者输注红细胞的阈值是安全的,而针对氧供需求高的特殊人群如合并心肌梗死的患者,则可能需提高阈值至≥9g/dl,这也体现了个体化的输血策略。7g/dl 还是 9g/dl,还需要更多的临床循证医学证据。

(王锦 钱传云)

参 考 文 献

1. Dellinger RP,Levy MM,Rhodes A,et al. Surviving Sepsis Campaign: interna- tional guidelines for management of se- vere sepsis and septic shock,2012. Intensive Care Med,2013,39:165-228.

2. Hebert PC,Wells G,Blajchman MA,et al. A multicenter,randomized,controlled clinical trial of transfusion requirements in critical care. Transfusionrequirements in Critical Care Investigators,Canadian Critical Care Trials Group. N Engl J Med,1999,340:409-417.

3. Marik PE,Corwin HL. Efficacy of red blood cell transfusion in the critically ill: a systematic review of the literature. Crit Care Med,2008,36:2667-2674.

4. Villanueva C,Colomo A,Bosch A,et al. Transfusion strategies for acute upper gastrointestinal bleeding. N Engl J Med,2013,368:11-177,2341.

5. Chatterjee S,Wetterslev J,Sharma A,et al. Association of blood transfusion with increased mortality in myocardial infarction: a meta-analysis and diversity-adjusted study sequential analysis. JAMA Intern Med,2013,173:132-139.

6. Vincent JL,Sakr Y,Sprung C,et al. Sepsis Occurrence in Acutely Ill Patients (SOAP) Investigators. Are blood transfusions associated with greater mortality rates? Results of the Sepsis Occurrence in Acutely Ill Patients study. Anesthesiology,2008,108:31-39.

7. Holst LB,Haase N,Wetterslev J,et al. Transfusionrequirements in septic shock (TRISS) trial - comparing the effects and safety of liberal versus restrictive red blood cell transfusion on mortality in septicshock patients in the ICU: protocol for a randomised controlled trial. Trials,2013,14:150.

8. Holst LB,Haase N,Wetterslev J,et al. Lower versus Higher Hemoglobin Threshold for Transfusion in Septic Shock. N Engl J Med,2014,371:1381-1391.

9. Carson JL,Terrin ML,Noveck H,et al. Liberal or restrictive transfusion in high risk patients after hip surgery. N Engl J Med,2011,365:2453-2462.

10. Carson JL,Carless PA,Hebert PC. Transfusion thresholds and other strategies for guiding allogeneic red blood cell transfusion. Cochrane Database Syst Rev,2012,4:CD002042.

第九部分

腹腔间隔室综合征与急性重症胰腺炎

 ## 警惕 ICU 内腹腔高压的危险因素

近年来,随着腹腔压力(intra abdominal pressure,IAP)测量方法以及分级标准的统一[1],大量的基于标准测量方法和腹腔高压(intra abdominal hypertension,IAH)定义的临床研究提出了数十个 IAH 和腹腔间隔室综合征(abdominal compartment syndrome,ACS)发生的风险因素,包括患者自身的特点如肥胖、ARDS 及肝衰竭等器官功能不全表现,血压、尿量等休克相关表现,创伤、急性胰腺炎等特殊疾病、严重酸中毒等代谢紊乱表现,大量液体复苏等[2,3],对这些风险因素的认知可以帮助实现 ICU 内的早期预警和推进临床治疗。

一、肥胖与 IAH/ACS

肥胖,尤其是以腹型肥胖为主的中心性肥胖,早已被多项研究证实与 IAP 的增高有关[4,5]。一般认为,正常的重症患者的 IAP 在 5~7mmHg,而体重指数(body mass index,BMI)在 30kg/m^2 的患者中,这一数字则可达到 8~10mmHg,这种腹腔压力的增加与病理性的变化通常无关,而与内脏脂肪增加,腹部脂肪堆积和腹壁顺应性的降低有关[6]。在 Kim 等[6]的研究中,发现肥胖即 BMI 超过 30kg/m^2 是 IAH 发生最强的风险因素。同时,由于肥胖患者往往伴有糖尿病,高脂血症等慢性疾病,他们往往也是代谢紊乱的高发人群,出现酸中毒等严重代谢障碍的概率也高于一般人群,而这些代谢紊乱会反过来促进 IAH/ACS 的发生和发展。

值得注意的是,由于肥胖患者的正常 IAP 显著高于正常人群,其 IAP 的升高往往不能反映患者病理生理的变化。既往的研究显示,肥胖患者在 IAP 高达 23~27mmHg 时仍可没有 ACS 发生的表现,即没有新发器官功能障碍的证据[6]。因此,对于肥胖患者的 IAP 和病情的判断,需要更加谨慎。

二、器官功能不全、休克、代谢紊乱与IAH/ACS

多种器官功能不全已被证实与IAH/ACS的发生发展有关,其中相关研究最多的无疑是ARDS,因为机械通气造成的胸腔内正压可以直接传导到腹腔,引起IAP升高。而IAH一旦发生之后,随着IAP的升高对膈肌的抬高作用,胸腔内压力会出现持续的上升,造成呼气末的肺泡萎陷,进一步加剧肺不张和ARDS从而形成恶性循环[7]。因此,对于发生ARDS需要机械通气的患者,应警惕其发生IAH/ACS的风险。此外,急性肾损伤(acute kidney injury, AKI)的患者,尤其是少尿甚至无尿的患者,也是IAH/ACS的高发人群。生理状态下,肾小球滤过压等于平均动脉压减去IAP,而肾灌注梯度(renal filtration gradient, FG)等于平均动脉压减去两倍的IAP。FG是指穿过肾小球的机械力,相当于肾小球滤过压减去近端肾小管压力(the proximal tubular pressure, PTP)。近端肾小管压与腹内压相当,因此,$FG = MAP - 2 \times IAP$[8]。由以上公式可知,在IAP升高时,腹腔压力将对肾功能和尿量产生明显的影响。De Waele等的研究显示,即使3~5mmHg的IAP升高,也可对肾功能产生影响,并导致轻度的AKI[9]。因此,ICU中患者如果出现AKI的表现,如尿量减少,肌酐进行性增高等,必须排除IAH/ACS的发生。在一项小型的前瞻性随机对照研究中,Mullen等发现通过持续性肾脏替代治疗进行超滤并且在腹水大量出现时进行腹腔穿刺可以有效地降低IAP,并能显著降低血清肌酐水平和增加尿量,提示IAP和肾功能之间的密切联系[10]。

休克和低血压(通常定义为平均动脉压<65mmHg)的出现也被认为是IAH/ACS发生的危险因素,主要与两方面的机制有关:①休克状态下患者由于外周灌注变差,往往出现全身性的水肿和第三间隙的液体积留,可直接导致腹腔压力的增加,同时伴随腹壁顺应性因水肿导致的显著下降[11];②休克患者往往需要大量的液体复苏,而大量液体的输注是ICU最常见的直接导致IAP升高的因素。此外,酸中毒的患者也是IAH/ACS的高发人群,包括代谢性酸中毒和呼吸性酸中毒,这些患者往往有呼吸功能的异常或者低血压等器官功能不全表现[12]。

三、液体复苏与IAH/ACS

重症患者由于炎症介质大量释放、毛细血管渗漏、大量液体渗出,血管舒缩障碍等,引起血流动力学改变,出现血压下降,器官灌注减少。为了纠正患者的脏器灌注障碍和血流动力学异常,往往需要大量的液体复苏,但是过多的液体可能进一步加重毛细血管的渗出,引起器官组织水肿加剧,IAP升高导致IAH/ACS的出现。但是,晶体液的使用量以及早期的输血治疗等扩容手段都是ACS发生及预后不良的重要独立风险因素[13]。因此,选用对维持有效容量更有力的液体例如胶体液或者高渗晶体液进行复苏可能是改善ACS患者预后的重要手段[13]。这些液体的优势在烧伤患者中表现的尤其明显,Lawrence等[14]的研究显示,在52名烧伤患者中,26名复苏液体中添加了胶体液(白蛋白)的患者总的液体使用量明显低于其他仅使用晶体液复苏患者,预后也得到改善。但是在ACS患者中,目前仍缺少前瞻性随机对照研究的证据,这也与ACS的发生率相对较低,病例收集相对困难有关。

尽管液体复苏在IAH/ACS患者中有其特殊性,但是其液体治疗的总体原则和普通的危重病患者并没有显著的差别,包括尽可能改善终末器官的灌注以维持足够的氧输送并且逆转终末器官的功能不全,同时尽可能避免液体复苏相关的各种并发症。值得注意的是,在具有高度 IAH/ACS 风险的患者中,由于 IAP 以及胸腔内压(intra thoracic pressure,ITP)升高的影响,常用的中心静脉压等复苏目标具有一定的误导性,因此中心静脉压只能用于对机体容量状况的初步评估,并不能作为机体容量反应性的准确指标。Cheatham 等回顾分析了144 例外科腹高压患者 7 个液体复苏终点与患者预后之间的关系[15],包括平均动脉压、腹腔灌注压(abdominal perfusion pressure,APP)、IAP、动脉血 pH 值、碱剩余、血乳酸和每小时尿量。结果发现,在 IAH 状态下,每小时尿量和腹腔灌注压是最佳的复苏终点,进一步通过接受者操作特性曲线(receiver operating characteristic curve,简称 ROC 曲线)发现腹腔灌注压的ROC 面积 0.726 明显高于平均动脉压 0.616 和 IAP 0.291,显示腹腔灌注压也是预后的良好预测指标。

四、腹部创伤、急性胰腺炎与 IAH/ACS

腹腔内疾病的患者无疑具有更高的发生 IAH/ACS 的风险,而创伤尤其是腹部创伤和急性胰腺炎,是 ICU 中 IAH 乃至 ACS 发生发展的最常见病因[2],对于这两类患者,连续的 IAP 测量应该成为治疗的一部分。过往的研究指出,对于病情相对稳定的患者,每日两次的测量可能是足够的,而对存在多个危险因素或者生命体征不平稳的患者,每日 4 次左右的测量能更好地评估腹腔内病情的变化[16]。但是 Blaser 等[17]的最新研究也显示,过多的 IAP 测量并不能提高 IAH 检出率,当然,他入选的患者有很多内科疾病的患者本身就是 IAH 的低危人群,这也影响了他的结论的可靠性。对于急性胰腺炎患者,Ke 等[18]的研究显示,第一个 24小时的液体平衡,腹腔内液体积聚的数量以及血钙水平是 IAH 发生的危险因素,而 IAH 一旦发生,患者的预后则显著地差于没有 IAH 的患者。而 Trikudanathan 等[19]在最近的综述中也反复确认了急性胰腺炎和 IAH/ACS 之间的联系,并提出,如果患者发生 ACS 且非手术治疗无效,早期手术开腹是更好地选择。同样不能遗忘的是,限制性的液体复苏,在急性胰腺炎患者中也可以帮助减少 IAH 的发生率[13]。

Mahmood 等在一项纳入 117 名发生创伤后失血性休克患者的研究中发现,IAP 达到12mmHg 以上的患者占到 74.5%,不过通过限制性的液体复苏,结合损伤控制手术理念,可以将 IAP>20mmHg 的发生率控制在 16.7%[20]。而在这些患者中,发生严重 IAH 的风险因素主要包括严重的代谢性酸中毒,大量的血制品输注等。除了上述提到几个重要的高危因素意外,ICU 住院患者中还有许多相对少见的 IAH/ACS 的风险因素,包括消化道出血、肝衰竭及PEEP 超过 10cmH_2O 等。

综上所述,由于 IAH/ACS 对危重病患者预后的严重不良影响,对于每一个存在 IAH/ACS 高危因素的患者都应评估其风险度并关注 IAP 的变化,尤其是存在长时间机械通气,严重肾功能损伤,大量液体复苏或者急性胰腺炎等与 IAH/ACS 显著相关的风险因素的患者。对于那些评估为高危的患者,连续测量 IAP 有助于早期发现轻度 IAH,而采取及时恰当的干预措施可以避免中重度 IAH 乃至 ACS 的发生。

(柯路 李维勤)

参 考 文 献

1. Malbrain ML, Cheatham ML, Kirkpatrick A, et al. Results from the International Conference of Experts on Intra-abdominal Hypertension and Abdominal Compartment Syndrome. I. Definitions. Intensive Care Med, 2006, 32 (11):1722-1732.

2. Holodinsky JK, Roberts DJ, Ball CG, et al. Risk factors for intra-abdominal hypertension and abdominal compartment syndrome among adult intensive care unit patients: a systematic review and meta-analysis. Crit Care, 2013, 17(5):R249.

3. Malbrain ML, Chiumello D, Cesana BM, et al. A systematic review and individual patient data meta-analysis on intra-abdominal hypertension in critically ill patients: the wake-up project. World initiative on Abdominal Hypertension Epidemiology, a Unifying Project (WAKE-Up!). Minerva Anestesiol, 2014, 80(3):293-306.

4. Malbrain ML, Chiumello D, Pelosi P, et al. Prevalence of intra-abdominal hypertension in critically ill patients: a multicentre epidemiological study. Intensive Care Med, 2004, 30(5):822-829.

5. Iyer D, Rastogi P, Aneman A, et al. Early screening to identify patients at risk of developing intra-abdominal hypertension and abdominal compartment syndrome. Acta Anaesthesiol Scand, 2014, 58(10):1267-1275.

6. Kim IB, Prowle J, Baldwin I, et al. Incidence, risk factors and outcome associations of intra-abdominal hypertension in critically ill patients. Anaesth Intensive Care, 2012, 40(1):79-89.

7. Regli A, Mahendran R, Fysh ET, et al. Matching positive end-expiratory pressure to intra-abdominal pressure improves oxygenation in a porcine sick lung model of intra-abdominal hypertension. *Crit Care*, 2012, 16(5): R208.

8. Cheatham ML, Malbrain ML, Kirkpatrick A, et al. Results from the International Conference of Experts on Intra-abdominal Hypertension and Abdominal Compartment Syndrome. II. Recommendations. Intensive Care Med, 2007, 33(6):951-962.

9. De Waele JJ, De Laet I, Kirkpatrick AW, et al. Intra-abdominal Hypertension and Abdominal Compartment Syndrome. Am J Kidney Dis, 2011, 57(1):159-169.

10. Mullens W, Abrahams Z, Francis GS, et al. Prompt reduction in intra-abdominal pressure following large-volume mechanical fluid removal improves renal insufficiency in refractory decompensated heart failure. J Card Fail, 2008, 14(6):508-514.

11. Malbrain M, Wise R, Roberts D, et al. Awareness and knowledge of intra-abdominal hypertension and abdominal compartment syndrome: results of an international survey. Anaesthesiol Intensive Ther, 2014.

12. Vidal MG, Ruiz Weisser J, Gonzalez F, et al. Incidence and clinical effects of intra-abdominal hypertension in critically ill patients. Crit Care Med, 2008, 36(6):1823-1831.

13. Balogh ZJ, Malbrain M. Resuscitation in intra-abdominal hypertension and abdominal compartment syndrome. Am Surg, 2011, 77(Suppl 1):S31-S33.

14. Lawrence A, Faraklas I, Watkins H, et al. Colloid administration normalizes resuscitation ratio and ameliorates "fluid creep". J Burn Care Res, 2010, 31(1):40-47.

15. Cheatham ML, White MW, Sagraves SG, et al. Abdominal perfusion pressure: a superior parameter in the assessment of intra-abdominal hypertension. J Trauma, 2000, 49(4):621-627.

16. Kirkpatrick AW, Roberts DJ, De Waele J, et al. Intra-abdominal hypertension and the abdominal compartment syndrome: updated consensus definitions and clinical practice guidelines from the World Society of the Abdominal Compartment Syndrome. Intensive Care Med, 2013, 39(7):1190-1206.

17. Blaser AR, Sarapuu S, Tamme K, et al. Expanded measurements of intra-abdominal pressure do not increase the detection rate of intra-abdominal hypertension: a single-center observational study. Crit Care Med, 2014, 42(2):

378-386.

18. Ke L, Ni HB, Sun JK, et al. Risk Factors and Outcome of Intra-abdominal Hypertension in Patients with Severe Acute Pancreatitis. World J Surg, 2012, 36(1): 171-178.

19. Trikudanathan G, Vege SS. Current concepts of the role of abdominal compartment syndrome in acute pancreatitis - An opportunity or merely an epiphenomenon. Pancreatology, 2014, 14(4): 238-243.

20. Mahmood I, Mahmood S, Parchani A, et al. Intra-abdominal hypertension in the current era of modern trauma resuscitation. ANZ J Surg, 2014, 84(3): 166-171.

② 预测急性重症胰腺炎器官功能衰竭的评分系统——CCAAB

急性胰腺炎(acute pancreatitis, AP)是常见的消化系统急危重症之一,尤其是重症急性胰腺炎(severe acute pancreatitis, SAP),常引起严重的全身或局部并发症和器官功能衰竭,其器官衰竭发生率达28%~76%[1-3],病死率达7%~69%[4-10],且其病死率随着重症急性胰腺炎患者器官功能衰竭发生率的增加而明显增加。Mofidi等[11]研究发现,住院病死率与器官功能衰竭发生率呈显著正相关。因此,早期预测重症急性胰腺炎患者发生器官功能衰竭的概率并预防其发生,则有可能有效降低器官功能衰竭的发生率,进而降低病死率。目前评估重症急性胰腺炎病情严重程度或器官功能障碍的评分工具在评估重症急性胰腺炎病情严重程度或器官功能障碍方面均并不理想,存在一定的局限性,因此制定新的评分工具显得十分必要。

一、重症急性胰腺炎现有评分工具的评价

Ranson评分[12]始于1974年,因Ranson评分只用于评估入院后48小时的状况,部分学者认为Ranson评分在评估病情严重度和预后方面的效果欠佳[13]。继之,1985年提出了APACHE Ⅱ评分(包括12项急性生理指标、年龄和慢性健康状况),可进行入院后24小时内病情的评价,获得了广泛认可,其评价指标全面,且不受入院时间的限制,可动态评估。Modrau等[14]认为入院时APACHE Ⅱ评分是评估重症急性胰腺炎患者预后的最佳标准,可早期评估预后,且在住院期间任何时间均可进行,但该评分系统复杂、繁琐,没有针对急性胰腺炎的特异性指标。APACHE Ⅱ评分没有对器官衰竭进行评价、同时考虑了年龄、不能排除已存在的合并症恰恰成为它的最大缺点。20世纪80年代以后Balthazar CT评分是评估重症急性胰腺炎严重程度的新增手段。Knoepfli等[15]认为急性胰腺炎的严重程度很大程度上与Balthazar CT评分有关,但不能用于鉴别重症急性胰腺炎与轻症急性胰腺炎病情,且有学者认为Balthazar CT评分与器官功能衰竭、胰外并发症或周围血管并发症的发生并不相关[16]。另外,MODS和SOFA评分过分依赖于治疗性干预指标,具有明显的局限性。

二、新的评分工具——CCAAB评分系统

由于既往评分工具的效能有一定的局限性,临床医生对重症急性胰腺炎患者器官衰竭的预测多依赖于临床经验,或者患者已出现脏器功能衰竭的临床表现和实验室指标,才评估疾病危重程度或者预测预后,导致无法及时对其进行有效的干预。因此,天津市第四中心医

院王心等[17]联合天津市 3 家医院(天津市第四中心医院、天津市代谢病医院及天津医科大学总医院),收集重症急性胰腺炎患者的临床相关资料进行分析,试图找到一种新的、早期、有效、准确预测重症急性胰腺炎患者器官功能衰竭的评价工具,期望对重症急性胰腺炎患者进行早期针对性干预,减少器官功能衰竭的发生,改善其预后。

该研究采用回顾性分析方法,收集 393 例重症急性胰腺炎患者入院 24 小时内相关的临床资料,包括年龄、性别、临床监测指标(体温、心率、血压等)、实验室指标、CT 等影像学指标、器官功能衰竭数目等。筛选影响重症急性胰腺炎患者器官功能衰竭的危险因素,利用筛选出来的危险因素制作评估重症急性胰腺炎患者器官衰竭风险的评分系统,并对其进行进一步检验,评价其特异性和敏感性。结果表明发生器官功能衰竭的患者共 241 例(61.32%),其中发生一个器官衰竭 110 例(45.64%),2 个器官衰竭 76 例(31.54%),3 个及以上器官衰竭 55 例(22.82%)。器官功能衰竭中居前三位者分别是严重代谢功能紊乱(167例,69.29%)、呼吸功能衰竭(112 例,46.47%)和凝血功能障碍(55 例,22.82%)。病因方面,胆源性 259 例(65.9%),酒精因素 82 例(20.87%),特发性 75 例(19.08%),其他 47 例(11.96%)。按照是否发生器官衰竭分为两组,两组之间比较发现,血清 Ca^{2+}、APACHE Ⅱ 评分、MODS、Balthazar CT 评分两组之间具有统计学差异。器官功能衰竭组血清 Ca^{2+} 水平明显降低,而 APACHE Ⅱ 评分、MODS、Balthazar CT 评分器官衰竭组明显高于非器官功能衰竭组。

通过多因素回归分析发现,有 5 个参数留在回归方程中,其中血 APTT、血清 Ca^{2+} 水平为 ASP 患者器官功能衰竭的保护性因素,其 OR 值分别为 0.348 和 0.001;血清 Cr 水平、年龄和 Balthazar CT 评分为 ASP 患者器官衰竭的危险因素,其 OR 值分别为 6.789、1.007 和1.172。对上述 5 个参数进行两分类回归树分析构建重症急性胰腺炎患者器官功能衰竭评分系统,分析发现其界限值分别为血清 Ca^{2+} 1.84mmol/L、血 Cr 110μmol/L、血 APTT 30.95 秒、年龄 72 岁、Balthazar CT 评分 7 分。该 5 项参数组成新的重症急性胰腺炎患者器官功能衰竭的评分系统,包括 Ca^{2+}(C)、Cr(C)、年龄(age,A)、APTT(A)、Balthazar CT 评分(B),取各指标的首字母而称之为 CCAAB 评分系统。CCAAB 评分系统中 5 项参数各赋分分值为 1分,即血 Ca^{2+}≤1.84mmol/L、血 Cr>110μmol/L、年龄 >72 岁、APTT≤30.95 秒、Balthazar CT 评分 >7 时各赋分 1 分;反之则赋 0 分。

该研究利用受试者工作特征(receiver operator characteristics,ROC)曲线对比 CCAAB 评分系统和 MODS 及 APACHE Ⅱ 评分对器官功能衰竭的预测效能,其相应曲线下面积分别为0.904(CCAAB)、0.897(MODS)及 0.889(APACHE Ⅱ),CCAAB 与后两者相比具有统计学差异,CCBBA 评分系统对重症急性胰腺炎患者器官衰竭的预测效能优于 MODS 及 APACHE Ⅱ 评分。另外,CCAAB 评分系统中的指标为重症急性胰腺炎患者入院 24 小时内的指标。综上所述,研究者认为 CCAAB 评分系统可以早期、有效、准确预测重症急性胰腺炎患者发生器官功能衰竭。

毋庸讳言,该评分系统也存在一定的局限性,正如研究者在文章的结尾所述的那样:"首先,该研究入选的病例有一定的局限性,只有天津市 3 家医院参与,病例数较少(393 例),未包括该地区所有病例,且部分重症急性胰腺炎患者可能因发病急骤而院前死亡。其次,该研究为回顾性分析研究,不可避免地发生数据的偏倚而影响研究的最终结果,研究者希望以后可以进行前瞻性研究进一步验证,但目前尚无结果发表。第三,收集数据时,收集了当时所能收集到的临床资料,这些资料可能是对疾病预后有影响的'指标'或'参数',但对临床资料的筛检和多因素回归分析是否合适仍需要进一步的验证,每个参数所代表的内在含义仍需进一步探讨,并期待以后有更好的指标入选。"

　　重症急性胰腺炎病死率较高,尤其是并发器官功能衰竭者,因而研究者发表于 2013 年的 CCAAB 评分系统可早期预测重症急性胰腺炎患者发生器官功能衰竭的概率,具有临床推广和应用价值。但该评分系统尚有一定的局限性,未来仍需对该研究进行进一步验证和评价,通过不断的临床实践验证中使胰腺炎的评分系统逐渐走向完善,能够早期、有效、准确预测重症急性胰腺炎患者器官功能衰竭。

(万献尧　张久之)

参 考 文 献

1. Shaheen MA, Akhtar AJ. Organ failure associated with acute pancreatitis in African-American and Hispanic patients. J Natl Med Assoc, 2007, 99 (12): 1402-1406.

2. Halonen KI, Pettil V, Leppiemi AK, et al. Multiple organ dysfunction associated with severe acute pancreatitis. Crit Care Med, 2002, 30 (6): 1274-1279.

3. Lytras D, Manes K, Triantopoulou C, et al. Persistent early organ failure: defining the high-risk group of patients with severe acute pancreatitis? Pancreas, 2008, 36 (3): 249-254.

4. Banks PA, Freeman ML. Practice parameters committee of the American College of Gastroenterology. practice guidelines in acute pancreatitis. Am J Gastroenterol, 2006, 101 (10): 2379-2400.

5. Heinrich S, Scher M, Rousson V, et al. Evidence based treatment of acute pancreatitis: a look at established paradigms. Ann Surg, 2006, 243 (2): 154-168.

6. Bai Y, Jia L, Wang B, et al. Acute pancreatitis in the Guangdong Province, China. Digestion, 2007, 75 (2-3): 74-79.

7. Frey C, Zhou H, Harvey D, et al. Co-morbidity is a strong predictor of early death and multi-organ system failure among patients with acute pancreatitis. J Gastrointest Surg, 2007, 11 (6): 733-742.

8. Mofidi R, Duff MD, Wigmore SJ, et al. Association between early systemic inflammatory response, severity of multiorgan dysfunction and death in acute pancreatitis. Br J Surg, 2006, 93 (6): 738-744.

9. Esrefoglu M, Turan F. Comparative effects of several therapatic agents on hepatic damage induced by acute experimental pancreatitis. Dig Dis Sci, 2008, 53 (5): 1303-1310.

10. Wig JD, Bharathy KG, Kochhar R, et al. Correlates of organ failure in severe acute pancreatitis. JOP, 2009, 10 (3): 271-275.

11. Mortele KJ, Wiesner W, Intriere L, et al. A modified CT severity index for evaluating acute pancreatitis: improved correlation with patients outcome. AJR Am J Roentgenol, 2004, 183 (5): 1261-1265.

12. Ranson JH, Rifkind KM, Roses DF, et al. Prognostic signs and the role of operative management in acute pancreatitis. Surg Gynecol Obstet, 1974, 139 (1): 69-81.

13. 王约青, 周鸣清, 赵坚, 等. APACHE Ⅱ, Ranson, Balthazar 评估系统对重症急性胰腺炎诊断及预后评估的参考价值. 临床外科杂志, 2007, 15 (2): 109-111.

14. Modrau S, Floyd AK, Thorlacius-Ussing O. The clinical value of procalcitonin in early assessment of acute pancreatitis. Am J Gastroenterol, 2005, 100 (7): 1593-1597.

15. Knoepfli AS, Kinkel K, Berney T, et al. Prospective study of 310 patients: can early CT predict the severity of

acute pancreatitis？Abdom Imaging,2007,32(1):111-115.

16. Mortele KJ,Wiesner W,Intriere L,et al. A modified CT severity index for evaluating acute pancreatitis：improved correlation with patient outcome. AJR Am J Roentgenol,2004,183(5):1261-1265.

17. Wang X,Xu Y,Qiao Y,et al. An evidence-based proposal for predicting organ failure in severe acute pancreatitis. Pancreas,2013,42(8):1255-1261.

重症感染与感染控制

ICU 获得性肺炎:有不同的特征

ICU 获得性肺炎(intensive care unit acquired pneumonia,ICU 获得性肺炎)特指发生于 ICU 的院内获得性肺炎。Alberti 等报道 ICU 内 15.3%~31.4% 的患者可发生 ICU 获得性感染(IAI),其中 75.6% 为 ICU 获得性肺炎,是重症患者位居首位的院内获得性感染[1,2]。发生 ICU 获得性肺炎的患者机械通气时间和住院时间延长,并且预后不佳[3]。尽管近年来强效广谱抗生素、有力的支持治疗和全面的预防措施已得到了充分的认识和应用,ICU 获得性肺炎仍占院内感染死亡率的 30%,是导致重症患者病情恶化,全球医疗负担加重的重要原因[4,5]。

一、定义和诊断标准

根据是否建立人工气道和实施机械通气,ICU 获得性肺炎分呼吸机相关性肺炎(ventilator associated pneumonia,VAP)和非呼吸机相关性肺炎(non ventilator-intensive care unit acquired pneumonia,NV-ICU 获得性肺炎)[6]。根据《美国胸科学会指南》的数据,机械通气患者的肺炎发生率比自主呼吸患者增加 6~21 倍,VAP 发生率约为 1~13 例 /1000 个机械通气日[7]。国内 ICU 患者应用机械通气更为普遍,约有 90% 的 ICU 获得性肺炎发生于机械通气的患者[8]。

目前 ICU 患者诊断肺炎参照 HAP 的诊断标准,即肺部影像学提示新发或进展性浸润影,合并以下 3 项中至少 2 项:①体温 >38℃或 <36℃;②白细胞计数 >12×10⁹/L 或 <4×10⁹/L;③呼吸道有脓性分泌物或简明临床肺部感染评分(CPIS)>6 分。然而,由于 ICU 患者肺部有渗出的原因繁多,且重症患者白细胞计数升高和发热常为非特异性变化,因此,以上诊断标准并不适用于临床诊断 ICU 获得性肺炎,只能为可疑诊断。

二、病原学特征

ICU 获得性肺炎最常见的病原菌为铜绿假单胞菌、肠杆菌属、金葡菌及耐甲氧西林的金葡菌(MRSA)[9,10]。其中 ICU 早期肺炎(发生于 5 天内)病原菌以金葡菌、肺炎链球菌和流感嗜血杆菌多见;晚期肺炎(发生于 5 天以上)则多为院内多药耐药菌(MDR)感染,尤以铜绿假单胞菌、MRSA 和鲍曼不动杆菌[11]多见。国内的病原学数据与国外类似,2014 年最新发表的系统综述提示国内 ICU 获得性肺炎位居前 4 位的病原菌为铜绿假单胞菌(19.9%)、鲍曼不动杆菌(13.9%)、肺炎克雷伯杆菌(11.9%)和金葡菌(10.4%),其中金葡菌中 MRSA 的发生率高达 82.9%[8]。此外,国内 ICU 分离的肺炎克雷伯菌对 9 种抗菌药物耐药率明显高于非 ICU[12]。ICU 患者基础疾病较重、病程长、侵入性治疗较多、同时应用大量广谱抗菌药物、肾上腺皮质激素及免疫抑制剂等,易导致继发感染和耐药。发生多重耐药菌感染的危险因素包括 90 天内抗生素治疗时间 >5 天;90 天内住院时间 >5 天;免疫抑制疾病史和(或)治疗史;30 天内接受透析;病房内存在多重耐药菌的暴发流行等。

ICU 中 VAP 的发生一般较 NV-ICU 获得性肺炎要晚,可能是因为气管插管加强气道管理后,感染的分泌物不易进入下呼吸道。VAP 患者病原学阳性率高于 NV-ICU 获得性肺炎患者,原因之一可能是气管插管患者更易获得呼吸道标木。多元回归分析预测发生多重耐药的 VAP 有 3 个独立因素[13],即机械通气时间 ≥7 天,90 天内使用抗生素以及使用广谱抗生素史[如三代头孢菌素、喹诺酮和(或)亚胺培南]。来自德国 400 个 ICU 的数据提示尽管未插管患者难以获得气道内痰液,两类 ICU 获得性肺炎的常见致病菌却很类似,提示 ICU 获得性肺炎的病原学特征并不因气管插管和机械通气治疗而改变[10]。尽管 VAP 多耐药菌感染的发生率较高,ICU 获得性肺炎的严重程度与 MDR 感染并无相关性[14]。

三、高 危 因 素

患者的基础状态、疾病的严重程度和患者对于感染的反应等是预测 ICU 获得性肺炎发生的因素[15]。合并慢性肝脏基础疾病的是 ICU 获得性肺炎患者 28 天和 90 天死亡率增高的独立危险因素[16]。氧合指数(PaO_2/FiO_2)和 SOFA 评分在治疗中未能改善的患者 ICU 获得性肺炎的死亡率高[17]。前瞻性的临床观察提示长期的气管插管和机械通气增加 ICU 获得性肺炎的风险,尽管 ICU 获得性肺炎患者是否气管插管两组间死亡率没有差别,但是 VAP 患者继发脓毒症死亡的几率要高于 NV-ICU 获得性肺炎[10]的患者,反复插管和拔管失败也是 ICU 获得性肺炎的独立危险因素;昏迷患者以及平卧位均可能增加 ICU 获得性肺炎的发生几率;镇静剂导致机械通气时间延长,可能是 ICU 获得性肺炎的另一高危因素[18]。抗生素治疗对于 ICU 获得性肺炎的影响仍存争议。在生物学标志物方面,ICU 获得性肺炎的严重程度与炎症反应的程度一致,PCT、IL-8、TNF-α 是评估 ICU 获得性肺炎严重程度的特异性炎性指标[14]。

四、感染治疗策略

尽管早期的病原学诊断和及时合理的抗感染治疗被认为可能减少 ICU 获得性肺炎的并发症和死亡率,然而全身使用抗生素治疗对于预防 ICU 获得性肺炎的意见并不统一。有研究表明早期应用抗生素的患者 ICU 获得性肺炎的发生率增加 3 倍,并且继发耐药菌定植和感染的几率显著增加[19]。然而,一项闭合性颅脑损伤患者的研究表明紧急气管插管时预防性使用抗生素可避免插管后 48 小时内发生早期 ICU 获得性肺炎[20]。

近年来越来越多的研究结果让我们开始接受在充分液体复苏等非抗感染治疗的基础上,延迟使用抗生素可能对患者更有利。Spurling 等人的系统回顾研究比较了延迟使用抗生素对 ICU 急性肺部感染患者的影响,发现延迟抗生素治疗减少了 32% 的抗生素使用量,但并没有明显影响患者的预后[21]。Hranjec 等人比较了早期使用抗生素和延迟使用抗生素(平均晚 1 天)对外科 ICU 感染患者的影响,发现校正了多种危险因素(如年龄、性别、诊断、感染部位及病情严重程度)后延迟使用抗生素的患者死亡率下降 50%,并且抗生素的正确使用率从 62% 升至 74%,平均治疗时间也明显缩短[22]。

根据目前的《指南》,可疑 ICU 获得性肺炎的患者应留取下呼吸道标本培养,早期开始经验性抗感染治疗,并根据病原学结果调整抗感染方案。然而等待病原学结果至少需要 48 小时以上,因此临床诊断 ICU 获得性肺炎很困难,尤其是未插管的患者。而且重症患者早期诊断感染很困难,主要由于两方面原因:首先,患者因非感染性原因表现出感染的症状和体征,比如胰腺炎、烧伤、静脉血栓、呼吸性酸中毒、输血、非感染性缺血等;其次,感染的诊断很大程度上仍然依靠病原学培养,在等待病原学结果的 48 小时内感染的诊断是不明确的;而且有些人群的感染依靠常用的诊断标准难以诊断,比如老年人严重感染可没有发热和白细胞计数的增高。早期积极的使用广谱抗生素可能增加耐药的风险、增加其他病原菌如难辨梭状杆菌的潜在感染几率以及出现抗生素的毒性损害。

因此建议,对于未合并感染性休克的 ICU 获得性肺炎患者,可以等待确定的实验室检查、影像学表现和病原学结果后再使用抗生素治疗[22]。

五、预 防 措 施

1. 一般预防措施　保持 ICU 一定的医护人员数量能减少住院时间及机械通气时间。常规的感染控制措施包括医护人员的教育、手消毒、接触隔离防止多重耐药菌的交叉传播[8]。

2. 避免不适当的应用气管插管及机械通气　气管插管及机械通气是 ICU 获得性肺炎高危因素,因此应避免不适当的应用。对于 COPD 急性加重、急性 I 型呼吸衰竭、肺部渗出并呼吸衰竭的免疫抑制患者推荐使用无创正压通气治疗(NPPV)[23]。缩短机械通气时间如适当镇静、及早脱机尽管没有直接因果证据,经口气管插管和胃管较经鼻气管插管和胃管可明显减少鼻窦炎和 VAP 的发生。减少气管插管气囊周围口咽部细菌吸入下气道,包括减少镇静和肌松药物剂量以免抑制咳嗽反射和其他自身保护机制,保持足够的气管插管气囊压力 >20cm H_2O。Meta 分析数据提示持续声门下吸引可明显减少早期 VAP 的发生率[24]。呼吸机管路的细菌定植与 VAP 相关,呼吸机管路的更换频率并不影响 VAP 的发生率,但是集液器可被患者的分泌物所污染并可因不正确的冲洗而进入下气道。部分研究提示减少呼吸机加湿器更换频率可减少 VAP 发生率[25]。

3. 体位、吸引和肠内营养　半卧位可减少 ICU 患者尤其是同时进行肠内营养患者误吸,从而降低 ICU 获得性肺炎的发生率[8]。空肠营养较胃管鼻饲将 ICU 获得性肺炎的发生率降低 24%。肠内营养可减少中心静脉导管感染的发生率,防止小肠黏膜的破坏,从而减少细菌易位的发生[26]。口咽部的细菌定植是发生肠源性革兰阴性菌和铜绿假单胞菌所致 ICU 获得性肺炎的独立危险因素,使用氯己定等口腔抗感染剂漱口、选择性肠道去污染(SDD)可显著减少 ICU 获得性肺炎及耐药菌感染的发生率[27]。但是在耐药菌发生率较高的 ICU,SDD

可增加耐药菌的选择压力,故不推荐常规使用。

4. 应激性出血的预防、输血和血糖控制　H_2 受体拮抗剂和制酸剂被认为是 ICU 获得性肺炎的独立危险因素[8]。meta 分析结果提示硫糖铝有减少 VAP 发生的趋势,但较 H_2 受体拮抗剂轻度增加胃出血的几率[28]。许多研究表明,输注同种异体的血液制品可增加术后感染和肺炎的几率。限制性的输血策略(如将输血阈值从 9g/dl 降至 7g/dl)并不影响患者的预后[29]。而使用洗涤红细胞可能引起免疫抑制从而增加感染风险。ICU 患者应用严格的胰岛素控制策略将血糖控制在 80~110mg/dl,可减少院内血流感染的发生率,减少机械通气时间和 ICU 住院时间,降低病死率。

总之,ICU 获得性肺炎是一种特殊类型的院内获得性感染,目前尚未给出十分明确的定义和诊断标准,但与非 ICU 院内获得性肺炎相比,有显然不同的临床特征,有必要引起关注并加以研究。

(单怡　陈德昌)

参 考 文 献

1. Alberti C, Brun-Buisson C, Burchardi H, et al. Epidemiology of sepsis and infection in ICU patients from an international multicentre cohort study. Intensive Care Med, 2002, 28(2): 108-121.

2. Esperatti M, Ferrer M, Theessen A, et al. Nosocomial pneumonia in the intensive care unit acquired during mechanical ventilation or not. Am J Respir Crit Care Med, 2010, 182: 1533-1539.

3. Burgmann H, Hiesmayr JM, Savey A, et al. Impact of nosocomial infections on clinical outcome and resource consumption in critically ill patients. Intensive Care Med, 2010, 36: 1597-1601.

4. Bekaert M, Timsit JF, Vansteelandt S, et al. Attributable mortality of ventilator-associated pneumonia: A reappraisal using causal analysis. Am J Respir Crit Care Med, 2011, 184: 1133-1139.

5. Tejada Artigas A, Bello Dronda S, Chacón Vallés E, et al. Risk factors for nosocomial pneumonia in critically ill trauma patients. Crit Care Med, 2001, 29(2): 304-309.

6. Vincent JL, Rello J, Marshall J, et al. International study of the prevalence and outcomes of infection in intensive care units. JAMA, 2009, 302: 2323-2329.

7. American Thoracic Society, Infectious Diseases Society of America. Guidelines for the management of adults with hospital-acquired, ventilator-associated, and healthcare-associated pneumonia. Am J Respir Crit Care Med, 2005, 171: 388-416.

8. Zhang Y, Yao Z, Zhan S, et al. Disease burden of intensive care unit-acquired pneumonia in China: a systematic review and meta-analysis. Int J Infect Dis, 2014, 29: 84-90.

9. Jones RN. Microbial etiologies of hospital-acquired bacterial pneumonia and ventilator-associated bacterial pneumonia. Clin Infect Dis, 2010, 51(Suppl 1): S81-S87.

10. Kohlenberg A, Schwab F, Behnke M, et al. Pneumonia associated with invasive and noninvasive ventilation: an analysis of the German nosocomial infection surveillance system database. Intensive Care Med, 2010, 36: 971-978.

11. Kashuk JL, Moore EE, Price CS, et al. Patterns of early and late ventilator-associated pneumonia due to methicillin-resistant Staphylococcus aureus in a trauma population. J Trauma, 2010, 69(3): 519-522.

12. 向建军. 我院 ICU 肺炎患者病原学分析. 北方药学, 2013, 10(9): 78-79.

13. Quartin AA, Scerpella EG, Puttagunta S, et al. A comparison of microbiology and demographics among patients with healthcare-associated, hospital-acquired, and ventilator-associated pneumonia: a retrospective analysis of

1184 patients from a large, international study. BMC Infect Dis, 2013, 13:561.

14. Di Pasquale M, Ferrer M, Esperatti M, et al. Assessment of severity of ICU-acquired pneumonia and association with etiology. Crit Care Med, 2014, 42 (2): 303-312.

15. Kollef MH. Review of recent clinical trials of hospital-acquired pneumonia and ventilator-associated pneumonia: a perspective from academia. Clin Infect Dis, 2010, 51 (Suppl 1): S29-S35.

16. Di Pasquale M, Esperatti M, Crisafulli E, et al. Impact of chronic liver disease in intensive care unit acquired pneumonia: a prospective study. Intensive Care Med, 2013, 39 (10): 1776-1784.

17. Esperatti M, Ferrer M, Giunta V, et al. Validation of predictors of adverse outcomes in hospital-acquired pneumonia in the ICU. Crit Care Med, 2013, 41 (9): 2151-2161.

18. Torres A, Gatell JM, Aznar E, et al. Re-intubation increases the risk of nosocomial pneumonia in patients needing mechanical ventilation. Am J Respir Crit Care Med, 1995, 152 (1): 137-141.

19. Restrepo MI, Peterson J, Fernandez JF, et al. Comparison of the bacterial etiology of early-onset and late-onset ventilator-associated pneumonia in subjects enrolled in 2 large clinical studies. Respir Care, 2013, 58 (7): 1220-1225.

20. Sirvent JM, Torres A, El-Ebiary M, et al. Protective effect of intravenously administered cefuroxime against nosocomial pneumonia in patients with structural coma. Am J Respir Crit Care Med, 1997, 155: 1729-1734.

21. Spurling GK, Del Mar CB, Dooley L, et al. Delayed antibiotics for respiratory infections. Cochrane Database Syst Rev, 2007, (3): CD004417.

22. Hranjec T, Rosenberger LH, Swenson BL, et al. Aggressive versus conservative initiation of antimicrobial treatment in critically ill surgical patients with suspected intensive-care-unit-acquired infection: a quasi-experimental, before and after observational cohort study. Lancet Infect Dis, 2012, 12: 774-780.

23. Williams JW, Cox CE, Hargett CW, et al. Noninvasive Positive-Pressure Ventilation (NPPV) for Acute Respiratory Failure [Internet]. Rockville (MD): Agency for Healthcare Research and Quality (US), 2012.

24. Muscedere J, Rewa O, McKechnie K, et al. Subglottic secretion drainage for the prevention of ventilator-associated pneumonia: a systematic review and meta-analysis. Crit Care Med, 2011, 39 (8): 1985-1991.

25. Boyer A, Thiery G, Lasry S, et al. Long-term mechanical ventilation with hygroscopic heat and moisture exchangers used for 48 hours: a prospective clinical, hygrometric, and bacteriologic study. Crit Care Med, 2003, 31 (3): 823-829.

26. Adam MD, Rupinder D, Andrew GD, et al. Comparisons between intragastric and small intestinal delivery of enteral nutrition in the critically ill: a systematic review and meta-analysis. Crit Care, 2013, 17 (3): R125.

27. Leone M, Albanese J, Antonini F, et al. Long-term (6-year) effect of selective digestive decontamination on antimicrobial resistance in intensive care, multiple-trauma patients. Crit Care Med, 2003, 31 (8): 2090-2095.

28. Huang J, Cao Y, Liao C, et al. Effect of histamine-2-receptor antagonists versus sucralfate on stress ulcer prophylaxis in mechanically ventilated patients: a meta-analysis of 10 randomized controlled trials. Crit Care, 2010, 14 (5): R194.

29. Salpeter SR, Buckley JS, Chatterjee S. Impact of more restrictive blood transfusion strategies on clinical outcomes: a meta-analysis and systematic review. Am J Med, 2014, 127 (2): 124-131.

基于降钙素原和胸部超声的 CEPPIS 评分对 VAP 的预测价值

呼吸机相关性肺炎(VAP)是机械通气患者常见的并发症[1]。我国机械通气患者 VAP 发病率为 4.7%~55.8%,导致机械通气时间及住院时间延长、住院费用增加,并且增加病死率[2-4]。

呼吸机相关性肺炎诊断困难,争议颇多。目前常用的临床肺炎评分(clinical pulmonary infection score,CPIS),基于以体温、白细胞计数、气道分泌物、氧合、胸片浸润影和气道分泌物的半定量培养 6 个指标对 VAP 进行量化诊断[5]。CPIS 评分虽然可行性好,但多项研究表明,CPIS 评分预测呼吸性相关性肺炎(VAP)准确性较低[6],从而限制了其在临床的应用[7]。2014 年 Giovanni Zagli 等学者通过回顾性研究提出一种新的临床肺炎评分方法,即 CEPPIS(chest echography and procalcitonin pulmonary infection score)评分,该评分不仅包含了患者临床感染征象,同时增加了胸部超声影像表现及降钙素原(PCT),用以预测重症患者 VAP 的发生。与 CPIS 评分相比,CEPPIS 具有更高的敏感性及特异性,有助于更好的预测 VAP 的发生[8]。

一、CEPPIS 评分体系

CEPPIS 评分包括以下几个指标:①气道分泌物是否呈脓性;② PCT 结果;③气道吸出物培养是否阳性;④是否发热;⑤胸部超声是否有新发的浸润影及患者氧合指数或是否存在 ARDS。具体评分标准见表 10-2-1[5]。

表 10-2-1　CEPPIS 评分标准

参数	CEPPIS 评分		
	0	1	2
气道分泌物	非脓性	—	脓性
降钙素原(ng/ml)	<0.5	≥0.5 且 <0.1	>0.1
气道抽吸物培养	阴性	—	阳性
体温(℃)	≥36 且 <38.4	≥38.5 且 <38.9	<36 或 ≥39
胸部超声浸润影	阴性	—	阳性
氧合指数(PaO$_2$/FiO$_2$)	>240 或 ARDS		≤240 或无 ARDS 证据

CEPPIS 较传统 CPIS 评分体系有以下几点改变[5]:①胸部超声替代了胸部 X 线;胸部超声检查时需采用多频探头(3.5~5.0MHz)。患者保持仰卧位,探头与患者胸壁保持垂直,以保证可以通过肋间隙观察到肺基底部至胸腔的顶部。根据国际循证医学建议,若超声探查提示胸膜回声减少或具有组织样回声质地,即可诊断为肺炎[9-12]。②PCT 取代了白细胞计数[13];细菌感染患者可导致血浆降钙素原浓度增高。目前研究认为 PCT 可作为诊断呼吸机相关性肺炎的辅助手段。③CEPPIS 评分中气道吸出物培养菌落计数 >10⁴cfu/ml 即认为培养阳性[14];④CEPPIS 评分中由临床护士及医生判断气道分泌物呈脓性即认为有意义。建议以 CEPPIS 评分 >5 分作为临床评估 VAP 的诊断界值。

二、CEPPIS 评分预测 VAP 的准确性

Giovanni Zagli 等将机械通气 >48 小时的 ICU 患者纳入回顾性研究,将患者分为"感染组"和"对照组"。凡是有临床症状、胸片提示有新发浸润影和气道吸出物培养阳性的患者为"感染组"(即微生物学明确的 VAP 组),而无临床症状、胸片未见浸润影和气道吸出物培养阴性的患者纳入"对照组"。所有入组患者在入 ICU 第 1 天、每 5 天留取气道吸出物培养,每 2 天使用氯己定行口腔护理。入 ICU 第 1 天、第 3 天及第 5 天分别行胸部超声检查,也可根据临床需要增加检查次数。所有入组患者每天检测 PCT。当机械通气患者胸片上出现新发浸润影、白细胞计数升高、气道脓性分泌物和(或)发热,即诊断 VAP[1, 8, 14-16]。最终共 221 位患者纳入研究,其中"感染组"113 例,"对照组"108 例。感染组患者 CEPPIS 评分的均数 ± 标准差和中位数分别是 6.4 ± 1.9 和 6。并将 CEPPIS>5 作为诊断 VAP 的界值。113 位"感染组"患者中,45 位患者(39.8%)CPIS 评分 >6 分,而 91 位患者(80.5%)CEPPIS 评分 >5,提示 CEPPIS 评分 >5 可以更好的预测 VAP 的发生(CEPPIS 评分:OR 23.78,$P<0.0001$ vs CPIS 评分:OR 3.309,$P=0.002$),提示 CEPPIS 评分 >5 的患者发生 VAP 的风险更高。另外,CEPPIS 评分的敏感度为 80.5%,特异度为 85.2%,阳性预测值为 85.1%,阴性预测值为 80.7%,CPIS 评分 >5 预测 VAP 的敏感度为 39.8%,特异度为 83.3%,阳性预测值为 71.4%,阴性预测值为 57%。

三、CEPPIS 与 CPIS 评分预测 VAP 的差异

CPIS 评分和 CEPPIS 评分最主要的差别在于胸部超声及 PCT。因此,对胸部超声及 PCT 预测 VAP 的发生分别进行分析有助于区分 CPIS 及 CEPPIS 评分的差异。研究显示,单用胸部超声预测 VAP 的 OR 值为 8.011,但是敏感性较差。PCT 预测 VAP 的 OR 值仅为 0.8571,但当其与胸部超声联合后可提高单用胸部超声预测 VAP 的特异度(94.2% vs 84.6%)。提示胸部超声及 PCT 的监测对于改善 CEPPIS 评分的预测价值作用重大。

此外,在 CPIS 评分的一些参数中(比如气道分泌物的质量和影像学的解读),主观性强,不同的人评估差异较大[17]。CEPPIS 评分对其进行了改善和简化,去除了主观性评价的指标,仅以气道分泌物脓性及非脓性进行区分。CEPPIS 评分中采用胸部 B 超替代了 CPIS 评分中的胸部 X 线。虽然胸部 X 线是作为评估重症患者肺部状态并诊断肺炎的一项参考指标[10-12],但亦有越来越多的研究指出重症患者使用床边胸片诊断肺炎的限制性[11, 18]。目前胸部超声检查评估重症患者的肺部状态已越来越被关注,胸部超声检

查可以减少患者拍摄胸片的次数并且不影响患者的预后。CEPPIS 评分同样具有良好的临床可操作性。

总之,基于胸部超声和降钙素原的 CEPPIS 评分可能可以更好的预测呼吸机相关性肺炎的发生。但该评分仅经过一项回顾性研究证实,CEPPIS 潜在价值及其诊断 VAP 的可靠性仍需前瞻性研究证实。

(倪沁赟 陈德昌)

参 考 文 献

1. American Thoracic Society, Infectious Diseases Society of America. Guidelines for the management of adults with hospital-acquired, ventilator-associated, and healthcare-associated pneumonia. Am J Respir Crit Care Med, 2005, 171(4):388-416.

2. Tejerina E, Frutos-Vivar F, Restrepo MI, et al. Incidence, risk factors, and outcome of ventilator-associated pneumonia. J Crit Care, 2006, 21(1):56-65.

3. Rello J, Ollendorf DA, Oster G, et al. Epidemiology and outcomes of ventilator-associated pneumonia in a large US database. Chest, 2002, 122(6):2115-2121.

4. Melsen WG, Rovers MM, Koeman M, et al. Estimating the attributable mortality of ventilator-associated pneumonia from randomized prevention studies. Crit Care Med, 2011, 39(12):2736-2742.

5. Pugin J, Auckenthaler R, Mili N, et al. Diagnosis of ventilator-associated pneumonia by bacteriologic analysis of bronchoscopic and nonbronchoscopic "blind" bronchoalveolar lavage fluid. Am Rev Respir Dis, 1991, 143(5 Pt 1):1121-1129.

6. Fabregas N, Ewig S, Torres A, et al. Clinical diagnosis of ventilator associated pneumonia revisited: comparative validation using immediate post-mortem lung biopsies. Thorax, 1999, 54(10):867-873.

7. Lauzier F, Ruest A, Cook D, et al. The value of pretest probability and modified clinical pulmonary infection score to diagnose ventilator-associated pneumonia. J Crit Care, 2008, 23(1):50-57.

8. Zagli G, Cozzolino M, Terreni A, et al. Diagnosis of ventilator-associated pneumonia: a pilot, exploratory analysis of a new score based on procalcitonin and chest echography. CHEST, 2014, 146(6):1578-1585.

9. Peris A, Tutino L, Zagli G, et al. The use of point-of-care bedside lung ultrasound significantly reduces the number of radiographs and computed tomography scans in critically ill patients. Anesth Analg, 2010, 111(3):687-692.

10. Peris A, Zagli G, Barbani F, et al. The value of lung ultrasound monitoring in H1N1 acute respiratory distress syndrome. Anaesthesia, 2009, 65(3):294-297.

11. Bouhemad B, Zhang M, Lu Q, et al. Clinical review: Bedside lung ultrasound in critical care practice. Crit Care, 2007, 11(1):205.

12. Volpicelli G, Elbarbary M, Blaivas M, et al. International evidence-based recommendations for point-of-care lung ultrasound. Intensive Care Med, 2012, 38(4):577-591.

13. Bouadma L, Luyt CE, Tubach F, et al. Use of procalcitonin to reduce patients exposure to antibiotics in intensive care units (PRORATA trial): a multicentre randomized controlled trial. Lancet, 2010, 375(9713):463-474.

14. Chastre J, Fagon JY, Bornet-Lecso M, et al. Evaluation of bronchoscopic techniques for the diagnosis of nosocomial pneumonia. Am J Respir Crit Care Med, 1995, 152:231-240.

15. Chastre J, Fagon JY. Ventilator-associated pneumonia. Am J RespirCrit Care Med, 2002, 165(7):867-903.

16. Rello J, Diaz E, Rodriguez A. Advances in the management of pneumonia in the intensive care unit: review of

current thinking. Clin Microbiol Infect,2005,11:30-38.

17. Schurink CA,Van Nieuwenhoven CA,Jacobs JA,et al. Clinical pulmonary infection score for ventilator-associated pneumonia: accuracy and inter-observer variability. Intensive Care Med,2004,30(2):217-224.

18. Henschke CI,Yankelevitz DF,Wand A,et al. Accuracy and efficacy of chest radiography in the intensive care unit. Radiol Clin North Am,1996,34(1):21-31.

ICU 内腹腔感染:EPIC Ⅱ 延伸研究解读

腹腔感染是入住 ICU 的常见原因,近年来,由于院内获得性腹腔感染增多及耐药菌增加,腹腔感染的诊治越来越棘手[1-5]。EPIC Ⅱ 是一项针对 ICU 中感染和抗生素应用的前瞻性横断面流行病学调查,全球 75 个国家 1265 个 ICU 13 796 名患者参与调查,研究最终纳入 1392 例腹腔感染患者。为了解 ICU 腹腔感染的特征、治疗及预后,2014 年 EPIC Ⅱ 延伸研究对其进行了深入的分析探讨[6,7]。

一、ICU 内患者腹腔感染的特点

ICU 内腹腔感染发生率高。在 EPIC Ⅱ 研究的 7087 例 ICU 感染患者中,腹腔感染 1392 例,占感染总体的 19.6%,仅次于肺部感染(26.8%),其他部位分别为血流感染(11.6%)、尿路感染(6.7%)、皮肤感染(4.0%)及导管感染(3.8%)。

ICU 内腹腔感染病情重。感染患者平均年龄(62 ± 16)岁,SAPS Ⅱ 评分平均 38.9 ± 16.4,SOFA 评分平均为 7.6 ± 4.6。62.0% 的患者需要机械通气支持,15.8% 的患者需要进行 CRRT。相比其他部位感染,腹腔感染后休克及急性肾衰竭发生率更高。

ICU 内腹腔感染患者绝大多数(63.7%)发生在急诊手术后,择期手术患者腹腔感染发生率相对较低(14.2%)。此外,重症急性胰腺炎(SAP)的患者腹腔感染发生率高,在 EPIC Ⅱ 研究中 73% 的 SAP 患者伴有感染,其中 31% 为腹腔感染、16% 为腹腔外感染、26% 为兼有腹腔及腹腔外感染。

ICU 内腹腔感染的患者最常见的并存疾病是肿瘤和 COPD,分别为 23.1% 和 16.2%。其他还包括慢性肾衰竭(10.1%)、心力衰竭(NYHA Ⅲ ~ Ⅳ)(7.7%)和肝硬化(5.7%)。

二、ICU 内腹腔感染的病原学特征

腹腔感染常为多种革兰阴性、阳性需氧、厌氧菌与真菌的混合感染。在 EPIC Ⅱ 研究中,67% 的腹腔感染分离出微生物,其中 40.1% 的患者分离出多种微生物。分离的病原微生物中,革兰阴性菌占 48.0%,革兰阳性菌占 28.4%,厌氧菌占 11.3%,真菌占 10.1%。

最常见的革兰阴性菌分别为大肠埃希菌(34%)、铜绿假单胞菌(13.9%)、肺炎克雷伯菌(13.7%),铜绿假单胞菌和嗜麦芽窄食单胞菌在非存活者检出率显著高于存活者。

最常见的革兰阳性菌是肠球菌(52.5%),其次为金黄色葡萄球菌。阳性球菌抗生素耐药比例总体较低,肠球菌对氨苄西林的耐药率为 7.5%。金黄色葡萄球菌耐药率为 6.3%。

最常见的真菌为白色念珠菌(90%)。

三、ICU 内腹腔感染的治疗原则

一旦患者诊断或疑为腹腔感染,对感染病灶进行外科干预的同时,最好立即给予足够的抗生素治疗[8,9]。

感染灶的引流与处理是腹腔感染治疗最重要的一环。弥漫性腹膜炎的患者,即使生命体征不稳定,也应在稳定生命体征治疗的同时,尽快外科急诊手术。血流动力学稳定、无急性器官功能衰竭的患者,在恰当的抗感染治疗及临床密切监测的情况下,最长可以推迟 24 小时再进行外科干预。一般情况很好,感染部位局限的患者,如阑尾或结肠周围蜂窝织炎,可仅予抗生素治疗,而不进行外科干预,但必须密切监测病情变化[9]。对于局限性的腹腔脓肿,超声引导的经皮穿刺引流术几乎可取代开腹手术,与开腹手术相比,经皮穿刺引流术对患者的影响显著降低。大量的数据表明,初始经皮穿刺引流术感染控制率高和并发症发生率低。因此,如果可行,推荐通过经皮穿刺引流感染灶,而非外科手术。对于重症腹膜炎患者,因剖腹探查增加腹腔感染机会、加重机体损伤,如果没有肠道连贯性中断、腹壁筋膜缺失无法关腹、或腹腔内高压,不推荐行急诊或择期剖腹探查术。

抗生素治疗同样是腹腔感染治疗的重要组分。在 EPIC Ⅱ 研究中,几乎所有腹腔感染的患者(98.1%)使用抗生素。就单药而言,排名前 10 位的分别是:甲硝唑(33.0%)、亚胺培南或美罗培南(32.3%)、哌拉西林 + 他唑巴坦(26.4%)、万古霉素(21.3%)、环丙沙星(11.4%)、阿米卡星(7.5%)、阿莫西林 + 克拉维酸(4.4%)、噁唑烷酮(4.4%)、头孢呋辛(3.9%)及头孢吡肟(3.7%)。有 29.4% 的患者使用抗真菌药:氟康唑(19.2%)、卡泊芬净(4.3%)、两性霉素 B(2.7%)、伏立康唑(1.6%)及两性霉素 B 脂质体(0.9%)。

四、腹腔感染预后及高危因素

腹腔感染较其他部位感染病死率明显增高。在 EPIC Ⅱ 研究中,腹腔感染患者 ICU 病死率为 29.4%,医院病死率 36.3%,其他部位感染患者 ICU 病死率为 24.4%,医院病死率为 32.3%。而同期无感染重症患者 ICU 病死率 10.7%,医院 60 天病死率为 14.8%。由此可见,腹腔感染是重症患者死亡的高风险因素,值得重视。

预测腹腔感染患者病死率升高的危险因素包括多个方面。在多因素相关分析中,恶性血液病、肝硬化、心力衰竭、机械通气、CRRT 及 SAPS Ⅱ 评分是腹腔感染患者死亡率升高的独立危险因素。相较于存活者,非存活者年龄更大(65.2 ± 14.9 vs 61.6 ± 16.5,$P<0.001$)、SAPS Ⅱ 评分更高(50.1 ± 17 vs 34.2 ± 13.5,$P<0.001$),SOFA 评分更高(10.5 ± 4.6 vs 6.2 ± 3.8,$P<0.001$)。

五、对 EPIC Ⅱ 延伸研究的评价

EPIC Ⅱ 研究为我们展示了跨越国界和洲际的 ICU 内感染和抗生素应用的实时景象,为腹腔感染的诊断与治疗提供了很好的参考。但 EPIC Ⅱ 并不是单独着眼于腹腔感染的研究,因此也有一定的局限性。包括未记录确切的感染来源和感染程度;未评价感染控制的有效性及抗菌药物是否恰当;社区获得性腹腔感染和医院获得性腹腔感染的特征不清楚;以及未

评价双重感染和第三类腹膜炎的发生率。同时,EPIC Ⅱ存在所有的横断面流行病学调查的通病,对于那些住院时间很久的患者,采集的数据只是他们在ICU期间的数据,这可能导致结果偏倚。

(皋 源)

参 考 文 献

1. Vincent JL,Rello J,Marshall J,et al. International study of the prevalence and out-comes of infection in intensive care units. JAMA,2009,302:2323-2329.

2. Ranieri VM,Thompson BT,Barie PS,et al. Drotrecogin alfa(activated)in adults with septic shock. N Engl J Med,2012,366:2055-2064.

3. Volakli E,Spies C,Michalopoulos A,et al. Infections of respiratory or abdominal origin in ICU patients:what are the differences? Crit Care,2010,14:R32.

4. Seifert H,Dalhoff A. German multicentre survey of the antibiotic susceptibility of Bacteroides fragilis group and Prevotella species isolated from intra-abdominal in-fections:results from the PRISMA study. J Antimicrob Chemother,2010,65:2405-2410.

5. Nicoletti G,Nicolosi D,Rossolini GM,et al. Intra-abdominal infections:etiology,epidemiology,microbiological diagnosis and antibiotic resistance. J Chemother,2009,21(Suppl 1):5-11.

6. Waele JD,Lipman J,Sakr Y,et al. Abdominal infections in the intensive care unit:characteristics,treatment and determinants of outcome. BMC Infect Dis,2014,14:420.

7. Waele JD,Rello J,Anzueto A,et al. Infections and use of antibiotics in patients admitted for severe acute pancreatitis:data from the EPIC Ⅱ study. Surg Infect(Larchmt),2014,15(4):394-398.

8. Dellinger RP,Levy MM,Rhodes A,et al. Surviving Sepsis Campaign:international guidelines for management of severe sepsis and septic shock. Crit Care Med,2013,41:580-637.

9. Solomkin JS,Mazuski JE,Bradley JS,et al. Diagnosis and management of complicated intra-abdominal infection in adults and children:guidelines by the Surgical Infection Society and the Infectious Diseases Society of America. Clin Infect Dis,2010,50:133-164.

ICU 内医疗设备相关感染——INICC 研究的启示

随着重症医学诊治技术不断提高,ICU 内各类医疗设备的使用频率也大幅增加,其中不乏各类侵入性装置的使用。这些仪器设备在对患者进行生命支持的同时,也带来了一定并发症。其中医疗设备相关感染(device-associated healthcare-acquired infections,DA-HAIs)因其对患者预后影响重大而备受关注。医疗设备相关感染主要包括呼吸机相关性肺炎(VAP),导管相关性血流感染(CRBSI),导管相关性尿路感染(CAUTI)等。已成为 ICU 院内感染的重要来源。对医疗设备相关感染进行严密监测并积极预防意义重大[1]。

一、INICC 研究的背景

国际医院感染控制委员会(International Nosocomial Infection Control Consortium,INICC)是一家国际综合性非盈利的院内感染控制医疗健康机构。1998 年由 Victor D Rosenthal 教授在阿根廷创建[2]。其依据美国疾病控制与预防中心(CDC)国立健康安全网(NHSN)院内感染的定义,对医疗机构院内感染进行监测[3]。旨在帮助全球特别是发展中国家的医疗机构建立完善的院内感染监测控制体系,降低院内感染率。至 2013 年 INICC 建立了网络数据平台,已有 62 个国家 300 个城市的医疗机构参与其中。目前,国内尚缺乏高质量的 DA-HAIs 流行病学调查,对我国医疗设备相关感染发生率等尚不清楚。近期一项来自 INICC 的研究,调查了 2007~2012 年全球 43 个国家(拉美、亚洲、非洲、欧洲等)503 个 ICU 的医疗设备相关感染的流行病学资料[4],其中也包括了我国部分医院的数据,对我们的临床感染控制工作具有一定指导价值。

二、ICU 内医疗设备相关感染发生率高

INICC 监测 503 家 ICU 近六年的数据包括 605 310 位 ICU 患者,累计 ICU 住院天数为 3 338 396 天。数据显示,在成人 ICU 及儿童 ICU 每千个设备使用日 CRBSI 感染率为 4.78‰,VAP 的感染率为 14.7‰,CAUTI 感染率为 5.30‰。与其相对应的设备使用率为中心静脉导管(CL)53%,呼吸机 38%,尿管(UC)62%。新生儿 ICU 的感染率及设备使用率分别为:CRBSI 感染率为 5.17‰,CL 使用率 23%;VAP 的感染率为 9.54‰,呼吸机使用率 15%。研究数据提示,患者的有创设备使用率和医疗设备相关感染密切相关,也是患者病情严重性的体现[5]。然而通过对比同期来源于美国 NHSN 报道的数据可以发现,虽然 INICC 监测到的设备使用率类似甚至低于 NHSN 调查数据,但其设备相关感染率却明显高于 NHSN 的报道[6]。

我国 ICU 医疗设备相关感染形势不容乐观。INICC 研究中大型教学医院的综合 ICU 的 CL 使用率为 55%，CRBSI 感染率为 1.2‰，呼吸机使用率为 38%，VAP 感染率为 1.6‰，UC 使用率为 68%，CAUTI 感染率为 2.4‰。我国一项来源于上海 70 家医院的 398 个 ICU 的数据显示，CL 使用率为 26%，CRBSI 感染率为 3.1‰，呼吸机使用率 17%，VAP 感染率为 20.8‰，UC 使用率为 34%，CAUTI 感染率为 6.4‰[7]。对比可见，我国内 ICU 医疗设备使用率低于国际水平，而医疗设备相关感染发生率高于国际水平。

医疗设备相关感染导致住院天数及病死率的增加。INICC 研究显示，相对于没有 DA-HAIs 的患者（成人及小儿 ICU），CRBSI 增加额外住院天数 13.37 天，增加病死率 17%；VAP 增加住院天数 13.56 天，额外病死率 15.5%；CAUTI 增加额外住院天数 14.18 天，病死率 5.4%。我国尚缺乏类似研究数据。因此，在未来完善我国 DA-HAIs 相关流行病学资料评估医疗设备相关感染对改善预后的影响非常必要。

三、ICU 内医疗设备相关感染的细菌耐药性高

INICC 研究中医疗设备相关感染分离出的致病细菌耐药率高。INICC 研究中 ICU 内 VAP、CRBSI、CAUTI 患者分离出的主要病原菌耐药率分别为金黄色葡萄球菌对苯唑西林的耐药率（62.0%，61.2%，36.4%），肠球菌对万古霉素的耐药率（6.1% 12.2% 9.9%），铜绿假单胞菌对碳青霉烯类的耐药率（42.8% 42.4% 33.5%），鲍曼不动杆菌对碳青霉烯类的耐药率（77.1%，66.3%，67.7%），大肠杆菌对碳青霉烯类的耐药率（7.5%，8.5%，5.1%），肺炎克雷伯菌对碳青霉烯类的耐药率（17.2%，19.6%，13.9%）。与 NHSN 数据相比[8]，除了耐碳青霉烯类鲍曼不动杆菌的耐药率相近外，其他细菌耐药率均明显偏高。以 NHSN 监测的 CRBSI 细菌耐药率为例，金黄色葡萄球菌对苯唑西林的耐药率为 54.6%，肠球菌对万古霉素的耐药率为 9.5%，铜绿假单胞菌对碳青霉烯类的耐药率为 26.1%，鲍曼不动杆菌对碳青霉烯类的耐药率为 62.6%，大肠杆菌对碳青霉烯类的耐药率为 1.9%，肺炎克雷伯菌对碳青霉烯类的耐药率为 12.8%。

INICC 研究中细菌耐药率高可能与以下原因有关。首先，在 INICC 所监测 ICU 中有的甚至没有相应院内感染控制的政策或指南，当然即使有感染控制指南的 ICU 中，指南依从性差也是导致细菌耐药的因素之一。其次，较低的床位护士比已被证明和院内感染密切相关。其他如病区过度拥挤、工作经验丰富的医生护士比例不足等都是造成 ICU 内院内感染率及耐药率居高不下的重要原因[9]。

四、有效监控是减少医疗设备相关感染关键

INICC 研究数据提示医院获得性感染的发生率与国家的总体经济水平明显相关。发展中国家的医疗设备相关感染率及抗生素耐药率均明显高于发达国家[10-12]。许多研究显示，通过实施完整的感染监控方案，不仅可以明显降低院内感染的发生率，而且可以降低院内感染相关的医疗花费。过去的 30 年间 NHSN 的成员以由发达国家为主，NHSN 关于设备相关感染及耐药率的数据为我们提供了一个良好的参考标准。此外，NHSN 体系中有对感染控制行为过程的监测，如手卫生依从性、医疗设备使用相关护理的依从性监测等。INICC 以 NHSN 的感染监测体系为基础，对全球医疗机构院内感染进行监测，由于 INICC 成员发展中

国家占了很大比重,可能是导致其医疗设备相关感染的发生率高于 NHSN 的原因之一。

总之,INICC 研究提示目前发展中国家的医疗设备相关感染发生率及细菌耐药性都不容乐观。而我国医疗设备相关感染形势也非常严峻。NHSN 或 INICC 使用的感染控制体系效果确切,经济适用,以此为基础,通过培训教育来完善和建立我国 ICU 院内感染监控体系非常必要。

（王毅　于湘友）

参 考 文 献

1. National Nosocomial Infections Surveillance System. National Nosocomial Infections Surveillance (NNIS) system report, data summary from January 1992 to June 2002, issued August 2002. Am J Infect Control, 2002, 30:458-475.

2. Rosenthal VD, Maki DG, Salomao R, et al. Device-associated nosocomial infections in 55 intensive care units of 8 developing countries. Ann Intern Med, 2006, 145:582-591.

3. Edwards JR, Peterson KD, Andrus ML, et al. National Healthcare Safety Network (NHSN) report, data summary for 2006, issued June 2007. Am J Infect Control, 2007, 35:290-301.

4. Rosenthal VD, George Maki D, Mehta Y, et al. International Nosocomial Infection Control Consortium (INICC) report, data summary of 43 countries for 2007-2012. Device-associated module. American Journal of Infection Control, 2014, 42:942-956.

5. Jarvis WR, Edwards JR, Culver DH, et al. Nosocomial infection rates in adult and pediatric intensive care units in the United States. National Nosocomial Infections Surveillance System. Am J Med, 1991, 91:185S-191S.

6. Dudeck MA, Weiner LM, Allen-Bridson K, et al. National Healthcare Safety Network (NHSN) report, data summary for 2012, Device-associated module. Am J Infect Control, 2013, 41:1148-1166.

7. Tao LL, Hu BJ, Rosethal VD, et al. Device-associated infection rates in 398 intensive care units in Shanghai, China: International Nosocomial Infection Control Consortium (INICC) findings. International Journal of Infectious Diseases, 2011, 15(11):e774-e780.

8. Sievert DM, Ricks P, Edwards JR, et al. Antimicrobial-resistant pathogens associated with healthcare-associated infections: summary of data reported to the National Healthcare Safety Network at the Centers for Disease Control and Prevention, 2009-2010. Infect Control Hosp Epidemiol, 2013, 34:1-14.

9. Rosenthal VD. Health-care-associated infections in developing countries. Lancet, 2011, 377:186-188.

10. Rosenthal VD, Lynch P, Jarvis WR, et al. Socioeconomic impact on device-associated infections in limited resource neonatal intensive care units: findings of the INICC. Infection, 2011, 39:439-450.

11. Rosenthal VD, Jarvis WR, Jamulitrat S, et al. Socioeconomic impact on device-associated infections in pediatric intensive care units of 16 limited-resource countries: International Nosocomial Infection Control Consortium findings. Pediatr Crit Care Med, 2012, 13:399-406.

12. Yokoe DS, Anderson DJ, Berenholtz SM, et al. A compendium of strategies to prevent healthcare-associated infections in acute care hospitals: 2014 updates. Infect Control Hosp Epidemiol, 2014, 35(8):967-977.

动脉导管相关性血流感染——容易被忽略的问题

ICU 患者常常留置动脉导管(arterial catheter)。导管相关性血流感染(catheter related bloodstream infections,CRBSIs)是 ICU 中常见的严重感染之一,常导致住院时间延长,住院费用及病死率增加。长期以来,动脉导管作为一种高压力管路系统,其所引起的 CRBSIs 常被忽视或低估[1-3],动脉导管常常成为血流感染难以根除的顽石。

一、流行病学、发病机制

动脉导管相关的研究相对较少。O'Horo JC[4]等在最近的一篇 meta 分析中提到,虽然近年来关于动脉导管相关的 CRBSIs 的研究逐渐增多,但它仍是血流感染中被低估的一个感染源。如果临床医师积极的查找动脉导管相关的感染,可能发现动脉导管相关 CRBSIs 的发生率比预期的更高。在一些研究中,当怀疑动脉导管引起感染时才对动脉导管进行检验,得出的动脉导管相关的 CRBSIs 感染率是 0.7/1000 导管日。而对所有感染患者均进行的动脉导管检验的研究显示,动脉导管相关 CRBSIs 感染率为 1.26/1000 导管日,几乎为前者的两倍,提示临床工作中动脉导管相关 CRBSIs 往往被低估。

动脉导管与中心静脉导管相关的 CRBSI 发病率相当。Safdar N[5]等人的研究显示,动脉导管相关的 CRBSIs 发生率为 3.4/1000 导管日,而短期非隧道式中心静脉导管(central venous catheters,CVCs)相关 CRBSIs 的发生率为 5.9/1000 导管日,两者差距不大。Wittekamp BH[6]等人的研究中,动脉导管相关 CRBSIs 的发生率(2.1/1000 导管日)甚至高于 CVCs 相关的 CRBSIs(1.2/1000 导管日)。动脉导管在临床 CRBSIs 的发生中同样扮演重要角色。

皮肤表面细菌沿导管外壁侵入血管可能是动脉导管相关 CRBSIs 的主要原因。CRBSIs 发生的机制主要有 4 种:①皮肤表面细菌沿导管外壁侵入血管;②细菌从导管与外界接头处沿导管内壁进入循环血流;③导管被血液中循环的细菌直接污染,比如胃肠道的细菌移位入血等;④少数情况下,由污染的药物和液体输入体内所致[7]。Safdar N[5]等研究显示,由导管外途径诱发的动脉导管相关 CRBSIs 的比例约为 63%。提示动脉导管相关 CRBSIs,最常见的原因是穿刺时或置管后皮肤表面的细菌沿穿刺针外壁经导管外途径进入体内。

二、危 险 因 素

动脉导管相关 CRBSIs 危险因素众多。近期的研究显示[4,5],性别、置管部位、置管次数(是否为首次)、糖尿病、器官移植术后、AP 动脉导管 HE Ⅱ 评分情况、局部炎症、置管时间、无菌防护措施、皮肤消毒情况、插管部位皮肤细菌定植情况、切开置管、此前抗菌治疗的情况和困难置管等因素都应加以关注。其中导管的使用时间>4 天、穿刺部位炎症及切开置管是显著的危险因素[4]。置管时间越长，发生动脉导管相关 CRBSIs 的几率越高，如果病情允许，应尽早拔除动脉导管。有学者认为，动脉导管留置时间最好在 6 天之内[5]，5 天更换新的动脉导管有助于减少 CRBSIs 的发生[8]。但近年的《医院感染控制指南》中并不推荐固定时间内常规更换导管[9]。选择置管部位时应尽量避免股动脉或腋动脉，由于股部接近会阴，腋部皮肤褶皱较多等因素，不易于消毒和管理。研究显示，股动脉置管相关的 CRBSIs 的发生率约为桡动脉置管的两倍[10]。无菌防护措施不到位、皮肤消毒不彻底和局部炎症均容易诱发动脉导管相关 CRBSIs，切开置管与穿刺置管相比对皮肤损伤大，感染发生率更高。

此外，Shah H[11]等研究显示，严重的原发病、粒细胞减少、皮肤破损（包括导管缝合与皮肤之上）、其他部位出现感染，以及频繁的对导管进行操作（抽取血气）等因素，在诊断动脉导管相关 CRBSIs 时也应引起重视。不同科室人员进行穿刺对于动脉导管相关 CRBSIs 发病率的影响及穿刺部位最佳换药时间等一些问题还有待于进一步研究。

二、换　防

预防是减少动脉导管相关 CRBSIs 发生的关键。《导管相关性血流感染预防控制指南》[11]和近期研究[4,5,10]均提出了一些动脉导管相关 CRBSI 可能有效的预防措施。

1. 置管部位与无菌操作　成年人首选桡、足背、肱动脉进行穿刺，尽量避免腋窝和股动脉穿刺以减少 CRBSIs 的发生。儿童不应使用肱动脉，应选择桡、足背和胫后动脉进行穿刺，同样避免腋窝和股部血管的操作。置管操作应严格遵循无菌操作技术规范，由经过培训并具备这项能力的医疗工作者执行。皮肤消毒最好选用浓度 >0.5% 的氯己定乙醇溶液，其消毒效果优于 10% 碘伏。桡动脉和足背动脉等外周动脉穿刺时必须佩戴帽子、口罩、无菌手套，铺无菌孔巾。股动脉和腋动脉穿刺时应采用最大无菌屏障，包括使用帽子、口罩、无菌手套、无菌手术衣和全身覆盖无菌布。使用无菌纱布或者无菌透明、半透明敷料覆盖插管部位，若患者易出汗或插管部位有渗血，应首选纱布。Safdar N[12]等人对氯己定浸渍敷料进行研究，证实了其对降低 CRBSIs 发病率具有重要意义。注意观察置管部位有无炎症和脓肿，使用透明敷料者可通过触诊和肉眼观察判断，使用纱布或者不透明敷料者除非有感染迹象如压痛，否则不应揭开料。

2. 超声引导动脉置管　超声引导下穿刺置管逐步成为规范。超声技术使穿刺时间缩短，置管成功率增加，减少了置管的并发症，超声技术同样可以用于桡动脉穿刺置管[12]。

3. 尽量缩短动脉导管留置时间　一旦不再需要，宜尽早拔除导管。但不推荐定时更换导管和常规对导管尖端的培养，只有出现临床指征时再进行导管更换。Fernández-Ruiz M[13]等人的研究显示，临床工作汇总尽快拔除不必要导管仍有待加强，减少 CVC 导管数量和导管腔数对降低 CRBSIs 的发生有重要意义，对动脉导管同样如此。尽量使用一次性压力传导装置，并保持压力监测系统所有部件（包括校准装置和冲洗液）无菌。一次性或可重复使用压力换能器每 96 小时更换 1 次，同时更换系统其他部件（包括输液管、连续冲洗装置和冲洗液）。Ullman AJ[14]等人的研究支持对于动脉导管应间隔 96 小时更换压力监测装置。

4. 尽量减少对整个管路的操作 应用封闭的冲洗系统(即连续冲洗),而不是开放系统(即使用注射器和三通阀)来保持管路通畅。若压力监测装置不是通过三通阀而是隔膜,使用前后应选择合适的消毒剂进行擦拭。若不能使用一次性压力换能器,应对可重复使用换能器进行严格消毒。若怀疑发生动脉导管相关 CRBSIs 时,不应使用导丝在同一部位更换导管。

四、治 疗

一旦怀疑动脉导管相关 CRBSIs,在拔出动脉导管并等待细菌培养结果的同时,临床医师应具体情况实施经验性治疗。目前尚未见专门针对动脉导管相关 CRBSIs 病原学的研究。但总体来说,CRBSIs 常见的致病菌为葡萄球菌(包括凝固酶阴性的葡萄球菌和金黄色葡萄球菌)、需氧的革兰阴性杆菌、肠球菌和白色念珠菌[8]。

股部置管或者疾病逐渐加重,建议使用抗革兰阴性杆菌的抗生素。

股部置管,全肠外营养,长期使用广谱抗生素,恶性血液病,脏器和血液移植术后患者建议使用抗真菌药物,如棘白菌素类药物[11,15]。

一旦经血培养确诊动脉导管相关 CRBSIs,应尽快拔除感染导管并根据药敏试验调整抗生素。抗生素治疗结束后没有复发症状,不推荐重复进行血培养。对于动脉导管相关 CRBSIs 持续 72 小时以上或有心内膜炎、血栓性静脉炎等并发症患者应酌情延长使用抗生素的时间至 4~6 周,并发骨髓炎者应延长治疗至 6~8 周[11]。

总之,ICU 中动脉导管相关 CRBSIs 发生率高,但易被忽视。怀疑导管相关的血行性感染时,除了要考虑中心静脉导管外,应同时考虑动脉导管导致的 CRBSIs。一旦怀疑动脉导管相关 CRBSIs,应在留取相关培养后立即拔除动脉导管动脉导管,祛除感染灶并给予相应的抗生素治疗。操作时的严格无菌原则及加强日常感染控制措施对于动脉导管相关 CRBSIs 的预防具有一定的作用。

(王斌 赵慧颖 安友仲)

参 考 文 献

1. Maki DG, Kluger DM, Crnich CJ. The risk of bloodstream infection in adults with different intravascular devices: a systematic review of 200 published prospective studies. Mayo ClinProc, 2006, 81(9):1159-1171.

2. Nagao M, Hotta G, Yamamoto M, et al. Predictors of Candida spp. as causative agents of catheter-relatedbloodstream infections. Diagnostic Microbiology and Infectious Disease, 2014, 80:200-203.

3. Gahlot R, Nigam C, Kumar V, et al. Cahteter-related bloodstream infections. Int J Crit Illn Inj Sci, 2014, 4(2):162-167.

4. O'Horo JC, Maki DG, Krupp AE, et al. Arterial Catheters as a Source of Bloodstream Infection: A Systematic Review and Meta-analysis. Crit Care Med, 2014, 42(6):1334-1339.

5. Safdar N, O'Horo JC, Maki DG. Arterial catheter-related bloodstream infection: incidence, pathogenesis, risk factors and prevention. Journal of Hospital Infection, 2013, 85:189-195.

6. Wittekamp BH, Chalabi M, van Mook W, et al. Catheter-related bloodstream infections: a prospective observational study of central venous and arterial catheters. Scandinavian Journal of Infectious Diseases, 2013, 45(10):738-745.

7. Li Zhang, Keogh S, Rickard CM. Reducing the risk of infection associated with vascular acess devices through nanotechnology: a perspective. International Journal of Nanomedicine, 2013, 8: 4453-4466.

8. Pirrchio R, Legrand M, Rigon MR, et al. Arterial catheter-related bloodstream infections: results of an 8-year survey in a surgical intensive care unit. Crit Care Med, 2011, 39 (6): 1372-1376.

9. O'Grady NP, Alexander M, Burns LA, et al. Healthcare Infection Control Pratices Advisory Committee: Guidelines for the prevention of intravascular catheter-related infections. Am J Infect Control, 2011, 39: S1-S34.

10. Chalmers JD, Aliberti S. Preventing Arterial Catheter-AssociatedBloodstream Infections: Common Sense and Chlorhexidine. Critical Care Medicine, 2014, 42: 1533-1534.

11. Shah H, Bosh W, Thompson KM, et al. Intravascular Catheter-Related Bloodstream Infection. The Neurohospitalist, 2013, 3 (3): 144-151.

12. Safdar N, O'Horo JC, Ghufran A, et al. Chlorhexidine-impregnated Dressing for prevention of catheter-related bloodstream infection: A meta-analysis. Crit Care Med, 2014, 42 (7): 1703-1713.

13. Fernández-Ruiz M, Carretero A, Diaz D, et al. Hospital-Wide Survey of the Adequy in the Number of Vascular Catheters and Catheter Lumens. Journal of Hospital Medicine, 2014, 9: 35-41.

14. Ullman AJ, Cooke ML, Gillies D, et al. Optimal timing for intravascular administration set replacement (Review). The Cochrane Library, 2013, 9: CD003588.

15. Mermel LA, Allon M, Bouza E, et al. Clinical practice guidelines for the diagnosis and management of intravascularcatheter-related infection: 2009 update by the Infectious Disease Society of America. Clin Infectious Dis, 2009, 49 (1): 1-45.

6 降阶梯疗法的争议

重症患者早期充分抗感染治疗已得到公认,但其带来的必然结果是广谱抗生素的广泛应用及后续的细菌耐药问题。因此,病原菌明确或感染情况好转时及时地降阶梯治疗至关重要[1]。而近年来国内外研究对于降阶梯疗法仍颇有争议。

一、降阶梯治疗的概念和目标

至今为止,降阶梯治疗并没有准确的文字定义,也没有公认的标准实施方法。Menino 等[2]的综述分析了近年来22篇关于降阶梯疗法的研究,对于降阶梯疗法的概念大致分为5类:①在原有经验性抗菌治疗的基础上,待病原体明确后将广谱抗生素替换为针对该病原体的窄谱抗生素;②在原有抗菌治疗的基础上,缩短抗生素的使用时间;③在原有多种抗生素联用的抗菌治疗基础上,待病原体明确后减少抗生素种类,改为单药治疗;④在原有抗菌治疗的基础上,降低药物剂量;⑤以上方法联合使用。

在普通病房和ICU中,耐药菌一直是临床工作者十分关注的问题,耐药菌产生和播散的原因包括病原体自身基因变异从而获得耐药性、抗菌药物的选择压力及患者间的交叉感染等。而ICU患者病情更加严重、接受更多的侵入性治疗、血流动力学不稳定、接受更多的医学操作从而有更多的交叉感染机会,因此情况更加严重[1]。降阶梯治疗的目标是避免不必要的广谱抗生素使用、缩短用药时间、减少抗菌药物暴露,从而降低选择压力,减少耐药菌产生。另外,减少抗生素不良反应、降低抗感染治疗的花费等也是降阶梯治疗的目的[3]。

二、降阶梯治疗的优势

降阶梯治疗可能降低重症患者的病死率。2014年一项对于重症感染及感染性休克患者的前瞻性观察性研究发现,与持续经验性治疗相比,降阶梯治疗可以改善SOFA(全身性感染相关性器官功能衰竭)评分,降低病死率[4]。另一项希腊的研究对血流感染及脓毒症患者进行观察,在2010~2013年间,降阶梯治疗明显降低患者的APACHE Ⅱ(急性生理与慢性健康)评分及病死率[5]。Girish 等[6]研究发现降阶梯治疗在呼吸机相关肺炎的治疗中存在争议,但多数研究表明降阶梯治疗能降低病死率、改善APACHE Ⅱ评分、CPIS(临床肺部感染评分)、减少抗感染治疗天数等。对于脓毒症合并粒细胞减少的患者,降阶梯治疗同样是安全的[7]。Menino 等[2]的综述中提到了降阶梯治疗能减少ICU住院天数、减少抗生素使用时间、降低住院花费、减少患者病死率,并且推荐在重症患者的抗感染治疗过程中应反复评估抗生素是否可以降阶梯。

降阶梯治疗可能缩短用药时间,减少药物不良反应及耐药的发生。Kaung Yuan Lew 等[8]研究了产 ESBL 肠杆菌流行区首选碳青霉烯类患者降阶梯治疗的效果和安全性。发现降阶梯治疗组使用碳青霉烯类药物的时间显著缩短,药物副作用发生更少,抗碳青霉烯鲍曼不动杆菌的感染更少。Jose Vazquez 等人[9]对 282 名念珠菌血症患者进行了研究,其降阶梯治疗方案将静脉使用阿尼芬净降阶为口服唑类药物,其结果表明早期进行降阶梯治疗对于念珠菌血症有效,并且耐受良好。

三、降阶梯治疗的争议

虽然降阶梯治疗在国际上被临床指南推荐,但仍有学者认为目前并没有明确、直接的证据证明降阶梯治疗的有效性[10, 11]。Khasawneh 等人[12]对 97 名泌尿系统感染患者的研究表明,降阶梯治疗和非降阶梯治疗在死亡率和住院天数上并无显著差异。而 Leslie 等人[13]的研究发现降阶梯治疗对于患者短期和长期病死率、ICU 住院天数、抗生素使用时间和机械通气时间等均无显著影响。另外,Girish 等[6]关于呼吸机相关肺炎的综述中指出,部分研究表明降阶梯治疗会延长抗生素治疗时间,而病死率没有显著差异。

以往对于降阶梯的研究均为非随机的观察性研究,唯一的关于降阶梯治疗的随机对照试验结果引起了学界更大的争议。法国的多中心非盲非劣性临床研究表明,降阶梯疗法与经验性用药相比,ICU 住院天数延长,而 90 天病死率未见统计学差异。该研究共纳入 120 名严重脓毒症患者,降阶梯治疗组的重复感染人数更多,抗生素使用天数更长,ICU 住院天数平均延长 3.4 天,而病死率没有显著差别[14]。该研究存在明显的局限性。首先,该研究是非盲研究;其次,实验组和对照组基础情况明显的不平衡,降阶梯治疗组的患者更加年轻,疾病严重程度较轻,肺部感染患者更多,应用了更多碳青霉烯类药物等。这些因素都可能导致研究结果的偏差[15]。另外,如前文所述,降阶梯治疗的方法概念有多种,而这项 RCT 只研究了缩窄抗菌谱的降阶梯治疗方法,其结果并不能说明减少抗生素剂量、减少抗生素种类、缩短抗生素使用时间等其他降阶梯治疗方法是否有效。

总之,降阶梯治疗虽然目前的概念和方法并无统一标准,但仍是一种具有潜力的降低耐药菌,避免抗生素不良反应的用药策略。对于其疗效和安全性还需进一步研究及临床实践的检验。同时也需要进一步规范降阶梯治疗的方法以最大程度地发挥其优势提高治疗成功率。

(刘雯珺　诸杜明)

参 考 文 献

1. Timsit JF, Harbarth S, Carlet J. De-escalation as a potential way of reducing antibiotic use and antimicrobial resistance in ICU. Intensive Cure Med, 2014, 40: 1580-1582.

2. Cotta MO, Roberts JA, Tabah A, et al. Antimicrobial stewardship of β-lactams in intensive care units. Expert Review of Anti-Infective Therapy, 2014, 12: 581-595.

3. Arnold HM, Micek ST, Skrupky LP, et al. Antibiotic stewardship in the intensive care unit. Critical Care, 2014, 18: 480, 1-12.

4. Montero G, Pizarraya G, Ortega E, et al. De-escalation of empirical therapy is associated with lower mortality in

patients with severe sepsis and septic shock. Intensive Care Med,2014,40:32-40.

5. Koupetori M,Retsas T,Antonakos N,et al. Bloodstream infections and sepsis in Greece: over-time change of epidemiology and impact of de-escalation on final outcome. BMC Infectious Diseases,2014,14:272,1-10.

6. Nair GB,Niederman MS. Ventilator-associated pneumonia: present understanding and ongoing debates. Intensive Care Med,2015,41(1):34-48.

7. Mokart D,Slehofer G,Lambert J,et al. De-escalation of antimicrobial treatment in neutropenic patients with severe sepsis: results from an observational study. Intensive Care Med,2014,40:41-49.

8. Lew KY,Ng TM,Tan M,et al. Safety and clinical outcomes of carbapenem de-escalation as part of an antimicrobial stewardship programme in an ESBL-endemic setting. Journal of Antimicrobial Chemotherapy,2014,3:1-7.

9. Vazquez J,Reboli AC,Pappas PG,et al. Evaluation of an early step-down strategy from intravenous anidulafungin to oral azole therapy for the treatment of candidemia and other forms of invasive candidiasis: results from an open-label trial. BMC Infectious Diseases,2014,14:97,1-10.

10. Silva BN,Andriolo RB,Atallah ÁN,et al. De-escalation of antimicrobial treatment for adults with sepsis,severe sepsis or septic shock(Review).The Cochrane Collaboration,2013.

11. Camargo LFA. The "de-escalation concept" and antibiotic de-escalation: a missed opportunity? Shock,2013, 38:29-31.

12. Khasawneh FA,Karim A,Mahmood T,et al. Antibiotic de-escalation in bacteremic urinary tract infections: potential opportunities and effect on outcome. Infection,2014,42:829-834.

13. Gonzalez L,Cravoisy A,Barraud D,et al. Factors influencing the implementation of antibiotic de-escalation and impact of this strategy in critically ill patients. Critical Care,2013,17:1-8.

14. Leone M,Bechis C,Baumstarck K,et al. De-escalation versus continuation of empirical antimicrobial treatment in severe sepsis: a multicenter non-blinded randomized noninferiority trial. Intensive Care Med,2014,40:1399-1408.

15. De Waele JJ,Bassetti M,Martin-Loeches I. Impact of de-escalation on ICU patients' prognosis. Intensive Care Med,2014,40:1583-1585.

重症患者万古霉素的 PK/PD-DALI 研究的启示

耐甲氧西林金葡菌（MRSA）是重症医学科常见的致病菌。其致病性强，病死率高。尽管近年来抗 MRSA 的新药不断出现，但万古霉素仍是目前抗 MRSA 感染的一线用药。万古霉素分子量大，其组织穿透力差，需要维持较高的血药浓度才能达到其有效杀菌作用。DALI (The Defining Antibiotic Levels in Intensive Care) 研究对重症患者万古霉素的药代动力学进行了相关的研究，为临床万古霉素的应用带来启示。

一、DALI-万古霉素研究简介

DALI 是一项前瞻性多中心临床研究，针对 ICU 患者万古霉素的药代动力学特点及其血药浓度达标情况进行研究。对于危及生命的重症 MRSA 感染，万古霉素的血药谷浓度应≥15mg/L，目标药效学达标为 24 小时浓度-时间曲线下的面积与可疑细菌的最低抑菌浓度的比值（AUC 0~24/MIC）>400（假设 MRSA 对万古霉素的 MIC≤1mg/L）。DALI 研究纳入来自欧洲的 26 个 ICU 的 42 例应用万古霉素的重症患者，结果证实在万古霉素每日剂量为 27mg/kg 时，患者间的血药谷浓度变异度很大（中位数 27，IQR 8~23mg/L），只有 57% 的患者血药谷浓度达标（≥15mg/L），有 71% 的患者 AUC 0~24/MIC 达标（>400）。同时发现连续静脉输注万古霉素较间断静脉输注更易达到目标谷浓度及药效学指标。该研究认为重症患者万古霉素的药代/药效（PK/PD）具有很大的个体差异性。为了达到足够的万古霉素血药浓度，建议应重新评估目前推荐的万古霉素的剂量。

二、万古霉素血药浓度的影响因素

重症患者万古霉素的药代动力学易发生变化。液体复苏、毛细血管渗漏使药物分布容积（Vd）发生改变，以及血清白蛋白降低、肾功能改变、血液净化及全身炎症反应等均可影响万古霉素的血药浓度。并导致万古霉素在体内的分布及代谢改变，使不同重症患者万古霉素的 PK/PD 产生较大变异。

DALI 研究验证了重症患者万古霉素 PK/PD 的个体差异性及谷浓度的变异度，发现谷浓度及 AUC 0~24/MIC 不达标者占一定比例。该研究中万古霉素的每日剂量为 27mg/kg，低于《指南》推荐的每 8 小时 15~20mg/kg 剂量标准，但接近于国内每日 2g 的标准剂量。大多数临床医生习惯于采用标准推荐剂量，而重症患者间万古霉素的血药浓度存在很大的变异度，过低的万古霉素血药浓度难以达到治疗效果，过高的血药浓度又可能产生肾毒性等毒性反应。因此，鉴于重症患者的 PK/PD 特点及 DALI 研究的结果，对重症患者应适当调整万古霉素的推荐剂量及应用方式。

三、万古霉素的输注方式与 PK/PD 目标

通过改变万古霉素的输注方式来达到理想的 PK/PD 目标。早期研究显示,万古霉素是时间依赖性抗生素,但后来发现其浓度大于 MIC 时间(T>MIC)与杀菌效果无关,AUC/MIC>400 是判断其疗效的指标,因此《指南》推荐间断静脉注射万古霉素而不推荐持续静脉输注的方法。DALI 研究发现,间断静脉输注万古霉素的标准剂量时达不到有效的 PK/PD 指标,而持续静脉输注方式可能提高达标率。但在多因素分析并未显示万古霉素持续输注与 PK/PD 达标率的必然联系。这可能是由于 DALI 研究中病例数量少,未明确负荷剂量有关。最近一些研究显示,持续静脉应用万古霉素可以更有效地达到目标血药浓度。Baptista 等研究发现对于肌酐清除率升高的重症患者,应根据肌酐清除率计算万古霉素的清除率,从而得到持续静脉输注万古霉素的日需要量。具体方法为先给予负荷剂量 1000mg(体重≤70kg)或 1500mg(体重>70kg)输注 1~2 小时,然后根据计算得出万古霉素的单日剂量持续 24 小时静脉输注,可明显提高重症患者血药浓度的达标率。由于 DALI 研究病例数量少,目前仍缺乏足够的证据证实持续静脉输注万古霉素可提高抗 MRSA 感染的治疗成功率。至少持续静脉输注万古霉素与间断静脉输注相比具有同等的治疗效果,并可能会降低万古霉素的肾毒性。

万古霉素 PK/PD 目标与临床预后相关。监测万古霉素的血药浓度并及时调整剂量以达到 PK/PD 的目标,是实现个体化治疗方案的有效方法。对于 MRSA 感染的感染性休克患者,维持万古霉素较高的血药浓度,即谷浓度≥15mg/L,AUC 0~24/MIC>400 可降低并亡率,提示通过 PK/PD 指导万古霉素的剂量可以改善 MRSA 重症感染患者的预后。

总之,DALI 研究提示,给予重症患者常规剂量的万古霉素,其血药谷浓度变异度大,PK/PD 达标率不高。通过持续静脉输注及血药浓度导向的药物剂量调整可能提高 PK/PD 达标率,并进而改善患者的预后。

(李洪祥　刘忠民)

参 考 文 献

1. Boucher H, Miller LG, Razonable RR. Serious infections caused by methicillin-resistant Staphylococcus aureus. Clinical infectious diseases, 2010, 51 (Supplement 2): S183-S197.

2. Liu C, Bayer A, Cosgrove SE, et al. Clinical Practice Guidelines by the Infectious Diseases Society of America for the Treatment of Methicillin-Resistant Staphylococcus Aureus Infections in Adults and Children. Clinical Infectious Diseases, 2011, 52 (3): 285-292.

3. Scheetz MH, Wunderink RG, Postelnick MJ, et al. Potential Impact of Vancomycin Pulmonary Distribution on Treatment Outcomes in Patients with Methicillin-Resistant Staphylococcus aureus Pneumonia. Pharmacotherapy: The Journal of Human Pharmacology and Drug Therapy, 2006, 26 (4): 539-550.

4. Blot S, Koulenti D, Akova M, et al. Does contemporary vancomycin dosing achieve therapeutic targets in a heterogeneous clinical cohort of critically ill patients? Data from the multinational DALI Study [J]. Critical care, 2014, 18 (3): R99.

5. de Gatta MMF, Revilla N, Calvo MV, et al Pharmacokinetic/pharmacodynamic analysis of vancomycin in ICU patients. Intensive Care Medicine, 2007, 33 (2): 279-285.

6. Mizuno T, Mizokami F, Fukami K, et al. The influence of severe hypoalbuminemia on the half-life of vancomycin in elderly patients with methicillin-resistant Staphylococcus aureus hospital-acquired pneumonia. Clinical interventions in aging, 2013, 8: 1323-1328.

7. De Waele JJ, Danneels I, Depuydt P, et al. Factors associated with inadequate early vancomycin levels in critically ill patients treated with continuous infusion [J]. International Journal of Antimicrobial Agents, 2013, 41 (5): 434-438.

8. Beumier M, Roberts JA, Kabtouri H, et al. A new regimen for continuous infusion of vancomycin during continuous renal replacement therapy. Journal of Antimicrobial Chemotherapy, 2013, 68 (12): 2859-2865.

9. Shimamoto Y, Fukuda T, Tanaka K, et al. Systemic inflammatory response syndrome criteria and vancomycin dose requirement in patients with sepsis. Intensive Care Medicine, 2013, 39 (7): 1247-1252.

10. Han HK, An H, Shin KH, et al. Trough Concentration Over 12.1mg/L is a Major Risk Factor of Vancomycin-Related Nephrotoxicity in Patients With Therapeutic Drug Monitoring. Therapeutic Drug Monitoring, 2014, 36 (5): 606-611.

11. Roberts JA, Abdul-Aziz MH, Lipman J, et al. Individualised antibiotic dosing for patients who are critically ill: challenges and potential solutions. The Lancet Infectious Diseases, 2014, 14 (6): 498-509

12. Löwdin E, Odenholt I, Cars O. In vitro studies of pharmacodynamic properties of vancomycin against staphylococcus aureus and staphylococcus epidermidis. Antimicrobial Agents and Chemotherapy, 1998, 42 (10): 2739-2744.

13. Moise-Broder PA, Forrest A, Birmingham MC, et al. Pharmacodynamics of vancomycin and other antimicrobials in patients with Staphylococcus aureus lower respiratory tract infections. Clinical pharmacokinetics, 2004, 43 (13): 925-942.

14. Saugel B, Gramm C, Wagner JY, et al. Evaluation of a dosing regimen for continuous vancomycin infusion in critically ill patients: An observational study in intensive care unit patients. Journal of critical care, 2014, 29 (3): 351-355.

15. Baptista J, Roberts J, Sousa E, et al. Decreasing the time to achieve therapeutic vancomycin concentrations in critically ill patients: developing and testing of a dosing nomogram. Critical care, 2014, 18 (6): 654.

16. Hanrahan TP, Harlow G, Hutchinson J, et al. Vancomycin-Associated Nephrotoxicity in the Critically Ill: A Retrospective Multivariate Regression Analysis. Critical care medicine, 2014, 42 (12): 2527-2536.

17. Lodise TP, Drusano GL, Zasowski E, et al. Vancomycin Exposure in Patients With Methicillin-Resistant Staphylococcus aureus Bloodstream Infections: How Much Is Enough? Clinical Infectious Diseases, 2014, 59 (5): 666-675.

18. Zelenitsky S, Rubinstein E, Ariano R, et al. Vancomycin pharmacodynamics and survival in patients with methicillin-resistant Staphylococcus aureus-associated septic shock. International Journal of Antimicrobial Agents, 2013, 41 (3): 255-260.

重症患者 β 内酰胺类抗生素的 PK/PD：DALI 研究的启示

β-内酰胺类抗生素是目前临床上最常用的抗生素之一。如何制定 β-内酰胺类抗生素的治疗方案，达到理想的 PD 参数，提高治疗效果，改善抗生素耐药情况，是我们面临的严峻挑战。2014 年发表的 DALI(defining antibiotic levels in intensive care patients)研究[1]，针对 β-内酰胺类抗生素治疗 ICU 感染患者的 PK/PD 参数达标情况与临床结局进行了相关因素分析。

一、DALI-β 内酰胺类抗生素研究

DALI 研究是由澳大利亚昆士兰大学烧伤与创伤中心 Roberts 教授采用前瞻性多中心药代动力学时点现患率研究方法，收集了 10 个国家 68 个 ICU 的 384 例患者资料，测定了所有使用 β-内酰胺类抗生素(包括阿莫西林/阿莫西林克拉维酸、氨苄西林、头孢唑啉、头孢吡肟、头孢曲松、多利培南、美罗培南和哌拉西林/哌拉西林他唑巴坦等 8 种)48 小时内的患者在给药间隔的 50% 及 100% 时间点的游离血药浓度与细菌 MIC 比值情况，分别以 $50\%fT_{>MIC}$、$100\%fT_{>MIC}$、$50\%fT_{>4MIC}$、$100\%fT_{>4MIC}$ 所占比率为观察目标，分析该研究患者 PK/PD 参数的达标率以及相关影响因素。

1. 抗生素应用情况及病死率　DALI 研究中，治疗性应用抗生素比例为 68.7%，预防性为 31.3%，66.5% 患者获得良好的临床疗效。21.9% 的患者在 30 天内死亡，其中 40.8% 的患者死亡原因与感染有关，感染相关病死率为 8.9%。67% 的患者采取传统间断注射法给药，33% 的患者采用延长输注给药方式(>2 小时或持续输注)。其中间断输注给药有 20% 患者 $50\%fT_{>MIC}$ 未达标，延长输注给药只有 7% 的患者未达标。

2. 病情危重程度与抗生素 PK/PD 达标率呈负相关　DALI 研究对非肾脏替代治疗的 220 例患者进行多元回归分析显示，患者的 APACHE Ⅱ 及 SOFA 评分与 PK/PD 的 $50\%fT_{>MIC}$、$100\%fT_{>MIC}$ 存在显著相关性，APACHE Ⅱ 评分平均 <18 分患者大多能获得良好的临床疗效，而 >21 分患者大多临床疗效较差。APACHE Ⅱ 评分每增加 1 分，负性临床结局的几率增加 5%。

3. PK/PD 达标率与临床疗效呈正相关　DALI 研究中 $50\%fT_{>MIC}$ 和 $100\%fT_{>MIC}$ 的达标率预测患者正性临床结局的 OR 值分别为 1.02 和 1.56。$50\%fT_{>MIC}$ 和 $100\%fT_{>MIC}$ 的达标率对正性临床结局的预测价值相当。假设以 MIC>8mg/L 定义为细菌耐药，MIC<2mg/L 定义为细菌敏感，感染 MIC<2mg/L 时得到正性临床结局的几率是 MIC>8mg/L 的 2.3 倍。

二、PK/PD 不达标的相关因素

比利时根特大学医院重症医学科的 Waele 教授对 DALI 研究的资料再次进行分析,以阐明与 PK/PD 参数不达标相关的危险因素[2]。DALI 研究纳入的患者平均年龄 60 岁,平均 APACHE Ⅱ 评分为 18 分,有 23 例患者在抽取测定抗生素血样之前 48 小时内有外科手术史,约有 1/10 的患者接受过 CRRT 治疗。分别有 19.2% 和 41.4% 的患者 $50\%f\ T_{>MIC}$ 和 $100\%f\ T_{>MIC}$ 不达标。

1. 抗生素的种类　PK/PD 参数不达标与抗生素种类的关系分析显示,361 例使用抗生素的患者中,107 例使用哌拉西林者不达标,78 例使用美罗培南者不达标,还有 71 例使用阿莫西林者不达标。

2. 肌酐清除率　肌酐清除率增加与 $100\%f\ T_{>MIC}$ 不达标率增加相关。任何引起肾脏肌酐清除率增加的因素均能使抗生素清除增加,导致 $100\%f\ T_{>MIC}$ 等参数不达标率增加。DALI 研究发现这种相关性在哌拉西林(OR 1.022;95%CI 1.006~1.039)、美罗培南(OR 1.014;95%CI 1.001~1.027)、阿莫西林(OR 1.032;95%CI 1.004~1.064)更加明显。

3. 抗生素给药方式　DALI 研究中传统间断滴注给药明显增加 $50\%f\ T_{>MIC}$ 和 $100\%f\ T_{>MIC}$ 不达标率。通过延长输注时间或持续输注可降低不达标率(OR 0.273)。

4. 感染部位　呼吸道感染者中 PK/PD 参数不达标最明显,腹部感染与抗生素不达标关系不大。此外,外科手术及抗生素开始使用与采样间隔延长也与 $100\%f\ T_{>MIC}$ 不达标率增加相关。

三、DALI 研究的启示

(一)重症患者多种病理生理状况改变,影响 β 内酰胺类抗生素的 PK/PD　重症患者常常因特殊的病理生理过程,改变了药物原来的分布容积、蛋白结合率及清除率等,故给予重症患者常规用药方案可能存在剂量不足或过量。

1. 重症患者的药物分布容积发生变化　与非重症患者相比,重症患者分布容积明显改变,且随疾病严重程度、病理生理学状态的不同而变化较大。各种原因导致的水肿及液体外渗等细胞外间隙液体增加均能明显增加药物的分布容积,导致血药浓度降低。引流是抗生素丢失的另一个重要途径,同样造成血抗生素水平降低。基础性疾病如肥胖、心功能不全等也导致药物分布容积变化。最近有报道使用美罗培南时,肥胖(体重指数≥30kg/m²)的重症患者较其他患者的药物浓度更低[3,4]。

2. 重症患者血浆蛋白水平变化,改变了药物蛋白结合率　低蛋白血症可以导致蛋白结合率高的抗生素的游离分数和分布容积增加。其毒副作用增加,药物从体内清除的速度加快。上述影响对于高蛋白结合率的抗生素可能更大。一项关于替加环素的相关研究提示[5],常规治疗剂量下,对于低蛋白血症(白蛋白≤25g/L)患者,血浆白蛋白每增加 1g/L,临床治疗成功率增加 13 倍,微生物清除率增加 21 倍。

3. 重症患者药物的血浆清除改变影响药物 PK/PD　抗生素的血浆清除率很大程度上取决于脏器的功能,特别是循环系统及肾脏。脓毒症早期,患者脏器灌注增加,特别是肾脏灌注增加,导致 β 内酰胺类抗生素血浆清除率增加。大面积烧伤患者在 48 小时以后进入高代谢阶段,表现为心输出量增加,导致肾血流增加,肾小球滤过率增加,药物的清除也增加。β-内酰胺类抗生素主要通过肾脏清除,清除率增高可使血浆药物浓度降低,导致达到 $100\%fT_{>MIC}$ 的可能性降低[2],并可能进一步导致抗生素治疗失败或出现选择性细菌耐药。文献报道[6]肾脏清除率的增加介于 30%~85% 之间。

AKI 在 ICU 常见,因肾清除能力降低而需要减少抗生素剂量必须关注。但是,重症患者通过计算得出的血肌酐清除率并不能完全真正反映肾脏功能,故仅据此调节抗生素的剂量也会导致抗生素剂量的过量或不足。若能直接测定肌酐清除率则能准确评定肾脏功能,可能对抗生素的剂量调整有益。经肝脏代谢的抗生素不多,在严重肝脏损害时,经肝代谢药物的剂量应考虑调整。

4. 肾脏替代(血液净化)治疗对 PK/PD 的影响 近年来,血液净化已经成为重症患者治疗的重要手段,对抗生素的 PK/PD 也产生相应的影响。CVVH 增加患者的容积,管路及滤器对抗生素有吸附作用。亲水性的 β-内酰胺类抗生素主要经过肾脏排泄,大多可经 CVVH 清除,导致药物浓度降低。针对肥胖的重症患者的研究发现[4],CVVH 治疗组与无 CVVH 治疗组相比,患者血药浓度不足的发生率更低,而药物过量发生率更高。提示对于肥胖患者 CVVH 是导致药物过量的危险因素,其原因在同样的治疗参数下,肥胖患者每公斤体重的超滤更低,使更多的药物蓄积在体内。

(二)如何优化重症患者 β 内酰胺类抗生素的治疗策略

1. 延长抗生素给药时间或持续静脉输注 当抗生素以持续恒定的方式给药时,单位时间内排出体外的抗生素量与输注进入体内的抗生素量相等,血药浓度恒定,对于时间依赖性抗生素来说,这种状态能保持更长的 $T_{>MIC}$,临床疗效也能保证。延长输注时间或持续输注来更好地达到 PK/PD 目标,从而改善患者临床预后[7, 8]。一项 RCT 研究[9]发现,持续输注的抗生素血药浓度更好的维持在治疗浓度,且临床治愈率也明显高于间歇治疗组。近期还有研究证实[10],将哌拉西林输注的时间延长至 3 小时,其 $fT_{>MIC}$ 的达标率由 58% 上升至 98%,而美罗培南 $fT_{>MIC}$ 的达标率则由 50% 上升至 81%。

但也有研究得出不同的结论。研究显示[9]和传统间歇给药相比,连续输注治疗 3 天后,使用美罗培南的患者能达到更高的血药浓度,而使用哌拉西林的患者血药浓度则没有变化。一项系统回顾研究也表明[11],延长输注时间或持续输注给药,对于 β-内酰胺类抗生素来说没有任何明确的临床优势,可能与药物持续输注的剂量、患者病情以及血药浓度的差异有关。

2. 提高抗生素剂量 重症患者在多种临床情况下会出现肾脏清除增加[12],这时给予处方剂量会导致血液药物浓度不足。对于耐药菌感染,因其 MIC 的提高,治疗时可能需要达到更高的 PK 目标,在标准剂量下,即使延长输注时间或持续输注可能仍然无法达到抗生素有效的治疗目标,必须增加剂量。有研究发现[2],以高的 PK/PD 目标进行治疗时,β-内酰胺类抗生素治疗在初始治疗时往往血药浓度不够,但随后的积累效应可能导致血药浓度升高和潜在的毒性。提示在治疗早期可能需要增加剂量,而在随后的维持治疗中可能并不需要额外增加处方剂量。药物的分布容积的改变可能是导致上述变化的主要原因[13]。

3. 抗生素的治疗药物监测(therapeutic drug monitoring,TDM) 重症患者进行 TDM 有助于监测 PK/PD 参数,从而保证临床疗效,同时还可以及时避免毒性作用并调整药物剂量[2]。对美罗培南和哌拉西林 / 他唑巴坦血药浓度监测的前瞻性随机对照研究显示[14]，将肾脏功能正常患者随机分为干预组（21 例）和对照组（20 例），干预组设定 PK/PD 目标为 100%f T$_{>4MIC}$，每日监测 TDM，根据药物浓度调整药物剂量，保证达到 PK/PD 目标。对照组接受处方剂量抗生素治疗，两组均采用间歇给药。结果在 72 小时内干预组 100%f T$_{>4MIC}$ 和 100%f T$_{>MIC}$ 达标率更高（分别为 58% vs 16%，$P=0.007$ 和 95% vs 68%，$P=0.045$）。以 PK/PD 为目标，TDM 指导的药物调整显著增加 f T$_{>MIC}$ 的中位数值，由第 1 天的 44.5% 提高到第 2、3 天的 86% 和 90%（$P=0.012$）。然而，该研究也观察到，即使改善了抗生素的 PK/PD 参数，两组患者病死率（4.8% vs 20%，$P=0.18$）及 28 天病死率（14.3% vs 25%，$P=0.45$）无明显差别。最近还有一些类似的研究[15, 16]通过 TDM 发现，接受 β-内酰胺类抗生素治疗剂量不足的比例较高（57%~60%）。基于 TDM 监测的 β-内酰胺类抗生素剂量调整，特别在重症患者病情复杂或细菌耐药的情况下可能优化抗生素 PK/PD，但优化 PK/PD 对临床预后的影响仍有待更多研究。

总之，DALI 研究提示重症患者 β-内酰胺类抗生素血药浓度具有较广变异范围和不可预知的 PK/PD 变化。不同的给药方式对抗生素 PK/PD 产生不同影响，延长输注时间可能是提高抗生素治疗效果的有效方法。抗生素常规治疗剂量可能并不适合重症患者，进行 TDM 监测可能减少治疗失败及抗生素耐药的发生。因此制定个体化抗生素治疗方案至关重要。

（郭利涛　王雪）

参 考 文 献

1. Roberts JA, Paul SK, Akova M, et al. DALI：Defining Antibiotic Levels in Intensive Care Unit Patients：Are Current β-Lactam Antibiotic Doses Sufficient for Critically Ⅲ Patients？ Clinical Infectious Diseases, 2014, 58 (8)：1072-1083.

2. Waele JJD, Carrette S, Carlier M, et al. Therapeutic drug monitoring-based dose optimisation of piperacillin and meropenem：a randomised controlled trial. Intensive Care Med, 2014, 40：380-387.

3. Waele JJD, Lipman J, Akova M, et al. Risk factors for target non-attainment during empirical treatment with β-lactam antibiotics in critically ill patients. Intensive Care Med, 2014, 40：1340-1351.

4. Hites M, Taccone FS, Wolff F, et al. Case-Control Study of Drug Monitoring of β-Lactams in Obese Critically Ill Patients. Antimicrobial Agents and Chemotherapy, 2013, 57 (2)：708-715.

5. Bhavnani SM, Rubino CM, Hammel JP, et al. Pharmacological and Patient-Specific Response Determinants in Patients with Hospital-Acquired Pneumonia Treated with Tigecycline. Antimicrobial Agents and Chemotherapy, 2012, 56 (2)：1065-1072.

6. Udy A, Boots R, Senthuran S, et al. Augmented creatinine clearance in traumatic brain injury. Anesth Analg, 2010, 111：1505-1510.

7. Carlier M, Carrette S, Roberts JA, et al. Meropenem and piperacillin/tazobactam prescribing in critically ill patients：does augmented renal clearance affect pharmacokinetic/pharmacodynamic target attainment when extended infusions are used？ Crit Care Met, 2013, 17：R84.

8. Falagas ME, Tansarli GS, Ikawa K, et al. Clinical outcomes with extended or continuous versus short-term intravenous infusion of carbapenems and piperacillin/tazobactam：a systematic review and meta-analysis. Clin Infect Dis, 2013, 56：272-282.

9. Dulhunty JM, Roberts JA, Davis JS, et al. Continuous infusion of β-lactam antibiotics in severe sepsis：a multicenter double-blind, randomized controlled trial. Clin Infect Dis, 2013, 56：236-244.

10. De Waele J, Carlier M, Hoste E, et al. Extended versus bolus infusion of meropenem and piperacillin: a pharmacokinetic analysis. Minerva Anestesiol, 2014, 80(12):1302-1309.

11. Tamma PD, Putcha N, Suh YD, et al. Does prolonged beta-lactam infusions improve clinical outcomes compared to intermittent infusions? A meta-analysis and systematic review of randomized, controlled trials. BMC Infect Dis, 2013, 11:181.

12. Hayashi Y, Lipman J, Udy AA, et al. β-Lactam therapeutic drug monitoring in the critically ill: optimising drug exposure in patients with fluctuating renal function and hypoalbuminaemia. Int J Antimicrob Agents, 2013, 41: 162-166.

13. Goncalves-Pereira J, Paiva JA. Dose modulation: a new concept of antibiotic therapy in the critically ill patient? J Crit Care, 2013, 28:341-346.

14. Roberts JA, Pea F, Lipman J. The clinical relevance of plasma protein binding changes. Clin Pharmacokinet, 2013, 52:1-8.

15. Roberts JA, Ulldemolins M, Roberts MS, et al. Therapeutic drug monitoring of β-lactams in critically ill patients: proof of concept. Int J Antimicrob Agents, 2010, 36:332-339.

16. Patel BM, Paratz J, See NC, et al. Therapeutic drug monitoring of β-lactam antibiotics in burns patients a one year prospective study. Ther Drug Monit, 2012, 34:160-164.

9 《ESCMID 院内感染控制指南》中与 ICU 相关的建议

ICU 由于收治患者病情较重、住院时间长、需要进行有创监测及治疗、抗生素应用较多等,成为多重耐药菌所致院内感染发生率最高的医疗场所之一。不同国家不同医院对于多重耐药菌的感染防控措施各不相同,缺乏统一的、基于循证医学并结合当地流行病学特点的防控策略,从而使得不同医院之间的防控措施及其效果缺乏可比性。而先前的感染防控指南也未给出具体推荐或仅提供有限的参考意见。2014 年,欧洲临床微生物学与感染性疾病学会(ESCMID)系统回顾了多重耐药细菌院内感染的相关文章,并分别就感染传播机制、手卫生、接触隔离、主动筛查、环境清除、抗生素管理、氯己定局部去定植、感染防控宣教等方面一一阐述并给出推荐意见[1],因此本文将根据该《院内感染控制指南》中与 ICU 相关的推荐意见作一小结。

一、手卫生在预防 MDR-GNB 播散中的作用

(一)推荐意见

1. 推荐在常规院内感染控制策略中,对产超广谱 β 内酰胺酶(extended-spectrum β -lactamases,ESBL)肠杆菌、多重耐药(multi-drug resistant,MDR)鲍曼不动杆菌、嗜麦芽窄食单胞菌实施手卫生策略以减少交叉传播(证据等级:中)。

2. 推荐在常规院内感染控制策略中,对 MDR 肺炎克雷伯菌、MDR 铜绿假单胞菌、洋葱博克霍尔德菌实施手卫生策略以减少交叉传播(证据强度:低)。

3. 推荐在暴发流行院内感染控制策略中,对产 ESBL 肠杆菌、MDR 肺炎克雷伯菌、MDR 铜绿假单胞菌、MDR 鲍曼不动杆菌实施手卫生策略以减少交叉传播(证据强度:中)。

(二)**说明**　WHO 在 2009 年总结了交叉传播的 5 个环节:病原菌在患者皮肤或周围环境中定植→病原菌转移至医护人员的手部→病原菌在医护人员的手上定植→医护人员手部清洁方法不正确→交叉传播至其他患者。由此可见,医疗工作者的手部带菌状态在整个传播过程中处于核心地位,因此对于常见的 MDR 革兰阴性杆菌(gram-negtive bacteria,GNB)如产 ESBL 肠杆菌属、MDR 肺炎克雷伯菌、MDR 铜绿假单胞菌以及 MDR 鲍曼不动杆菌,均应开展基本的手卫生工作。不论是常规 ICU 感染防控或暴发流行时的工作,手卫生的内容均包括手卫生宣教以减少传播、医护人员于接触患者前后使用含乙醇洗手液进行消毒清洁。当手部被患者体液或分泌物污染后,应使用肥皂及水洗的方式进行清洁。病房中应进行手卫生依从性的监督,并通过反馈等方法进行改进。此外,医护人员建议不使用假指甲。

二、接触隔离

(一) 推荐意见

1. 推荐在常规院内感染控制策略中,对所有定植或感染产 ESBL 肠杆菌、MDR 肺炎克雷伯菌、MDR 鲍曼不动杆菌的患者实施接触隔离(证据等级:中)。

2. 推荐在常规院内感染控制策略中,对所有已知定植产 ESBL 肠杆菌、MDR 肺炎克雷伯菌的患者在其入院或入住病房时即采用警示标识,并进行主动筛查以及抢先隔离(证据等级:中)。

3. 推荐在常规院内感染控制策略中,对已定植或感染产 ESBL 肠杆菌、MDR 肺炎克雷伯菌的患者进行单间隔离(证据等级:中)。

4. 推荐在常规院内感染控制策略中,对已定植或感染 MDR 鲍曼不动杆菌、MDR 铜绿假单胞菌的患者进行单间隔离(证据等级:低)。

5. 推荐在暴发流行院内感染控制策略中,对所有定植或感染产 ESBL 肠杆菌(大肠埃希菌除外)、MDR 肺炎克雷伯菌、MDR 鲍曼不动杆菌、MDR 铜绿假单胞菌的患者实施接触隔离(证据等级:中)。

6. 推荐在暴发流行院内感染控制策略中,对所有已知定植 MDR 鲍曼不动杆菌的患者在其入院或入住病房时即采用警示标识,并进行主动筛查以及抢先隔离(证据等级:中)。

(二) 说明

所有医生在对患者常规医疗操作时均应进行基本的感染防控措施,以降低血液传播以及其他未知途径的传播风险,包括手卫生、根据传播风险以及可能的血液或体液接触程度来选择个人防护装备。除此以外,当进入定植或感染患者区域时,应穿戴隔离衣以及手套并使用一次性医疗器械。

一旦发生 MDR 病原菌感染或定植,大部分指南推荐对这些患者进行接触隔离以避免病原菌在院内传播[2,3]。对于接触隔离的具体方法有许多,例如患者被转移至单独隔离病房并配备特护进行管理。此外,对于定植患者可被转移至单间或集中区域,也可以将 MDR-GNB 患者与未定植患者置于同一房间,但在接触定植患者时需进行隔离防护。因此根据文献回顾,ICU 在所有 MDR-GNB 定植患者中均应进行接触隔离以减少耐药菌获得性感染的风险。医护人员在进入患者区域时均需穿戴隔离衣及手套。为确保接触隔离的正确实施,应定期进行审查并加以改进。

可通过定期、有效地进行患者筛查,以最大程度保证接触隔离的效果。定期筛查不仅有助于及时发现携带者,同时也监测了感染防控的效果。对已知 MDR-GNB 携带患者进行抢先隔离,可降低病原菌的播散。对于 ICU 而言,筛查的频率可以在患者入院及转出进行筛查的基础上,每周进行一次培养。对于何时撤除隔离目前并没有统一意见,大部分研究认为连续两到三次常规每周培养阴性可考虑取消隔离。对于是否需要进行抢先隔离,不同病原菌的相关研究结果不尽相同,因此对于 MDR 鲍曼不动杆菌,《指南》强烈推荐进行抢先隔离,而产 ESBL 肠杆菌属、MDR 肺炎克雷伯菌、MDR 铜绿假单胞菌均没有明确提出必须进行抢先隔离。

最后,对于是否需要单独隔离,《指南》强烈建议对于 MDR 肺炎克雷伯菌以及鲍曼不动杆菌携带患者进行单独隔离,而其他 MDR-GNB 则根据不同病房设置条件进行调整。然而在暴发流行期间,对于定植或感染 MDR-GNB 患者均需尽可能进行单独隔离,同时应避免因隔离而使医护人员接触、观察患者时间减少导致的不良事件的发生。

三、主动性筛查

(一)推荐意见

1. 推荐在常规院内感染控制策略中,在患者入院时对产 ESBL 肠杆菌、MDR 肺炎克雷伯菌、MDR 鲍曼不动杆菌进行主动性筛查培养,并继而进行接触隔离以减少这些 MDR-GNB 的播散(证据强度:中)。

2. 推荐在常规院内感染控制策略中,在患者入院时对 MDR 铜绿假单胞菌进行主动性筛查培养,并继而进行接触隔离以减少播散(证据强度:低)。

(二)说明 主动性筛查可在入院时及早发现 MDR-GNB 定植患者,从而可对其进行接触隔离并降低交叉传播的发生率。这是由于对于多重耐药细菌定植的住院患者,仅通过临床常规送检培养标本可能无法检测到这些患者的定植病原菌。Harris 等发现对于入住内科及外科 ICU 的患者,其携带产 ESBL 大肠杆菌及肺炎克雷伯菌而未被检测出的比例可达69%,更重要的是,在临床及筛查培养均阳性的患者中,筛查性培养比临床感染发生后的培养平均可提早 2.7 天[4]。此外,对于筛查频率目前并没有达成共识,一般认为主动性筛查应每周进行,直到患者培养阴性没有定植或感染依据。而在暴发流行期间,主动性筛查的意义可能更显著。

在患者入院时即进行主动性筛查及接触隔离从而减少 MDR-GNB 的定植发生率。筛查培养标本应为粪便或肛拭、腹股沟区以及手术部位如导管置管区域或皮肤伤口。监测的频率取决于当地的流行病学、患者定植风险等,可考虑于入院、出院以及每周进行筛查并通过医护人员提供的反馈信息来评估调整监测频率。

四、环 境 清 洁

(一)推荐意见

1. 推荐在常规院内感染控制策略中,对环境清洁进行监测,应将床单元空置以进行严格清洁。实施常规的环境清洁,可能的情况下对定植或感染产 ESBL 肠杆菌、MDR 鲍曼不动杆菌患者所使用的非精密医疗仪器加强消毒清洁(证据强度:中)。

2. 推荐在暴发流行院内感染控制策略中,实施常规的环境清洁,可能的情况下对定植或感染 MDR 鲍曼不动杆菌患者所使用的非精密医疗仪器加强消毒清洁(证据强度:中)。

(二)说明 物体表面的清洁对于控制耐甲氧西林金黄色葡萄球菌(methicillin-resistant staphylococcus aureus,MRSA)、耐万古霉素肠球菌以及艰难梭菌引起的院内感染具有重要意义。然而目前缺乏对于鲍曼不动杆菌以外 GNB 进行的环境清洁感染防控的研究,虽然在许多感染防控集束化措施中都包含环境清洁,但是环境清洁对于感染控制的确切影响尚待高质量研究证实。尽管环境筛查作为控制暴发流行的措施之一,但其确切作用以及标准化实践方法尚无统一意见,因而对于在常规感染控制措施尚不能达到控制感染播散的情况下,需考虑对环境进行筛查。因而,对于 MDR 鲍曼不动杆菌,应常规使用去污剂或消毒剂进行环境清洁以减少交叉传播。清洁应包括患者使用物品以及环境两方面。当发生暴发流行时,应空置房间以进行严格消毒,同时对消毒剂类型、清洁方法、稀释倍数以及清洁频率进行回顾审查,并通过反馈以改进,从而减少交叉传播。对于需要消毒的具体物品、消毒液类型以及消毒频率都应特别标示,同时暴发流行期间患者所使用的内镜应于当地进行消毒。在感染播散尚未控制以前应避免收治新患者。

五、抗生素管理

(一) 推荐意见

1. 推荐在常规院内感染控制策略中实施抗生素管理,通过限制抗生素的使用以减少产 ESBL 肠杆菌的播散(证据强度:中)。

2. 推荐在暴发流行院内感染控制策略中实施抗生素管理以减少产 ESBL 肠杆菌的播散(证据强度:中)。

(二) 说明　抗生素暴露被认为是耐药细菌定植或感染的危险因素。尽管抗生素与细菌耐药的直接关系尚不明确,但喹诺酮类以及三代头孢类抗生素的应用被认为常可造成多重耐药菌的播散。最近 Cochrane 系统综述表明,对住院过度使用抗生素的患者进行干预可降低细菌的耐药性或院内感染发生率,同时恰当的抗生素应用管理措施可改善患者预后。

《指南》推荐将抗生素管理策略常规作为院内感染控制的一部分,并根据患者临床具体情况限制某些特殊抗生素的应用。不同地方对于抗生素管理的策略也不尽相同,目前对抗生素处方的限制被认为是抗生素管理方法中最有效的措施之一。此外,抗生素轮替对于降低细菌耐药性也是重要的临床策略,通过抗生素的轮替使用从而降低或稳定细菌对抗生素的耐药性,然而对于根据感染部位或是根据细菌制定特定的抗生素轮替策略仍存在争议。

六、感染控制宣传教育

(一) 推荐意见

1. 推荐在常规院内感染控制策略中实施宣传教育以确保医护人员理解产 ESBL 肠杆菌流行病学的重要性、对其播散进行预防控制的必要性以及有效的预防措施(证据强度:中)。

2. 推荐在暴发流行院内感染控制策略中实施宣传教育以确保医护人员理解 MDR 鲍曼不动杆菌流行病学的重要性、对其播散进行预防控制的必要性以及有效的预防措施(证据强度:中)。

(二) 说明　宣传教育已成为减少 MDR-GNB 传播的核心部分,在暴发流行期间医护人员对感染控制的认识程度对于控制感染至关重要,包括科内以及全院的继续教育。研究建议医生、护士、物理治疗师、学生应每 2~4 周进行一次常规教育学习以不断更新 MDR-GNB 感染防控的理念与知识。

七、氯己定局部去定植在感染控制中的作用

通过去定植策略减少 MRSA 定植已被大量研究证实有效,然而对于产 ESBL 肠杆菌属细菌清除的有效性关注较少。近来首个评估全身产 ESBL 肠杆菌属细菌去定植的随机对照临床研究发现,去定植策略仅能短期抑制产 ESBL 肠杆菌属的携带。因而《指南》无法就去定植方法以减少 MDR-GNB 的播散给出明确意见,仍有待更多临床研究探讨。

氯己定是具有广谱抗菌活性的消毒液,每日氯己定全身洗浴可减少耐万古霉素肠球菌在患者皮肤、医护人员手部以及环境物体表面的定植量。观察性研究同样得出氯己定常规清洁可降低 ICU 患者 MRSA 获得性感染的风险。最近两项使用 2% 氯己定毛巾对 ICU 患者进行擦浴的随机研究发现,全身应用氯己定清洁并不能显著降低 GNB 引起的血流感染发生率[5,6]。目前有限研究提示在 MDR 肺炎克雷伯菌暴发流行期间,应用氯己定对患者进行洗浴可能作为集束化防控措施的一部分减少传播的发生。

综上所述,随着细菌耐药情况的日益严重,对于多重耐药菌特别是革兰阴性杆菌的院内感染控制至关重要。院内感染控制所涉及的多个方面均使得医护人员需要采取集束化策略,综合感染宣教、手卫生、接触隔离、主动性筛查、环境清洁、抗生素管理,以及局部去定植等多个环节,以达到控制及减少细菌耐药性、降低交叉传播及院内感染的发生率、改善患者临床预后。

(瞿洪平　谭若铭)

参 考 文 献

1. Tacconelli E,Cataldo MA,Dancer SJ, et al. ESCMID guidelines for the management of the infection control measures to reduce transmission of multidrug-resistant Gram-negative bacteria in hospitalized patients. Clin Microbiol Infect,2014,20(Suppl 1):1-55.

2. Siegel JD,Rhinehart E,Jackson M,et al. Management of multidrug-resistant organisms in health care settings,2006. Am J Infect Control,2007,35(Suppl 2):S165-S193.

3. Centers for Disease Control and Prevention (CDC). Guidance for control of infections with carbapenem-resistant or carbapenemase-producing Enterobacteriaceae in acute care facilities. MMWR Morb Mortal Wkly Rep,2009,58:256-260.

4. Harris AD,Nemoy L,Johnson JA,et al. Co-carriage rates of vancomycin-resistant Enterococcus and extended-spectrum b-lactamase-producing bacteria among a cohort of intensive care unit patients: implications for an active surveillance program. Infect Control Hosp Epidemiol,2004,25:105-108.

5. Climo MW,Yokoe DS,Warren DK,et al. Effect of daily chlorhexidine bathing on hospital-acquired infection. N Engl J Med,2013,368:533-542,259.

6. Huang SS,Septimus E,Kleinman K,et al. Targeted versus universal decolonization to prevent ICU infection. N Engl J Med,2013,368:2255-2265.

10 他汀类药物对重症感染无益处

他汀类药物(羟甲基戊二酰辅酶 A 还原酶抑制剂)广泛应用于心血管相关疾病的预防。近年研究表明,他汀类药物具有抗感染、抗氧化、免疫调节的作用。重症感染本质上为病原体侵袭引起的机体失控的免疫炎症反应,理论上他汀类药物对重症感染有潜在的预防或治疗作用[1]。

一、他汀类药物预防重症感染

早期的研究提示,他汀类药物可能对预防重症感染有益。Shu-Yu Ou 等[2]对中国台湾地区 2000~2010 年共 27 729 对脓毒症患者进行了配对分析,将预防性应用他汀类药物患者(用药时间超过 1 个月)分为高剂量组(罗素伐他汀 ≥10mg,阿托伐他汀 ≥20mg,辛伐他汀 ≥40mg)和低剂量组(未达到高剂量组的使用标准),结果显示他汀类预防性应用组较对照组 1 年院内全因死亡率降低了 14%,入院后仍持续使用他汀类药物超过 30 天的患者(占总人数 36.3%)较中断治疗的患者死亡风险明显降低,同时高剂量组较低剂量组预后改善。此外,Park 等[3]对事先服用他汀类药物(>12 个月)的 949 名艰难梭菌感染的患者进行了回顾性研究显示,预防性使用他汀类药物能显著改善该类患者临床症状及提高治疗反应性,同时还能有效预防 60 天内的再发艰难梭菌感染。Parihar 等[4]的研究证实,预防性应用他汀类药物可有效降低结核分枝杆菌感染患者体外细菌载量,推测其可能机制为他汀类药物通过抑制羟甲戊二酸通路促进巨噬细胞相关吞噬体成熟及自噬作用,增强了宿主免疫应答。

近期越来越多的研究对他汀类药物预防重症感染的疗效提出质疑。John 等[5]回顾性分析了 35~80 岁,符合纳入标准的他汀类药物组 12 981 例和未用药组 32 266 例患者,用药组平均服药 1690 ± 666 天。结果发现,他汀类药物组细菌感染的发生率为 68.9%,而对照组仅为 59.9%(OR 1.13,95% CI 1.06~1.20),两组患者病毒和真菌感染率无统计学差异(OR 1.06,95% CI 0.80~1.39),提示使用他汀类药物的人群发生细菌感染的几率较高,对于细菌感染没有起到预防作用。Goodin 等[6]研究了 2001~2007 年 568 名脓毒症患者,预防性应用他汀类药物组并未导致院内或 ICU 病死率的下降,作者认为仅靠他汀类药物是无法扭转脓毒症引发的瀑布式的炎症反应。除脓毒症外,Yende 等[7]对 1895 名院内获得性肺炎的患者研究表明,预防性应用他汀类药物并不能改善预后;同时,Sharon 等[8]对 2139 名血流感染患者进行研究,仍未能发现预防性应用他汀类药物改善患者病死率、也未能降低 ICU 入住率及缩短 ICU 或住院时间。在 2014 年,Wan 等[9]对 26 个针对脓毒症患者预使用他汀类药物的回顾性研究再次进行了荟萃分析,结果仍然认为预使用他汀类药物可有效降低死亡率(RR 0.65,

95% CI 0.57~0.75)。但即使多篇研究得到阳性结果,质疑的声音也从未停止。首先,由于实验设计的局限,回顾性研究无法避免混杂偏移;其次,"健康使用者效应"(即健康程度较高的患者更倾向服用他汀类药物或他汀类药物使用者具有较少的合并症)是结果偏移不可忽视的原因。最后,实验设计的异质性带来的偏移也会使结果变得不可信。因此,需要大规模的 RCT 研究进一步评估他汀类药物对重症感染是否有益。

二、他汀类药物治疗重症感染

他汀类药物可能减轻重症感染患者的炎症反应。从 2009 年开始,陆续有小样本的 RCT 研究观察他汀类药物治疗重症感染的疗效。Novack 等[10]对 83 例患者进行 RCT 研究显示,他汀类药物未能降低病死率,但使用辛伐他汀(20mg/d,首剂加倍)干预可有效降低 TNF-α 及 IL-6 等炎症因子水平,从而抑制过度的炎症反应。然而,Peter 等[11]随后的类似的研究却未得出相似的结果。2012 年,Jaimin 等[12]进行了针对脓毒症患者使用他汀类药物治疗的第一个小样本(n=100)的 RCT 研究,结果证实给予阿托伐他汀(40mg/d,最长疗程 28 天)干预能显著降低脓毒症向严重脓毒症的发展进程,但对 1 年病死率并无改善。提示他汀类药物可能改善重症患者的炎症反应,但仍存有争议。

他汀类药物治疗不降低重症感染患者病死率。虽然小样本的 RCT 研究结果提示他汀类药物对重症感染炎症控制可能有一定作用,但是近期大规模的多中心研究显示他汀类药物并不降低重症患者病死率。2014 年,美国国立心肺血液研究所[13]发表了对脓毒症合并 ARDS 的患者使用瑞舒伐他汀治疗的多中心 RCT 实验的结果。该研究预期纳入 1000 名脓毒症合并 ARDS 患者,干预组给予瑞舒伐他汀(20mg/d,首剂加倍,最长疗程 28 天),因纳入 745 名患者后,中期分析未发现瑞舒伐他汀可改善脓毒症合并 ARDS 患者转归,试验被终止。相关分析发现,两组患者的人口统计学和生理学变量方面匹配良好,院内病死率和自主呼吸天数无显著性差异。同时,对预防性应用或院内再次使用瑞舒伐他汀患者的亚组分析亦未提示其能改善预后;另一方面,研究发现瑞舒伐他汀组谷草转氨酶升高的不良事件较对照组增加,同时部分患者出现谷丙转氨酶及肌酸激酶的升高,提示使用他汀类药物可能会对肝肾功能带来不利影响。该试验中瑞舒伐他汀的平均血药峰值浓度为 7.3ng/ml,低于预设目标(10~70ng/ml),被认为是与未达到抗感染作用的原因之一。

对呼吸机相关肺炎患者的研究同样也未能证实他汀类药物可降低病死率。2014 年 Laurent P 等[14]发表了对 300 名可疑呼吸机相关肺炎的重症患者使用辛伐他汀治疗的多中心 RCT 研究结果,该研究曾计划纳入 1000 名左右接受有创机械通气(有创通气时间 >2 天)的可疑呼吸机相关性肺炎患者(临床肺炎评分 ≥5 分),治疗组予辛伐他汀干预(60mg/d,最长疗程 28 天),因首次中期分析结果提示治疗组 28 天死亡率较对照组高 6%(无统计学差异),该实验被终止,此时两组之间 14 天的 ICU 及住院病死率、机械通气时间以及 SOFA 评分无显著性差异,研究结果不支持使用他汀类药物来改善呼吸机相关肺炎患者预后。

总之,他汀类药物对重症感染的治疗并无益处,而预防性应用他汀类药物是否对重症感染患者有益仍颇有争议。鉴于针对他汀类药物治疗重症感染患者的两项大规模 RCT 研究均提前终止,且他汀类药物可能影响肝肾功能,不推荐常规应用他汀类药物预防及治疗重症感染。

(张颖蕊　于荣国)

参 考 文 献

1. Janda S, Young A, Fitzgerald JM, et al. The effect of statins on mortality from severe infections and sepsis: a systematic review and meta-analysis. J Crit Care, 2010, 25 (4): 656e7-e22.

2. Ou SY, Chu H, Chao PW, et al. Effect of the use of low and high potency statins and sepsis outcomes. Intensive Care Med, 2014, 40: 1509-1517.

3. Park S, Choi A, Lee H, et al. The effects of statins on the clinical outcomes of Clostridium difficult infection in hospitalised patients. Aliment Pharmacol Ther, 2013, 38 (6): 619-627.

4. Suraj PP, Reto G, Rethabile K, et al. Statin therapy reduces the mycobacterium tuberculosis burden in human macrophages and in mice by enhancing autophagy and phagosome maturation. J Infect Dis, 2014, 209 (5): 754-763.

5. John PM, Christopher RF, Sayed KA, et al. The effect of statin therapy on the incidence of inf ections: a retrospective cohort analysis. Am J Med Sci, 2014, 347 (3): 211-216.

6. Goodin J, Manrique C, Dulohery M, et al. Effect of statins on the clinical outcomes of patients with sepsis. Anaesth Intensive Care, 2011, 39: 1051-1055.

7. Yende S, Milbrandt EB, Kellum JA, et al. Understanding the potential role of statins in pneumonia and sepsis. Crit Care Med, 2011, 39: 1871-1878.

8. Sharon L, Reha P, Michelle G, et al. Statins and Outcomes in Patients with Bloodstream Infection: A Propensity-Matched Analysis. Crit Care Med, 2012, 40 (4): 1064-1071.

9. Wan YD, Sun TW, Kan QC, et al. Effect of statin therapy on mortality from infection and sepsis: a meta-analysis of randomized and observational studies. Critical care, 2014, 18 (2): R71.

10. Novack V, Eisinger M, Frenkel A, et al. The effects of statin therapy on inflammatory cytokines in patients with bacterial infections: a randomized double-blind placebo controlled clinical trial. Intensive care medicine, 2009, 35 (7): 1255-1260.

11. Kruger PS, Harward ML, Jones MA, et al. Continuation of statin therapy in patients with presumed infection: a randomized controlled trial. American journal of respiratory and critical care medicine, 2011, 183 (6): 774-781.

12. Jaimin MP, Catherine S, David RT, et al. Randomized double-blind placebo-controlled trial of 40 mg/day of atorvastatin in reducing the severity of sepsis in ward patients (ASEPSIS Trial). Critical care, 2012, 16: R231.

13. National Heart L, Blood Institute ACTN, Truwit JD, et al. Rosuvastatin for sepsis-associated acute respiratory distress syndrome. The New England journal of medicine, 2014, 370 (23): 2191-2200.

14. Papazian L, Roch A, Charles PE, et al. Effect of statin therapy on mortality in patients with ventilator-associated pneumonia: a randomized clinical trial. JAMA, 2013, 310 (16): 1692-1700.

11 埃博拉病毒病：临床流行病学

2014年，西非暴发埃博拉病毒病（Ebola virus disease，EVD），据WHO统计，截至2014年11月23日，共有15 935名确诊或疑似感染，共造成5689名患者死亡，这是历史上最大规模的EVD暴发，是人类健康的一次大灾难，也是对医学的一次挑战。

一、概　　述

埃博拉病毒属于丝状病毒科（filoviridae）丝状病毒属（filovirus），是一种罕见的病毒，能导致人类和灵长类动物共同患病，传播快、传播容易，死亡率高。感染后可以表现为发热、出血，所以最初称之为埃博拉出血热，之后证实埃博拉临床表现可以没有发热与出血，故现在统一命名为埃博拉病毒病（Ebola virus disease，EVD）。

埃博拉病毒1976年在非洲埃博拉河地区发现，其形态多变，包括杆状、丝状及"L"形，病毒的直径约80nm，长度1000~14 000nm，是不分节段的单股负链RNA病毒，基因组长度为18.9kb[1]。病毒对物理化学抵抗力不强，60℃灭活病毒需要1小时，100℃ 5分钟即可灭活，对紫外线、γ射线、甲醛、次氯酸等消毒剂敏感[2]。目前已鉴定的EV有5型[3]：扎伊尔型（Zaïre）、苏丹型（Sudan）、本迪布焦型（Bundibugyo）、塔伊森林型（Tai Forest）或科特迪瓦型（Côte d'Ivoire）和莱斯顿型（Reston）。除莱斯顿型[4]对人不致病外，其余4种亚型均对人类致病。

二、EVD的传播

EVD是典型的人畜共患病。在流行地区，传染源是对EV易感的人类及灵长类动物。目前研究显示，扎伊尔型埃博拉病毒的自然宿主可能为狐蝠科的果蝠，其余4种亚型的自然宿主仍然不清楚。EV在自然界的循环方式尚不清楚。EVD的传播途径主要是接触传播，人类主要通过进食或接触被感染野生动物的肉而感染病毒[5]。灵长类动物可以通过进食被果蝠体液污染的水果而感染，但是动物-动物之间传播证据仍然不足[5]。目前疫情最新资料显示，人与人之间可以通过接触被感染患者的血液、体液、分泌物和排泄物而被感染[6]，且体内携带病毒的周期比较长，感染后3个月内的男性精液中仍能检测到病毒RNA，因此存在性传播的可能性[7]。动物实验表明，EV可以通过气溶胶传播[8]。EVD的易感人群无年龄和性别差异。发病主要集中在成年人，这与暴露或接触机会多有关。2013~2014年疫情的主要高危人群是与感染密切接触者（包括流行地区的特殊丧葬习俗：下葬前亲友为死者清洗身体等密切接触行为）和医护人员[2]。本病的流行与季节无关。

三、埃博拉病毒病流行现状及特点

1976~2012 年 EVD 先后在中非地区、赤道非洲地区经历 24 次地方性流行,主要以苏丹型和扎伊尔型为主,累计报道例数 2400 例,病死率达 67%。这二十多次的暴发流行之所以能够得到很好的控制,是因为这些国家和地区及时进行疾病防控干预,早期隔离患者及接触者跟踪随访。

2013 年 12 月,几内亚共和国盖凯杜省(Guéckédou)的一名 2 岁儿童出现发热、黑粪、呕吐等症状,发病 4 天后死亡。其母亲、姐姐和祖母先后出现类似症状并相继死亡。参加男童祖母葬礼的人陆续出现相同症状。疫情逐渐向 80km 外的马桑塔省(Macenta)蔓延,并有大量死亡病例(埃博拉疫情扩散路线见文末彩图 10-11-1)[9]。2014 年 3 月几内亚卫生部确定该地区暴发埃博拉疫情,并确定本次暴发的病毒为扎伊尔型,但是与以往分离的病毒在基因组水平上存在 3% 的差异[10]。此后疫情迅速向周边国家蔓延,塞拉利昂、利比里亚和尼日利亚相继报道 EVD 病例。据世界卫生组织(WHO)统计,至 2014 年 8 月 31 日西非地区已经累计出现确诊、疑似和可能感染的病例 3685 例,死亡超过 1230 例,患者最多的国家是塞拉利昂和利比里亚。WHO 在 8 月底发布了"西非埃博拉暴发疫情国际应对路线图"[11],计划在未来 6~9 个月内控制本次疫情,迅速处置因出现任何国际传播造成的影响。Meltzer MI 学者[12]在 2014 年 9 月的报告估计,西非地区若不采取应对措施,病例数将在利比里亚及塞拉利昂分别以每 15~20 及 30~40 天成倍增长;至 2015 年 1 月估计将有 550 000 例埃博拉感染;报告中又指出如果 70% 病例能够接受医疗干预,则疫情的进展将减缓甚至停止。

目前,截至 2015 年 2 月 8 日,西非地区总共有 EVD 病例 22 859 例,实验室确诊病例 13 955 例,死亡 9162 例[13](表 10-11-1)。至 2015 年 1 月,马里、塞内加尔、尼日利亚、美国未再有新增病例。2014 年 12 月 2 日 WHO 宣布西班牙埃博拉疫情结束,西班牙患者是第一例西非以外地区被确诊人传人的埃博拉病例。随着美国 3 名存活者的观察期结束,美国的埃博拉疫情也已宣告结束。而英国在 2014 年 12 月 29 日确诊第 1 例英国本土发现的 EVD 患者,该名女性患者是从塞拉利昂回国的医疗工作者。

表 10-11-1　埃博拉病毒感染疫情(数据截至 2015 年 2 月 8 日)[13]

流行状态	国家	报道病例数	实验室确诊病例数	病死例数
广泛传播疫区	几内亚	3044	2671	1995
	利比亚	8881	3146	3826
	塞拉利昂	10 934	8122	3314
新发区/局部流行	英国	1	1	0
疫情结束区*	尼日利亚	20	19	8
	塞内加尔	1	1	0
	西班牙	1	1	0
	美国	4	4	1
	马里	8	7	6

注:* 疫情结束标志:该地区最后一例患者的病毒学检测阴性后 42 天

此外,2014 年 8 月至 11 月,刚果民主共和国[14]再次出现扎伊尔型埃博拉疫情,确诊 EVD 66 例,死亡 49 例。根据病毒系统发育学分析,此次疫情与目前西非国家的疫情无关[14]。经过 42 天的观察期,刚果民主共和国结束了她的第 7 次埃博拉地方性流行。

此次西非埃博拉疫情的特点为:①首次在西非国家发生,多数国家缺乏防控经验;②医疗资源缺乏、环境卫生较差;③丧葬习俗及宗教信仰;④居民对医务人员不信任;⑤疫区人口密集、人员跨境流动频繁等,促进了该病的大范围扩散,因而导致西非埃博拉疫情成为历史上暴发规模最大、流行范围最广以及持续时间长、医务人员感染严重的一次疫情。WHO 认为西非疫情已不是西非或非洲的问题,而是全球卫生安全问题。

四、西非埃博拉病毒病疫情暴发的思考

1. 为什么西非的第一次埃博拉大流行范围如此之广?

首先,EVD 对于西非国家来说是新发传染病,而此地区流行的出血热为拉萨出血热 (Lassa fever);其次,此次疫情的源头,几内亚共和国的盖凯杜省及马桑塔省是人口密度较高的地区而且毗邻塞拉利昂和利比里亚,人员流动频繁,促使 EV 短时间大范围扩散的原因之一;再者,由于战争及政治原因,这 3 个国家之间协调瘫痪导致公共卫生事件应对不足;最后,由于上述原因(人口密度大、政治问题突出)导致埃博拉疫情扩散一度出现失控局面[6]。

2. 本次疫情中,其他受影响的国家是否存在高风险?

自从西非埃博拉疫情开始,其他非洲国家、欧洲及美国均有少量病例。在非洲尼日利亚,20 例自利比里亚归国的旅游者出现感染症状,随后疫情很快被控制;塞内加尔和马里各发现一例自几内亚输入病例。西班牙一名护士自塞拉利昂归国,同时美国亦有四名自疫区归国医疗工作者均被确诊感染埃博拉病毒。此后上述国家未有新增病例报道。由此说明,在发达国家,输入性的埃博拉是可能发生的,但是能够通过对疫区归来旅行者进行筛查降低在本国流行的风险[6]。

3. EVD 对中国是否存在潜在威胁?

随着中国与世界其他国家之间贸易、旅游、人员往来日益频繁,EV 通过各种途径(境外旅游者、自疫区归国人员、食品、动物等)传入中国不是没有可能。中国人群对 EV 无免疫力,普遍易感。因此,只有对于自疫区入境的人员及物品加强国境检疫工作,才能有效地预防埃博拉病毒的传入[2]。

(杨之涛　陈尔真)

参 考 文 献

1. Ellis DS, Bowen ET, Simpson DI, et al. Ebola virus: a comparison, at ultrastructural level, of the behaviour of the Sudan and Zaire strains in monkeys. British journal of experimental pathology, 1978, 59(6): 584-593.
2. 中华人民共和国国家卫生和计划生育委员会. 埃博拉出血热防控方案(第三版). 中华临床感染病杂志, 2014, 7: 385-386.
3. Feldmann H, Geisbert TW. Ebola haemorrhagic fever. Lancet, 2011, 377(9768): 849-862.
4. Iversen PL, Warren TK, Wells JB, et al. Discovery and early development of AVI-7537 and AVI-7288 for the treatment of Ebola virus and Marburg virus infections. Viruses, 2012, 4(11): 2806-2830.
5. Harrod KS. Ebola: History, treatment and lessons from a new emerging pathogen. American journal of physiology

Lung cellular and molecular physiology,2015,308(4):307-313.

6. Rezza G. Ebola: when a nightmare becomes reality. Editorial. Annali dell'Istituto superiore di sanita,2014,50(4): 307-308.

7. Cardona-Maya WD,Hernandez PA,Henao DE. Male Ebola Survivors: Do Not Forget to Use a Condom! Reproductive sciences(Thousand Oaks,Calif),2014.

8. Johnson E,Jaax N,White J,et al. Lethal experimental infections of rhesus monkeys by aerosolized Ebola virus. International journal of experimental pathology,1995,76(4):227-236.

9. Gatherer D. The 2014 Ebola virus disease outbreak in West Africa. The Journal of general virology,2014,95 (Pt 8):1619-1624.

10. Baize S,Pannetier D,Oestereich L,et al. Emergence of Zaire Ebola virus disease in Guinea. The New England journal of medicine,2014,371(15):1418-1425.

11. WHO. Situation reports with epidemiological data: archive.[2015-3-30]. http://www.who.int/csr/disease/ebola/ situation-reports/archive/en/.

12. Meltzer MI,Atkins CY,Santibanez S,et al. Estimating the future number of cases in the Ebola epidemic—Liberia and Sierra Leone,2014-2015. Morbidity and mortality weekly report Surveillance summaries(Washington,DC:2002),2014,63(Suppl 3):1-14.

13. 2014 Ebola Outbreak in West Africa-Case Counts.[2015-3-30]. http://www.cdc.gov/vhf/ebola/outbreaks/2014-west-africa/case-counts.html.

14. 2014 Ebola Outbreak in Democratic Republic of the Congo.[2015-3-30]. http://www.cdc.gov/vhf/ebola/outbreaks/drc/2014-august.html.

12 埃博拉病毒病：感染控制与防护

由于 EVD 迄今尚无确定有效的治疗方法,感染的控制与防护显得尤为重要。针对 EVD 的防控,美国疾病预防和控制中心(CDC)发布了一系列指南,世界卫生组织(WHO)更新了《医疗机构内疑似和确诊丝状病毒出血热的感染预防和控制指南》[1,2],我国国家卫生和计划生育委员会也发布了《埃博拉出血热防控方案》[3]。

一、隔离控制传染源

(一) EVD 暴露人群的追踪和观察

1. EVD 暴露的高危人群

(1) 皮肤或黏膜直接接触有症状 EVD 患者的血液或体液。

(2) 未使用适当的个人防护设备(PPE)暴露于有症状 EVD 患者的血液或体液。

(3) 在暴发流行地区未使用适当的 PPE 直接接触尸体。

(4) 与有症状 EVD 患者住在同一房间或直接给予患者护理。

2. EVD 暴露的中危人群

(1) 在暴发流行地区通过适当的 PPE 接触有症状 EVD 患者或其体液。

(2) 在暴发流行地区给予患者直接护理。

(3) 未使用适当的 PPE 密切接触有症状 EVD 患者,密切接触定义为与患者距离 <1m。

3. EVD 暴露的低危人群

(1) 在过去 21 天去过暴发流行地区但无已知暴露者。

(2) 未使用适当的 PPE 与 EVD 早期患者短暂接触。

(3) 与有症状 EVD 患者短暂处于同一房间。

(4) 在无暴发流行地区通过适当的 PPE 接触有症状 EVD 患者或其体液。

(5) 与有症状 EVD 患者乘坐同一航班。

我国《埃博拉出血热防控方案》和 CDC 建议[3,4],对于高危、中危或低危暴露人群,应自暴露之日起进行医学观察 21 天,期间一旦出现 EVD 的临床症状,应立即进行隔离,并采集标本进行检测。

(二) 航班管理　根据美国 CDC 要求,航班机组成员需要对所有生病乘客进行询问,如果乘客在过去 21 天到过几内亚、利比亚或塞拉利昂,且出现 EVD 的临床症状,应立即上报。对于 EVD 疑似患者,机组成员可拒绝其登机。对于已登机的 EVD 疑似患者,应尽量使其远离其他乘客,在接触疑似患者前应穿戴手术口罩、面罩或护目镜、防水手套及防护服。为呕吐患者提供塑料袋盛装呕吐物和废弃物,为咳嗽或喷嚏患者提供手术口罩。航班的清洁人员应穿戴一次性 PPE 防护设备(包括防渗漏隔离衣、口罩、护目装备、双层手套、密闭的鞋子或胶靴),对于可疑污染区域应进行清洁并消毒[5]。

(三)医院 EVD 的上报和管理 我国要求各级医疗机构发现 EVD 疑似或确诊病例时,在 2 小时之内通过国家疾病监测信息报告管理系统进行网络直报。根据国家卫生和计划生育委员会《埃博拉出血热防控方案》规定[3],对 EVD 患者的分泌物、排泄物需进行严格消毒,可采用化学方法处理;对具有传染性的医疗污物(污染的针头、注射器等),可用焚烧或高压蒸汽消毒处理。

WHO 建议[2,6],患者死亡后,每次处理尸体前都应咨询协调员和(或)感染控制人员,操作时应穿戴 PPE,堵住天然孔道后,将尸体放置在双层尸袋中,用消毒剂擦拭装尸袋的外表面,密封保存并贴上高度感染物的标签,立刻送往太平间。仅在十分必要的情况下才对尸体进行解剖,并应由受过训练的人员执行。

二、院内感染的防控

针对 EVD 院内感染的防控,CDC 提出了详细的推荐意见[7,8]。

(一)EVD 患者的安置 单间病房,内设独立卫生间,保持房门关闭;对所有进出病房的人员进行登记,并确保其进入病房前穿戴了适当的 PPE。

(二)监护设备 对 EVD 患者应使用专用医疗设备,最好是一次性设备;对于非专用、非一次性设备,应根据说明书和医院要求进行清洁和消毒。

(三)护理 尽量控制针头及其他尖锐物品的使用;尽量控制血液、体液的采集,只做诊断和治疗必需的实验室检查;所有针头和尖锐物品应放在锐器专用密封容器内。

(四)产生气溶胶的医疗操作 避免对 EVD 患者实施产生气溶胶的医疗操作,包括双水平正压通气(BiPAP)、支气管镜、吸痰、气管插管和拔管、气管切开等;如果必须实施这类操作,则应采取联合措施减少气溶胶的暴露,包括使用一次性过滤面罩呼吸器,尽量减少操作人员,操作时禁止探视者进入,操作时确保患者处于单间病房且最好是呼吸道感染隔离病房(AIIR),操作完成后进行环境表面的清洁等。

(五)注射 应遵守标准程序,所有用于 EVD 患者的注射器和口服药容器必须仅用于该患者,且在使用后立即丢弃。

(六)环境感染控制 确保清洁人员正确使用了适当的 PPE;使用国家批准的无包膜病毒消毒剂进行消毒;每天常规清洁更换 PPE 的区域;所有被污染的医疗器械、锐器、布料、PPE 和医疗物品等应根据相关管理条例进行处理。

(七)对可能暴露的医疗工作人员的管理 医疗机构应预先设立相关预案;对于皮肤或黏膜暴露于疑似 EVD 患者的血液、体液、分泌物或排泄物的人员,应立即停止当前操作,用肥皂清洁污染的皮肤,黏膜应立即用大量水或洗眼液进行清洗,并立即报告上级执行暴露后检测和处理程序;对于无防护暴露后突然出现发热、乏力、虚弱、肌痛、呕吐、腹泻或出血症状的人员,应立即停止工作、报告上级并进行医疗检测,上报当地卫生部门,停止工作直至不再具有传染性;对于无防护暴露后无症状者,应自暴露之日起医学观察 21 天。

(八)对探视者的管理 非特殊需要应避免探视者进入患者房间;医疗机构应建立对探

视者的观察、管理和培训方案；安排和控制好探视，在探视者进入医院前应先进行 EVD 筛查；对探视者进行手卫生、控制表面接触、PPE 的使用等培训；探视者在医疗机构内的活动范围应仅限于患者监护区域及邻近的等候区域。

三、EVD 相关实验的管理

我国《埃博拉出血热防控方案》规定[3]，EBV 的实验活动应严格按照我国实验室生物安全有关规定执行。采集标本时应做好个人防护，标本应置于符合国际民航组织规定的 A 类包装运输材料之中，按照《可感染人类的高致病性病原微生物菌（毒）种或样本运输管理规定》的要求运输至具有从事埃博拉病毒相关实验活动资质的实验室。开展相关实验活动的实验室应有相应的生物安全级别和实验活动资质。相应实验活动所需生物安全实验室级别应符合《人间传染的病原微生物名录》的规定，病毒培养在 BSL-4 实验室、动物感染实验在 ABSL-4 实验室、未经培养的感染材料的操作在 BSL-3 实验室、灭活材料的操作在 BSL-2 实验室、无感染性材料的操作在 BSL-1 实验室中进行。

四、自身防护

对于所有进入 EVD 患者病房的医疗工作人员，均应使用适当的 PPE，并对正确穿脱 PPE 进行培训、实践、技能考核和监督。在接触 EVD 患者前，医疗工作人员应接受过反复培训，具备实施所有 EVD 相关感染控制方案尤其是正确穿脱 PPE 的技能水平，并由专门人员进行监督。推荐使用的 PPE 包括 PAPR 或 N95 面罩、一次性使用的能遮盖住整个面部的面罩、一次性使用的能遮盖住头部和面部的手术帽、一次性使用的防水防护服（长度至少达到小腿中部或者覆盖全身）、一次性使用的有扩展袖口的腈手套（应戴两副）、一次性使用的防水鞋套（长度至少达到小腿中部）；如果患者存在呕吐或腹泻，还应使用一次性使用的防水围裙覆盖躯干（长度至少达到小腿中部）[9]。所有处理 EVD 患者污染物品的工作人员同样应穿戴适当的 PPE，包括护目镜或面罩、手术口罩、防水防护服、防水手套、橡胶鞋或防水鞋套[10]。严格实施手卫生，包括接触患者前后、接触可能污染的物品后、穿脱 PPE 前后[7]，可以使用速干手消毒剂，也可以使用皂液和流动水[2,6]。

五、公众教育

开展公众教育对于 EVD 的防控同样至关重要。首先，应加强 EVD 防治知识的普及，了解 EVD 的传染源和传播途径，提高公众的自我防护意识；了解 EVD 的临床表现，发生可疑暴露并出现疑似症状者应尽早主动报告。其次，回应社会关注，及时发布疫情信息，防止不必要的恐慌；加强社区合作，防止对疑似患者及其家庭的歧视，加强对公众的社会 - 心理支持；通过联合社区、宗教和政治领袖，扩大社会动员，提高公众对 EVD 的认识和对防控方案的依从性。此外，还应设计和实施公众健康教育方案，普及手卫生、安全的照料患者、安全的消毒措施，以及安全且文化上可以接受的殡葬方式。政府还应采取有效措施，限制疫区人群的流动和大型集会；发布旅游警告，告知公众减少前往疫区的不必要旅行；在海关关口，向出境人员宣传防护措施，提醒入境人员如有症状及时就医，并说明旅行史。

六、EVD 疫苗研制

WHO 目前已公布了两个最有希望的 EVD 疫苗:黑猩猩重组腺病毒疫苗和重组水疱性口炎病毒疫苗[11],两种疫苗在进行人体安全性研究后将有望投入使用。其中,黑猩猩腺病毒 3 载体疫苗(CAd3-EBO)已在 20 名健康志愿者中进行了 Ⅰ 期临床试验[12],随后单价黑猩猩腺病毒 3(ChAd3)载体疫苗也在 60 名健康志愿者中进行了临床实验[13],实验结果显示上述两种疫苗人体使用安全,未出现严重不良反应,且具有免疫原性,能诱导抗体产生和 T 细胞免疫反应。重组性水疱性口炎病毒疫苗(VSV ΔG/EBOVGP)在小鼠和豚鼠 EVD 模型中能产生长期保护作用[14],且在食蟹猴模型中验证了即使体内预先存在对其他水疱性口炎疫苗的免疫,也不会影响 VSV ΔG/EBOVGP 疫苗的保护作用[15]。该疫苗也即将进行临床试验。

综上所述,只有联合隔离控制传染源、防控院内感染、严格实验管理、加强自身防护和开展公众教育等综合防控措施,结合 EVD 疫苗的使用,才能最大限度地控制 EVD 疫情。

(彭倩宜　艾宇航)

参 考 文 献

1. World Health Organization. Ebola response roadmap situation report. 2014-11-26.

2. World Health Organization. Interim infection prevention and control guidance for care of patients with suspected or confirmed filovirus haemorrhagic fever in health-care settings, with focus on Ebola[S/OL]. 2014-08-13.

3. 中华人民共和国国家卫生和计划生育委员会. 埃博拉出血热防控方案. 2014-07-31.

4. Centers for Disease Control and Prevention. Epidemiologic Risk Factors to Consider when Evaluating a Person for Exposure to Ebola Virus. 2014-11-28.

5. Centers for Disease Control and Prevention. Ebola Guidance for Airlines. 2014-12-12.

6. 殷环,姚希,李六亿. 医疗机构内疑似和确诊丝状病毒出血热的感染预防和控制指南. 中国感染控制杂志,2014,13(8):507-509,512.

7. Centers for Disease Control and Prevention. Infection Prevention and Control Recommendations for Hospitalized Patients with Known or Suspected Ebola Virus Disease in U.S. Hospitals. 2014-11-02.

8. 熊辛睿,周鹏程,黄勋. 美国医院确诊或疑似埃博拉病毒出血热住院患者感染预防与控制指导意见. 中国感染控制杂志,2014,13(8):510-512.

9. Centers for Disease Control and Prevention. Guidance on Personal Protective Equipment To Be Used by Healthcare Workers During Management of Patients with Ebola Virus Disease in U.S. Hospitals, Including Procedures for Putting On (Donning) and Removing (Doffing). 2014-10-20.

10. Centers for Disease Control and Prevention. Interim Guidance for Managers and Workers Handling Untreated Sewage from Individuals with Ebola in the United States. 2014-11-20.

11. Anne Gulland. First Ebola treatment is approved by WHO. BMJ,2014,349:g5539.

12. Ledgerwood JE,DeZure AD,Stanley DA,et al. Chimpanzee Adenovirus Vector Ebola Vaccine - Preliminary Report. N Engl J Med,2014.

13. Rampling T,Ewer K,Bowyer G,et al. A Monovalent Chimpanzee Adenovirus Ebola Vaccine - Preliminary Report. N Engl J Med,2015.

14. Wong G,Audet J,Fernando L,et al. Immunization with vesicular stomatitis virus vaccine expressing the Ebola glycoprotein provides sustained long-term protection in rodents. Vaccine,2014,32(43):5722-5729.

15. Marzi A,Feldmann F,Geisbert TW,et al. Vesicular Stomatitis Virus-Based Vaccines against Lassa and Ebola Viruses. Emerg Infect Dis,2015,21(2):305-307.

13 埃博拉病毒病:临床特征

埃博拉病毒病(Ebola virus disease,EVD)为严重的致死性疾病,2014年西非暴发的为扎伊尔埃博拉病毒感染,总体病死率达70%,深入了解其临床特征对EVD防控与救治有非常重要的意义[1]。

一、发 病 机 制

埃博拉病毒通过黏膜、破损皮肤或胃肠外途径进入机体,感染多种类型细胞,在机体遍布的"前哨"免疫细胞中迅速复制,使细胞坏死,并释放大量新的病毒颗粒进入细胞外液[2],机体获得性免疫功能严重障碍,从而引起致命性疾病。

此外,病毒诱导的Ⅰ型干扰素反应抑制,有助于病毒迅速在全身扩散。埃博拉病毒从初始感染部位移行至局部淋巴结,随后到达肝脏、脾和肾上腺。即使淋巴细胞未被埃博拉病毒感染,也发生凋亡而导致淋巴细胞减少;肝细胞坏死导致凝血因子减少,随后发生凝血病;肾上腺皮质坏死影响类固醇合成并参与低血压的形成。

同时,埃博拉病毒可触发促炎介质释放而导致毛细血管渗漏、凝血障碍,最终发生多器官衰竭和休克。促炎和抗炎细胞因子的平衡调节对消除入侵病原体和限制炎症反应所致的过度的组织损伤显得尤为重要[3]。

二、埃博拉病毒病的症状和体征

典型EVD患者常于暴露后6~12天(2~21天)突然出现症状,潜伏期长度与感染途径相关。注射感染潜伏期在6天左右,而接触感染潜伏期在10天左右[4]。最近基于数学模型评估,预测约5%的病例潜伏期可能超过21天[5]。

2014年西非暴发的EVD最常见的症状和体征包括发热、疲劳、头痛、呕吐、腹泻、厌食,以及无力、肌痛、高热伴相对心动过缓等[4,6,7]。早期症状包括高热(体温达40℃)、全身乏力、疲劳和全身疼痛。发病3~5天时出现胃肠道症状,包括上腹部疼痛、恶心、呕吐和腹泻,呕吐和腹泻导致严重液体丢失,引起脱水、低血压、休克、多系统器官衰竭[4,8,9];常见的呼吸症状有咳嗽、呼吸急促等;常见的神经系统症状包括谵妄、活动减少或亢进,意识错乱、认知缓慢或躁动,癫痫发作并不频繁,缺乏充分补充液体和电解质时出现严重昏睡和虚脱;2014年西非暴发的病例中不可解释的出血约占20%,最常见的出血表现为黑粪(约6%)、瘀点、瘀斑、静脉穿刺部位渗血、妊娠相关的出血,黏膜出血等,大出血并不常见,多见于疾病终末期;查体可见结膜充血和软腭呈暗红色[8-10]。

几内亚首都科纳克里收住院的实验室确诊 EVD 患者中,平均年龄 38 岁,出现症状平均 5 天(3~7 天)住院,最常见的症状为发热(84%,平均体温 38.6℃)、疲劳(65%)、腹泻(62%)、心动过速(平均心率 >93 次/分),死亡率 43%,出现症状至死亡时间平均 8 天(7~11 天),40 岁以上患者死亡风险增加,死亡相对危险度 3.49(P=0.007)[9]。

与几内亚 EVD 的埃博拉病毒亚种不同,2007 年乌干达 EVD 暴发中病原体为邦地布优埃博拉病毒,病死率 25%,临床所见与以往报告的埃博拉出血热一致,最常见的症状非血性腹泻(81%)、严重头痛(81%)、无力(77%),7/26 例患者报告或观察到出血症状,其中 6 例死亡[11]。

有关过去 EVD 暴发的报告多集中于严重和致死性病例,但埃博拉病毒感染病情不一,较轻病例常漏诊,部分病例经治疗也可呈"无症状性"感染。

三、实验室检查

EVD 患者白细胞总数减少,中性粒细胞比例增加,淋巴细胞减少,血小板减少[范围 $(0.5~1.0) \times 10^{12}$/L],发病 6~8 天血小板计数达最低水平,血涂片可见未成熟粒细胞和异常淋巴细胞,包括浆细胞样细胞和免疫母细胞;淀粉酶可升高,提示涉及胰腺(炎症/感染);肝脏转氨酶升高,天冬氨酸氨基转移酶(AST)较丙氨酸氨基转移酶(ALT)高 7~12 倍,比存活患者高 2~4 倍,峰值超过 1000IU/L;凝血酶原时间(PT)和部分促凝血酶原时间(PTT)延长,纤维蛋白原降低,纤维蛋白降解产物升高,与弥散性血管内凝血(DIC)相一致。肾功能异常可表现为蛋白尿,血尿素氮和肌酐升高。电解质异常主要因胃肠道功能紊乱所致,如低钠血症、低钾血症、低镁血症和低钙血症,低钾血症发生率可达 50%,常需反复补充电解质以预防心律失常[7, 12, 13]。

四、埃博拉病毒病实验室诊断技术

诊断埃博拉病毒病的实验室技术包括检测病毒抗原的酶联免疫吸附测定试验、检测病毒抗体(免疫球蛋白 M 和免疫球蛋白 G)的酶联免疫吸附测定试验、检测病毒核糖核酸的反转录聚合酶链反应(RT-PCR)试验,以及分离病毒的细胞培养与免疫组织化学染色,后两者仅用于死亡病例[14]。

五、EVD 恢复期及预后

EVD 发病后多数死亡发生在 7~12 天,主要死亡原因为休克、多器官功能衰竭。

如果发病后 7~12 天无休克和严重神经病学表现,40% 患者开始逐渐恢复,病程达 13 天者最终几乎全部得以存活[15]。

EVD 恢复期较长,伴显著的无力、疲劳、体重难以恢复,因病毒导致的汗腺和表皮结构感染性坏死,呈现广泛的皮肤腐肉形成和毛发脱落,恢复期形成的抗原-抗体复合物可引起急性关节痛和其他症状,并常伴有后遗症如脊髓炎、复发性肝炎、精神病或葡萄膜炎,口腔溃疡和鹅口疮伴有咽喉痛和吞咽困难。恢复期病毒 RNA 和传染性病毒在体液中持续存在(如尿液和精液)[14-17]。

晚期并发症可出现在起病 10 天后,包括胃肠道出血、继发感染、脑膜脑炎、持续性认知障碍等,有些已出现临床改善的患者可发生颈强直和意识水平减退,使晚期死亡率略有增加。

影响预后的危险因素包括年龄 >45 岁、不可解释的出血、较多的其他症状和体征。老年 EVD 因为基础疾病较多以及体质较差,预后欠佳。此外,携带病毒量大者生存希望低[9]。

总之,EVD 的临床特征与其他许多病毒感染临床表现类似,表现为发热、无力、身体疼痛, 随后出现严重的胃肠道症状、容量不足伴不同程度的代谢紊乱,最终发生低血容量性休克。

(赵鹤龄 何聪)

参 考 文 献

1. Feldmann H. Ebola — A Growing Threat ? N Engl J Med,2014,371(15):1375-1378.

2. Mahanty S,Bray M. Pathogenesis of filoviral haemorrhagic fevers. Lancet Infect Dis,2004,4(8):487-498.

3. McElroy AK,Erickson BR,FlietstraTD,et al. Ebola hemorrhagic fever: novel biomarker correlates of clinical outcome. J Infect Dis,2014,210(4):558-566.

4. Schieffelin JS,Shaffer JG,Goba A,et al. Clinical illness and outcomes in patients with Ebola in Sierra Leone. N Engl J Med,2014,371(22):2092-2100.

5. Haas CN. On the Quarantine Period for Ebola Virus. PLOS Currents Outbreaks,2014.

6. Parra JM,Salmer OJ,Velasco M. The first case of Ebola virus disease acquired outside Africa. N Engl J Med, 2014,371(25):2439-2440.

7. Kortepeter MG,Bausch DG,Bray M. Basic clinical and laboratory features of filoviral hemorrhagic fever. J Infect Dis,2011,204(Suppl 3):S810-S816.

8. Chertow DS,Kleine C,Edwards JK,et al. Ebola virus disease in West Africa—clinical manifestations and management. N Engl J Med,2014,371(22):2054-2057.

9. Bah EL,Lamah MC,Fletcher T,et al. Clinical presentation of patients with Ebola virus disease in Conakry, Guinea. N Engl J Med,2015,372(1):40-47.

10. Jamieson DJ,Uyeki TM,Callaghan WM,et al. What obstetrician-gynecologists should know about ebola: a perspective from the centers for disease control and prevention. Obstet Gynecol,2014,124(5):1005-1010.

11. Roddy P,Howard N,Van Kerkhove MD,et al. Clinical manifestations and case management of Ebola haemorrhagic fever caused by a newly identified virus strain,Bundibugyo,Uganda,2007 - 2008. PLoS ONE, 2012,7(12): e52986.

12. Fletcher TE,Fowler RA,Beeching NJ. Understanding organ dysfunction in Ebola virus disease. Intensive Care Med,2014,40(12):1936-1939.

13. Feldmann H,Geisbert TW. Ebola haemorrhagic fever. Lancet,2011,377(9768):849-862.

14. Meyers L,Frawley T,Goss S,et al. Ebola virus outbreak 2014: Clinical review for emergency physicians. Ann Emerg Med,2015,65:101-108.

15. Chertow DS,Kleine C,Edwards JK,et al. Ebola virus disease in West Africa — clinical manifestations and management. N Engl J Med,2014,371(22):2054-2057.

16. Meyers L,Frawley T,Goss S,et al. Ebola virus outbreak 2014: Clinical review for emergency physicians. Ann Emerg Med,2015,65(1):101-108.

17. Briand S,Bertherat E,Cox P,et al. The international Ebola emergency. N Engl J Med,2014,371(13):1180-1183.

14 埃博拉病毒病:如何治疗?

面对肆虐的埃博拉病毒病(Ebola virus diease,EVD)的暴发流行和高病死率,除了隔离等感染控制措施外,当务之急是进行有效治疗,包括支持性治疗和特异性治疗。

一、EVD 的支持性治疗

因为缺乏特异性治疗,EVD 的支持性治疗在某种意义显得非常重要[1]。

支持治疗最重要的方面是及时补充液体。EVD 的突出症状是进行性加重的胃肠道症状,包括厌食、恶心和腹部不适,随后是呕吐、腹泻,呕吐和腹泻的发生率分别为 68% 和 66%,其中腹泻与高病死率相关[2],上述症状导致体液丢失,有效循环血容量不足,并发严重的电解质紊乱、低血压和休克,所以支持性治疗的最重要方面是通过及时补充液体预防血容量减少,纠正电解质紊乱和预防休克及休克相关并发症的发生。有数据显示,几内亚 80 例患者病死率为 43%[3],其中 76% 患者接受了静脉补液治疗,即使平均补液量仅 1L/24h,病死率也较塞拉利昂(72%)明显降低[4]。相对被接回至德国和美国并接受重症医学科(intensive care unit,ICU)救治的那 3 个 EBV 感染病例[5,6],补充 1L 液体显然不够,但似乎已能显著降低病死率。补液治疗是重症医学的基础部分,无论是在资源短缺还是在资源丰富的地方,即使只能监测脉搏、血压、体重和尿量作为评估容量状态和指导治疗,均应该有效实施补液治疗[7]。

监测与纠正电解质与酸碱紊乱同样重要。西非的治疗中心具备一定的常规和生化检查,可以进行纠正电解质和酸碱水平紊乱的治疗,这对于避免发生致命性的代谢性并发症至关重要。但是,对于此次应对急性大规模突发事件,西非的治疗中心综合能力显然不够,电解质与酸碱平衡异常结果经常得不到评估和处理。

抗生素经验性治疗是临床治疗方案中的一部分。如果患者进展到重症胃肠症状阶段,即使胃肠道菌群异位的重要性还不明确,仍可考虑经验性应用针对肠道病原菌的抗生素,如III或IV代头孢类抗生素[8]。

器官功能支持包括吸氧、机械通气、循环支持、CRRT 等,本次西非 EVD 救治中器官功能支持远远不够,这应该是高病死率的主要因素之一。

而德国 Hamburg 医院对在塞拉利昂感染 EVD 病例的成功救治给我们提供了综合救治的参考。感染者为 36 岁的男性患者,同时并发严重脱水、革兰阴性细菌菌血症、呼吸功能衰竭、脑病,腹部超声检查提示下腔静脉完全塌陷,同时还有麻痹性肠梗阻,在病程第 14 天血培养仍阳性,在病程第 26 天尿培养仍阳性,病程第 31 天尿液 EBV RNA 检测仍为阳性,第 40 天汗液 RT-PCR 检测仍呈阳性。经过 ICU 的常规支持治疗,大量输液(约 10L/d,历时 72

小时)、广谱抗生素(头孢曲松,后改为美罗培南和万古霉素)以及机械通气,患者仍然存活接受住院观察[5]。此病例说明,即使伴有严重并发症的重症 EVD,在没有给予针对 EBV 的特异性治疗的情形下,常规的 ICU 治疗仍然有效。

转回美国 Emory 大学医院接受治疗的有 2 例 EVD 患者,整个病程同样证明了常规 ICU 治疗的有效性。通过对这两例 EVD 的治疗,美国的医疗团队提出了关于 EVD 治疗的看法:①部分患者可能死于低血容量和相伴随的电解质紊乱,主要是低钾血症,仅仅给予口服运动饮料会增加低钾血症的发生,所以,强烈建议口服补液需要同时含有钾、钙和镁,尤其是对于那些大量腹泻的患者[6];②伴有凝血紊乱的患者应该输注新鲜血浆和血小板[9,10],有些专家推荐早期输注血小板,因为血小板能够产生可溶性 CD40 配体的大部分成分[10]。③多脏器功能不全、感染性休克、弥散性血管内凝血可能是主要的致死原因。

事实证明,如果提高和改善支持性治疗,能够改善 EVD 的结果[1]。为此,需要做到以下几点[11]:

1. 认识到 EVD 的显著临床特征是胃肠道症状,包括恶心、呕吐和腹泻,这些症状能够导致严重的代谢紊乱,需要预防和治疗。

2. 重视基础生物化学和实验室指标的监测、诊断和指导治疗的作用。

3. 倡导将这些治疗真正的应用于所有患者,无论是资源有限还是在资源丰富的环境中。

4. 真正理解重症医学的最基本技能代表了 EVD 患者的最根本的需要。

二、EVD 的特异性治疗

直到今天,还没有针对 EBV 的有效特异性疗法。目前正在进行的研究主要包括疫苗、小干扰 RNA(small interfering RNA)阻断蛋白质合成、重组抗 EBV 单克隆抗体,这些治疗在动物身上取得了一定的疗效,但尚未在人体得到验证。这些尚未在人体得到验证的试验性干预手段,被称之为"体恤性"治疗,并被定义为在严重的、危及生命的情况下,对个体患者应用一种尚未得到科学认证,但很有可能让患者获益的治疗手段[12]。这些治疗手段在给人们带来希望的同时,因为缺少足够的有关安全性和有效性证据,引起了专业人士及公众的广泛关注,并引发了有关"科学和伦理学"方面的激烈争论。

为此,2014 年 8 月 11 日,世界卫生组织(the World Health Organization,WHO)在日内瓦召开了一个专家磋商会,会上全体一致性通过:如果已经满足一些条件,在实验室和动物身上已经证明可能有用的治疗手段或用于预防但尚未注册的干预手段,虽然还没有在人类临床中证明其安全性和有效性,从伦理上和证据角度考虑也是可以接受、可以应用的。

1. TKM-Ebola TKM-Ebola 是一类小干扰 RNA,能够沉默 EBV 复制所需的两种基因表达。在早期的动物实验中表现完美,能够预防实验动物感染 EBV[13],但是因为大剂量应用后可能会触发细胞因子过度释放,美国食品和药品监督管理局(Food and Drug Administration,FDA)宣布停止其在人体进行试验。TKM-Ebola 后期已经过改良,得到美国 FDA 认可,但是其副作用仍然需要关注。

2. Favipiravir(T-705) Favipiravir(T-705)是病毒 RNA 聚合酶抑制剂,已经在日本注册可以用于治疗流感。动物试验中发现该药能保护暴露给 EBV 感染 6 天后的小鼠[14],但小鼠 EBV 感染病情往往轻于猴类哺乳动物,因此,Favipiravir(T-705)是否对人类感染同样有效尚未可知，此外关于此药物的评价建立在基因工程修饰过的小鼠试验上，同时缺乏针对病毒的免疫机制，使得评价结果变得困难。

3. Brincidofovir 和 BCV4430　Brincidofovir 和 BCV4430 两者为核苷酸类似物，能够阻止病毒 RNA 合成。Brincidofovir 已经证实可以干扰病毒复制，目前正在做大概有 1000 人参与的Ⅲ期针对巨细胞病毒和腺病毒感染的临床试验，但 BCV4430 仍然缺少临床前期安全性结果和Ⅰ期实验数据。

4. ZMapp　ZMapp 是由三种单克隆抗体通过基因工程技术嵌合（chimerize）后得到，其成分包括嵌合型单克隆抗体 c13C6 及另一种混合型抗体 ZMab 的两种嵌合型单克隆抗体 c2G4 和 c4G7。2014 年 10 月 2 日，发表在 *Nature* 上的一项研究证明了 ZMapp 的有效性。Xiangguo Qiu 等学者[15]将 21 只感染了 Kikwit Congolese 变种的 EBV 的恒河猴分成治疗组和对照组，治疗组 18 只，均使用了三剂 ZMapp，按照治疗时间分成 3 组（*n*=6），分别在感染后第 3 天、第 4 天和第 5 天首次接受 ZMapp 治疗。其结果显示，治疗组动物全部存活，即使在发病后 5 天时接受治疗仍然有效，高热、病毒血症、异常的血细胞计数（白细胞增多、血栓性血细胞减少）、异常的血生化指标（如低血糖及升高的谷丙转氨酶、碱性磷酸酶、血肌酐和尿素氮等）均恢复正常，而对照组 3 只动物全部死亡。其研究显示 ZMapp 不仅有效而且安全，而且并证实其作用机制可能在于 ZMapp 与 EBV 之间有交叉反应。

到目前为止，ZMapp 已用于至少 7 名 EBV 感染患者的治疗，ZMapp 的有效性被称之为"光速领先"其他治疗，美国有线新闻网称之为"挽救生命的神秘血清"，但是，同样接受 ZMapp 治疗的一名西班牙患者最终死亡，所以其有效性和安全性仍然需要进一步研究证实，同时说明"临床对照研究"的重要性和迫切性。

5. 恢复期患者血清或全血制品　理论上，收集恢复期患者的血液可以获得包含抗体在内的全血或血浆成分，但是在猕猴试验中恢复期血清的疗效并不理想。一项关于 1995 年刚果民主共和国 EBV 疫情报道显示，8 位接受了恢复期全血治疗的患者中 7 人存活，但是治疗都是在病程的晚期[16]；有些研究者认为即使不输注这些全血他们也能够存活[8]。但是目前，此方法被认为是有效和安全的，尤其是在感染暴发流行期，需要注意的是应保证用于采集和检测恢复期患者的全血或血清的设施是安全的，为此，WHO 制定了相关指南[17]。

6. 其他　除了抗病毒药物，作用于 EBV 感染病程的对症药物也正在积极研发。德国医生使用了一种 FX06 的药物，旨在阻断血管渗漏，FX06 是一种肽类复合物。目前接受 FX06 治疗的两例患者中一例存活，另一例死亡，但是这例死亡患者的肺血管外水并不高，而是死于弥散性血管内凝血所导致的出血[18]。

毫无疑问，证明这些手段是否安全与有效迫切需要完善的临床随机对照研究，这也正是目前面临的一项艰难抉择。无国界医生组织目前宣布他们不会参加任何患者随机入组临床试验，一些资深的伦理学家也表达了同样的观点，但是如果不设置不给治疗的对照组，自身也面临着伦理困境，因为 EVD 病情如此严重，若不设置对照组，药物本身的危害性可能会被掩盖，而且存在着得出不能解释的结果的巨大风险，这不仅仅决定了此次疫情中后续感染患者的命运，也决定了以后可能感染 EBV 人群的命运。

总之，早期提供液体治疗能减少 EVD 患者休克及休克相关并发症的发生，及时发现与纠正酸碱、电解质紊乱是目前改善 EVD 病死率的关键。对于 EVD 的特异性治疗，有待完善的临床随机对照研究证实其孰优孰劣。

（刘丽霞　胡振杰）

参 考 文 献

1. Lamontagne F, Clément C, Fletcher T, et al. Doing Today's Work Superbly Well — Treating Ebola with Current Tools. N Eng J Med, 2014, 371:1565-1566.

2. WHO Ebola Response Team. Ebola virus disease in West Africa—the first 9 months of the epidemic and forward projections. N Engl J Med, 2014, 371:1481-1495.

3. Campaign SS. International guidelines for management of severe sepsis and septic shock: 2012[accessed 2014 Sept 18]. Available from: http://www.sccm.org/Documents/SSC-Guidelines.pdf.

4. Bah EI, Lamah M-C, Fletcher T, et al. Clinical Presentation of Patients with Ebola Virus Disease in Conakry, Guinea. New Engl J Med, 2015, 372:40-47.

5. Schieffelin JS, Shaffer JG, Goba A, et al. Clinical Illness and Outcomes in Patients with Ebola in Sierra Leone. New Engl J Med, 2014, 371:2092-2100.

6. Kreuels B, Wichmann D, Emmerich P, et al. A Case of Severe Ebola Virus Infection Complicated by Gram-Negative Septicemia. New Engl J Med, 2014, 371:2394-2401.

7. Lyon GM, Mehta AK, Varkey JB, et al. Clinical Care of Two Patients with Ebola Virus Disease in the United States. New Engl J Med, 2014, 371:2402-2409.

8. Geisbert TW, Young HA, Jahrling PB, et al. Mechanisms underlying coagulation abnormalities in Ebola hemorrhagic fever: over-expression of tissue factor in primate monocytes/macrophages is a key event. J Infect Dis, 2003, 188:1618-1629.

9. McElroy AK, Erickson BR, Flietstra TD, et al. Ebola hemorrhagic fever: novel biomarker correlates of clinical outcome. J Infect Dis, 2014, 210:558-566.

10. Yazdanpanah Y, Arribas JR, Malvy D, et al. Treatment of Ebola virus disease. Intensive Care Med, 2015, 41:115-117.

11. Fowler RA, Fletcher T, Fischer II WA, et al. Caring for Critically Ill Patients with Ebola Virus Disease. Perspectives from West Africa. Am J Respir Crit Care Med, 2014, 190:733-737.

12. Joffe S. Evaluating Novel Therapies During the Ebola Epidemic. JAMA, 2014, 312:1299-1300.

13. Geisbert TW, Lee ACH, Robbins M, et al. Postexposure protection of non-human primates against a lethal Ebola virus challenge with RNA interference: a proof-of-concept study. Lancet, 2010, 375:1896-1905.

14. Oestereich L, Lüdtke A, Wurr S, et al. Successful treatment of advanced Ebola virus infection with T-705 (favipiravir) in a small animal model. Antivir Res, 2014, 105:17-21.

15. Qiu X, Wong G, Jonathan A, et al. Reversion of advanced Ebola virus disease in nonhuman primates with ZMapp. Nature, 2014, 514:47-53.

16. Mupapa K, Massamba M, Kibadi K, et al. Treatment of Ebola hemorrhagic fever with blood transfusions from convalescent patients. International Scientific and Technical Committee. J Infect Dis, 1999, 179(Suppl 1):S18-S23.

17. WHO Blood Regulators Network (BRN). Position paper on collection and use of convalescent plasma or serum as an element in filovirus outbreak response. WHO, Geneva, 2014.

18. Wolf T, Kann G, Becker S, et al. Severe Ebola virus disease with vascular leakage and multiorgan failure: treatment of a patient in intensive care. Lancet, 2014, (14):62384-62389.

15 《ESMID 艰难梭菌诊疗指南 2013》:更新要点

欧洲临床微生物和感染病学会(ESMID)于 2009 年发布了第一部《艰难梭菌感染(clostridium difficile infection,CDI)治疗指南》[1],该《指南》在临床中被广泛应用。近年来CDI 相关的研究层出叠见,新的治疗方法也相继出现。2013 年,ESCMID 和欧洲 11 个国家的国际专家团队对这些循证医学证据进行了充分比较和分析,在此基础上对《2009 年版ESMID 指南》进行了更新[2]。

《2013 年版指南》更新要点包括(表 10-15-1):①新增并细化了 CDI 实验室诊断流程;②新增临床预后指标的推荐意见;③将不同病情的患者重新分为 5 个亚组(包括初发、非严重 CDI、严重 CDI、首次复发或复发高风险、多次复发,不能经口用药)并分别制定了相应的治疗方案和基于证据的推荐意见;④增加了新的药物(如非达霉素)、新的治疗手段(粪菌以及肠道细菌移植)和新的手术方式(如回肠造口联合结肠灌洗术)的使用建议。本文将对新版《指南》中更新的要点分别给予阐述。

表 10-15-1 更新要点及理由

更新要点	更新理由
1. 建议两步法或三步法用于 CDI 实验室诊断,其中粪便毒素检测应被纳入	《2009 年版指南》未就任何实验室诊断方法作出介绍、建议或推荐,《2013 年版指南》总结了近期相关研究,作出相关建议,利于 CDI 诊断的优化,并在一定程度上帮助判断预后、指导治疗
2. 推荐了能够用于判断具有严重 CDI 高风险和复发 CDI 高风险的临床预后指标	《2009 年版指南》未做相关推荐。而近年来已有多项临床研究结果提示应用相关临床指标早期预测病情及指导不同治疗策略选择的重要性。因此,《2013 年版指南》基于相关循证依据做出相应推荐意见
3. 重新将 CDI 患者分为 5 个亚组(初发、非严重CDI、严重 CDI、首次复发或复发高风险、多次复发、不能经口用药)并分别提出治疗方案的推荐意见	随着治疗药物和方法的增加,新近许多临床研究结果显示出基于不同病情严重程度采取不同治疗策略的优势,但多项 CDI 治疗相关的随机对照研究中纳入患者的亚组设定并不统一。因此结合这些研究结果,《新版指南》细化并进一步完善了患者分组,治疗方案推荐意见也进行相对应更新

更新要点	更新理由
4. 推荐口服非达霉素(fidaxomicin,大环内酯类)用于治疗 CDI 患者(包括初发、非严重 CDI、严重 CDI、首次复发或复发高风险、多次复发),但不推荐用于致命 CDI 的治疗	非达霉素是一种新型的窄谱大环内酯类抗生素,2011 年被美国 FDA 批准用于治疗 CDI。相较于广谱的万古霉素和甲硝唑,多项研究结果已验证其治疗 CDI 的有效性及安全性
5. 对于多次复发的 CDI,强烈推荐在结合口服抗生素治疗的基础上,进行粪菌或肠菌移植	近年来已有随机对照研究及多项观察研究、荟萃分析显示出粪菌或肠菌移植对多次复发 CDI 的治疗非常有效
6. 建议将回肠造口联合结肠灌洗术用于复杂 CDI 的外科治疗	《2009 年版指南》推荐的外科治疗方案仅为全结肠切除术。基于新近针对回肠造口联合结肠灌洗术的多中心随机对照研究结果,《新版指南》的外科治疗方案新增该术式

一、CDI 的诊断标准和实验室诊断流程

《新版指南》的 CDI 诊断标准基于具备以下其中一项:①临床症状、体征及粪便中产毒难辨梭菌或其毒素的微生物学证据[1, 3-6];②结肠镜或组织病理学证实假膜性肠炎[1, 3-6]。相较于《2009 年版指南》,《新版指南》的诊断标准中增加了"粪便毒素"作为 CDI 诊断依据,并重点探讨了 CDI 实验室诊断流程。目前有许多实验室诊断 CDI 的方法,但还没有最佳检测方法。《新版指南》中介绍的诊断性检测包括:①艰难梭菌产物检测:细胞培养毒性测定(cell culture cytoxicity assay,CCA)、谷氨酸脱氢酶(GDH)、毒素 A 和毒素 B;②产毒艰难梭菌培养;③核酸扩增检测(NAAT):16S RNA、毒素基因及 GDH 基因。

为了优化 CDI 的实验室诊断流程,近来有大量研究对各种检测流程进行了评估[7-10]。目前诊断流程多采用两步或三步法,即第一步检测阳性后再进行一至两个确证实验或采用对照法进行确证[3, 7, 6, 9]。有研究发现两步法更优,即粪便标本 GDH 测定用于 CDI 的初筛,NAAT 用于确诊[6, 7]。但值得注意的是,如果粪便细菌毒素阴性,毒素基因或 GDH 为阳性,则不能鉴别 CDI 和无症状定植。此外,与仅为产毒株培养阳性的患者相比,粪便毒素阳性的患者死亡风险更高,因此《新版指南》指出应该将粪便毒素测定纳入检测流程[10]。

二、临床预后指标

临床预后指标有可能帮助识别具有严重或致命的 CDI 高风险以及 CDI 复发高风险的患者。目前报道了许多严重及复发 CDI 的危险因素,但仍然很难依此制定一个严格临床预测规范。新版指南分别提出了可用于判断具有严重 CDI 高风险和复发 CDI 高风险的预后指标。对于严重 CDI,推荐的预后指标包括年龄(≥65 岁)、白细胞计数明显增加($>15 \times 10^9$/L)、血浆白蛋白下降(<30g/L)、血肌酐水平上升($\geq133\mu$mol/L 或≥1.5 倍发病前水平)及合并症[严重的基础疾病和(或)免疫缺陷]。对于复发 CDI,推荐的预后指标包括年龄(>65 岁)、在诊断 CDI 和(或)开始治疗 CDI 后仍持续使用非治疗 CDI 的抗生素、合并症[严重基础疾病和(或)肾衰竭]、有 CDI 既往史(复发超过 1 次)、同时使用抑酸剂(质子泵抑制剂)及原发病

的严重程度。

值得提出的是,针对严重 CDI 的诊断标准,除了需具有《2009 年版指南》提出的体格检查、实验室检测、结肠镜检查和影像学检查这 4 方面中与结肠炎严重程度呈正相关的临床指标的至少其中之一项阳性指标外[1],《新版指南》还推荐同时或仅具有上述严重 CDI 的预后指标中的至少其中一项:年龄(≥65 岁)、白细胞计数明显增加(>15×10⁹/L)、血浆白蛋白下降(<30g/L)及血肌酐水平上升(≥133μmol/L 或≥1.5 倍发病前水平)即可考虑为严重 CDI。此外,对于没有严重结肠炎征象的患者,只要具备年龄≥65 岁、存在严重合并症、入住 ICU、存在免疫缺陷中的其中一项,其进展为严重 CDI 的风险也可能增加。

三、CDI 的治疗

为了提高对临床工作的指导作用,《新版指南》将 CDI 患者被分为以下 5 个亚组:①初发、非严重 CDI;②严重 CDI;③首次复发或有 CDI 复发风险;④多次复发 CDI;⑤不能口服用药。《新版指南》还比较和分析了 5 种治疗措施:①口服和非口服抗生素;②毒素结合树脂和聚合物;③免疫治疗;④益生菌;⑤粪菌以及肠道细菌移植。最终针对不同类别的患者分别制定了相应的治疗推荐意见。

(一) 初发、非严重 CDI 的治疗

1. 口服抗生素治疗 对于明显是由使用抗生素诱发的、非流行性、非严重的 CDI(不存在严重结肠炎征象)的患者,可以仅停止使用诱发 CDI 的抗生素,并观察临床反应 48 小时。但应对患者进行严密监测,一旦出现任何临床恶化征象时应立刻予以治疗。对于轻、中度的初发 CDI,建议首选口服甲硝唑(500mg,每日 3 次,共 10 天),也可以口服万古霉素(125mg,每日 4 次,共 10 天)或非达霉素(200mg,每日 2 次,共 10 天)。

2. 可选的治疗方案 大部分可选的治疗方法均需结合抗生素治疗。但由于目前尚无足够的证据支持益生菌、毒素结合树脂和聚合物、单克隆抗体的治疗方法,新版指南对于免疫治疗只给予轻度推荐,并且不推荐使用益生菌、毒素结合树脂和聚合物。免疫治疗方法为在口服抗生素的标准治疗基础上给予毒素 A 和毒素 B 的单克隆抗体治疗。

(二) 严重 CDI 的治疗

1. 口服抗生素治疗 基于药代动力学特点,目前认为对于严重 CDI 的治疗,万古霉素优于甲硝唑[11, 12]。在 2010 年美国感染病学会 / 美国医疗保健流行病学学会(the Infectious Diseases Society of America/Society for Healthcare Epidemiology of America,IDSA/SHEA)的《CDI 治疗指南》[3]中纳入了大剂量万古霉素(500mg,每日 4 次,口服)治疗由经治医生判断为"严重复杂 CDI"的患者的方案。但是目前尚没有足够证据支持给予不存在肠梗阻的患者超过 125mg,每日 4 次的治疗方案[13]。虽然在初发 CDI 治疗中非达霉素并不劣于万古霉素,但目前也没有证据支持其对严重且致命 CDI 的疗效[14, 15]。

因此,《新版指南》推荐对于初发、严重 CDI,首选口服万古霉素(125mg,每日 4 次,共 10 天)。而口服万古霉素(500mg,每日 4 次,共 10 天)或口服非达霉素(200mg,每日 2 次,共 10 天)仅作中等强度推荐,不推荐非达霉素用于致命的 CDI,不推荐口服甲硝唑。

2. 复杂 CDI 的外科治疗 《新版指南》推荐以下情况需要进行经腹全结肠切除术。

(1) 结肠穿孔。

（2）在给予抗生素治疗的情况下仍然出现全身炎症反应或者临床状况恶化，包括临床诊断中毒性巨结肠、急腹症和严重肠梗阻。结肠切除术最好应该在结肠炎症明显恶化以前进行。尤其推荐血乳酸作为严重程度的标志物，手术应在乳酸超过 5mmol/L 以前就进行。

未来可选的手术方案还包括回肠造口联合结肠灌洗术，同时结合抗生素治疗（结肠内万古霉素灌注 + 静脉滴注甲硝唑）。

（三）首次复发 CDI 或有 CDI 复发风险的治疗 口服甲硝唑与口服万古霉素分别治疗首次复发后，其第二次复发的几率相当。而有报道指出口服非达霉素治疗首次复发后，第二次复发的几率低于万古霉素[14,16,17]。但是对这一亚组的患者给予非达霉素治疗的证据仅限于两项三期研究和一项回顾性亚组分析且纳入患者数量有限[17]。目前，在本亚组患者中，还没有对甲硝唑、万古霉素或非达霉素进行的前瞻性随机对照研究。结合现有的研究证据，口服万古霉素及口服非达霉素治疗首次复发 CDI 的推荐强度相当，除非病情由非严重程度进展为严重程度。

因此，《新版指南》对于口服抗生素首次复发 CDI 以及轻、中度的具有复发风险的初发 CDI 的推荐意见为：口服万古霉素（125mg，每日 4 次，共 10 天）或非达霉素（200mg，每日 2 次，共 10 天）。

（四）多次复发 CDI 的治疗 对于复发两次及以上的非严重 CDI，推荐口服万古霉素或非达霉素。万古霉素和非达霉素对于缓解 CDI 症状同样有效，但非达霉素显示出其治疗首次复发后，再次复发率更低[17,18]。目前还没有针对非达霉素治疗多次复发 CDI 疗效的前瞻性随机对照研究。对于万古霉素，则最好采取逐渐减量和（或）冲击疗法。

因此，《新版指南》对于多次复发 CDI 的口服抗生素治疗的推荐意见主要有 3 种方案：①口服万古霉素（125mg，每日 4 次，共 10 天），然后给予冲击治疗（每日 125~500mg，每 2~3 天 1 次，持续至少 3 周）；②口服万古霉素（125mg，每日 4 次，共 10 天），然后给予逐渐减量治疗，直至减量为每日 125mg；③非达霉素（200mg，每日 2 次，共 10 天）。不推荐使用甲硝唑。

近期，第一个针对粪菌肠道移植的随机对照研究报道，口服糖肽类抗生素后给予粪菌移植对治疗多次复发 CDI 非常有效[19]。因此，在结合口服抗生素治疗的基础上，《新版指南》强烈推荐进行粪菌或肠菌移植，目前可参考的治疗方案为[19]：口服万古霉素（500mg，每日 4 次，共 4 天）+ 肠道灌洗 + 经鼻十二指肠管滴注供者粪菌。

（五）不能口服用药的治疗 如果不能口服抗生素，推荐静脉使用甲硝唑，联合万古霉素经结肠内或鼻胃管给药更好。作为补救用药，替加环素仅作轻度推荐。具体推荐方案如下。

1. 非严重 CDI 静脉用甲硝唑（500mg，每日 3 次，共 10 天）。

2. 严重 CDI 和（或）复杂或难治性 CDI 的 3 种推荐方案

（1）静脉用甲硝唑（500mg，每日 3 次，共 10 天）+ 万古霉素结肠内保留灌肠（500mg 溶于 100ml 生理盐水，每日 4 次，共 10 天）。

（2）静脉用甲硝唑（500mg，每日 3 次，共 10 天）+ 万古霉素经鼻胃管滴注（500mg 溶于 100ml 生理盐水，每日 4 次，共 10 天）。

（3）静脉用替加环素（50mg，每日 2 次，共 14 天）。

（六）其他治疗措施

1. 停止不必要的抗生素治疗。

2. 补充足够的液体和电解质。

3. 避免使用抑制肠蠕动的药物。

4. 谨慎使用质子泵抑制剂。

四、小　结

ESCMID 充分收集并分析近年来 CDI 诊治的循证医学证据,还对来源于 Cochrane 图书馆的系统综述[20]以及美国感染病协会(IDSA)、澳大利亚感染病协会(ASID)、美国胃肠病学院(ACG)等近期更新的《CDI 诊治指南》进行了综合评估[3,7,21]。最终发布的《2013 年指南》在 CDI 的诊断、病情评估、个体化治疗方案选择和实施等方面均进行了更新、细化和完善,为 CDI 的临床诊疗提供了新的有力依据,对后续的相关研究提出了建设性的意见。

(罗娜　周发春)

参 考 文 献

1. Bauer MP, Kuijper EJ, van Dissel JT. European Society of Clinical Microbiology and Infectious Diseases (ESCMID): treatment guidance document for Clostridium difficile infection (CDI). Clin Microbiol Infect, 2009, 15:1067-1079.

2. European Society of Clinical Microbiology and Infectious Diseases. Update of the treatment guidance document for Clostridium difficult infection. Clin Microbiol Infect, 2014, 20(Suppl 2):1-26.

3. Cohen SH, Gerding DN, Johnson S, et al. Clinical practice guidelines for Clostridium difficile infection in adults: 2010 update by the Society for Healthcare Epidemiology of America (SHEA) and the Infectious Diseases Society of America (IDSA). Infect Control Hosp Epidemiol, 2010, 31:431-455.

4. Bartlett JG, Gerding DN. Clinical recognition and diagnosis of Clostridium difficile infection. Clin Infect Dis, 2008, 46(suppl 1):S12-S18.

5. Kuijper EJE, Coignard BB, Tull PP. Emergence of Clostridium difficile- associated disease in North America and Europe. Clin Microbiol Infect, 2006, 12(suppl 6):2-18.

6. Crobach MJT, Goorhuis A, Kelly CP, et al. European Society of Clinical Microbiology and Infectious Diseases (ESCMID): data review and recommendations for diagnosing Clostridium difficile-infection (CDI). Clin Microbiol Infect, 2009, 15:1053-1066.

7. Surawicz CM, Brandt LJ, Binion DG, et al. Guidelines for diagnosis, treatment, and prevention of Clostridium difficile infections. Am J Gastroenterol, 2013, 108:478-498.

8. Davies KA, Planche TD, Coen P, et al. The largest ever study to define a testing algorithm to optimize the laboratory diagnosis of C. difficile infection//22nd European Congress of Clinical Microbiology and Infectious Diseases(ECCMID); 2012 in London, UK. Abstract, LB2817.

9. Wilcox MH, Planche T, Fang FC. What is the current role of algorithmic approaches for diagnosis of Clostridium difficile infection? J Clin Microbiol, 2010, 48:4347-4353.

10. Planche TD, Davies KA, Coen PG, et al. Differences in outcome according to Clostridium difficile testing method: a prospective multicentre diagnostic validation study of C difficile infection. Lancet Infect Dis, 2013, 13:936-945.

11. Nassir Al WN, Sethi AK, Nerandzic MM, et al. Comparison of clinical and microbiological response to treatment of Clostridium difficile-associated disease with metronidazole and vancomycin. Clin Infect Dis, 2008, 47:56-62.

12. Zar FA, Bakkanagari SR, Moorthi KMLST, et al. A comparison of vancomycin and metronidazole for the treatment of Clostridium difficile- associated diarrhea, stratified by disease severity. Clin Infect Dis, 2007, 45: 302-307.

13. Fekety R, Silva J, Kauffman C, et al. Treatment of antibiotic- associated Clostridium difficile colitis with oral vancomycin: comparison of two dosage regimens. Am J Med, 1989, 86: 15-19.

14. Lowy I, Molrine DC, Leav BA, et al. Treatment with monoclonal antibodies against Clostridium difficile toxins. N Engl J Med, 2010, 362: 197-205.

15. Musher DM, Logan N, Bressler AM, et al. Nitazoxanide versus vancomycin in Clostridium difficile infection: a randomized, double-blind study. Clin Infect Dis, 2009, 48: e41-e46.

16. Cornely OA, Crook DW, Esposito R, et al. Fidaxomicin versus vancomycin for infection with Clostridium difficile in Europe, Canada, and the USA: a double-blind, non-inferiority, randomised controlled trial. Lancet Infect Dis, 2012, 12: 281-289.

17. Cornely OA, Miller MA, Louie TJ, et al. Treatment of first recurrence of Clostridium difficile infection: fidaxomicin versus vancomycin. Clin Infect Dis, 2012, 55 (suppl 2): S154-S161.

18. Louie TJ, Cannon K, Byrne B, et al. Fidaxomicin preserves the intestinal microbiome during and after treatment of Clostridium difficile infection (CDI) and reduces both toxin reexpression and recurrence of CDI. Clin Infect Dis, 2012, 55 (suppl 2): S132-S142.

19. van Nood E, Vrieze A, Nieuwdorp M, et al. Duodenal infusion of donor feces for recurrent Clostridium difficile. N Engl J Med, 2013, 368: 407-415.

20. Nelson RL, Kelsey P, Leeman H, et al. Antibiotic treatment for Clostridium difficile-associated diarrhea in adults. Cochrane Database Syst Rev, 2011.

21. Cheng AC, Ferguson JK, Richards MJ, et al. Australasian Society for Infectious Diseases guidelines for the diagnosis and treatment of Clostridium difficile infection. Med J Aust, 2011, 194: 353-358.

第十一部分

重 症 超 声

 重症患者肺部超声的国际循证推荐意见

肺部超声已经得到了广泛的应用,国际上的许多专家已经就肺部超声进行了多项研究,发现在操作方法、术语等方面存在一定的差异,有必要就重症肺部超声领域制定相关的标准。8个国家,28名专家,根据1966~2011年所有关于肺部超声的文献,制定出肺部超声国际指南,包括73条推荐意见。

证据级别见表11-1-1。

表 11-1-1　证据级别

水平	得分	质量	解释
A	≥4	高	后续的研究几乎不可能对其效应评级的准确性产生改变
B	3	中	后续的研究可能对其效应评级和准确性产生重要的影响,有可能会改变其评级
C	≤2	低	后续的研究可能对其效应评级和准确性产生重要的影响,并可能会改变其评级:任何效果评级或准确性都是很不确定的(非常低)
			C级证据可以分为(2分)以及非常低(小于等于1分)

注：N/A无可用的相应级别文献

依据证据级别,结合RAND合理性方法,专家组将推荐意见分:强、弱和未形成共识(无)。

共识中的具体内容包括:气胸,间质综合征,肺实变,肺部疾病的监测,以及胸腔积液的超声评估。

一、气　胸

1. 技术

气胸的超声征象包括以下几点:存在肺点;无肺滑动征;无B线;无肺搏动征。(强A)

仰卧位的患者中,超声检查时从非重力依赖区域开始,逐渐向侧方进展。必要时,可能会用到 M 超及彩色多普勒等辅助技术。(强 A)

用超声探查气胸是一项基本的超声技术,其入门较为容易。(弱 C)

在评估成人的气胸时,首选微凸探头。但根据操作者的习惯及临床情况也可选用其他探头(比如线性探头,相阵列探头,凸探头)。(强 B)

2. 临床意义 临床上,鉴别诊断需考虑气胸时应该使用肺部超声。(强 A)

3. 影像学策略及预后

诊断气胸,肺部超声比卧位胸片更为准确。(强 B)

除外气胸时,肺部超声比卧位胸片更准确。(强 A)

在重症患者怀疑气胸时,与卧位胸片相比,肺部超声是一项更好的诊断策略,可能会带来更好的预后。(强 C)

在评估气胸的范围时,肺部超声与 CT 相当。(无 C)

通过监测肺点,肺部超声可以用来鉴别少量和大量的气胸。(无 C)

二、间质综合征

1. 伪像及生理

B 线定义为:分散的,激光样的,起源于胸膜线并垂直于胸膜线的高回声伪像(之前描述为彗星尾),延伸至屏幕的底部,且不衰减,随着肺的滑动而同步滑动。[强(N/A)]

B 线都是伪像。(强 N/A)

目前尚不清楚 B 线的解剖学与生理学基础。(强 N/A)

在描述胸膜运动时应该使用"滑动"而不是"滑行"。(强 N/A)

2. 操作及培训方法

多条 B 线是肺间质综合征的超声征象。(强 A)

在评估间质综合征时,超声检查指的是八个区域的检查,但也有两种其他的方案:在一些病例中,一种更快的两区域检查法即足够;另一种方法是评估 28 个肋间区域。阳性区域的定义是:在长轴切面上两个肋骨之间存在三条或更多 B 线。(强 A)

评估间质综合征时,以下表现提示阳性:双侧存在两个或更多的阳性区域;同时,28 肋间法可以对间质综合征进行半定量:每个肋间计算 B 线的数量,从 0 到 10,如果是融合的 B 线,则评估肋间被 B 线占据的比例然后用 10 除。(强 B)

在描述肺间质综合征的患者存在多条 B 线时,应该使用"B 模式"而不是"肺火箭征或 B-PLUS"。(强 N/A)

评估间质综合征时,肺部超声是具有陡峭学习曲线(相对容易)的基本技术。(强 B)

3. 临床意义

存在多个弥漫的对称性 B 线提示存在肺间质综合征;引起肺间质综合征的原因包括以下几条:多种原因造成的肺水肿;间质性肺炎;弥漫性肺实质疾病(肺纤维化)。(强 B)

局灶性的多条 B 线在正常的肺中也可出现,局灶性肺间质综合征的超声表现在以下疾病中可能会出现:肺炎;肺不张;肺挫伤;肺梗死;胸膜疾病;恶性疾病。(强 B)

肺部超声是评估弥漫性肺实质性疾病的有效手段(肺间质纤维化);首先需要确定的超

声征象是存在多条弥漫、非均匀分布的 B 线,通常会伴有胸膜线的异常。(强 B)

在弥漫性实质性肺疾病的患者中,B 线的分布与 CT 中所显示的纤维化相一致。(强 B)

弥漫性实质性肺疾病的超声表现有以下几点与心源性肺水肿不同:胸膜线异常(不规则,碎片化的胸膜线);胸膜下异常(小的低回声区域);B 线的不均匀分布。(强 B)

ARDS 的肺部超声表现与心源性肺水肿的不同点有:前胸的胸膜下实变;肺滑动征消失或减弱;有正常肺实质的"无病变区域";胸膜线异常(胸膜线不规则,增厚,或碎片征);B 线的非均匀分布。(强 B)

4. 影像策略

诊断典型的间质综合征时,肺部超声优于传统的胸片。(强 B)

怀疑肺间质综合征的患者,阴性的肺部超声结果比传统胸片更能够除外典型的肺间质综合征。(强 B)

与胸片相比,肺部超声应该成为评估可疑肺间质综合征患者的一线检查方法,可能会改善患者预后。(强 C)

在资源有限的情况下,肺部超声应该成为评估间质综合征的一个有效的诊断手段。(强 B)

5. 预后

考虑间质综合征时,超声作为诊断工具可以改善患者的治疗。(强 C)

怀疑失代偿性的左心衰时,应该考虑应用肺部超声,因为联合其他床旁检查,它可以提供更多的信息。(强 B)

三、肺 实 变

1. 征象及临床含义

肺实变的超声征象为胸膜下的低回声区域,或者组织样征象。肺实变的病因包括感染、肺栓塞、肺癌和转移癌,压缩性肺不张,阻塞性肺不张以及肺挫伤。其他的可能有助于确定肺实变病因的超声征象包括:肺实变的深度;在远场存在彗星尾样的回声;存在支气管充气征;存在支气管液相征;实变内存在血管征象。(强 C)

肺部超声可以在任何临床情况下检测肺实变。(强 A)

肺部超声应该被应用于肺实变的评估,因为它可以鉴别肺栓塞、肺炎或肺不张引起的实变。(强 A)

对于考虑肺栓塞的患者,肺部超声是一个非常有效的临床诊断工具。为诊断肺栓塞,无法行 CT 检查或 CT 为禁忌时,肺部超声是一个可选择的诊断工具。(强 A)

肺部超声是诊断肺炎的有效工具;然而肺部超声并不能除外未累及胸膜的实变。(强 B)

低频探头更利于评估实变的范围。(强 C)

2. 影像策略和学习曲线

与胸片相比,肺部超声是诊断肺实变的准确工具。(强 A)

与胸片相比,肺部超声是除外肺实变的准确工具。(强 A)

与胸片相比,将肺部超声作为评估肺实变的优选诊断策略可以改善患者的预后。(无 C)

肺部超声是肺实变诊断的基本超声技术,学习曲线陡峭,易于学习。(强 N/A)

对存在胸膜疼痛的患者,可以使用肺部超声检测胸片所不能发现的肺部病变。(强 B)

评估肺实变时,超声检查应从目标区域开始(比如疼痛的区域),然后逐渐按需扩展至全肺。(弱 C)

对于机械通气的患者,应该考虑使用肺部超声来鉴别不同类型的肺实变,因为它比胸片更为准确。(强 A)

对于机械通气的患者,应该使用肺部超声来检测实变,因为它比胸片更为准确。(强 A)

对于机械通气的患者,肺部超声在鉴别不同类型的实变方面的准确性与CT相当。(无 N/A)

四、肺部疾病的监测

对于心源性肺水肿的患者,可以通过评估 B 线的数量来对疾病的严重程度进行半定量评估,因为它与水肿的程度直接相关;对于心源肺水肿的患者,可应用 B 线数量进行评估,同时可以用于监测治疗的反应。(强 A)

对血管外肺水增多的患者,可以通过计算 B 线数量的改变来对肺再气化进行评估。(强 A)

在多数急性肺损伤或 ARDS 的患者,可以通过监测超声征象的改变来定量评估患者肺的失气化程度;超声征象应该包括肺实变及 B 线的评估。(强 A)

在出现 ARDS 的患者,还可以通过以下四种超声征象(在相对固定的区域)对患者的肺通气进行评估:①正常表现;②多个间隔的 B 线;③融合的 B 线;④肺实变。(强 B)

左心衰的患者,B 线半定量评估有助于判断患者的预后,(无 C)。在急性失代偿性心衰的患者中,B 线的半定量评估可以作为预后不良及死亡的指标,(强 B)。

在很多急性肺疾病中,肺部超声可以用来检测通气的改变以及治疗的效果,包括:急性肺水肿;急性呼吸窘迫综合征;急性肺损伤;社区获得性肺炎;呼吸机相关性肺炎;肺泡蛋白沉积症灌洗后的恢复。(强 A)

其他的推荐意见还有:血液透析的患者对 B 线进行系列的评估可以对肺充血进行监测,但是其临床效果尚不明确。(强 B)

五、胸腔积液

胸腔积液时,以下两个征象几乎在所有的游离积液中均存在:①脏胸膜与壁胸膜之间的一个无回声区域;②积液中的肺随着呼吸的运动而运动(正弦波征),(强 A)。内部有回声的胸腔积液提示存在渗出或出血,因为绝大多数的漏出液是无回声的;但一些渗出液也经常是无回声的,如需要可行胸腔穿刺进一步定性,(强 A)。

评估成人胸腔积液时,首选微凸探头。如果无微凸探头时,相阵列探头或凸探头也可以使用,(强 B)。检查非局限性胸腔积液最理想的位置在膈肌上方腋后线处,(强 B)。在检查胸腔积液方面,肺部超声优于卧位胸片,与 CT 相当。(强 A)

对于胸片确定的不透明区域,应行肺部超声检查,因为它在鉴别积液和实变方面比胸片更为准确。(强 A)

(王小亭　刘大为)

参 考 文 献

1. Volpicelli G,Elbarbary M,Blaivas M,et al. International evidence-based recommendations for point-of-care lung

ultrasound.Intensive Care Med,2012,38(4):577-591.

2. Berlet T,Fehr T,Merz TM. Current practice of lung ultrasonography(LUS) in the diagnosis of pneumothorax:a survey of physician sonographers in Germany.Crit Ultrasound J,2014,6(1):16.

3. Killu K,Coba V,Mendez M,et al. Model Point-of-Care Ultrasound Curriculum in an Intensive Care Unit Fellowship Program and Its Impact on Patient Management.Crit Care Res Pract,2014,2014:934796.

4. Caltabeloti F,Monsel A,Arbelot C,et al. Early fluid loading in acute respiratory distress syndrome with septic shock deteriorates lung aeration without impairing arterial oxygenation:a lung ultrasound observational study.Crit Care,2014,18(3):R91.

5. Cardinale L,Priola AM,Moretti F,et al. Effectiveness of chest radiography,lung ultrasound and thoracic computed tomography in the diagnosis of congestive heart failure.World J Radiol,2014,6(6):230-237.

6. Demi L,Demi M,Smargiassi A,et al. Ultrasonography in lung pathologies:new perspectives.Multidiscip Respir Med,2014,9(1):27.

7. Hasan AA,Makhlouf HA.B-lines:Transthoracic chest ultrasound signs useful in assessment of interstitial lung diseases.Ann Thorac Med,2014,9(2):99-103.

8. Chavez MA,Shams N,Ellington LE,et al. Lung ultrasound for the diagnosis of pneumonia in adults:a systematic review and meta-analysis.Respir Res,2014,15:50.

9. Pirozzi C,Numis FG,Pagano A,et al. Immediate versus delayed integrated point-of-care-ultrasonography to manage acute dyspnea in the emergency department.Crit Ultrasound J,2014,6(1):5.

10. Chiumello D,Froio S,Bouhemad B,et al. Clinical review:Lung imaging in acute respiratory distress syndrome patients-an update.Crit Care,2013,17(6):243.

11. Goffi A,Pivetta E,Lupia E,et al. Has lung ultrasound an impact on the management of patients with acute dyspnea in the emergency department?Crit Care,2013,17(4):R180.

12. Shyamsundar M,Attwood B,Keating L,et al. Clinical review:the role of ultrasound in estimating extra-vascular lung water. Crit Care,2013,17(5):237.

13. Smargiassi A,Inchingolo R,Soldati G,et al. The role of chest ultrasonography in the management of respiratory diseases:document Ⅱ. Multidiscip Respir Med,2013,8(1):55.

14. Zanforlin A,Giannuzzi R,Nardini S,et al. The role of chest ultrasonography in the management of respiratory diseases:document I. Multidiscip Respir Med,2013,8(1):54.

2 重症患者心脏超声的国际循证推荐意见

重症超声应用越来越普遍,世界重症超声联盟(the World Interactive Network Focused on Critical UltraSound,WINFOCUS)召开了有关床旁心脏超声的国际多学科、循证及遵循严格方法学的共识制定会议,并推出以下推荐意见,期望能够标准化重症心脏超声在不同国度、不同领域、不同情况下的应用。

第一部分:术　　语

1. 这种以目标或问题为导向的心脏超声检查被定义为FoCUS(focused cardiac ultrasound)。(1C)

2. FoCUS定义决定如下特点:目标或问题导向性,检查范围局限,操作简单,具有时效性及可重复性,定性或半定量,在床旁(point of care,POC)进行,并由临床医师实施。(1C)

3. FoCUS是一种可以提供包括生理状态在内的临床信息的床旁(POC)评估手段,任何情况下都可能起到关键作用。(1C)

第二部分:设　　备

4. 应用床旁超声机进行FoCUS检查可以提供进行临床决策的最基本信息。(1C)

5. 应用床旁超声机进行FoCUS检查与应用高端超声机一样可以准确提供心脏方面的异常信息。(无一致意见,无推荐,证据C级)

6. 床旁超声机需要具备M超功能,使FoCUS检查更为有效。(无一致意见,无推荐,证据C级)

7. 床旁超声机需要具备使影像和心电图同步的功能,使FoCUS检查更为有效。(无一致意见,无推荐,证据C级)

8. 用于FoCUS检查的床旁超声机需要具备储存影像的功能。(1B)

9. 建议应用相控阵探头进行FoCUS检查,其他种类的探头也可以用于FoCUS检查。(2B)

第三部分:技　　术

10. FoCUS检查的目的在于采集足够的生理信息并进行基本的鉴别诊断。(1B)

11. FoCUS以二分法(回答"是"或"不是")的方式帮助进行临床决策。(1B)

12. FoCUS检查应由接受过正规培训的正在为患者治疗的临床医师进行。(1B)

13. FoCUS检查的目的是寻找病因,因此需要对以下几方面进行评估:左室面积和收缩功能,右室收缩功能,容量状态,心包积液及心包压塞。(1B)

276

14. FoCUS 检查的目的是寻找病因,因此需要包含对瓣膜疾病及心内肿物的粗略形态评估。(1C)

15. 由于 FoCUS 检查存在局限性,FoCUS 结果一旦提示存在异常,且超出 FoCUS 检查能力时,应改为全面标准心脏超声检查。(1C)

16. 由于 FoCUS 检查存在局限性,如果怀疑存在心脏病变而 FoCUS 未能检出,应改为全面标准心脏超声检查。(1C)

17. FoCUS 检查并不需要包含全面标准心脏超声检查的所有扫描层面,但需包含以下几个层面,如剑突下长轴层面,剑突下下腔静脉层面(IVC),胸骨旁长轴层面,胸骨旁乳头肌中段短轴层面及心尖四腔层面;上述层面已足够确认所得图像;只要临床状态允许,要求 FoCUS 检查涵盖上述至少一个以上层面。(1C)

18. 推荐在多个扫描层面进行流程化 FoCUS 检查。(1C)

19. 当需要进行多项检查时,FoCUS 可以简化至对一个或数个相关的目标层面进行扫描。(1C)

20. 在抢救不能有效电复律的心脏骤停时,FoCUS 检查应和高级生命支持过程保持一致,并遵循特定的心肺复苏 FoCUS 检查流程。(1B)

21. 对心脏骤停的患者进行 FoCUS 检查时,应首先尝试扫描剑突下层面;如果在此层面所获得的心脏图像不充分,则进一步检查心尖四腔层面或胸骨旁长轴层面,但所有检查的前提是和高级生命支持流程保持一致。(1B)

22. 推荐对 FoCUS 检查的图像及录像资料均进行保存。(1C)

23. 不论何时进行 FoCUS 检查,都应记录检查结果。FoCUS 检查结果采用简单标准化的表格形式进行记录会更为有效。(1C)

24. FoCUS 检查获取图像的方式已经固定化及标准化,操作者可以接受 FoCUS 标准化培训,也可在操作中整合传统的图像获取方式。(1C)

第四部分:整合于临床

25. 在院前,FoCUS 有助于患者分诊。(1B)

26. FoCUS 有助于明确可能受益于液体复苏的患者。(1B)

27. FoCUS 有助于对休克进行分型及鉴别诊断。(1A)

28. 在心脏骤停时,FoCUS 有助于明确无脉电活动的患者是否存在心脏机械性运动。(1A)

29. FoCUS 有助于对心包积液的患者进行风险分层。(1B)

30. FoCUS 可以指导左室收缩功能异常患者的治疗方向。(1B)

31. FoCUS 可以指导左室舒张功能异常患者的治疗方向。(无推荐,无一致意见,C 级证据)

32. FoCUS 应作为心肺功能不稳定患者的必要初始评估手段之一。(1B)

第五部分:对临床结局的影响

心脏骤停

33. 当心跳骤停时,FoCUS 对心脏机械运动的判断比心电图更准确。(1A)

34. 当心跳骤停时,进行 FoCUS 检查可以改变治疗决策。(1A)

35. 当心跳骤停时,FoCUS 可以帮助临床医师更好的判断预后。(1B)

36. 当心跳骤停时,进行 FoCUS 检查能够改善预后。(无推荐,无一致意见,C 级证据)

37. 当心跳骤停时,FoCUS 对心跳骤停原因的判断比查体更准确。(1B)

38. 当心跳骤停时,FoCUS 对心脏功能的判断比查体更准确。(1B)

心脏穿通伤

39. 穿通伤的患者当疑诊心脏损伤时,进行 FoCUS 检查与单纯依赖临床症状及体征进行判断比较更能降低死亡率。(1B)

40. 穿通伤的患者当疑诊心脏损伤时,进行 FoCUS 检查与单纯依赖临床症状及体征进行判断比较更能改善神经系统预后。(无推荐,无一致意见,证据 C 级)

41. 怀疑心包压塞的患者(可能存在心脏穿通伤),FoCUS 在确诊心包积液的准确性上与全面标准心脏超声一致。(1A)

休克与血流动力学不稳定

42. 休克时,FoCUS 对左心收缩功能的评估与全面标准心脏超声同样准确。(1A)

43. 休克时,进行 FoCUS 检查可以窄化鉴别诊断的范围。(1A)

44. 休克时,进行 FoCUS 检查可以改变治疗方向。(1C)

45. 休克时,进行 FoCUS 检查可以改善预后。(1B)

46. FoCUS 应作为血流动力学不稳定患者的必要初始评估手段之一。(1B)

FoCUS 较之于体格检查

47. FoCUS 在评估左心收缩功能方面比体格检查更准确。(1A)

48. FoCUS 在检查瓣膜疾病时比体格检查更准确。(1B)

49. 应用床旁超声机进行 FoCUS 检查比单纯依靠体格检查更有发现心脏病变的优势。(1A)

评估中心静脉压,诊断低血容量,预测液体反应性

50. 在自主呼吸的休克患者中,FoCUS 可以准确判断是否存在中心静脉压减低。(1B)

51. 在自主呼吸的休克患者中,FoCUS 可以准确判断是否存在中心静脉压增高。(无推荐,无一致意见,证据 C 级)

52. 在自主呼吸的休克患者中,FoCUS 可以准确判断是否可从液体复苏中获益。(1B)

53. 在进行机械通气的休克患者中,FoCUS 可以准确判断是否可从液体复苏中获益。(无推荐,无一致意见,证据 C 级)

筛查心血管疾病

54. 应用床旁超声机进行 FoCUS 检查有助于对有心血管疾病风险的患者进行筛查。(1B)

第六部分:风 险

生物风险

55. FoCUS 作为一种超声检查,超声波产生的组织热损伤可以忽略不计。(1A)

56. FoCUS 作为一种超声检查,超声波产生的组织机械效应可以忽略不计。(1A)

FoCUS 的不恰当应用

57. 作为一种影像检查技术,图像质量一定要得到保证。(1B)

58. 要谨慎而恰当地将超声所得证据应用于临床决策。(1B)

59. FoCUS 仅强调一些特定的检查目标,缺乏对 FoCUS 局限性的认识将会漏掉一些可能存在的病理情况(如心脏舒张功能)。(2B)

第七部分:成本效益及社会经济学

心脏骤停

60. 当心脏骤停时,FoCUS 在提供准确诊断的同时合理增加检查成本,因此,具有成本效益。(1B)

61. 当心跳骤停时,FoCUS 在提供治疗优势的同时合理增加检查成本,因此,具有成本效益。(1C)

62. 当心跳骤停时,FoCUS 在提供总体临床优势的同时合理检查增加成本,因此,具有成本效益。(1C)

休克及血流动力学不稳定

63. 当休克及血流动力学不稳定时,FoCUS 在提供准确诊断的同时合理增加检查成本,因此,具有成本效益。(1B)

64. 当休克及血流动力学不稳定时,FoCUS 在提供治疗优势的同时合理增加检查成本,因此,具有成本效益。(1C)

65. 当休克及血流动力学不稳定时,FoCUS 在提供总体临床优势的同时合理增加检查成本,因此,具有成本效益。(1C)

心包积液

66. 当疑诊创伤性心包积液时,FoCUS 在提供准确诊断的同时合理增加检查成本,因此,具有成本效益。(1B)

67. 当疑诊创伤性心包积液时,FoCUS 在提供治疗优势的同时合理增加检查成本,因此,具有成本效益。(1B)

68. 当疑诊创伤性心包积液时,FoCUS 在提供总体临床优势的同时合理增加检查成本,因此,具有成本效益。(1B)

69. 当疑诊非创伤性心包积液时,FoCUS 在提供准确诊断的同时合理增加检查成本,因此,具有成本效益。(1B)

70. 当疑诊非创伤性心包积液时,FoCUS 在提供治疗优势的同时合理增加检查成本,因此,具有成本效益。(1B)

71. 当疑诊非创伤性心包积液时,FoCUS 在提供总体临床优势的同时合理增加检查成本,因此,具有成本效益。(1B)

第八部分:教　　育

FoCUS 培训与课程

72. FoCUS 培训的充分性应通过对受训者的超声检查能力进行评估。(1B)

73. FoCUS 培训过程应包括独自及看护下对恰当病例进行超声检查、获取图像及解读图像。(1C)

74. 培训所需最少操作例数应根据开展培训的不同专科进行要求。(1B)

75. 对超声能力的评估应该贯穿培训的始终,并涵盖第74条推荐意见中描述的所有方面。(1C)

76. FoCUS 必须由经过正规培训的人员进行操作。对 FoCUS 技能进行评估的具体要求应与开展 FoCUS 的各专科推荐意见一致。(1C)

77. FoCUS 的培训形式除"面对面"教学外还应包括电子化学习及自学。(1C)

78. FoCUS 的教育和培训应该使用"第三部分:技术"中定义的术语。(1C)

79. FoCUS 的教育和培训应该包含"第三部分:技术"中定义的标准层面。(1C)

80. FoCUS 的教育和培训可以整合至医学院的课程中。(1C)

81. FoCUS 的教育和培训应该整合至医学院毕业后的培训项目中。(1B)

82. 在复苏相关内容中,FoCUS 培训可以加入到与高级生命支持(ALS)保持一致的流程培训中。(1C)

第九部分:专业性及认证

83. 临床医师如果完成各专科学会要求的相应 FoCUS 培训则具备 FoCUS 操作的专业性。(1C)

84. 临床医师应用 FoCUS 进行临床决策的前提是已通过 FoCUS 操作的能力评估。(1C)

85. 不同专科可能需要不同的 FoCUS 操作能力标准,因此应该由不同的专科组织或国家管理机构来进行标准的制定。(1C)

86. 应该对不同的培训方式进行质量评估,并且评估应获得专科组织及国家管理机构批准。(1C)

87. 每个受训者应由培训机构指定一个或一个以上的监护者,其监护者应该接受过更高级别的培训。(1C)

88. 在进行 FoCUS 能力认证前,应在监护及无监护条件下进行一定数量的 FoCUS 操作(包括正常图像及异常图像),并应记录操作的数量。(1B)

能力评估

89. 对 FoCUS 专业能力的评估应包括以下几个方面(1C):正确使用超声机的能力;获得标准 FoCUS 切面的能力;获得可靠图像并能进行关键解读的能力;确定心脏腔室和结构的能力;结构异常或病变的模式识别能力;将超声所见与临床整合的能力;应用超声信息指导患者的治疗的能力。

90. 对 FoCUS 专业能力的评估应通过以下评估手段(1B):对获得图像过程的观察,回顾超声操作的记录(所获图像的记录日志)。

91. 有各种方法可用于超声的理论及实践能力评估,包括操作日志,客观结构化的临床及实践考试,及临床模拟化工具。(1C)

FoCUS 的局限性

92. FoCUS 检查能力以外的超声技能需进行另外的培训。(1C)

第十部分:儿科(略)

越来越多的证据表明,FoCUS 这种床旁诊断工具,结合了专科疾病的特征,既可辅助诊断,又可使治疗思路清晰化,尤其适用于创伤评估,血流动力学评估及心肺复苏评估等。但临床医师一定要明确 FoCUS 检查的局限性,并在检查时做到图像的采集,识别,解读,记录的准确性,以保证 FoCUS 检查的质量,并应该开展 FoCUS 规范化培训。

(朱然 马晓春)

参 考 文 献

Via G,Hussain A,Wells M,et al. International evidence-based recommendations for focused cardiac ultrasound. J Am Soc Echocardiogr,2014,27(7):683.e1-683.e33.

3 超声引导下血管通路建立的国际循证推荐意见

随着重症超声在 ICU 中的应用，其有效性和局限性越来越受到关注。本文将主要介绍 2012 年，*Intensive Care Medicine* 杂志发表的《超声引导下血管通路建立的国际循证推荐意见》。

一、国际共识循证意见的背景

大量研究证实超声引导血管通路建立显著提高了安全性、有效性和效率。然而，将该设备成功和安全地应用于临床操作需要相关的训练和经验。此篇共识纳入了从 1985 年 1 月到 2010 年 10 月关于超声下血管通路建立的所有医学文献，最终 229 篇文献入选，利用 GRADE 方法对文献评分并将其转化为证据水平，分级方案将建议分为强建议和弱建议。根据实验的设计，结果的一致性和证据的直接性又进一步将证据分为高（A 级），中（B 级），低（C 级）水平，每篇文献都在方法学标准的基础上单独进行评估以确定其质量水平，每一项建议制定均由专家按照证据等级进行投票确定，旨在提出一项新的关于超声引导下血管通路建立实施问题的系统化方法。

二、国际共识循证推荐意见

1. 共识定义　共识对于超声引导的穿刺置管、超声辅助穿刺置管、超声证实血管内导管位置、超声引导的中心静脉置管、超声引导的动脉置管、血管置管并发症、血管超声征象、穿刺针定位、血管超声评估给出了定义和推荐力度（详见表 11-3-1）。

表 11-3-1　共识推荐定义

项目	共识推荐定义	证据水平	共识程度	推荐力度
超声引导穿刺置管	在静脉穿刺中，用超声扫描确定合适的目标血管位置并实时进行超声引导针尖穿刺皮肤进入血管的整个过程	不适用	优	强
超声辅助穿刺置管	在穿刺前应用超声扫描来确定合适目标血管的存在和位置，穿刺过程无实时超声引导	不适用	优	强
超声证实血管导管位置	应用超声证实导丝和导管在目标血管中的位置放置正确。同样也可以理解为应用超声发现导丝和（或）导管的错误位置	不适用	优	强

项目	共识推荐定义	证据水平	共识程度	推荐力度
超声引导中心静脉穿刺置管	当导管尖端放置到上腔静脉的较低位置或腔-房连接处时,中心静脉穿刺置管即完成了。对于某一个特定患者用超声引导中心静脉置管,没有推荐其具体位置。通常用于穿刺置管的静脉有颈内静脉,腋静脉,头臂静脉,锁骨下静脉和股静脉,也可采用上肢外周血管如贵要静脉,头静脉,肱静脉	不适用	优	强
超声引导的动脉置管	由于动脉的搏动性和低压缩性,使超声对动脉的检测更容易。超声引导动脉穿刺置管是指实时引导动脉穿刺和置管整个过程。超声辅助动脉穿刺置管是指超声确定穿刺动脉位置和置管通畅性,但并不实时引导穿刺过程	B	优	强
血管置管的并发症	血管穿刺置管的主要并发症有误穿动脉或静脉,出血,气胸,气道压迫和神经损伤。超声引导血管通路建立可以显著减少这些并发症	A	优	强
血管超声图像	横向血管成像就是用超声扫描血管的短轴。纵向血管成像就是用超声扫描血管的长轴	不适用	优	强
穿刺针定位	穿刺针平面内定位是指在超声扫描范围的平面内拥有穿刺的完整路径。穿刺针平面外定位是指穿刺针仅一部分在超声成像范围内可见,其他部分均在平面之外	不适用	优	强
血管超声评估	目标血管超声评估是指在穿刺置管前用超声扫描所有临床相关血管穿刺点以确定最佳位点。这种目标血管的评估方法还可以评估血管大小,深度,通畅性,气道塌陷与否和邻近的重要结构	B	优	强

在上述九项定义中较为难理解的是血管超声征象和穿刺针定位。血管超声征象是超声探头和血管之间空间位置关系,可以定义横向或纵向血管成像。穿刺针定位是指超声影像下穿刺针长轴与超声波束平面的位置关系,可确定为平面内和平面外。因此,超声引导下血管穿刺会存在下述可能:平面内穿刺针与血管垂直或平行、平面外穿刺针与血管垂直或平行。当血管位于横轴时,穿刺必然位于平面外。同理,穿刺平面内血管时通常见到的是血管长轴。经验丰富的操作者可能会联合应用这些技术,把穿刺针保留在平面内而调节血管成像倾斜角度,来寻求一种非常具有挑战性而又最优化的穿刺路径。使用超声引导血管通路建立为单独用解剖标志定位不可能实现的血管穿刺置管提供了可能性。临床可实践包括颈内静脉、颈外静脉、无名静脉、锁骨下静脉、腋/锁骨下静脉和头臂静脉的穿刺置管。超声引导下血管通路建立还可以提高经上肢外周静脉中心置管(PICC)成功率。

2. 超声血管通路建立可用设备和技术方法　共识对超声引导血管通路建立首选探头和困难患者首选方案进行了定义。高频探头适用于表浅血管,因其具有更高的图像分辨率,可清楚分辨邻近的神经和小动脉分支。高频探头也是新生儿和小儿中心静脉置管的较理想选择。低频探头主要用于肥胖患者和体内较深目标血管的扫描。尽管临床已经开始应用三维(3D)超声引导血管置管,但目前的临床应用仍是以二维(2D)超声引导为标准。此外,多普勒成像作为高级的超声技术,并不能显著提高血管穿刺的成功率。

穿刺置管的主要风险是静脉后壁的穿透,穿刺针在其轨道内(平面内技术)的连续成像是非常有必要的。相反的,当目标血管很小或有其他生理结构非常接近目标血管时,平面外穿刺的横断面显像是更可取的。平面内穿刺技术可能要求更多的训练,因为它要求具备使穿刺针恰好在探头平面内的技术。具体的超声血管通路建立可用的设备和技术方法推荐意见详见表11-3-2。

表 11-3-2　超声血管通路建立可用设备和技术方法的建议

推荐的定义	证据水平	共识程度	推荐力度
引导血管通路建立的超声探头频率范围 5~15MHz。单独的宽域频率探头即可满足该范围	B	优	强
探头可以是线性或曲线面。小的曲线探头更适用于儿童解剖受限区域或锁骨邻近区域。小脚印探头的长度范围在 20~50mm,更小型的小脚印探头适用于儿科患者	C	优	强
二维成像(2D)是目前超声引导血管置管的标准技术	B	优	强
超声血管显像的多普勒功能应用要求操作者具有相应的能力	B	优	强
超声应用的初学者可利用穿刺针引导技术提高穿刺置管的成功率	B	优	强
超声机器屏幕应该放置于穿刺置管的视线之内	B	优	强
超声设备应具备记录和存储图像功能,以便文件存档和学习。最理想的是能存储在医院图像信息系统(PACS)中或与其他图像一起存储。这对于异常病理现象如血栓发现或发生并发症时尤为重要	B	优	强
平面内技术,通常与血管长轴显像共同使用,可以提高精确性和减少并发症。尽管其应用有难度,但仍应尽可能使用该技术	B	非常好	强

3. 临床实践的整合

(1) 超声引导血管置管在新生儿和儿童的应用:在儿科应用超声引导下血管穿刺的临床经验晚于成人。超声引导下静脉穿刺,可降低穿刺失败率,提高穿刺速度和减少操作相关并发症。然而,对于新生儿和儿童行超声引导下血管穿刺相对于成年人,需要更多的训练时间和经验积累。新生儿及儿童超声引导下血管穿刺的推荐建议(略)。

(2) 超声引导血管通路建立在成人应用:专家组达成广泛共识并且大量循证文献证实实时超声引导静脉穿刺具有更少的短期并发症,可以更快地建立通路及缩减花费。尽管与直接中心静脉通路相比,超声引导在 PICC 定位方面的优势鲜有有力证据,但近十年已有越来越多的临床经验展现了超声引导在这方面的重要性。超声引导下动脉穿刺的研究仍然较少。现有 Meta 分析和专家共识表明,与传统标准体表定位穿刺相比,超声引导下桡动脉、尺动脉、肱动脉和股动脉的穿刺置管更容易快捷。因此,该建议推荐对外周动脉穿刺时常规使用超声引导。此外,若不使用超声引导,不推荐在多个体表定位点反复尝试血管穿刺。超声引导血管置管在成人中的应用建议详见表 11-3-3。

表 11-3-3　关于成人超声引导血管通路应用及其成本效益的建议

推荐的定义	证据水平	共识程度	推荐力度
成人短期中心静脉置管应常规应用超声引导	A	优	强
成人长期中心静脉置管应常规应用超声引导	A	优	强
PICC 应在超声引导下使用微型导引器进行,常规选择上臂中部水平置入	A	优	强
在任何可预见性外周静脉通路建立困难时,都应考虑使用超声引导	B	优	强
超声引导能提高动脉穿刺置管的首次成功率,应常规应用于成年患者	A	优	强
超声可准确检测到气胸,在胸膜可能受损时,应在中心静脉置管术后常规行超声检查	B	优	强
超声造影是检测中心静脉导管尖端在右心房的有效方法	B	优	强
超声引导血管置管具有临床效益且可减少总的监护费用,具有成本效益,应该常规应用	A	优	强

(3) 超声用于血管通路建立时的成本效益:大体上说,成功率的提高,手术时间的缩减和并发症的减少显示了该方法的高效益和低成本。对于需进行反复血管置管的患者,超声辅助的附加价值显得尤为重要(见表 11-3-3)。

4. 超声在血管通路建立中应用的教学与培训　超声引导血管通路建立被广泛应用于临床实践,但并非所有操作者都经过了正规培训,但从业前教育和培训是必要的已成为社会共识。近来,血管通路世界大会基金会组织了专家小组对超声引导血管通路建立教学的最低需求和达到认证的最低基数要求作出循证定义(表 11-3-4)。

表 11-3-4　关于超声引导血管通路建立的教学、培训和认证的建议

超声在血管通路建立中应用的教学和培训			
推荐定义	证据水平	共识程度	推荐力度
动静脉穿刺置管术的教学和培训设计中应包含超声辅助穿刺技术	B	差	强
动静脉穿刺置管术的教学和培训设计中应包含超声引导穿刺技术	A	完全一致	强
所有类型血管穿刺置管术的教学和培训设计均应包含临床模拟技术	B	良	强
当受训者具备操作能力时,所有成人、儿童和新生儿均应使用超声引导下穿刺置管	B	良	强
超声血管通路建立技术的认证			
对于超声引导血管通路建立初学者的资格认证或熟练水平评价应包含超声基础课程中正式教学和培训内容(临床模拟)	不适用	良	强
对于超声引导血管通路建立初学者的资格认证或熟练水平评价应包含其独立在实践中操作这些程序的评估	不适用	良	强
关于超声引导血管通路建立教学和培训认证的共识水平有待提高	不适用	良	强

5. 超声引导下血管通路建立相关并发症的预防　超声引导血管通路建立可能通过降低穿刺皮肤的次数与时间,降低中心静脉穿刺细菌污染的风险,降低穿刺区域血肿和静脉血栓形成风险。在超声引导下进行置管术时,最严隔离措施应合理和必要地包括探头和电线的无菌覆盖以及无菌凝胶的使用(表11-3-5)。

表11-3-5　关于应用无菌术超声引导和应用超声引导穿刺置管术预防感染性和机械性并发症的建议

超声引导血管通路建立过程中的无菌术			
推荐定义	证据水平	共识程度	推荐力度
无菌技术应在血管通路设备放置的整个过程中严格应用,包括洗手,保持所有洞巾无菌,穿无菌隔离衣,无菌手套,戴帽子和覆盖口鼻的口罩。应用无菌凝胶和合适护套保持探头和电线无菌	A	优	强
超声引导血管通路建立预防感染和机械性并发症			
推荐应用超声引导血管置管以减少成人和儿童患者发生导管相关性血流感染(CRBSI)的几率	C	优	强
建议应用特殊防御的超声引导,教学和提高医师护理人员操作水平等综合策略以减少 CRBSI 的发病率	B	良	强
推荐应用超声引导血管通路建立以避免血栓部位穿刺置管	A	优	强
因可减少穿刺次数,技术性失败率和机械性并发症,推荐应用超声引导血管通路建立减少导管相关性血栓形成	A	优	强

三、小　结

超声引导下血管通路建立的国际循证推荐意见明确了相应的术语,并给出了在设备和技术方法、临床实践、教学培训和感染并发症预防方面较为全面的等级建议。这些定义和建议是在对关键性证据的评审和专家共识的基础上提出的,可有助于临床医师在超声引导下建立血管通路,并可作为后续临床研究的借鉴。不过,为进一步规范超声在血管通路建立中的应用,应进一步加强相关教育、培训和认证工作。总之,从现有国际循证共识来看,超声引导下血管通路建立因安全性与效率高等特点,应推荐在任一血管穿刺置管操作中应用。

(张丽娜)

参 考 文 献

1. Lamperti M, Bodenham AR, Pittiruti M, et al. International evidence-based recommendations on ultrasound-guided vascular access.Intensive Care Med,2012,38(7):1105-1117.

2. Randolph A, Cook D, Gonzales C, et al. Ultrasound guidance for placement of central venous catheters:a meta-analysis of the literature.Crit Care Med,1996,24:2053-2058.

3. Karakitsos D, Labropoulos N, De Groot E, et al. Real-time ultrasound guided catheterisation of the internal jugular vein:a prospective comparison with the landmark technique in critical care patients.Crit Care,2006,10:R162.

4. Kumar A, Chuan A.Ultrasound guided vascular access:efficacy and safety. Best Pract Res Clin Anesthes,2009,23:299-311.

5. Ortega R,Song M,Hansen C,et al. Ultrasound-guided internal jugular vein cannulation.NEJM,2010,362:e57.

6. French J,Raine-Fenning N,Hardman J,et al. Pitfalls of ultrasound guided vascular access:the use of three/four dimensional ultrasound.Anaesthesia,2008,63:806-813.

7. Blaivas M,Adhikari S. An unseen danger:frequency of posterior vessel wall penetration by needles during attempts to place internal jugular vein central catheters using ultrasound guidance.Crit Care Med,2009,37:2345-2349.

8. Barsuk JH,McGaghie WC,Cohen ER. Simulation-based mastery learning program reduces complications during central venous catheter insertion in a medical intensive care unit.Crit Care Med,2009,37:2697-2701.

9. Pronovost PJ,Needham D,Berhenholtz S,et al. An intervention to decrease catheter related bloodstream infections in the ICU. N Engl J Med,2006,355:2725-2732.

第十二部分

心肺脑复苏

脑电监测对心脏骤停后患者脑功能预后评估的价值

心脏骤停是重症医学科常见的严重临床事件,如何对心脏骤停后患者临床神经功能预后进行早期评估,成为目前复苏学研究的热点和难点。

一、心肺复苏后神经系统功能预后判断重要性

对于心脏骤停后行心肺复苏的患者,当镇静及镇痛药物撤除后,患者出现唤醒、自发运动或疼痛反应等表明患者预后佳[1],有一部分患者可能由于镇静药物、缺血损害等影响,在复苏后第4~5天仍处于昏迷状态,但这些患者中仍有一小部分患者能恢复[2],有一部分患者可能有典型癫痫发作,即使存在癫痫持续状态,预后仍比较好[3]。有研究表示心肺复苏后合并脑功能损伤患者,其死亡比例高达2/3[4]。因此早期的神经系统预后评估可为治疗提供可靠的信息并影响临床医师的治疗决策,比如对于可能预后不佳的患者是否撤销生命支持[5,6],然而目前对于心肺复苏后神经学预后的判断仍无统一标准。

二、脑电监测(electroencephalography,EEG)的原理

脑电监测是指通过在脑的各相应区域(在头皮、硬膜下等)安放电极,描记大脑神经细胞活动所产生的生物电活动,正常时神经细胞放电是有规律的自发性放电,当大脑患有不同疾病时(如脑肿瘤、脑出血或缺血性疾病、代谢性疾病、不同原因引起的脑病、昏迷等),可出现神经细胞的异常放电。EEG可有效记录神经细胞异常放电的频率、波幅、形态和放电形式,从而为疾病诊断与鉴别诊断提供科学依据。正常成人EEG以α波占优势,其中枕部数量最多、波幅最高,波形最整齐,节律性最好,且两侧α波应基本对称,无病理性波存在。而异常脑电判定标准:极度异常为脑电波平坦或脑电活动消失,呈电静息状态或呈爆发抑制;重度异常为弥漫性δ波为主,间有短段等电位或有α样或β样昏迷脑电波;中度异常为以δ波为主,伴有θ波及少量α波;大致正常及正常范围为α波占优势,可见较为规律α节律,两侧导联对

称并伴有少量 θ 波;失对称脑电图表现为局限某一侧的大慢波或懒波现象。因此 EEG 异常程度及变化规律在脑损伤昏迷患者监测治疗及评估预后等方面显示出独特的优势。

三、脑电监测与心肺复苏后神经功能预后判断关系

在心脏骤停复苏后的患者中约四分之一出现癫痫[7],但癫痫样症状则十分常见,因此临床医师在无脑电监测的时候很难监测其是否为真正的癫痫发作[8];而对于低温治疗后复温的患者若出现癫痫持续发作则可认为神经学预后差。

在 2011 年有研究将心脏骤停复苏后昏迷患者分为三类,其预后各不同[3]:第一类:患者合并轻度脑损害[低温治疗后持续脑电监测(continuouselectroencephalography,cEEG)正常],脑干反射(瞳孔及角膜反射)恢复,疼痛刺激有反应。这类患者神经学生物标志物(如:神经元特异性烯醇化酶,neuron-specific enolase,NSE)未升高,预后佳;第二类:患者合并严重脑损害(cEEG 为平坦波),低温治疗患者仍出现癫痫持续状态,早期可有肌阵挛,脑干反射也许恢复,但患者对疼痛刺激无反应,NSE 增高。体感诱发电位(spinal somatosensory evoked potential,SSEP)可用于判断,预后不佳;第三类:患者合并中度脑损害(低温治疗后 cEEG 正常,复温后可能出现癫痫或进展为癫痫持续状态),脑干反射存在,SSEP 存在,NSE 低或轻度升高,MRI 等无法确定缺血损害,24 小时内患者可能并未出现肌阵挛或癫痫发作。对第三类存活的患者进行分析,发现积极的治疗时间应该延长,达到 1 或 2 周甚至更长时间。这期间需要我们重复 EEG 监测,判断预后。由此可见,EEG 对于第三类患者(合并中度脑损害)诊断及预后的预测具有不可替代的优势,可指导临床决策的实施。

Soholm H 等学者的研究显示[9]:EEG 表现为节律的 delta 波有较好预后,而平坦波或爆发 - 抑制波则预后不良,EEG 能够判断院外心脏骤停患者的预后。

目前技术不断进步使得 EEG 在医院间广泛使用,cEEG 能够提供动态数据。有研究指出:cEEG 可用于监测成人,新生儿(尤其是发生窒息)的脑功能,并且对于儿科病房出现的心脏骤停的患儿,使用 cEEG 是安全而有效的[10]。在神经 ICU,cEEG 常用于癫痫持续状态[11],脑外伤,蛛网膜下腔出血等[12]。

四、问题与展望

EEG 为非侵入性检查,能早期发现和评估心脏骤停行心肺复苏后昏迷患者癫痫状态,以及脑损伤的严重程度,对预后具有重要价值。但由于心脏骤停后患者经常接受低温治疗,容易导致寒战出现,以及自主神经功能恢复后的脑电改变,很少有医疗机构进行 24 小时高质量的脑电监测[13]。其对于外界干扰的高度敏感性,易引起一些误差,限制了其在昏迷患者监测上的应用价值。也有研究发现,单一的 EEG 检查对脑功能的预后评估不可靠,认为 EEG 检查主要反映检查时的意识和脑功能状态,而且常需排除患者 CPR 后镇静药物、抗癫痫药物及各种治疗手段的影响,对远期预后的判断作用有待进一步研究[14,15]。

操作规范、下结论谨慎有助于减少误差,并且动态观察、前后对比才能提高检测的准确性。许多研究者认为多种方法同时应用可以提高预测预后的能力,其中包括神经电生理检查(EEG、体感诱发电位 SSEP 等),外周血生物标志物(如神经元特异性烯醇化酶 NSE),及 CT、MRI 颅脑成像技术。

目前而言,国内外存在的研究样本量均较小,缺乏大型多中心研究,仍有待进一步研究,才能更加准确的评估 EEG 对脑功能预后判断的价值。

(黄晓波)

参 考 文 献

1. Schefold J C,Storm C,Kruger A,et al. The Glasgow Coma Score is a predictor of good outcome in cardiac arrest patients treated with therapeutic hypothermia.Resuscitation,2009,6:658-661.

2. Cronberg T,Rundgren M,Westhall E,et al. Neuron-specific enolase correlates with other prognostic markers after cardiac arrest.Neurology,2011,7:623-630.

3. Rossetti A O,Oddo M,Liaudet L,et al. Predictors of awakening from post anoxic status epilepticus after therapeutic hypothermia.Neurology,2009,8:744-749.

4. Dragancea I,Rundgren M,Englund E,et al. The influence of induced hypo-thermia and delayed prognostication on the mode of death after cardiac arrest.Resuscitation,2013,3:337-342.

5. Friberg H,Rundgren M,Westhall E,et al. Continuous evaluation of neurological prognosis after cardiac arrest. ActaAnaesthesiol Scand,2013,1:6-15.

6. Samaniego E A,Persoon S,Wijman C A Prognosis after cardiac arrest and hypothermia:a new paradigm. CurrNeurolNeurosci Rep,2011,1:111-119.

7. Nielsen N,Hovdenes J,Nilsson F,et al. Outcome,timing and adverse events in therapeutic hypothermia after out-of-hospital cardiac arrest.Acta Anaesthesiol Scand,2009,7:926-934.

8. Benbadis S R,Chen S,Melo M.What's shaking in the ICU? The differential diagnosis of seizures in the intensive care setting.Epilepsia,2010,11:2338-2340.

9. Soholm H,Kjaer T W,Kjaergaard J,et al. Prognostic value of electroencephalo-graphy(EEG)after out-of-hospital cardiac arrest in successfully resuscitated patients used in daily clinical practice.Resuscitation,2014,11:1580-1585.

10. Abend N S,Topjian A,Ichord R,et al. Electroencephalographic monitoring during hypothermia after pediatric cardiac arrest.Neurology,2009,22:1931-1940.

11. Sutter R,Fuhr P,Grize L,et al. Continuous video-EEG monitoring increases detection rate of nonconvulsive status epilepticus in the ICU.Epilepsia,2011,3:453-457.

12. Lindgren C,Nordh E,Naredi S,et al. Frequency of non-convulsive seizures and non-convulsive status epilepticus in subarachnoid hemorrhage patients in need of controlled ventilation and sedation.Neurocrit Care, 2012,3:367-373.

13. Friedman D,Claassen J,Hirsch L J.Continuous electroencephalogram monitoring in the intensive care unit. Anesth Analg,2009,2:506-523.

14. Tian G,Qin K,Wu YM,et al.Outcome prediction by amplitude-integrated EEG in adults with hypoxic ischemic encephalopathy.Clin Neurol Neurosurg,2012,6:585-589.

15. 周鸿雁,冼文彪,陈玲,等.早期颅脑影像学改变在缺氧缺血性脑病远期预后判断中的作用.中华危重症医学杂志,2014,7(03):154-160.

预测心肺复苏后脑功能结局的生物标志物

据统计,全球每年有超过 1 000 000 人因突发院外心脏骤停(out-of-hospital cardiac arrest,OHCA)而发病或死亡[1]。这些人中有近一半能及时接受心肺复苏(cardiopulmonary resuscitation,CPR),但患者的远期生存率仅有不到 10%,且 40%~50% 的存活患者存在不同程度的脑功能障碍[2]。越来越多的研究表明,应用特异性的生物标志物判断 CPR 后患者的脑功能及预测脑功能结局,对临床诊断及调整治疗方案有重要意义。虽然目前尚未找到能达到生物标志物水平的理想预测因子,但近两年仍有一些有益的发现,包括脑氧合血红蛋白(cerebral oxyhemoglobin,cerebral oxy-Hb)、脑特异性 miRNA124(miR-124)、乳酸清除率、神经分泌素(secretoneurin,SN)和血糖水平等都与脑功能结局有一定相关性。

一、既往脑功能结局预测指标及其特点

既往已有一些预测脑功能结局的生物标志物被广泛研究,如 S100B 蛋白、神经元特异性烯醇化酶(neuron-specific enolase,NSE)、胶原纤维酸性蛋白(glial fibrillary acidic protein,GFAP)、脑源性神经营养因子(brain-derived neurotrophic factor,BDNF)等,其中以 S100B 蛋白及 NSE 研究最多。

S100B 蛋白是由两个 β 亚单位组成的二聚体,特异性地存在于中枢神经系统的神经胶质细胞、星形细胞、少突胶质细胞、小胶质细胞以及前部垂体细胞和郎罕细胞,脑干的大部分感觉神经和小脑核也有分布。S100B 蛋白相对分子质量大,正常情况下不能通过血脑屏障。颅脑损伤可导致脑细胞和血脑屏障的广泛破坏,从而使脑脊液及血液中 S100B 蛋白迅速升高,曾被认为是心脏骤停后短期预后及缺氧性脑损伤的早期敏感指标。但是,有研究发现,CPR 后除脑组织外,脂肪细胞及软骨细胞也释放 S100B,其预测价值受到影响[3]。

NSE 是糖酵解途径中的关键酶,普遍存在于生物体内的糖代谢中,催化中间产物磷酸烯醇化丙酮酸的生成。正常情况下体液中的 NSE 水平极低。当神经元损伤时,细胞膜完整性被破坏,由于 NSE 不与细胞内肌动蛋白结合,故易从细胞内释放出来,并迅速进入细胞间隙,进而释放入脑脊液,或通过血脑屏障进入外周血。这就为脑组织损伤后检测脑脊液和血清中 NSE 的变化,从而判断神经元和神经胶质细胞受损情况提供了理论依据。但近年来研究表明,NSE 的检测常受心脏骤停后溶血的影响,且 NSE 受体温的影响较大,在亚低温治疗期间,NSE 的预测价值降低[4]。

GFAP 是星形胶质细胞的一种结构蛋白,在休克、创伤性脑损伤、蛛网膜下腔出血、心脏骤停后血清中含量升高,但不能作为心脏骤停患者低温治疗后预后的可靠指标。BDNF 与

之类似[5]。

二、脑氧合血红蛋白

CPR 的目的是建立有效的人工循环,维持重要器官(尤其是在脑组织)的氧合血红蛋白浓度。在 CPR 过程中,氧合血红蛋白(oxyhemoglobin,oxy-Hb)及心输出量是氧输送的决定因素。但是,在缺血缺氧性脑损伤过程中,脑氧合血红蛋白水平鲜为人知。近红外光谱成像技术(near-infrared spectroscopy,NIRS)是一项无创监测脑组织氧代谢的技术,可为我们做好脑保护提供依据。局部脑组织氧饱和度 $rSO_2=[oxy-Hb/(oxy-Hb+ 还原 Hb)]\times 100\%$。估计脑氧合血红蛋白 $=[Hb(g/L)\times rSO_2(\%)]/100$,可反映 CPR 期间及复苏后脑氧合血红蛋白水平[6]。

日本的 Kei[7]等人对 495 例 OHCA 后经 CPR 达到自主循环恢复(return of spontaneous circulation,ROSC)的昏迷患者进行了一项前瞻性、多中心队列研究,以探讨脑氧合血红蛋白(oxy-Hb)及 rSO_2 能否预测院外心脏骤停患者心脏骤停 90 天后神经结局。根据格拉斯哥 - 匹兹堡脑功能表现计分(cerebral performance category,CPC)将脑功能结局划分为 5 级:1 级:脑功能完好;2 级:中度脑功能残障;3 级:严重脑功能残障;4 级:昏迷及植物状态;5 级:死亡。通常将 CPC 1 级和 2 级认定为良好神经学结局,CPC 3 级、4 级和 5 级则被认定为不良神经学结局[8]。结果其中 119 例在院前即达到 ROSC,376 例在住院后发生心脏骤停,有 75 例患者表现为良好的神经学结局。单因素分析结果显示神经学结局表现良好的患者脑氧合血红蛋白(oxy-Hb)水平较不良神经学结局患者显著升高。多因素 Logistic 回归分析显示 oxy-Hb 水平对良好神经学结局显著相关(调整优势比 1.27)。对受试者工作特征(receiver operating characteristic,ROC)曲线的曲线下面积(area under the curve,AUC)进行分析,结果显示,oxy-Hb 的截点值为 5.5 时对良好神经学结局的预测 AUC 为 0.87,敏感性 77.3%,特异性 85.6%。根据 AUC 分析,oxy-Hb 对神经学结局的预测价值似乎较 rSO_2 及剩余碱更优,后两者在既往的研究中均已证实与神经学结局独立相关。同时也显示出 oxy-Hb 与动脉血 pH,提示增加 CPR 期间 oxy-Hb 水平可能通过胸外按压改善代谢性酸中毒。

既往有前瞻性、多中心队列研究报道,$rSO_2 > 42\%$ 是 OHCA 患者神经学诊断的良好指标,且 rSO_2 的诊断价值优于剩余碱[9]。Kei 等人的研究表明,如果患者在入院前达到 ROSC,单独使用 rSO_2 预测神经学结局有一定难度。这可能是由于达到 ROSC 后,脑组织含氧量显著增加。尽管有研究表明复苏后高氧血症与不良预后相关,入 ICU 的第一个 24 小时极高的动脉氧分压对机体有害,但是提高脑组织循环血液中 oxy-Hb 水平对 CPR 期间神经保护作用是很有必要的。rSO_2 可能反映氧输送与局部脑组织代谢间的平衡,血 Hb 的生成和脑氧饱和度与复苏期间氧输送是相似的。而且,在复苏期间测得的 rSO_2 能够提示正在进行的 CPR 是否能持续为脑组织提供充足的氧输送。

用 oxy-Hb 预测脑功能结局的优势在于能够在入院时立即得到有效数据,是心脏骤停后综合征(post-cardiac arrest syndrome,PCAS)患者神经学结局简便优越的指标。因此脑氧合血红蛋白水平可能对神经学结局有一定的预测作用,有望应用于临床。

三、脑特异性微小 RNA

微小 RNA(microRNA,miRNA)是一种长度为 18~23 个核苷酸的单链非编码 RNA,通过核酸序列互补结合于靶基因 mRNA 的 3'- 非翻译区,抑制靶基因 mRNA 翻译或降解靶基因 mRNA,从而起到转录后沉默的作用,参与机体许多病理生理过程[10]。一些 miRNAs 具有高度组织特异性,如脑特异性 miRNAs 有 miR-124、miR-9、miR-128 等,而 miR-146a 与炎症反应相关,miR-122 具有肝脏特异性,miR-208b 具有心脏特异性,miR-21 与细胞凋亡相关,这种特性使 miRNAs 成为不同器官或组织损伤的生物标志物[11]。

以往有动物实验表明,脑特异性 miR-124 可作为缺血性脑损伤的标志物。既往有对 28 例心脏骤停患者的小型研究表明,心脏骤停 48 小时后血浆中 miR-122 和 mi-21 水平与患者的长期预后相关[12]。

Patrik[13]等人对 65 例心脏骤停后接受低温治疗的心脏骤停患者进行研究,运用传统的聚合酶链反应测定多种 miRNA 水平。结果显示,在 48 小时,良好神经学结局组和不良神经学结局组 miR-146a,miR-122,miR-208b,miR-21,miR-9 and miR-128 水平无显著性差异。但是,与良好神经学结局组相比,不良神经学结局组心脏骤停后 24 小时、48 小时 miR-124 水平显著升高。24 小时 miR-124 的 cutoff 值为 12 时,对 CPC 不良神经学结局的诊断特异性为 97%,敏感性为 53%,这个结果支持其临床有效性。48 小时 miR-124 的 cutoff 值为 12 时,对不良神经学结局的诊断更优,诊断特异性为 100%,敏感性为 63%。该研究同时也测定了入选患者血 NSE 水平,48 小时 NSE 曲线下面积为 0.90,24 小时曲线下面积为 0.80,这与 miR-124 的结果是相似的。结合 miR-124 和 NSE 后的 48 小时曲线下面积为 0.93,24 小时曲线下面积为 0.90,并不能提高诊断准确性。

由于 PCR 技术存在一些限制,且 RNA 的制备、cDNA 的合成及 PCR 程序需花费大量时间,miR-124 应用于临床尚不现实。但是,目前已有新型非 PCR 技术如纳米技术,可用于定量检测血 miRNA。这可能在一定程度上解决上述问题。

四、神经分泌素

神经分泌素(SN)是一种由 33 个氨基酸组成的神经肽,在神经组织中特异表达,在脑组织中广泛分布。尽管 SN 在健康机体外周血中含量甚微(<9fmol/ml),但与其他"经典"神经肽相比,SN 在脑脊液中浓度很高[14]。

Julia[15]等人进行了一项前瞻性、观察性临床研究。研究对象是 2008 年 9 月至 2013 年 4 月 CPR 成功后至少存活 24 小时且入住 ICU 的患者。从 CPR 当天开始连续 7 天每 24 小时监测血 SN 及神经元特异性烯醇化酶水平。有 134 例患者纳入研究,其中 49% 的患者进入良好神经学结局组。第一个 24 小时内血 SN 水平峰值高于正常平均值 6 倍。不良神经学结局组 SN 水平显著高于良好神经学结局组。第一个 48 小时内 SN 的 ROC 曲线下面积为 0.753。第一个 72 小时内 NSE 的 ROC 曲线下面积为 0.881。将两项指标结合后的曲线下面积为 0.925。该研究表明,SN 有望成为缺氧性脑损伤的早期生物学标志物,且 SN 不受溶血及亚低温治疗的影响。

Julia 等人的研究中,CPR 后血清 SN 快速升高,而 72 小时后开始稳定下降。这种现象值得深思。一个可能的解释是,脑组织缺氧直接升高 SN 在脑组织中的表达,通过脑脊液循环进入血液使血清 SN 升高。但是,由于 SN 的前体分泌粒蛋白(secretogranin Ⅱ)是低氧的反应元素,在缺氧状态下上调 SN 将会被延迟。

五、乳酸清除率

血乳酸已被公认为是诊断创伤、脓毒症或心脏骤停的可靠指标。Donnino[16]及其同事发现，OHCA 患者良好的乳酸清除率能够降低住院患者死亡率。而 Kliegel[17]等人的研究显示，入院时及入院 48 小时后较低的血乳酸水平预示着更好的神经学结局。另有研究证实，心脏骤停患者持续的高乳酸血症提示更高的死亡率和不良神经学结局。

Tae[18]等人对 76 例接受低温治疗的心脏骤停患者进行的回顾性队列研究结果显示，良好神经学结局组和不良神经学结局组患者初始血乳酸水平差异无统计学意义。该研究也表明，对接受低温治疗的 OHCA 患者，乳酸清除率而不是初始血乳酸水平与神经学结局具有相关性。

在 Tae 等人的研究中，两组患者的血乳酸水平均在 48 小时后降至正常水平。而既往类似的研究中，血乳酸水平是在 24 小时后降至正常。这可能是由于在低温治疗期间乳酸代谢及清除减慢。但是，另有对创伤性脑损伤患者亚低温治疗的研究表明，低温治疗组平均血乳酸水平较低，脑功能结局更好。这与上述结论是不一致的[19]。由于缺乏对照，我们不能比较低温治疗组和非低温治疗组的乳酸清除率，因此，低温治疗对乳酸清除率的影响仍然存在争议。

六、血 糖 水 平

在心脏骤停的病理生理过程中，组织损伤加剧实验室检查表现出内环境稳态失衡，如血糖升高。在缺血再灌注损伤期间，高血糖状态可能导致二次神经损伤。

Nielsen[20]等人的研究确定高血糖是低体温患者死亡的独立危险因素。Nurmi[21]等人的研究表明血糖的波动也可作为诊断的指标。Cueni-Villoz[22]等人评价了低温治疗期间及复温后患者的血糖变异。结果表明，与复温后相比，亚低温治疗与高血糖、血糖波动幅度增加及更多的胰岛素需要量相关。

从生理学观点来看，复苏后机体处于应激状态。高血糖状态正是应激的结果，并且会对机体免疫系统产生有害的影响。有研究证实，高血糖状态可降低白细胞吞噬作用，使血液中炎症介质水平升高。高血糖是急性心肌梗死和休克患者死亡的独立危险因素，可能的机制是缺血再灌注时期脑损伤的发生。

Fabrice[23]等人对巴黎一家心脏骤停中心的数据库中的 381 例接受低温治疗的心脏骤停患者血糖水平进行了研究。结果提示，血糖波动并不是决定患者预后的独立因素，但在复苏后起到重要的作用。Fabrice 的研究结果与 Cueni-Villoz 等人的发现是一致的，但其机制尚不清楚。据此，我们可以得出结论，在心脏骤停患者复苏后处理中，不仅仅要控制血糖绝对值，控制血糖波动对患者预后同样有益。

综上所述，用于检测 CPR 后脑损伤的指标众多，而且各有其自身特点，且对于判断脑损伤程度、评估预后、调整治疗方案等却有着重要意义，有着广阔的应用前景。如何从众多的指标中筛选出特异性高，敏感性强的指标是目前急需解决的关键问题。

（孙荣青　孙小鸽）

参 考 文 献

1. Nolan JP,Neumar RW,Adrie C,et al. Post-cardiac arrest syndrome:epidemiology,pathophysiology,treatment, and prognostication:a scientific statement from the International Liaison Committee on Resuscitation; the American Heart Association Emergency Cardiovascular Care Committee; the Council on Cardiovascular Surgery and Anesthesia; the Council on Cardiopulmonary,Gilje et al.Critical Care,2014,18:R40:6-7.

2. Tobias C,Marco B,Lars JL,et al. Neurological prognostication after cardiac arrest-Recommendations from the Swedish Resuscitation Council.Resuscitation,2013,84:867-872.

3. Zellner T,Gartner R,Schopohl J,et al. NSE and S-100B are not sufficiently predictive of neurologic outcome after therapeutic hypothermia for cardiac arrest. N Engl J Med,2013,369:2262-2263.

4. Fugate JE,Wijdicks EF,Mandrekar J,et al. Predictors of neurologic outcome in hypothermia after cardiac arrest. Ann Neurol,2014,68:907-914.

5. Mortberg E,Zetterberg H,Nordmark J,et al. S-100B is superior to NSE,BDNF and GFAP in predicting outcome of resuscitation from cardiac arrest with hypothermia treatment.Resuscitation,2011,82:26-31.

6. Asim K,Gokhan E,Ozlem B,et al. Near infrared spectrophotometry(cerebral oximetry) in predicting the return of spontaneous circulation in out-of-hospital cardiac arrest.Am J Emerg Med,2014,32:14-17.

7. Kei H,Kei N,Masaru S,et al. Estimated cerebral oxyhemoglobin as a useful indicator of neuroprotection in patients with post-cardiac arrest syndrome:a prospective,multicenter observational study.Critical Care,2014, 18:500.

8. Randi P,Florence D,Charles M,et al. Cerebral performance category and long-term prognosis following out-of-hospital cardiac arrest.Crit Care Med,2013,41:1252-1257.

9. Shyu WC,Lin SZ,Chiang MF,et al. Secretoneurin promotes neuroprotection and neuronal plasticity via the Jak2/ Stat3 pathway in murine models of stroke.J Clin Invest,2008,118:133-148.

10. O'Carroll D,Schaefer A.General principles of miRNA biogenesis and regulation in the brain. Neuropsychopharmacology,2012,38:39-54.

11. Weng H,Shen C,Hirokawa G,et al. Plasma miR-124 as a biomarker for cerebral infarction.Biomed Res,2011, 32:135-141.

12. Stammet P,Goretti E,Vausort M,et al. Circulating microRNAs after cardiac arrest.Crit Care Med,2012,40: 3209-3214.

13. Patrik G,Ollf G,Malin R,et al. The brain-enriched microRNA miR-124 in plasma predicts neurological outcome after cardiac arrest.Critical Care,2014,18:R40.

14. Fischer CR,Kirchmair R,Kahler CM,et al. Secretoneurin:a new player in angiogenesis and chemotaxis linking nerves,blood vessels and the immune system.Curr Protein Pept Sci,2005,6:373-385.

15. Julia H,Georg FL,Ulrich H,et al. Secretoneurin as a marker for hypoxic brain injury after cardiopulmonary resuscitation.Intensive Care Med,2014,40:1518-1527.

16. Donnino MW,Miller J,Goyal N,et al. Effective lactate clearance is associated with improved outcome in post-cardiac arrest patients.Resuscitation,2007,75:229-234.

17. Kliegel A,Losert H,Sterz F,et al. Serial lactate determinations for prediction of outcome after cardiac arrest. Medicine(Baltimore),2004,83:274-279.

18. Tae RL,Mun JK,Won CC,et al. Better lactate clearance associated with good neurologic outcome in survivors who treated with therapeutic hypothermia after out-of-hospital cardiac arrest.Critical Care,2013,17:R260.

19. Zhao QJ,Zhang XG,Wang LX. Mild hypothermia therapy reduces blood glucose and lactate and improves neurologic outcomes in patients with severe traumatic brain injury.J Crit Care,2011,26:311-315.

20. Nielsen N, Sunde K, Hovdenes J, et al. Adverse events and their relation to mortality in out-of-hospital cardiac arrest patients treated with therapeutic hypothermia.Crit Care Med,2011,39:57-64.

21. Nurmi J, Boyd J, Anttalainen N, et al. Early increase in blood glucose in patients resuscitated from out-of-hospital ventricular fibrillation predicts poor outcome.Diabetes Care,2012,35:510-512.

22. Cueni-Villoz N, Devigili A, Delodder F, et al. Increased blood glucose variability during therapeutic hypothermia and outcome after cardiac arrest.Crit Care Med,2011,39:2225-2231.

23. Fabrice D, Florence D, Nadege D, et al. Blood glucose level and outcome after cardiac arrest:insights from a large registry in the hypothermia era.Intensive Care Med,2014,40:855-862.

插入式腹部按压 CPR 的效果评估

传统心肺复苏术主要以胸外按压为主,心肺复苏指南推荐的也一直都是胸外按压方法。最新的 2010 年国际心肺复苏指南建议成人标准胸外按压深度为至少 5cm、每次按压后胸廓完全回弹,强调胸外按压需达到足够的按压幅度,以保障胸外按压的效果,但同时也指明更容易导致肋骨骨折等并发症发生[1]。由此可见,有效的胸外按压可能导致更高的并发症发生率。

因此,人们希望能够找到一种可以弥补胸外按压不足的方法,而插入式腹部按压方法正是人们在心肺复苏研究中发现的其中一种方法。

插入式腹部按压 CPR 的机制

插入式腹部按压 CPR 术(interposed abdominal compression CPR,IAC-CPR)的作用机制可能包括两种。一种是类似于主动脉内球囊反搏中主动脉内充气气囊的阻塞作用,当进行腹部按压时,腹主动脉受压使主动脉内血液发生反流,从而增加冠状动脉血流量,同时还可以提高颈动脉压与颈动脉血流量以增加脑组织灌注。另一种是类似正常心搏时心房的作用,通过压力改变形成"胸腔泵吸"的原理而增加静脉回心血量[2,3]。

1. 插入式腹部按压 CPR 的操作方法 2010 年心肺复苏指南中介绍的插入式腹部按压心肺复苏术是一种在传统胸外按压基础上增加腹部按压,由 2 名救助者同时交替进行胸外按压和腹部按压,进行腹部按压的救助者在胸外按压放松间歇按压剑突与肚脐之间。腹部按压的手势、深度、节律和频率都与胸外按压相似,使用的力量大小相当于进行腹主动脉触诊时的力量[3]。

但腹部按压也存在着不足,其通过按压中上腹使膈肌上抬而产生"胸泵作用",但放松时膈肌只能自然下降至原位,膈肌移动的幅度有限。为此,国内有研究者发明设计了"腹部提压心肺复苏装置",通过吸盘吸附于腹部,利用手柄有节律地提拉和按压,在减少肋骨骨折等并发症发生的同时,还能对腹部实施主动提拉使膈肌下移,充分发挥了"胸泵"和"肺泵"作用,真正达到了心肺复苏并举的作用[4]。国外也有研究者提出一种由 1 位救助者同时进行腹部按压和胸外按压的装置,即周期性胸部 - 腹部按压 - 提升装置,有研究显示这种装置可以更好的改善存活率,且并发症更少[5,6]。

2. 插入式腹部按压心肺复苏术的效果 2010 年心肺复苏指南中提出 IAC-CPR 可增加主动脉舒张压力和静脉回心血量,从而提高冠状动脉灌注压和其他器官血供[3]。在一项猪模型的动物研究中显示,相对于胸外按压心肺复苏术,单纯腹部按压心肺复苏术可产生更佳的冠脉灌注水平,其中冠脉灌注指数高出传统心肺复苏术组约 60%,且未造成内脏器官的损害[7]。在 2014 年发表的一项临床研究中,研究者对 40 例心脏手术后 24 小时内发生心脏骤停的患者,分别施以插入式腹部按压心肺复苏术和传统心肺复苏术,比较两组的并发症发生率、自主循环恢复恢复时间、存活出院率和 6 个月生存率等指标,研究结果显示,使用插入式腹部按压心肺复苏术可以获得更高的生存率和更少的并发症[8]。另有动物研究显示持续腹部按压联合胸外按压,可以获得更好的冠脉灌注压,甚至可以达到与使用肾上腺素相似的冠脉灌注改善作用[9,10]。

国内有一项对猪模型进行腹部按压心肺复苏的研究中发现,腹部按压产生的通气量可达到健康基础值 50% 左右,呼气末二氧化碳分压水平也能达到正常范围,SPO_2 能达到 90% 左右,提示在动物模型中腹部按压可以提供一定的肺通气量[11]。因为单纯腹部按压心肺复苏术可以产生一定的通气作用,于是有研究者提出,对于非专业人员,单纯腹部按压心肺复苏术可能更便于掌握和现场实施[12]。

目前有关腹部按压心肺复苏术的研究结果尚不统一,且缺乏较高级别的研究证据。2014 年发表的一项猪模型的动物研究中,将猪模型诱导室颤后 2 分钟内分别进行规律腹部按压心肺复苏术和胸外按压心肺复苏术,观察两组实验动物的动脉血氧分压、心输出量、颈动脉血流量、冠脉灌注压、分钟肺泡通气量,以及恢复自主循环的时间等评价心肺复苏效果的指标。研究结果显示,规律腹部按压心肺复苏术可以获得更高的冠脉灌注压、分钟肺泡通气量和动脉血氧分压下降幅度更低,但颈动脉血流量却更低和需要更长时间恢复自主循环,且两组在心输出量改变方面无明显差异,因此,研究者建议可能需要更直接的器官灌注测量指标来评价腹部按压心肺复苏术的效果[13]。另外也有类似研究显示,腹部按压心肺复苏术并未获得比胸外按压心肺复苏术更好的血流动力学改善和生存率提高[14]。有研究者提出,由于目前有关腹部按压心肺复苏术的研究大多为动物研究或小样本临床研究,研究证据级别均不高,需要更多、更高级别的研究证据[15]。

因此,2010 年心肺复苏指南中也仅推荐在院内心脏骤停抢救中,如果救助者接受过充分的训练,可以考虑在传统心肺复苏术过程中加用 IAC-CPR,且在进行 IAC-CPR 之前或短时间内需要建立气管插管,以避免腹部按压增加反流误吸的风险[4]。目前还没有足够的证据推荐或反对在院外或儿童中应用 IAC-CPR。

(卢章洪　李建国)

参 考 文 献

1. Berg RA,Hemphill R,Abella BS,et al. Part 5:adult basic life support:2010 American Heart Association Guidelines for Cardiopulmonary Resuscitation and Emergency Cardiovascular Care.Circulation,2010,122(18 Suppl 3):S685-705.

2. 王道庄. 心肺复苏的发展争论与展望. 北京:人民卫生出版社,2007.

3. Cave DM,Gazmuri RJ,Otto CW,et al. Part 7:CPR techniques and devices:2010 American Heart Association Guidelines for Cardiopulmonary Resuscitation and Emergency Cardiovascular Care.Circulation,2010,122(18 Suppl 3):S720-728.

4. 王立祥,郑静晨. 单纯腹部提压:一种心肺复苏的新方法. 中国危重病急救医学,2009,21(6):323-324.

5. Babbs CF.CPR techniques that combine chest and abdominal compression and decompression:hemodynamic

insights from a spreadsheet model.Circulation,1999,100(21):2146-2152.

6. Arntz HR,Agrawal R,Richter H,et al. Phased chest and abdominal compression-decompression versus conventional cardiopulmonary resuscitation in out-of-hospital cardiac arrest.Circulation,2001,104(7):768-772.

7. Geddes LA,Rundell A,Lottes A,et al. A new cardiopulmonary resuscitation method using only rhythmic abdominal compression:a preliminary report. Am J Emerg Med,2007,25(7):786-790.

8. Li JK,Wang J,Li TF.Interposed abdominal compression-cardiopulmonary resuscitation after cardiac surgery. Interact Cardiovasc Thorac Surg,2014,19(6):985-989.

9. Lottes AE,Rundell AE,Geddes LA,et al. Sustained abdominal compression during CPR raises coronary perfusion pressures as much as vasopressor drugs.Resuscitation,2007,75(3):515-524.

10. Zhou M1,Ran Q,Liu Y,et al. Effects of sustained abdominal aorta compression on coronary perfusion pressures and restoration of spontaneous circulation during cardiopulmonary resuscitation in swine.Resuscitation,2011, 82(8):1087-1091.

11. 马立芝,王立祥,李秀满,等.腹部按压心肺复苏方法对呼吸骤停猪肺通气的观察.中华临床医师杂志, 2011,05(12):3623-3624.

12. Pargett M,Geddes LA,Otlewski MP,et al. Rhythmic abdominal compression CPR ventilates without supplemental breaths and provides effective blood circulation.Resuscitation,2008,79(3):460-467.

13. Kammeyer RM,Pargett MS,Rundell AE.Comparison of CPR outcome predictors between rhythmic abdominal compression and continuous chest compression CPR techniques. Emerg Med J,2014,31:394-400.

14. Xanthos T1,Bassiakou E,Dontas I,et al. Abdominal compressions do not achieve similar survival rates compared with chest compressions:an experimental study.Am J Emerg Med,2011,29(6):665-669.

15. Rottenberg EM.The critical need for further research and development of abdominal compressions cardiopulmonary resuscitation. Am J Emerg Med,2014,32(8):931-934.

神经肌肉阻滞剂在心跳骤停复苏的应用

临床上在使用低体温治疗过程中患者有可能发生寒战反应,过度的寒战会增加患者的氧耗反而不利于患者预后,处理寒战反应的方法之一是使用神经肌肉阻滞剂减少肌肉收缩。使用神经肌肉阻滞剂对重症患者预后有益,如:已有的研究表明它在急性呼吸窘迫综合征的治疗中有保护作用,可以改善患者预后[1];然而,也有不同的意见,认为在重症患者的应用可以增加获得性肌无力的发生率、导致膈肌功能受损等[2,3]。但是,神经肌肉阻滞剂对心跳骤停复苏的患者有着什么作用尚不十分清楚,近期有研究探讨了持续应用神经肌肉阻滞剂对心跳骤停复苏患者的生存率的影响。

一、神经肌肉阻滞剂在心跳骤停复苏过程应用进展

Salciccioli 等[4]研究报道了神经肌肉阻滞剂在心跳骤停复苏过程中的保护作用,提示使用神经肌肉阻滞剂可能改善预后:他们对 4 个心跳骤停中心的院外心跳骤停且昏迷的成人进行了前瞻性观察研究。该研究总共分析了 111 名患者的数据,研究结果表明 18 位接受 24 小时连续神经肌肉阻滞剂治疗的患者中 14 位存活,生存率为 78%,93 位没有接受神经肌肉阻滞剂治疗的患者中有 38 位存活,生存率为 41%,持续给药组患者生存率明显高于没有持续治疗的患者(P=0.004),经过多变量校正后,神经肌肉阻滞剂与患者生存率呈正相关(OR=7.23;95% 可信区间为 1.56~33.38)。此外,结果显示持续性应用神经肌肉阻滞剂也提高了患者体内乳酸清除的速率。持续神经肌肉阻滞剂的应用可以提高心跳骤停复苏患者的生存率,可能是在使用神经肌肉阻滞剂后肌肉松弛,机体的氧耗减少,肺部气体交换加快,自主呼吸的消失有助于减少机械通气过程中人机对抗现象的发生,因此有利于患者预后。

另外一篇发表于 *Resuscitation* 杂志的文章则报道的神经肌肉阻滞剂在心跳骤停复苏过程中的保护作用,倾向于中立。Lascarrou 等[5]针对 ICU 内心跳骤停复苏成功患者进行了回顾性研究。在 311 位复苏成功患者中只有 144 位接受了低体温治疗,其中 117 名患者连续使用了神经肌肉阻滞剂,其余 27 名患者则没有连续应用神经肌肉阻滞剂。分析结果表明尽管使用了神经肌肉阻滞剂患者的死亡率较没有使用患者的死亡率降低(HR=0.54,95% 可信区间为 0.32~0.89,P=0.016),但是经过校正后两者之间的差异没有统计学意义。这两组患者的神经功能恢复情况也无明显差异。使用神经肌肉阻滞剂患者中发生早期 VAP 较多,然而经过校正后两者之间也无明显差异。

这两项研究都提出神经肌肉阻滞剂的应用可以提高心跳骤停复苏患者的生存率,特别是前一项研究。仔细研究第一篇文章的数据我们可以发现,在接受 24 小时神经肌肉阻滞

剂治疗的患者中,他们从心跳骤停到循环恢复的时间间隔较对照组短(13分钟 vs22分钟),并且给予神经肌肉阻滞剂的患者血 pH 值较对照组高(7.30 vs 7.22)。统计数据还表明前一组患者慢性阻塞性肺疾病的发生率较低(0 vs20%,P=0.02)且相对较为年轻(56 岁 vs 63 岁,P=0.07)。以上数据表明,接受持续性神经肌肉阻滞剂的患者有着更好的预后中有着其他因素的影响,如年龄和心跳骤停到循环恢复时间。第二篇文章也谈到使用了神经肌肉阻滞剂患者的死亡率较没有使用神经肌肉阻滞剂患者的死亡率低,作者同时也说明了经过校正后这一差异没有了统计学意义。

二、神经肌肉阻滞剂应用过程中可能存在的问题

尽管神经肌肉阻滞剂可能有利于患者恢复,然而神经肌肉阻滞剂的使用增加了机械通气的时间,患者在这一过程中始终处于仰卧位或者半侧卧位,血液集中于重力依赖区影响通气血流比值,且失去自主呼吸的患者呼吸道分泌物的清除能力下降,在这种情况下肺部感染的发生率较高[6],已经有研究表明神经肌肉阻滞剂的应用会增加患 VAP 的风险[7]。顺式阿曲库铵的抗炎作用会削弱机体免疫反应,因此患者感染细菌性肺炎的风险增加[8]。另外,有研究表明低体温本身延长了神经肌肉阻滞剂在体内代谢的半衰期,从而增加神经肌肉阻滞剂的作用时间[9],并不能直接说明神经肌肉阻滞剂和患者生存率之间的关系。

为了预防由低体温治疗引发的寒战反应,临床工作中主要是使用神经肌肉阻滞剂,但是有文献报道并不支持在进行低体温治疗的过程中常规使用神经肌肉阻滞剂[10],并且美国心脏协会指南中详细阐明"应尽可能减少神经肌肉阻滞剂的使用或者完全避免使用"[11]。神经肌肉阻滞剂的应用还可能给心跳骤停患者带来一些负面作用。首先,它使得早期惊厥和癫痫持续状态的监测和诊断变得困难,这些情况经过早期治疗可以得到有效恢复[12]。其次,神经肌肉阻滞剂的应用必然伴随着更长时间的镇静,使医师对于患者神志的评估变得困难。最后,神经肌肉阻滞剂的使用增加了患者在 ICU 内的留存时间,卧床时间的延长使得患者发生获得性肌无力的风险增加,也可能导致患者的生存率降低[13,14]。

总之,上述两项研究都表明了在心跳骤停复苏过程中使用神经肌肉阻滞剂可以改善患者的预后,但是证据并不十分充分,考虑到神经肌肉阻滞剂可能带来的负面作用,尚不能将其作为心跳骤停患者复苏过程中常规使用的药物。仍然需要随机、对照、多中心、大样本的临床试验来研究神经肌肉阻滞剂在心跳骤停复苏中的作用。

(尚游　袁世荧)

参 考 文 献

1. Papazian L,Forel JM,Gacouin A,et al. Neuromuscular blockers in early acute respiratory distress syndrome.N Engl J Med,2010,363(12):1107-1116.

2. Deem S.Intensive-care-unit-acquired muscle weakness.Respir Care,2006,51(9):1042-1052.

3. Garnacho-Montero J,Madrazo-Osuna J,Garcia-Garmendia JL,et al. Critical illness polyneuropathy:risk factors and clinical consequences.A cohort study in septic patients.Intensive Care Med,2001,27(8):1288-1296.

4. Salciccioli JD,Cocchi MN,Rittenberger JC,et al. Continuous neuromuscular blockade is associated with decreased mortality in post-cardiac arrest patients.Resuscitation,2013,84(12):1728-1733.

5. Lascarrou JB,Le Gouge A,Dimet J,et al. Neuromuscular blockade during therapeutic hypothermia after cardiac

arrest:observational study of neurological and infectious outcomes.Resuscitation,2014,85(9):1257-1262.

6. Leone M,Delliaux S,Bourgoin A,et al. Risk factors for late-onset ventilator-associated pneumonia in trauma patients receiving selective digestive decontamination.Intensive Care Med,2005,31(1):64-70.

7. Al-Dorzi HM,El-Saed A,Rishu AH,et al. The results of a 6-year epidemiologic surveillance for ventilator-associated pneumonia at a tertiary care intensive care unit in Saudi Arabia.Am J Infect Control,2012,40(9):794-799.

8. Forel JM,Roch A,Marin V,et al. Neuromuscular blocking agents decrease inflammatory response in patients presenting with acute respiratory distress syndrome.Crit Care Med,2006,34(11):2749-2757.

9. Withington D,Menard G,Varin F. Cisatracurium pharmacokinetics and pharmacodynamics during hypothermic cardiopulmonary bypass in infants and children.Paediatr Anaesth,2011,21(3):341-346.

10. Polderman KH,Herold I.Therapeutic hypothermia and controlled normothermia in the intensive care unit:practical considerations,side effects,and cooling methods.Crit Care Med,2009,37(3):1101-1120.

11. Peberdy MA,Callaway CW,Neumar RW,et al. Part 9:Post Cardiac Arrest Care.Circulation,2010,122(18 Suppl):S768-S786.

12. Legriel S,Hilly-Ginoux J,Resche-Rigon M,et al. Prognostic value of electrographic postanoxic status epilepticus in comatose cardiac-arrest survivors in the therapeutic hypothermia era.Resuscitation,2013,84(3):343-350.

13. de Jonghe B,Lacherade JC,Sharshar T,Outin H. Intensive care unit-acquired weakness:risk factors and prevention.Crit Care Med,2009,37(10 Suppl):S309-S315.

14. Ali NA,O'Brien JJ,Hoffmann SP,et al. Acquired weakness,handgrip strength,and mortality in critically ill patients.Am J Respir Crit Care Med,2008,178(3):261-268.

第十三部分

镇静与镇痛

 ## 早期目标导向型镇静

镇静治疗是 ICU 综合治疗的重要组成部分,近年来,个体化、最小化镇静策略已成为关注的焦点,如程序化镇静策略、每日中断镇静策略等,特别是早期目标导向型镇静(early goal-directed sedation,EGDS)策略的提出,更是个体化、程序化、滴定式的、最小化镇静策略的体现。

一、EGDS 策略概念

EGDS 是对机械通气患者在早期进行充分镇痛下,采用右美托咪定为基础镇静药物,并以浅镇静为目标导向的一种程序化镇静策略。这个概念是 2013 年 Shehabi 等[1]在 *Critical Care Medicine* 上发表的一项多中心试验研究中首次提出,EGDS 主要原则包括:①患者在机械通气 12 小时内实施;②选择阿片类或其他类药物充分镇痛;③以右美托咪定作为首选基础镇静药物,必要时可联合丙泊酚调节镇静深度,避免或最小化使用苯二氮䓬类药物;④Richmond 躁动镇静评分(Richmond agitation sedation scale,RASS)维持在 –2~1 分的浅镇静目标;⑤每 4 小时进行一次疼痛、镇静评估,每天进行一次谵妄评估;⑥不需要每日中断镇静。

二、EGDS 的临床实施流程

1. 在充分镇痛下,采用静脉持续泵入右美托咪定,不给予负荷剂量,从 1μg/(kg·h)开始静脉泵入 45~60 分钟后,若单独使用右美托咪定达到最大剂量仍不能给患者带来舒适,可加用丙泊酚。另外,任何时候都可使用丙泊酚为镇静补救药物。丙泊酚静脉泵入剂量为 10~70mg/h,最小维持剂量为 10~30mg/h,最大剂量可增至 150mg/h。调整各药物泵入剂量,浅镇静目标为 RASS 达到 –2~1 分,见图 13-1-1[1]。

2. 实施过程中,如果患者出现躁动,首选增加右美托咪定和(或)丙泊酚泵入量,其次可

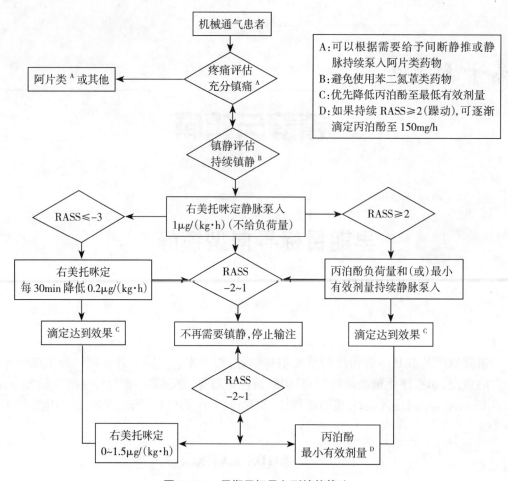

图 13-1-1　早期目标导向型镇静策略

选氟哌啶醇或奎硫平。对于持续难以控制的严重躁动、抽搐可最小化加用咪达唑仑。

3. EGDS 顺利实施并达到镇静目标,关键在于[2]:①早期充分镇痛是镇静的前提;②尽可能在机械通气开始后的极短时间内使用右美托咪定作为基础镇静药物;③严格以浅镇静为目标,早期开始进行规范的、反复镇静程度评估,调整镇静用药;④避免或最小化使用苯二氮䓬类。同时,其他镇静药物、阿片类及抗精神病药物也尽量少使用;⑤避免或减少深镇静的出现。

三、EGDS 与标准化镇静策略(STDS)的比较

EGDS 与传统的标准化镇静策略(standard traditional directed sedation,STDS)有何差别?2013 年 Shehabi 等[1]在澳大利亚及新西兰的 6 所 ICU 开展了一项前瞻性、随机对照、非盲研究。研究在收集的 352 例机械通气患者中筛选出 154 例符合纳入标准的患者,其中再排除孕妇,药物过量,严重烧伤,肝衰竭,痴呆或有精神疾病,无法用英文交流,平均动脉压低于 55mmHg,心率低于 55 次/min,存在严重房室传导阻滞而未安装起搏器患者。最终将符合标准的 37 例患者随机分为 EGDS 组(n=21)和 STDS 组(n=16)。EGDS 组按照上述 EGDS 策略实施镇静,STDS 组的镇静药物由临床医师决定,包括咪达唑仑、丙泊酚及其他镇静药物,但不能选用右

美托咪定、可乐定及瑞芬太尼。护士根据镇静程度调整镇静药的使用量,以达到浅镇静目标。主要监测 RASS 评分,其他记录指标包括右美托咪定、丙泊酚及咪达唑仑的使用比例,镇静药、镇痛药、抗精神病药的使用天数及累积剂量,深镇静(RASS ≤−3)及躁动(RASS ≥2)的比例,发生谵妄的比例(采用 ICU 意识模糊评估法[8])及无谵妄天数等指标。其研究结果显示:

1. EGDS 能明显提高浅镇静达标率。48 小时内,EGDS 组处于浅镇静及深镇静的比例分别为 66% 及 30%,而 STDS 则为 38% 及 57%(*P*=0.01 及 *P*=0.02)。而在整个研究期间,EGDS 组较 STDS 组浅镇静的比例明显提高(77% vs 63%,*P*=0.05),躁动的比例明显降低(2% vs 10%,*P*=0.01)。在研究的前三天,EGDS 较 STDS 策略有较高的镇静达标率(第 1 天 63.2% vs 14.3%,*P*=0.005;第 2 天 90.5% vs 53.3%,*P*=0.011;第 3 天 90% vs 60%,*P*=0.036),三天后浅镇静比例无明显差别。

2. EGDS 减少丙泊酚及咪达唑仑的累积剂量,不减少镇痛药使用。24 小时内,EGDS 组中 40% 的患者单独使用右美托咪定即可维持浅镇静目标,整个研究过程中有 3 例患者经临床医师判断后予咪达唑仑治疗,分别用于控制癫痫、减轻痛苦及辅助肌松治疗。EGDS 组使用丙泊酚及咪达唑仑的累积剂量明显少于 STDS 组,而吗啡及芬太尼使用累积剂量在两组无明显差异。

3. 两组间谵妄发生率、无谵妄时间、28 天无机械通气时间并无差别。7 天内存活拔管率 EGDS 为组 95%,STDS 组 75%(*P*=0.09)。EGDS 组有 2 例非计划拔管发生,但能明显减少物理约束率(5% vs 31%,*P*=0.03)。

四、EGDS 策略的优势

1. 早期浅镇静　浅镇静是保留患者语言和触觉并可作出有意识的主观反应,而对呼吸循环无抑制的一种镇静状态。近年来,有多中心随机对照研究结果显示浅镇静较深镇静在缩短机械通气时间、减少 ICU 住院天数及病死率方面有明显优势[3,4]。Tanaka 等[8]的一项回顾性临床研究结果显示早期浅镇静较深镇静能降低呼吸机依赖性、不良事件发生率及死亡率。

然而,既往的这些研究中大多患者在实施机械通气 48~72 小时后才达到浅镇静目标,存在时间滞后性,在镇静的早期大部分患者处于深镇静状态。而 EGDS 强调早期 12 小时内实施,在 24~48 小时内尽快达到浅镇静目标。并且在 EGDS 研究中机械通气后的 2 小时内已完成随机分组并开始进入镇静流程,有效的弥补了患者开始机械通气到进入随机分组这一较长时间内镇静用药、镇静评估上的空白,干预因素的可控性更强。该研究结果也显示 EGDS 组较 STDS 组在早期达到浅镇静的比例更高,并且在前 3 天随时间逐渐升高,72 小时后无差别。提示 EGDS 策略能更好地实施早期浅镇静这一目标,有助于避免早期深镇静带来的不良影响。值得一提的是在整个 EGDS 实施过程中,患者持续维持浅镇静状态,并不需要进行每日中断镇静,这可能使患者获益[5-7]。

2. 选用右美托咪定为主导镇静药物　以往的镇静多采用苯二氮䓬类、丙泊酚等从麻醉衍生来的药物,更多的是深度镇静,即短期内使患者催眠、健忘,增加患者舒适性。而 EGDS 首选 α₂ 受体激动剂——右美托咪定,兼顾患者的舒适性和浅镇静目标,并强调以患者为中心、保留认知功能的长期疗效[2]。同时,为了预防右美托咪定的副作用,起始速度为 1μg/(kg·h)静脉泵入,不给予负荷剂量,确保了安全性和有效性[9]。根据镇静评估调整泵入速度,维持剂量为 0~1.5μg/(kg·h),镇静程度不足时可予丙泊酚补救。目前有多项研究证实右美托咪定较传统药物能保留患者表达疼痛的能力,减少苯二氮䓬类、丙泊酚及阿片类药物的使用,减少谵妄发生率,有利于快速控制躁动,撤机,并能更好的维持浅镇静目标[10-13]。值得一提的是,在确定右美托咪定为 EGDS 主导药物前,Shehabi 等[2]在马来西亚的 10 所 ICU 进行了前期实验,研究按照 EGDS 流程,分别选择不同的药物进行镇静,最后得出传统药物难以达到早期浅镇静目标的结论,从而确定了右美托咪定在 EGDS 的地位,这一点与 2013 美国 IPAD 指南推荐以右美托咪定维持浅镇静的意见相符[14]。

3. 严格限制苯二氮䓬类药物的使用 有研究证明苯二氮䓬类药物的持续使用会导致机械通气时间、住院天数延长,谵妄发生率增加,而且药物易蓄积导致昏迷,影响呼吸系统、认知功能等不良反应[15,16]。然而,同期的调查研究则显示 ICU 医师更倾向于使用苯二氮䓬类药物实施镇静。EGDS 策略明确了尽量避免及最小化苯二氮䓬类药物的使用。除非是经优化镇静策略、二线用药方案补救后仍不能达到镇静水平的患者,经临床医师判断后方可采用苯二氮䓬类药物予以辅助。EGDS 策略减少了苯二氮䓬类药物的副作用,同时,可能会给临床医师镇静药物选择上带来新启发。

五、EGDS 的局限性

1. 应用范围局限性 尽管 EGDS 在早期具备较明显的优势,但并不能适用于所有患者,存在一定的局限性。目前,EDGS 研究仅针对机械通气 24 小时以上的成人重症患者,而且在研究中根据个体化镇静治疗原则筛选,多数患者在机械通气早期不适宜浅镇静策略。最近 Curley 等[17]针对急性呼吸衰竭需要机械通气儿童进行的一项多中心随机对照临床镇静研究,结果表明 EGDS 方案并不能明显缩短患儿的机械通气时间。疾病较重的患者慎用 EGDS 策略,如存在严重休克、心动过缓、心血管意外、重度 ARDS、肝衰竭等患者。另外,EGDS 也不适用于严重颅脑损伤早期、需大量体外仪器生命支持及高频通气的重症患者,这时早期采取深度镇静可减轻生理应激反应、疼痛、躁动及降低颅内压波动而更能使患者获益,但这些患者随着病情的变化及再评估,EGDS 也可能成为主导镇静策略。而对于濒临死亡的患者,也不提倡使用 EGDS 策略,这时更倾向于临终减轻痛苦的镇痛镇静方案。

因此,不同疾病的发生发展,其病理生理改变不同,特别对于病情复杂的重症患者,差异会更大。这种差异决定了不同疾病、疾病的不同阶段应采用个体化的镇静治疗策略[18]。

2. 临床实施困难性 EGDS 实施会增加医护人员工作量,提高实施的难度。EGDS 的实施过程中反复进行疼痛、镇静及谵妄评估是非常重要的,有利于根据患者不同阶段个体化的药物需求进行调整,以到达早期最小化浅镇静。因此,要求医务人员每天多次进行镇静深度评估并调整药物剂量,这势必会明显增加医护人员工作强度,对于我国目前 ICU 人力资源配置偏少的现状是一大挑战。

总之,重症患者的镇静治疗临床实施过程中既不能照搬既往的研究结论,也不能从现有指南中找到现成的治疗方案,而是应依据不同的疾病、疾病的不同阶段、不同的患者进行个体化实施。EGDS 概念的提出为重症患者的镇静治疗提供了新理念,但是,由于之前的研究样本量小,对于 EGDS 仍需要进一步开展多中心、双盲、大规模、随机对照研究,为临床提供更有利的证据。

(胡军涛 汤展宏)

参 考 文 献

1. Shehabi Y,Bellomo R,Reade MC,et al. Early goal-directed sedation versus standard sedation in mechanically ventilated critically ill patients:a pilot study.Crit Care Med,2013,41(8):1983-1991.

2. Shehabi Y. Early goal directed sedation,a bridge to better clinical outcomes.Chin Med J(Engl),2014,127(10):1969-1972.

3. Shehabi Y,Bellomo R,Reade MC,et al. Early intensive care sedation predicts long-term mortality in ventilated critically ill patients. Am J Respir Crit Care Med,2012,186(8):724-731.

4. Shehabi Y,Chen L,Kadiman S,et al. Sedation Practice in Intensive Care Evaluation(SPICE)Study Group investigators:sedation depth and long-term mortality in mechanically ventilated critically ill adults:a prospective longitudinal multicentre cohort study. Intensive Care Med,2013,39(5):910-918.

5. Nassar Junior AP,Park M. Daily sedative interruption versus intermittent sedation in mechanically ventilated critically ill patients:arandomized trial. Ann Intensive Care,2014,4:14.

6. Burry L,Rose L,McCullagh IJ,et al. Daily sedation interruption versus no daily sedation interruption for critically ill adult patients requiring invasive mechanical ventilation.Cochrane Database Syst Rev,2014,7:CD009176.

7. Barr J,Fraser GL,Puntillo K,et al. Clinical practice guidelines for the management of pain,agitation,and delirium in adult patients in the Intensive Care Unit. Crit Care Med,2013,41(1):263-306.

8. Tanaka LM,Azevedo LC,Park M,et al. Early sedation and clinical outcomes of mechanically ventilated patients:aprospective multicenter cohort study.Crit Care,2014,18(4):R156.

9. Sim JH,Yu HJ,Kim ST.The effects of different loading doses of dexmedetomidine on sedation.Korean J Anesthesiol,2014,67(1):8-12.

10. Wanat M,Fitousis K,Boston F,et al. Comparison of dexmedetomidine versus propofol for sedation in mechanically ventilated patients after cardiovascular surgery.Methodist Debakey Cardiovasc J,2014,10(2):111-117.

11. Srivastava VK,Agrawal S,Kumar S,et al. Comparison of dexmedetomidine,propofol and midazolam for short-term sedation in postoperatively mechanically ventilated neurosurgical patients. J Clin Diagn Res,2014,8(9):GC04-7.

12. Srivastava U,Sarkar ME,Kumar A,et al. Comparison of clonidine and dexmedetomidine for short-term sedation of intensive care unit patients.Indian J Crit Care Med,2014,18(7):431-436.

13. Ozaki M,Takeda J,Tanaka K,et al. Safety and efficacy of dexmedetomidine for long-term sedation in critically ill patients. J Anesth,2014,28(1):38-50.

14. Barr J,Fraser GL,Puntillo K,et al. Clinical practice guidelines for the management of pain,agitation,and delirium in adult patients in the Intensive Care Unit:executive summary. Am J Health Syst Pharm,2013,70(1):53-58.

15. Vozoris NT,Fischer HD,Wang X,et al. Benzodiazepine drug Use and adverse respiratory outcomes among older adults with COPD. Eur Respir J,2014,44(2):332-340.

16. Albrecht B,Staiger PK,Hall K,et al. Benzodiazepine use and aggressive behaviour:asystematic review. Aust N

Z J Psychiatry,2014,48(12):1096-1114.

17. Curley MA,Wypij D,Watson RS,et al. Protocolized sedation vs usual care in pediatric patients mechanically ventilated for acute respiratory failure:a randomized clinical trial. JAMA,2015,313(4):379-389.

18. Yoshida T,Uchiyama A,Matsuura N,et al. The comparison of spontaneous breathing and muscle paralysis in two different severities of experimental lung injury.Crit Care Med,2013,41(2):536-545.

② 非苯二氮䓬类用于 ICU 镇静:优势何在

　　近年来不少临床研究结果提示,ICU 应用最多的镇静药物——苯二氮䓬类药物(主要包括咪达唑仑及劳拉西泮)可能导致过度镇静、拔管延迟、ICU 住院时间及费用增加,甚至是死亡率增加的独立预测因子,而非苯二氮䓬类(主要包括丙泊酚和右美托咪定)则显示具有一定的优势。

一、非苯二氮䓬类缩短机械通气、ICU 停留时间

　　丙泊酚具有短效、快速唤醒的特性;而右美托咪定可以诱导自然睡眠,药物使用过程中容易被唤醒,并兼具镇痛作用,可以减少阿片类药物剂量,改善患者舒适性、提高治疗的配合程度。与苯二氮䓬类药物相比,丙泊酚、右美托咪定可以缩短机械通气时间和 ICU 住院时间。

　　丙泊酚比苯二氮䓬类药物有效缩短机械通气时间。2014 年 Lonardo[1]等对比了丙泊酚与咪达唑仑(n=2250)、丙泊酚与劳拉西泮(n=1054)对机械通气患者的影响,结果显示丙泊酚组更早脱离呼吸机的比例较高(84.4% vs 75.1%; 84.3% vs 78.8%; $P<0.001$),丙泊酚组转出 ICU 比例较咪达唑仑、劳拉西泮均要高(78.9% vs 69.5%; 79.2% vs 71.9%)。

　　右美托嘧啶也有同样的缩短机械通气时间的优势。2009 年 Riker 等[2]和 2012 年 Jakob 等[3]研究均证实,与咪达唑仑、丙泊酚相比较,右美托咪定的镇静作用并无差异,但患者容易唤醒、治疗合作性更好,由此减少气管插管和机械通气时间。

　　因此,2013 年发布的 ICU 成人疼痛、躁动和谵妄管理的临床实践指南(PAD 指南)建议:为改善成人机械通气患者的临床预后,首选非苯二氮䓬类药物(丙泊酚或右美托咪定)镇静(等级:+2B)[4]。在 PAD 指南的基础上,2013 年 Fraser 等又进行了一次 Meta 分析研究[5]。该研究的不同之处在于,纳入了 2010—2013 年的最新临床研究数据,并排外心脏术后患者(该类患者机械通气及 ICU 住院时间更短),同时考虑到诸如每日镇静中断、呼吸机撤除方案等可能影响预后的混杂因素,共纳入 6 项随机研究 1235 名患者。研究结果提示,右美托咪定或丙泊酚的镇静治疗方案,优于苯二氮䓬类药物,可以减少 ICU 住院时间和机械通气时间。

二、非苯二氮䓬类减低谵妄发生率

　　关于镇静药物对谵妄防治的影响,也是 ICU 医师关注的热点话题。镇静药物是否引起谵妄,目前研究结论尚有争议。镇静药物所致谵妄,部分研究推测其可能机制是激活 GABA 受体[6,7],GABA 受体激活正是苯二氮䓬类药物的作用机制。

早期部分研究结论表明,苯二氮䓬类药物可增加谵妄发生率。Riker[2]及 Jakob[3]的研究就发现右美托嘧啶镇静谵妄的发生率降低,持续时间也较短。而同为 GABA 受体激动剂的丙泊酚,目前尚未发现其与谵妄发生密切相关[8]。

尽管两类药物均可能引起谵妄,但是谵妄的类型不同。非苯二氮䓬类药物导致的谵妄类型更多为快速可逆性,预后较好。2014 年 Patel[9]等研究结果显示,预后较好的快速可逆性谵妄组使用丙泊酚较多,而使用咪达唑仑较少,反之,预后较差的持续性谵妄组使用咪达唑仑更多些。

镇静药物相关谵妄还需要进一步研究。随着近年来深入研究发现:谵妄患者咪达唑仑血浆浓度反而低于非谵妄患者,谵妄发生与咪达唑仑没有必然联系,而可能与炎症状态有关[10]。由于目前循证资料不够充分,PAD 指南对于药物预防谵妄并未做推荐;而对于谵妄的药物治疗,仅推荐持续静脉输注右美托咪定,以减少谵妄的持续时间(等级:+2B)[4]。

三、非苯二氮䓬类降低病死风险

ICU 的镇静治疗往往需要长期应用,由于苯二氮䓬类药物的药代动力学特点及产生活性代谢产物,连续使用更加容易产生蓄积及不良反应,继而带来呼吸机相关肺炎发生和死亡率的增加。Lonardo 等[1]进行多中心、回顾性、队列研究,纳入 2003—2009 年使用单一镇静治疗的机械通气患者(机械通气持续时间大于 48 小时),并采用倾向评分匹配,对 15 个可能影响镇静选择及预后的变量进行了匹配。研究结论提示:丙泊酚镇静治疗,能够减少死亡风险,丙泊酚 - 咪达唑仑 RR=0.76,丙泊酚 - 劳拉西泮 RR=0.78。对于机械通气患者,该研究第一次证实苯二氮䓬类药物的应用将增加患者死亡率。

四、非苯二氮䓬类改善机体免疫状态

苯二氮䓬类会激活免疫细胞表达的 GABA 受体,巨噬细胞功能降低,可能对重症感染不利,这在动物实验[11]及人类观察性研究[12]中得到部分证实。

丙泊酚能减轻手术应激所导致的免疫不良反应,持续输注后白细胞介素 2、白细胞介素 8 降低[13]。同时丙泊酚具有清除氧自由基、抑制中性粒细胞趋化、拮抗钙超载、抗细胞凋亡等特性,从而对缺血 / 再灌注引起的组织器官损伤有一定的保护作用[13],但这一保护作用能否用于临床治疗,尚处于研究之中。

右美托咪定减轻炎性反应及氧化应激反应,减少细胞凋亡等机制对感染、创伤及缺血 / 再灌注诱导的器官损伤具有保护作用[14]。但右美托咪定临床常用镇静浓度并不影响炎性反应[15]。

综上所述,非苯二氮䓬类右美托咪定和丙泊酚可缩短机械通气及 ICU 住院时间,降低谵妄发生率及病死率,并有一定的免疫调节作用,临床使用似乎更有优势。但是值得注意的是,苯二氮䓬类药物在 ICU 也并非"一无是处",对控制躁动、治疗癫痫持续状态及酒精药物戒断反应,以及循环不稳定、深度镇静、联合用药时,仍具有重要价值。

(朱炜华　黄青青)

参 考 文 献

1. Lonardo NW, Mone MC, Nirula R, et al. Propofol is associated with favorable outcomes compared to benzodiazepines in ventilated intensive care unit patients. Am J Respir Crit Care Med, 2014, 189: 1383-1394.

2. Riker RR, Shehabi Y, Bokesch PM, et al. Dexmedetomidine vs midazolam for sedation of critically ill patients: a randomized trial. JAMA, 2009, 301 (5): 489-499.

3. Jakob SM, Ruokonen E, Grounds RM, et al. Dexmedetomidine vs midazolam or propofol for sedation during prolonged mechanical ventilation: two randomized controlled trials. JAMA, 2012, 307: 1151-1160.

4. Barr J, Fraser G L, Puntillo K, et al. Clinical practice guidelines for the management of pain, agitation, and delirium in adult patients in the intensive care unit. Crit Care Med, 2013, 41 (1): 263-306.

5. Fraser GL, Devlin JW, Worby CP, et al. Benzodiazepine versus non-benzodiazepine-based sedation for mechanically ventilated, critically ill adults: a systematic review and meta-analysis of randomized trials. Crit Care Med, 2013, 41 (Suppl 1): S30-38.

6. Maldonado JR. Pathoetiological model of delirium: a comprehensive understanding of the neurobiology of delirium and an evidencebased approach to prevention and treatment. Crit Care Clin, 2008, 24: 789-856.

7. Pisani MA, Murphy TE, Araujo KL, et al. Benzodiazepine and opioid use and the duration of intensive care unit delirium in an older population. Crit Care Med, 2009, 37: 177-183.

8. Ferrell BA, Girard TD. Sedative choice: a critical decision. Am J Respir Crit Care Med, 2014, 189: 1295-1297.

9. Patel SB, Poston JT, Pohlman A, et al. Rapidly reversible, sedation-related delirium versus persistent delirium in the intensive care unit. American journal of respiratory and critical care medicine, 2014, 189: 658-665.

10. Skrobik Y, Leger C, Cossette M, et al. Factors predisposing to coma and delirium: Fentanyl and midazolam exposure; CYP3A5, ABCB1, and ABCG2 genetic polymorphisms; and inflammatory factors. Crit Care Med, 2013, 41: 999-1008.

11. Sanders RD, Godlee A, Fujimori T, et al. Benzodiazepine augmented g-amino-butyric acid signaling increases mortality from pneumonia in mice. Crit Care Med, 2013, 41: 1627-1636.

12. Obiora E, Hubbard R, Sanders RD, et al. The impact of benzodiazepines on occurrence of pneumonia and mortality from pneumonia: a nested case-control and survival analysis in a population-based cohort. Thorax, 2013, 68: 163-170.

13. Vasileiou I, Xanthos T, Koudouna E, et al. Propofol: a review of its non-anaesthetic effects. Eur J Pharmacol, 2009, 605 (1/3): 1-8.

14. Peng M, Wang YL, Wang CY, et al. Dexmedetomidine attenuates lipopolysaccharide induced pminflammatory response in primary microglia. J Surg Res, 2013, 179 (1): e219-e225.

15. Lai YC, Tsai PS, Huang CJ. Effects of dexmedetomidine on regulating endotoxin qndueed up-regulation of inflammatory molecules in murine macrophages. J Surg Res, 2009, 154 (2): 212-219.

3 快速可逆性镇静药物相关性谵妄与持续性谵妄：结局不同

不同原因导致的谵妄可能结局也不同，关于 ICU 谵妄的分层研究逐渐深入。近年来，镇静药物尤其是苯二氮䓬类镇静药物被认为是引起 ICU 谵妄的重要原因之一，这种类型的谵妄与传统的谵妄也存在不同。

一、概　　念

根据患者对镇静药物停止使用后的再次谵妄评估结果，可将谵妄分为快速可逆性镇静药物相关性谵妄与持续性谵妄：部分患者的镇静药物相关性谵妄表现为停用镇静药物后，再次使用谵妄评分对患者进行评估，发现部分患者的谵妄呈可逆性，故称之为快速可逆性镇静药物相关性谵妄。而停用短效镇静剂后谵妄仍持续存在的为持续性谵妄。两者的临床结局可能存在较大差异。

二、快速可逆性镇静药物相关性谵妄临床预后较好

由于快速可逆性镇静药物相关性谵妄诱因较为明确，因此对临床结局可能与持续性谵妄好。2014 年 Patel 等的研究对此提出了自己的新见解。这个前瞻性队列研究共纳入了102 个机械通气的 ICU 患者。用镇静药物使这些患者 RASS 评分维持在 0~2 分之间，并且通过间断停用镇静药物对这些患者进行每日唤醒。唤醒前使用 RASS 评分评估镇静深度并且记录患者握拳、睁眼、动眼及伸舌 4 种动作的执行情况，同时研究者对患者进行 CAM-ICU评分。停用镇静药物后每 30 分钟工作人员对患者进行上述 4 个动作的评估，若 4 个动作均能达到，就认为患者是清醒的；若患者 2 小时后仍未达清醒，就认为患者呈持续性谵妄。使用 CAM-ICU 评分对患者进行谵妄评估，并根据患者 CAM-ICU 评分分为 4 组：无谵妄组，短暂可逆性镇静相关性谵妄组，持续性谵妄组及混合组该研究的主要终点是无谵妄的时间，次要终点是机械通气时间、ICU 停留时间等。

最终研究结果表明：

1. 与持续性谵妄组相比，快速可逆性镇静药相关性谵妄组的机械通气时间较显著缩短(2.5 vs 6.2 天，校正 OR=4.1)，ICU 停留时间缩短(13.1 vs 4.5 天，校正 OR=3.15)，住院时间缩短(25.4 vs 6.7 天，校正 OR=3.05)，因此短期的预后更好。

2. 快速可逆性镇静药相关性谵妄有效降低病死率。ICU 病死率有显著差异：无谵妄组(10%)、快速可逆性镇静药相关性谵妄组(0%)、持续性谵妄组(33%)；医院病死率有差异：无谵妄组(10%)、快速可逆性镇静药相关性谵妄组(0%)、持续性谵妄组(37%)；1 年病死率：无谵妄

组(20%)、快速可逆性镇静药相关性谵妄组(25%)、持续性谵妄组(66%),镇静药物相关性谵妄并没有增加病死率。通过分析还发现谵妄持续时间每增加 1 天,死亡风险增加 14%。

这个研究得出结论是:快速可逆性镇静药物相关性的谵妄与其他原因导致的谵妄(如脓毒症相关性谵妄)不同,相对于其他类型的谵妄,镇静药物相关性谵妄危害性更小。

但是有学者指出,即便如此也不能放松对镇静相关性谵妄的警惕,因为上述研究中仍有77% 患者在镇静后出现了持续性谵妄,即便每日唤醒也不一定能证明镇静与持续性谵妄的产生无关。并且在 Patel 等的研究中主要使用了非苯二氮䓬类的镇静药物,但目前多数 ICU 仍在使用苯二氮䓬类镇静药,而苯二氮䓬类镇静药可能更容易导致患者出现谵妄乃至持续性谵妄。

总之,镇静药物相关性谵妄可能影响患者短期甚至远期预后,其中快速可逆性镇静药物相关性谵妄的预后比持续性谵妄更好。这也提示我们,将不同的谵妄患者进一步分层进行研究,或许将是研究的新方向。

(张民伟)

参 考 文 献

1. J.Kalabalik,L.Brunetti,R.El-Srougy.Intensive care unit delirium:a review of the literature.Journal of pharmacy practice,2014,27:195-207.

2. P.M.Klein Klouwenberg,I.J.Zaal,C.Spitoni,et al. The attributable mortality of delirium in critically ill patients:prospective cohort study.Bmj,2014,349:g6652.

3. P.P.Pandharipande,T.D.Girard,J.C.Jackson,et al. Long-term cognitive impairment after critical illness.The New England journal of medicine,2013,369:1306-1316.

4. A.E.Wolters,D.van Dijk,W.Pasma,et al. Long-term outcome of delirium during intensive care unit stay in survivors of critical illness:a prospective cohort study.Critical care,2014,18:R125.

5. J.Barr,G.L.Fraser,K.Puntillo,et al. M.American College of Critical Care,Clinical practice guidelines for the management of pain,agitation,and delirium in adult patients in the intensive care unit.Critical care medicine,2013,41:263-306.

6. J.A.McPherson,C.E.Wagner,L.M.Boehm,et al. Delirium in the cardiovascular ICU:exploring modifiable risk factors:Critical care medicine,2013,41:405-413.

7. M.C.Reade,S.Finfer.Sedation and delirium in the intensive care unit.The New England journal of medicine,2014,370:444-454.

8. M.van den Boogaard,L.Schoonhoven,A.W.Evers,et al. Delirium in critically ill patients:impact on long-term health-related quality of life and cognitive functioning.Critical care medicine,2012,40:112-118.

9. Y.Shehabi,R.Bellomo,M.C.Reade,et al. Sedation Practice in Intensive Care Evaluation Study,A.C.T.Group,Early intensive care sedation predicts long-term mortality in ventilated critically ill patients.American journal of respiratory and critical care medicine,2013,186:724-731.

10. M.Haenggi,S.Blum,R.Brechbuehl,et al. Effect of sedation level on the prevalence of delirium when assessed with CAM-ICU and ICDSC.Intensive care medicine,2013,39:2171-2179.

11. N.E.Brummel,E.W.Ely.Sedation level and the prevalence of delirium.Intensive care medicine,2014,40:135.

12. M.Haenggi,S.M. Jakob,J.Takala.Sedation level and prevalence of delirium:response to Brummel and Ely.Intensive care medicine,2014,40:136.

13. S.B.Patel,J.T. Poston,A.Pohlman,et al. Rapidly reversible,sedation-related delirium versus persistent delirium

in the intensive care unit.American journal of respiratory and critical care medicine,2014,189:658-665.

14. H.C.Pandharipande PP,Girard TD.Only a small subset of sedation-related delirium is innocuous:we cannot let our guard down.American journal of respiratory and critical care medicine,2014,189:1443-1444.

15. G.L.Fraser,J.W.Devlin,C.P.Worby,et al. Benzodiazepine versus nonbenzodiazepine-based sedation for mechanically ventilated,critically ill adults:a systematic review and meta-analysis of randomized trials.Critical care medicine,2013,41:S30-38.

16. S.J.Hsieh,E.W.Ely,M.N.Gong.Can intensive care unit delirium be prevented and reduced? Lessons learned and future directions.Annals of the American Thoracic Society,2013,10:648-656.

17. M.Peter Spiegler.Different Types of Delirium:Apples and Oranges.Clin Pulm Med,2014,21:191-192.

重症患者的远期认知功能障碍

重症患者存活者常存在远期认知功能障碍(long-term cognitive impairment,LT 认知功能障碍),特点为新发的认知或者执行功能障碍,或者原有轻度认知功能缺损恶化[1]。重症后远期认知功能障碍严重影响恢复工作的能力[2],而且出院后看护负担随之转移到家庭身上,在美国,31%家庭为此花去大部分或全部积蓄。因此充分认识远期认知功能障碍的危险因素、发病机制、识别、治疗以及预防具有重要的医学和社会意义。

一、远期认知功能障碍的定义和流行病学

(一)远期认知功能障碍的定义[3]

1. 认知功能障碍(cognitive impairment,CI) 认知指个体认识和理解事物的心理过程。包括从简单的对自己与环境的确定、感知、注意、学习和记忆、思维和语言等。认知功能由多个认知域组成,包括记忆、计算、时空间定向、结构能力、执行能力、语言理解和表达及应用等方面。远期认知功能障碍指各种原因导致的长期存在的各种程度的认知功能损害,从轻度认知功能损害到痴呆。

2. 轻度认知功能损害及其分型 指有记忆障碍和(或)轻度的其他认知功能障碍,但个体的社会职业或日常生活功能未受影响,是介于正常老化与轻度痴呆之间的一种临床状态。分为两型:遗忘型,包括单纯记忆损害和记忆伴其他认知功能损害两种;非遗忘型,包括单个非记忆域损害和多个非记忆域损害,涵盖多种认知损害。

3. 痴呆及其分型(dementia) 痴呆指器质性疾病引起的一组严重认知功能缺陷或衰退的临床综合征,如进行性思维、记忆、行为和人格障碍等,可伴随精神和运动功能症状,损害达到影响职业、社会功能或日常生活能力的程度。最常见的为病因分型,可分为变性性痴呆、血管性痴呆、炎症性痴呆、感染性痴呆、肿瘤及其他原因引起的痴呆。

(二)远期认知功能障碍的流行病学

远期认知功能障碍在 ICU 有很高的发生率,表 13-4-1 列举了近年研究的调查结果。

表 13-4-1　远期认知功能障碍近年研究的调查结果

研究		出院 3/6 个月认知功能障碍发生率(%)	出院 1 年认知功能障碍发生率(%)	出院 2 年认知功能障碍发生率(%)
ARDS	Hopkins 等[4]	/	46	47
	Mikkelsen ME[5]	/	55	/

续表

	研究	出院 3/6 个月认知功能障碍发生率(%)	出院 1 年认知功能障碍发生率(%)	出院 2 年认知功能障碍发生率(%)
ICU	Jackson JC[6]	79	71	/
	Woon FL[7]	/	57	/
	Pandharipande PP[8]	40	34	/

二、重症患者远期认知功能障碍的病因和危险因素

(一)先前存在认知功能损害

先前存在认知功能损害(认知功能障碍)是否是重症患者后远期认知功能障碍的危险因素,目前研究并没有明确证实。研究显示:直接入住或转入 ICU 的老年患者中,先前存在认知功能障碍的几率(35%; n= 136/387)显著高于非 ICU 老年住院患者(8%; n= 391/1733),这意味着入科前 ICU 老年患者普遍存在认知功能障碍[9]。针对患有阿尔茨海默病的重症患者的研究显示:住院期间发生谵妄的患者 5 年后认知功能缺陷的恶化程度显著高于未发生谵妄的患者,说明在先前存在认知功能障碍的急症患者中,住院期间认知并发症对远期认知轨迹有不良影响,这或许是认知储备本就减少的缘故[10]。总之,需要进一步的研究来明确先前存在认知功能障碍与远期认知功能障碍的关系。

(二)载脂蛋白 E4(apolipoprotein E4,APOE4)

尽管没有大型的针对 ICU 患者远期认知功能障碍基因易感性的临床研究,但是资料显示作为广为人知的阿尔茨海默病的遗传危险因素,APOE4 等位基因对重症患者的急性认知状态有一定影响。研究显示相对于年龄、疾病严重度、苯二氮䓬类药物应用,APOE4 更能显著影响谵妄的持续时间[11],而谵妄持续时间与重症患者的远期认知功能障碍有关[8],这似乎说明 APOE4 与重症患者的远期认知功能障碍存在着关联。

(三)先前存在抑郁症

抑郁症广泛存在于重症患者,一项纳入 821 例重症患者的研究中,在 3 个月和 12 个月对存活者进行了评估,在 3 个月时,406 例有可用数据的患者中有 149 例(37%)报告了至少轻度抑郁症,在 12 个月时,347 例患者中有 116 例(33%)有此报告;即使是在无抑郁症病史者中(如代理报告)也是如此,在 3 个月时 255 例患者中发生了 76 例(30%),在 12 个月时在 217 例患者中发生了 62 例(29%)[12]。但是很少有研究来讨论先前存在抑郁症与重症患者远期认知功能障碍的关系。研究中发现先前存在抑郁症是躯体功能障碍的危险因素[13]。因此,尽管先前存在抑郁症与远期认知功能障碍的关系尚未明确,但新的数据显示重症患者并发抑郁症与远期认知功能障碍有关联。

(四)临床因素

1. 低氧血症和低血压　涉及低氧血症和低血压与重症存活患者远期认知功能障碍的关系的临床研究结论并不一致。研究显示:ARDS 患者低氧血症(PaO_2 67~80mmHg)(P=0.02)和较低中心静脉压(P=0.04)是远期认知功能障碍的发生的危险因素,有趣的是研究还发现相对于开放性液体管理策略,限制性液体策略对认知功能损害更大(P=0.004),其中以执行

能力受损更为显著[5]。然而另一项针对无颅内出血的多发伤患者的研究表明:ICU 发生低氧血症与 ICU 谵妄(74.5% vs 74%;P=0.9)和远期认知功能障碍(89% vs 83%;P=0.5)的发生率并没有直接关联[14]。尽管结论并不一致,但是低氧血症和低血压与重症患者远期认知功能障碍的有因果关系的文献多于无因果关系。总体上讲,缺氧和低血压可能是远期认知功能障碍的独立危险因素,机制可能是全身炎症反应诱发脑实质细胞凋亡和促炎症细胞因子和炎症介质在中枢神经系统内的过度表达[15]。

2. 脓毒症　脓毒症增加远期认知功能障碍风险。Iwashyna 等发现脓毒症和其他重症患者机体功能状态持续下降,中至重度认知功能障碍患病率增加,脓毒症存活的老年患者(年龄中位数 77 岁)更为明显(OR=3.34),认知功能和躯体功能的衰退持续 8 年时间,主要体现在生活不能自理[16]。一项针对 50~60 岁人群的研究中,永久的认知功能障碍广泛存在于脓毒症患者中,主要体现在语言学习和记忆方面的缺陷,影像学表现为左侧海马体积减小[17]。这类患者脑电图显示更多的低频波形,意味着非特异性脑功能受损[18]。目前脓毒症相关性脑损伤的机制仍不清楚,需要进一步研究。

3. 血糖代谢紊乱　血糖代谢紊乱与重症患者远期认知功能障碍有关。Sonneville 等研究发现,患者不受控制的高血糖[(14.1 ± 4.6)mmol/L]显示小胶质细胞活化增加,星形胶质细胞密度和激活状态降低,神经元和神经胶质细胞凋亡增速超过 9 倍,海马和额叶皮质神经元损伤增加 1.5~2 倍;在中度高血糖[(9.6 ± 1.8)mmol/L],上述大部分异常减弱,正常血糖[(5.8 ± 0.5)mmol/L]则损伤几乎不存在。这些结果表明,高血糖的促炎效应可诱导小胶质细胞的过度活化,导致炎症介质在大脑中过度表达,这不仅影响神经元的功能和活性,还导致星形胶质细胞凋亡,小胶质细胞活化,以及随后的神经元损伤和凋亡[19]。Duning 等证实低血糖与成年重症患者视空间技能损害相关联,这种损害持续至少 1 年,但高血糖和血糖变异度不能作为混杂因素排除[20]。Kurtz 等证实血糖变异度与急性颅脑损伤的神经转归相关[21]。最新荟萃分析显示预防血糖代谢紊乱有希望成为重症患者的神经保护策略,来保持大脑细胞活力,防止急性脑功能障碍和远期认知功能障碍[22]。

4. 谵妄　重症患者具有长期的认知功能损害的风险,住院期间谵妄发生时间越长,其认知功能损害越严重。近期一项研究表明:在入组的 821 例患者中,74% 的患者在住院期间发生过谵妄。3 个月随访时,40% 的患者有总体认知功能的下降,低于普通人群 1.5 个标准差,与中重度颅脑损伤的患者类似;26% 的患者认知功能低于普通人群 2 个标准差,与轻度阿尔茨海默病患者类似。在年老和年轻的患者中认知功能障碍均持续存在。随访 12 个月,分别有 34% 和 24% 的患者其认知功能分别相当于中重度颅脑损伤和轻度阿尔茨海默病患者。谵妄发生时间长与总体认知功能和执行功能损害独立相关[8]。

5. 睡眠障碍　目前睡眠障碍与重症患者远期认知功能障碍关系的研究仍然没有出现。Yaffe 等 *Lancet Neuro* 杂志上的综述旨在讨论老年患者(≥55 岁)的睡眠问题如何影响或导致认知能力的下降与痴呆,综合多篇文献得出的结论:罹患睡眠障碍的患者发展为认知功能障碍的风险是没有睡眠障碍患者的 2~4 倍[23]。

6. 镇痛镇静药物　重症患者的远期认知功能障碍也可能与镇静、镇痛等药物使用有关,这一类药物有可能对多巴胺受体、GABA、胆碱能受体产生一定的影响。目前所有镇静药物均不能产生类似生理的睡眠,这必将改变睡眠结构,这或许造成重症患者认知功能障碍。

Kamdar 等研究发现持续接受苯二氮䓬类或(和)阿片类药物输注的机械通气患者发生谵妄的风险大大增加(校正后 OR=4.02,P< 0.001)[24]。Bryczkowski 等同样也发现,对于老年重症创伤患者,接受高剂量丙泊酚、阿片类药物和深镇静(RASS 评分≤3)也是发生谵妄的危险因素[25]。多项研究证实谵妄与远期认知功能障碍呈正相关[8,26]。但是在评估镇静与谵妄关系时,要注意镇静水平对谵妄诊断的影响,Haenggi 等发现把 RASS −2~−3 分患者排除掉,应用 ICU 意识模糊评估法,谵妄发生率由 53% 降至 31%,应用重症监护谵妄筛查表,则由 51% 降为 29%,这提示镇静水平影响谵妄的判断[27]。

三、远期认知功能障碍的预测

迄今为止,用简短的认知筛查工具无法识别较高风险的认知功能障碍患者。对检测认知功能障碍更加敏感的临床表现可能具有预测价值,但这些都没有在预测为重点的调查中使用。预测能力的缺乏限制了临床医师和研究人员充分进行风险分层来满足患者的个人康复需求。

定量脑电图可以作为预测候选工具。与左海马体积显著减少相关的语言学习和记忆障碍,常规脑电图表现为低频活动(表明非特异性的脑功能障碍)。虽然它不完美,但用脑电图结合其他手段或许能够提供预测信息。

认知功能障碍为中枢神经系统慢性炎症发展的结果,生物标志物可能提供更多的预测价值。研究显示:体外循环术后升高的血清 IL-6 和 C 反应蛋白浓度和认知减退相关,而且促使认知功能加速衰退[28]。体外循环术后血浆和肽素已能够独立预测谵妄及认知功能障碍[29]。老年患者尿中阿尔茨海默病相关神经丝蛋白可以作为一个重要的轻度认知功能障碍的标志物[30]。

四、远期认知功能障碍的预防和治疗

由于认知功能障碍影响了 ICU 存活患者重新工作的能力、老年患者回归家庭生活质量。老年患者认知功能障碍越来越被认识和重视,并通过治疗来改善临床症状。

早期康复锻炼似乎可以作为重症患者认知功能障碍的有效治疗手段。阐明锻炼逆转或改变认知功能障碍轨迹的机制对重症存活患者的生活质量有重要影响。既往实验室研究显示:锻炼通过增加脑容量和血流量,促进神经生长,来改善动物的大脑功能。一项以康复回归日常工作的网络研究,把 21 例 ICU 存活者随机分为干预组(严格进行 12 周家庭认知和物理康复)和常规治疗(零星的康复)组,显示干预组具备更好的执行功能和更优的日常生活能力[31]。Spreij 等荟萃分析显示:基于计算机的有偿练习(包括有关注意力、记忆力、执行功能任务等)是近十年来改善获得性脑损伤记忆能力的最有前景的新方法[32]。目前 Brummel 等正在进行一项研究,探讨早期躯体和认知功能康复对早期认知功能障碍和远期认知功能障碍的影响,研究结果将为未来有关锻炼和认知康复的研究赋予更多活力[33]。

改善睡眠或许也可以改善重症患者认知功能。Kamdar 等在 ICU 推广改善睡眠质量的举措(夜间:关闭患者的电子设备,调弱灯灯和分组护理活动;白天:保持室内自然光,唤醒,鼓励活动,并最大限度地减少睡觉前摄入咖啡因),以减少事故谵妄和认知功能障碍,发现这项举措可显著降低谵妄和昏迷的发生率[34]。

综上所述,重症存活患者认知功能障碍常见且持续存在,只有少数患者能够恢复基础的认知功能。其机制尚不完全清楚。临床表现结合定量脑电图、生物标志物有助于预测认知功能障碍。早期康复能够降低远期认知功能障碍的发生率。目前没有有效的治疗方法,改善睡眠或许也可以改善重症患者认知功能。

(秦秉玉　邵换璋　王存真)

参 考 文 献

1. Iwashyna TJ, Ely EW, Smith DM, et al. Long-term cognitive impairment and functional disability among survivors of severe sepsis.JAMA, 2010, 304:1787-1794.

2. Needham DM, Dinglas VD, Bienvenu OJ, et al. NIH NHLBI ARDS Network:One year outcomes in patients with acute lung injury randomised to initial trophic or full enteral feeding:Prospective follow-up of EDEN randomised trial.BMJ, 2013, 46:f1532.

3. 中国防治认知功能障碍专家共识专家组. 中国防治认知功能障碍专家共识. 中华内科杂志, 2006, 45(02):171-173.

4. Hopkins RO, Suchyta MR, Snow GL, et al. Blood glucose dysregulation and cognitive outcome in ARDS survivors. Brain Inj, 2010, 24:1478-1484.

5. Mikkelsen ME, Christie JD, Lanken PN, et al. The adult respiratory distress syndrome cognitive outcomes study: long-term neuropsychological function in survivors of acute lung injury.Am J Respir Crit Care Med, 2012, 185:1307-1315.

6. Jackson JC, Girard TD, Gordon SM, et al. Long-term cognitive and psychological outcomes in the Awakening and Breathing Controlled trial.Am J Respir Crit Care Med, 2010, 182:183-191.

7. Woon FL, Dunn CB, Hopkins RO.Predicting cognitive sequelae in survivors of critical illness with cognitive screening tests.Am J Respir Crit Care Med, 2012, 186:333-340.

8. Pandharipande PP, Girard TD, Jackson JC, et al. Long-term cognitive impairment after critical illness. N Engl J Med, 2013, 369(14):1306-1316.

9. Teeters D, Moua T, Biehl M, et al. The indence of preexisting cognitive impairment before ICU admission:A population based study.Abstr Chest, 2011, 140:A349.

10. Gross AL, Jones RN, Habtemariam DA, et al. Delirium and long-term cognitive trajectory among persons with dementia.Arch Intern Med, 2012, 172:1324-1331.

11. Ely EW, Girard TD, Shintani AK, et al. Apolipoprotein E4 polymorphism as a genetic predisposition to delirium in critically ill patients.Crit Care Med, 2007, 35:112-117.

12. Jackson JC, Pandharipande PP, Girard TD, et al. Depression, post-traumatic stress disorder, and functional disability in survivors of critical illness in the BRAIN-ICU study:a longitudinal cohort study.Lancet Respir Med, 2014, 2(5):369-79.

13. Bienvenu OJ, Colantuoni E, Mendez-Tellez PA, et al. Depressive symptoms and impaired physical function after acute lung injury:A2-year longitudinal study.Am J Respir Crit Care Med, 2012, 185:517-524.

14. Guillamondegui OD, Richards JE, Ely EW, et al. Does hypoxia affect intensive care unit delirium or long-term cognitive impairment after multiple trauma without intracranial hemorrhage ? J Trauma, 2011, 70(4):910-915.

15. Hall RJ, Shenkin SD, Maclullich AM.A systematic literature review of cerebrospinal fluid biomarkers in delirium.Dement Geriatr Cogn Disord, 2011, 32:79-93.

16. Iwashyna TJ, Ely EW, Smith DM, et al. Long-term cognitive impairment and functional disability among survivors of severe sepsis.JAMA, 2010, 304:1787-1794.

17. Tate JA, Snitz BE, Alvarez KA, et al. Infection hospitalization increases risk of dementia in the elderly. Crit Care Med, 2014, 42(5):1037-1046.

18. Semmler A, Widmann CN, Okulla T, et al. Persistent cognitive impairment, hippocampal atrophy and EEG changes in sepsis survivors. J Neurol Neurosurg Psychiatry, 2013, 84:62-69.

19. Sonneville R, den Hertog HM, Guiza F, et al. Impact of hyperglycemia on neuropathological alterations during critical illness. J Clin Endocrinol Metab, 2012, 97:2113-2123.

20. Duning T, van den Heuvel I, Dickmann A, et al. Hypoglycemia aggravates criticalillness-induced neurocognitive dysfunction. Diabetes Care, 2010, 33:639-644.

21. Kurtz P, Claassen J, Helbok R, et al. Systemic glucose variability predicts cerebral metabolic distress and mortality after subarachnoid hemorrhage: a retrospective observational study. Crit Care, 2014, 18:R89.

22. Sonneville R, Vanhorebeek I, den Hertog HM, et al. Critical illness-induced dysglycemia and the brain. Intensive Care Med, 2015, 41(2):192-202.

23. Yaffe K, Falvey CM, Hoang T. Connections between sleep and cognition in older adults. Lancet Neurol, 2014, 13(10):1017-1028.

24. Kamdar BB, Niessen T, Colantuoni E, et al. Delirium transitions in the medical ICU: exploring the role of sleep quality and other factors. Crit Care Med, 2015, 43(1):135-141.

25. Bryczkowski SB, Lopreiato MC, Yonclas PP, et al. Risk factors for delirium in older trauma patients admitted to the surgical intensive care unit, 2014, 77(6):944-951.

26. Wolters AE, van Dijk D, Pasma W. Long-term outcome of delirium during intensive care unit stay in survivors of critical illness: a prospective cohort study. Crit Care, 2014, 8;18(3):R125.

27. Haenggi M, Blum S, Brechbuehl R, et al. Effect of sedation level on the prevalence of delirium when assessed with CAM-ICU and ICDSC. Intensive Care Med, 2013, 39(12):2171-2179.

28. Hudetz JA, Gandhi SD, Iqbal Z, et al. Elevated postoperative inflammatory biomarkers are assoated with short- and medium-term cognitive dysfunction after coronary artery surgery. J Anesth, 2011, 25:1-9.

29. Dong S, Li CL, Liang WD, et al. Postoperative plasma copeptin levels independently predict delirium andcognitivedysfunctionafter coronary artery bypass graft surgery. Peptides, 2014, 59:70-74.

30. Ma L, Chen J, Wang R, et al. The level of Alzheimer-assoated neuronal thread protein in urine may be an important biomarker of mildcognitive impairment. J Clin Neuros, 2015, 22(4):649-652.

31. Jackson JC, Ely EW, Morey MC, et al. Cognitive and physical rehabilitation of intensive care unit survivors: Results of the RETURN randomized controlled pilot investigation. Crit Care Med, 2012, 40:1088-1097.

32. Spreij LA, Visser-Meily JM, van Heugten CM, et al. Novel insights into the rehabilitation of memory post acquired brain injury: a systematic review. 2014, 16(8):993.

33. Brummel NE, Jackson JC, Girard TD, et al. A combined early cognitive and physical rehabilitation program for people who are critically ill: The activity and cognitive therapy in the intensive care unit(ACT-ICU) trial. Phys Ther, 2012, 92:1580-1592.

34. Kamdar BB, King LM, Collop NA, et al. The effect of a quality improvement intervention on perceived sleep quality and cognition in a medical ICU. Crit Care Med, 2013, 41:800-809.

5 谵妄相关的生物学标志物

谵妄是 ICU 最常见的精神症状,准确识别 ICU 谵妄极其重要[1]。作为谵妄监测工具,ICU 意识状态评估法(CAM-ICU)和重症监护谵妄筛查量表(ICDSC)有效可靠,但存在一定的主观性。近年来,寻找更精确敏感的生物学标志物来识别谵妄,逐渐成为人们研究的热点。

一、S100 钙结合蛋白 B

S100 钙结合蛋白 B(S100β)与老年患者谵妄的发生密切相关。S100β 是一种酸性钙结合蛋白,主要存在于中枢神经系统星形胶质细胞和少突胶质细胞中,炎症、缺血以及代谢应激都能引起神经胶质反应从而释放 S100β。严重的全身炎症反应使得血脑屏障受损,白细胞穿过血脑屏障进入脑实质,导致神经胶质细胞活化产生 S100β。Van Munster 等[2,3]研究发现,S100β 与老年患者谵妄的发生密切相关。该研究入组 120 名髋骨骨折的老年患者,并测定其住院期间血清 S100β 的浓度。结果显示,髋骨骨折术后发生谵妄的老年患者血清 S100β 明显升高(0.16μg/L vs 0.10μg/L,$P \leqslant 0.001$),谵妄发作时血清 S100β 水平达到峰值(0.18,95% CI:0.12~0.24μg/L)。

S100β 还可作为预测谵妄持续时间的指标。Khan 等[4]检测 63 名谵妄患者入 ICU 第一天和第八天的血清 S100β 浓度,结果显示,患者在谵妄发作第八天血清 S100β 水平降至正常,住院期间谵妄治愈率为 100%,而第八天血清 S100β 水平仍然异常的患者住院期间谵妄治愈率在 85% 以下。其中,血清 S100β 在第一天及第八天均升高者的治愈率为 83.9%,而 S100β 仅在第八天升高的患者治愈率为 60%。该结果显示持续性谵妄与血 S100β 持续升高有关,提示 S100β 可作为预测谵妄持续时间的指标。

然而,亦有不同的研究认为 S100β 与谵妄无关。Nguyen[5]研究深度镇静 ECMO 治疗患者时发现,监测血清 S100β 水平有助于早期发现其大脑并发症,但是并不能预测镇静剂撤药后谵妄的发生。Baranyi 等[6]对 34 名心脏手术的老年患者研究发现,患者术后血清 S100β 的浓度均明显升高,其峰值出现于术后第一天,但 S100β 浓度升高与患者认知性无关。

二、神经元特异性烯醇酶(NSE)

谵妄的发生与神经元特异性烯醇酶(neuron-specific enolase,NSE)有关。NSE 是存在于神经元和神经内分泌细胞中的一种糖酵解酶,血 NSE 的升高提示神经元或脑组织受到损伤。

血清 NSE 升高与谵妄发生相关,且升高的时间点与谵妄的关系更为密切。Grandi 等[7]

进行的一项临床对照试验中,分别测定谵妄组及对照组在入 ICU 第一天及谵妄发作前一天的血清 NSE 以及 S100β 的浓度,结果发现,两组患者入 ICU 当天血清 S100β 的浓度无明显差异,谵妄组患者入 ICU 当天 NSE 的浓度均显著高于对照组。随着 ICU 住院时间的延长,NSE 浓度降低,但降低程度与谵妄发作无相关性。同时,该研究在对谵妄组进行独立分析时发现,入 ICU 当天血清 NSE 浓度仅在早期谵妄发作的患者中明显升高,而较晚发作谵妄的患者无明显变化。Baranyi 等[6]以 34 名心脏手术的老年患者为研究对象,分别于术后第 24、48、72、96、120、144 及 168 小时评估其认知水平及谵妄程度,并检测术前、术后第 24、48 小时、转出心脏 ICU 当天的 S100β 及 NSE 浓度,结果发现,所有入组患者术前、术后均有 NSE 水平升高,其峰值出现在术后第二天;转出时存在认知功能障碍的患者其血 NSE 维持在高浓度的时间较长。因此,血 NSE 水平升高及相应的时间点对谵妄的发生有着更大意义。

三、炎性细胞因子相关指标

血清细胞因子水平增高是机体过度炎症反应的标志,而过度炎症反应是诱发谵妄最常见的原因,谵妄的发生可能与以下细胞因子有关:

1. 可溶性 TNF-α 受体 可溶性 TNF-α 受体(soluble TNF receptor,STNFR)更能反映炎症反应的直接生物学效应,对中枢神经系统的损伤比 TNFα 更敏感。Ritter[8]等进行的临床研究,其中谵妄组 31 人,非谵妄组 47 人,分别检测血清中 TNF-α、STNFR-1、STNFR-2 浓度,结果显示,谵妄组患者的 STNFR-1(3843 vs2419pg/ml,)、STNFR-2(10250 vs 7205pg/ml)明显升高,两组的 TNF-α(107 vs 147pg/ml)无差别,STNFR 与谵妄显著相关。Girard[9]等对 138 例机械通气 ICU 患者的研究结果显示,血清 STNFR-1 浓度较高的患者更易发生谵妄($P < 0.01$),而 STNFR-1 浓度升高至 2.900~6.302pg/ml 时,谵妄的发生率增加 2.1 倍。

2. 白细胞介素 血清白细胞介素 -6(IL-6)对预测术后谵妄的发生有一定的价值。Sun 等[10]对 99 名冠脉旁路移植术后的患者进行研究,利用 CAM-ICU 将其分为术后谵妄组和非术后谵妄组,分别于术前、术后 6 小时、术后 12 小时、术后 18 小时测定其血清 IL-6 浓度,结果发现术后谵妄组的血清 IL-6 水平比非术后谵妄组的显著升高,其中以术后 6 小时和 12 小时为最高。Logistic 回归分析显示,术后 18 小时血清 IL-6 ≥491.37pg/ml 对于术后谵妄的发生具有显著的预测价值,其灵敏度和特异度分别为 66.7% 和 68.4%。Egberts 等[11]对 86 名老年患者进行研究,同样证实谵妄组患者 IL-6 的水平高于非谵妄组(43.1 vs 18.5pg/L,$P=0.034$)。此外,Plaschke 等[12]对 114 名冠脉旁路移植术后的患者研究发现,32 名患者术后第一天发生谵妄,其血清 IL-6 水平显著升高($P=0.01$),提示术后 IL-6 水平的升高可能对术后出现意识障碍起到重要的作用。

相比血清的白细胞介素,中枢神经系统局部(脑脊液)的白介素差别也许对谵妄的发生更有意义。Cape 等[13]对 43 名髋骨骨折的老年患者进行谵妄评估,并检测其脑脊液中 IL-1β 及 IL-1 受体拮抗剂(IL-ra)的浓度,结果发现,发生谵妄的患者脑脊液 IL-1β 浓度普遍较高,突发谵妄组为 1.74pg/ml(1.02~1.74pg/ml),持续性谵妄组为 0.84pg/ml(0.49~1.57pg/ml),而无谵妄组 0.66pg/ml(0~1.02pg/ml)。因此,局部的细胞因子差异对谵妄的发生及发展预测价值更高一些。

四、新蝶呤（neopterin）

新蝶呤是细胞免疫活化和氧化应激的标志物，由单核巨噬细胞产生。感染、缺氧、组织损伤以及动脉硬化等多种原因使得免疫系统被激活，血液中新蝶呤的水平升高。

血清新蝶呤水平可作为谵妄发生的预测指标。Osse等[14]检测125名心脏手术后的老年患者的术前及术后血清蝶呤及氨基酸水平，结果发现，无论在术前（OR=1.05，P=0.009）还是术后（OR=3.84，P=0.02），新蝶呤的水平升高均与谵妄的发生相关。Egberts[11]等对86名老年患者的血清新蝶呤检测结果发现，谵妄组患者血清新蝶呤的水平高于非谵妄组（70.5 vs 45.9nmol/L，P=0.009）。但是由于其作用的多样性，血清新蝶呤作为谵妄预测的生物标志物，其临床特异性还需进一步研究。

总之，谵妄生物标志物的研究尚处于起步阶段，目前研究集中在S100β、STNFR、IL-6、新蝶呤等标志物，但是生物标志物与谵妄发病机制之间的关系尚不清楚，其临床实用价值、灵敏度、特异度方面均有待商榷，仍需大量基础及临床试验进一步证实。

（郭耸　刘宁　陈敏英）

参 考 文 献

1. Patel S B，Poston J T，Pohlman A，et al.Rapidly reversible，sedation-related delirium versus persistent delirium in the intensive care unit.American journal of respiratory and critical care medicine，2014，189（6）：658-665.

2. van Munster B C，Korse C M，de Rooij S E，et al. Markers of cerebral damage during delirium in elderly patients with hip fracture.BMC neurology，2009，9（1）：21.

3. van Munster B C，Bisschop P H，Zwinderman A H，et al. Cortisol，interleukins and S100B in delirium in the elderly.Brain and cognition，2010，74（1）：18-23.

4. Khan BA，Farber MO，Campbell N，et al. S100 calcium binding protein B as a biomarker of delirium duration in the intensive care unit-an exploratory analysis.International journal of general medicine，2013，6：855-861.

5. Nguyen D N，Huyghens L，Wellens F，et al. Serum S100B protein could help to detect cerebral complications associated with extracorporeal membrane oxygenation（ECMO）.Neurocritical care，2014，20（3）：367-374.

6. Baranyi A，Rothenhausler H B.The impact of S100b and persistent high levels of neuron-specific enolase on cognitive performance in elderly patients after cardiopulmonary bypass.Brain Injury，2013，27（4）：417-424.

7. Grandi C，Tomasi C D，Fernandes K，et al. Brain-derived neurotrophic factor and neuron-specific enolase，but not S100β，levels are associated to the occurrence of delirium in intensive care unit patients.J Crit Care，2011，26（2）：133-137.

8. Ritter C，Tomasi C D，Dal-Pizzol F，et al. Inflammation biomarkers and delirium in critically ill patients.Crit Care，2014，18（3）：R106.

9. Girard T D，Ware L B，Bernard G R，et al. Associations of markers of inflammation and coagulation with delirium during critical illness.Intensive care medicine，2012，38（12）：1965-1973.

10. Sun L，Ding S，Feng X，et al. Higher serum interieukin-6 is a strong postoperative predictor of delirium after isolated coronary artery bypass graft surgery.Circulation，2014，130（Suppl2）：A18889-A18889.

11. Egberts A，Wijnbeld E H A，Fekkes D，et al. Neopterin：A Potential Biomarker for Delirium in Elderly Patients. Dementia and geriatric cognitive disorders，2015，39（1-2）：116-124.

12. Plaschke K，Fichtenkamm P，Schramm C，et al. Early postoperative delirium after open-heart cardiac surgery is associated with decreased bispectral EEG and increased cortisol and interleukin-6.Intensive care medicine，

2010,36(12):2081-2089.

13. Cape E,Hall R J,van Munster B C,et al. Cerebrospinal fluid markers of neuroinflammation in delirium:A role for interleukin-1n-1 β in delirium after hip fracture.J Psychosom Res,2014,77(3):219-225.

14. Osse R J,Fekkes D,Tulen J H M,et al. High preoperative plasma neopterinpredicts delirium after cardiac surgery in older adults.Journal of the American Geriatrics Society,2012,60(4):661-668.

ICU 谵妄的远期结局

谵妄是 ICU 常见的意识障碍,可在短时间内改变患者的注意力和认知能力,并已证实与 ICU 留住时间和 ICU 死亡率密切相关[1,2]。基于此,谵妄已成为当前的研究热点,研究内容涵盖了发病机制、影响因素、治疗和预后等各个方面。在谵妄预后研究方面,既往都着力于谵妄的急性、短期损害,但近年来针对谵妄远期结局的研究也在逐渐增多。

一、早期研究及争论

早期针对谵妄远期结局的研究主要集中在死亡率方面,2004 年发表在 JAMA 和 2009 年发表在 AJRCCM 的两篇研究均认为谵妄与重症患者(JAMA:机械通气患者或 AJRCCM:老年重症患者)的远期死亡率相关[3,4]。随着研究的逐步深入,除了死亡率以外,患者的远期生存质量也成为重要的观察项目,使用的考量指标包括远期健康相关生活质量(long-term health related quality of life,long-term HRQoL)[5]和远期认知功能障碍。但关于 long-term HRQoL 的研究结果却存在争论,2009 年发表在 *Journal of Clinical Nursing* 和 2013 年发表在 Critical Care 上的两项研究均认为谵妄是降低远期健康相关生活质量的危险因素之一[6,7],然而 2012 年发表在 CCM 和 2013 年发表在 *Journal of Clinical Nursing* 上的两项研究则认为谵妄虽然会对远期认知功能障碍产生一定影响,但却不会影响远期健康相关生活质量[8,9]。造成这一争论局面的主要原因是远期结局的关联是错综复杂的,谵妄并不是唯一的决定性因素,会受到多个混杂因素的影响,使结果产生偏倚。因此,后续研究都着力于排除相关影响因素,观察谵妄与远期结局间的独立相关性。

二、近期研究进展

2013 年,BRAIN-ICU 研究小组在 NEJM 发表了一篇针对重症患者远期认知功能损害的多中心前瞻性队列研究[10]。该研究选择因罹患呼吸衰竭或休克而入住 ICU 的患者为研究对象,评估其入院谵妄发生情况,并在其出院后评估其第 3 个月和第 12 个月的总体认知功能和执行功能,使用线性回归方法评估患者谵妄持续时程与认知功能障碍之间是否独立相关。结果显示:不论是 3 个月随访还是 12 个月随访,均有 30% 以上的患者存在认知功能障碍;74% 的患者在住院期间发生过谵妄,且谵妄持续时程与总体认知功能和执行功能损害独立相关。

虽然 BRAIN-ICU 小组的研究结果具有一定意义,但并不是一项专门针对谵妄远期结局的一项研究,对各影响因素联合作用也未进行深入探讨。2014 年在 *Critical Care* 上则发表了一篇专门针对谵妄远期结局的大规模前瞻性队列研究。该研究中心为荷兰乌得勒支医学研究中心,选取 2009 年 7 月至 2011 年 8 月间留住 ICU 超过 24 小时的患者。入选患者入住 ICU24 小时后对疾病基本情况进行评估,行 APACHE 评分,此后每日行三次 SOFA 评分。观察的首要结局是入住 ICU 存活患者一年内的死亡率,其次是入住 ICU 存活患者一年内自述的 HRQoL 状况和认知功能状况,采用荷兰欧洲生活质量六维度自我分类(the Dutch European quality of life - six dimensions self-classifier,EQ-6D)调查表进行评估。

结果显示:①在 1101 名重症存活患者中,412 名(37%)在 ICU 留住期间出现精神错乱,而患者的性别,疾病严重程度评分以及疾病类型与谵妄相关;②198 名(18%)在随后的 12 个月内死亡;单变量存活分析显示,谵妄与 ICU 死亡率相关,然而将性别,APACHE 评分,入 ICU 疾病性质以及 SOFA 评分等混杂因素调整之后,谵妄与死亡率无明显关联;③单因素分析显示,谵妄患者相比无谵妄患者获得更低的健康相关生活质量评分,然而再次将混杂因素调整以后,两组患者间也不具有统计学差异;④发生谵妄患者相比无谵妄患者更易出现轻微认知功能和严重认知功能障碍,这种利害关系即使经过调整混杂因素之后,仍具有统计学意义[11]。

该项研究首次将谵妄与远期死亡率、远期健康相关生活质量和远期认知功能障碍的关系,融合在留住 ICU 期间的各项关联中进行分析,同时该研究还强调患者在 ICU 期间因疾病带来的负担也需要被考虑在内,使得该研究结果的可信度大为提高。虽然该项研究结论告诉我们谵妄和远期死亡率及远期健康相关生活质量间并无明确关联,但这并不是我们忽略 ICU 谵妄的理由,相反,该研究学者在随后的阐释中强调,由于谵妄和远期认知功能障碍有明确联系,因此采取干预措施减少谵妄发生,对于减少远期认知障碍等不良结局的出现存在裨益。

三、研究意义及展望

上述两项研究的结果已经非常明确谵妄对远期认知功能障碍存在影响,同时 Brummel 等的研究[12]也指出谵妄时间越长也会与未来更差的功能活动和感知功能相关。因此要求临床医师认识到在 ICU 救治患者不仅仅是躯体疾患,同时针对心理,社会以及人文方面的救治也是一项崭新课题,对于谵妄的远期结局,ICU 医师需时刻警醒,尽可能做到提早预防,耐心细致观察,进行针对性康复锻炼,减少或延缓病情恶化。

虽然近两年在谵妄远期结局研究方面取得了一定的进展,但后续仍有大量的工作等待开展。最主要的研究方向就是谵妄所致一系列远期结局的机制,目前考虑可能与炎症以及神经元的凋亡相关[13,14],但还远远不够。

综上所述,谵妄不仅可引起急性注意力和认知障碍,增加住院死亡率,也可造成存活患者的远期认知功能障碍,并可能降低患者远期生活质量,增加远期病死率,需要引起临床医师的重视。

(饶歆　胡波)

参 考 文 献

1. Wolters AE,Slooter AJC,van der Kooi AW,et al. Cognitive impairment after intensive care unit admission:a systematic review.Intensive Care Med,2013,39:376-386.

2. Bienvenu OJ,Colantuoni E,Mendez-Tellez PA,et al. Depressive symptoms and impaired physical function after acute lung injury.Am J Respir Crit Care Med,2012,185:517-524.

3. Ely EW,Shintani A,Truman B,Speroff T,et al. Delirium as a predictor of mortality in mechanically ventilated patients in the intensive care unit.JAMA,2004,291:1753-1762.

4. Pisani MA,Kong SYJ,Kasl SV,et al. Days of delirium are associated with 1-year mortality in an older intensive care unit population.American journal of respiratory and critical care medicine,2009,180(11):1092.

5. Gusi N,Olivares PR,Rajendram R.The EQ-5D Health-Related Quality of Life Questionnaire.In Handbook of Disease Burdens and Quality of Life Measures.New York:Springer,2010:87-99.

6. Van Rompaey B,Schuurmans MJ,Shortridge-Baggett LM,et al. Long-term outcome after delirium in the intensive care unit.J Clin Nurs,2009,18:3349-3357.

7. Abelha FJ,Luís C,Veiga D,et al. Outcome and quality of life in patients with postoperative delirium during an ICU stay following major surgery.Crit Care,2013,17:R257.

8. Van den Boogaard M,Schoonhoven L,Evers AW,et al. Delirium in critically ill patients:impact onlong-term health-related quality of life and cognitive functioning.Crit Care Med,2012,40:112-118.

9. Svenningsen H,Tønnesen EK,Videbech P,et al. Intensive care delirium effect on memories and health related quality of life - a follow-up study.J Clin Nurs,2013,23:634-644.

10. Pandharipande PP,Girard TD,Jackson JC,et al. Long-term cognitive impairment after critical illness.N Engl J Med,2013,369:1306-1316.

11. Wolters AE,Diederik VD,Wietze P,et al. Long-term outcome of delirium during intensive care unit stay in survivors of critical illness:a prospective cohort study.Critical Care,2014,18:R125.

12. Brummel NE,Jackson JC,Pandharipande PP,et al. Delirium in the ICU and Subsequent Long-Term Disability Among Survivors of Mechanical Ventilation.Critical care medicine,2014,42(2):369-377.

13. Van Gool WA,Van de Beek D,Eikelenboom P. Systemic infection and delirium:when cytokines and acetylcholine collide.The Lancet,2010,375(9716):773-775.

14. Cunningham C.Systemic inflammation and delirium:important co-factors in the progression of dementia. Biochemical Society Transactions,2011,39(4):945.

第十四部分

神 经 重 症

 重症神经患者多模式监测
共识 2014

神经重症患者的有效救治依赖于可靠的全身监测和神经功能监测。然而,到目前为止,对于监测的实施、费用-效益关系以及对临床转归的影响等,尚缺乏明确统一的标准。2014年,由美国神经重症学会(Neurocritical Care Society,NCS)、欧洲重症医学会(European Society of Intensive Care Medicine,ESICM)、美国重症医学会(Society for Critical Care Medicine,SCCM)和拉丁美洲脑损伤联合会(Latin America Brain Injury Consortium,LABIC)召开会议,专门针对神经重症监测进行了讨论,制定并发布了《神经重症多模式监测共识》。本文将对该共识的推荐意见做一概述。

一、几点基本说明

1. 与综合 ICU 患者相同,诸如心电、脉搏氧饱和度和血压也是神经重症患者的基本监测项目。虽然缺乏Ⅰ类证据支持,这些监测项目已经成为临床常规。本共识的目的不是讨论这些监测在神经重症患者中的应用。

2. 虽然影像学检查是神经重症患者诊断和治疗的必备监测手段,意义可能较其他类型重症患者更为重要。但是,除非必要,影像学检查也不在本共识的重点讨论范围。本共识将集中讨论 ICU 床旁监测手段。

3. 本共识将重点讨论监测,而非治疗。当然,没有任何一种监测手段可直接改善患者转归。只有将监测手段整合到治疗处理过程中,监测改变处理流程,才可能发挥改善转归的作用。

4. 本共识的推荐意见是基于循证医学证据的。但是,不可否认,许多情况下现有证据存在局限性。

5. 将按照一定的分类讨论监测手段。比如,对于颅内压(intracranial pressure,ICP)监测,属于床旁持续监测项目,将从准确性、安全性、指征、预后和转归等方面讨论。而对于生物标志物,则属于间断监测项目,将以另外的方式讨论。

6. 除讨论每种监测手段外,我们还将分析其卫生经济学特征,以便指导在缺乏某种特定监测手段时如何实施临床救治。

7. 本共识还将包括两个相关专题 一是处理流程和质量改进,二是多模式监测(multimodality monitoring,MMM)的整合。

8. 本共识的目的在于帮助临床医师医师的临床决策。当然,临床决策同时应依照临床情况和患者的个体差异。因此,本共识提出推荐意见,而非强制性意见。

二、证据级别和推荐强度分级标准

采用 GRADE 系统对证据进行分级,标准为:

- 高:进一步研究结果改变现有结论的可能性很低。
- 中:进一步研究结果有可能改变现有结论。
- 低:进一步研究结果改变现有结论的可能性很大。

推荐级别分为强和弱,标准为:

- 对主要转归指标的影响强度和可信度限,以及对其他转归指标的相对影响。
- 研究质量。
- 研究证据应用于临床的可行性,考虑可能产生的效果。

三、推 荐 意 见

(一) 临床评估

1. 对于昏迷的成年急性脑损伤(acute brain injury,ABI)患者,推荐常规进行格拉斯哥昏迷量表(Glasgow Coma Scale,GCS)和全面无反应评分(full Outline of Unresponsiveness,FOUR)。(推荐级别:强;证据级别:低)

2. 对于能够表达的神经重症患者,推荐应用数字化疼痛量表(Numeric rating scale,NRS)排除疼痛情况。(推荐级别:强;证据级别:低)

3. 对于无法表达的患者,推荐应用疼痛行为学量表,如行为学疼痛量表(behavioral pain scale,BPS)或重症患者疼痛观察工具(critical pain observation tool,CPOT)。(推荐级别:强;证据级别:低)

4. 对于重度意识障碍患者,如植物状态或最小意识状态,推荐应用改良的伤害性昏迷量表(nociception coma scale-revised,NCS-R)对患者进行疼痛评估。(推荐级别:强;证据级别:低)

5. 推荐应用镇静躁动量表(sedation agitation scale,SAS)或里士满躁动镇静量表(Richmond agitation sedation scale,RASS)进行镇静评估,这些量表的信度和效度较好。(推荐级别:强;证据级别:低)

6. 对于存在颅高压的患者,不推荐实施镇静中断或唤醒苏醒试验,除非获益超过风险。(推荐级别:强;证据级别:低)

7. 推荐采用标准评价工具对神经重症患者进行谵妄评估,以排除新发生的神经功能损伤。(推荐级别:弱;证据级别:低)

8. 谵妄评估时应注意患者的虚弱情况,以排除镇静药物的残余作用。(推荐级别:强;证据级别:低)

（二）系统血流动力学监测

1. 对于血流动力学不稳定或高危患者,推荐应用心电监测和有创动脉压监测。(推荐级别:强;证据级别:中)

2. 血流动力学监测应整合脑血流量(cerebral blood flow,CBF)和氧合目标。这些目标应根据不同疾病诊断和阶段分别制定。(推荐级别:强;证据级别:中)

3. 对于血流动力学不稳定患者,推荐选择性应用额外的血流动力学监测手段,如血管内容量监测、超声心动图监测、心输出量监测等。(推荐级别:强;证据级别:中)

4. 对于前负荷、后负荷、心输出量和全身组织灌注的监测手段,推荐根据特殊证据和实际临床条件选择。(推荐级别:弱;证据级别:中)

（三）ICP 和脑灌注压（cerebral perfusion pressure,CPP）

1. 对于临床表现和影像学检查提示颅高压的患者,推荐将 ICP 和 CPP 监测作为程序化诊治流程的一部分。(推荐级别:强;证据级别:中)

2. 推荐将 ICP 和 CPP 监测作为指导内科和外科处理,以及防止脑疝的依据。但是 ICP 的具体界值仍无法确定。(推荐级别:强;证据级别:高)

3. 推荐根据不同疾病诊断确定 ICP 监测指征和选择监测方法。(推荐级别:强;证据级别:低)

4. 虽然其他颅内监测手段也能提供相关信息,仍然推荐 ICP 作为解读这些参数的首选先决监测手段。(推荐级别:强;证据级别:中)

5. ICP 监测应严格按照标准操作流程实施。(推荐级别:强;证据级别:高)

6. 脑实质和脑室外引流监测导管均能提供准确可靠的 ICP 监测结果。当患者存在脑积水时,脑室外引流导管的安全性和可操作性更好。(推荐级别:强;证据级别:高)

7. 推荐持续监测 ICP 波形,以保障准确性和可靠性。间断 ICP 数值的解读,应充分结合趋势、CPP 和临床评估。(推荐级别:强;证据级别:高)

8. 虽然难治性颅高压强烈提示预后不良转归,但是 ICP 监测本身并不能预测远期神经系统功能。因此,不推荐单独依据 ICP 监测预测患者远期预后转归。(推荐级别:强;证据级别:高)

（四）脑血管自身调节

1. 对于 ABI 患者,建议对脑血管自身调节功能进行监测和评估,以利于制定整体治疗目标和预后评价。(推荐级别:弱;证据级别:中)

2. 目前已经具备床旁持续监测脑血管自身调节功能的监测手段。建议应用压力反应作为主要评估手段。其他方法也具有良好的效度。(推荐级别:弱;证据级别:中)

（五）全身和脑氧合

1. 推荐对所有机械通气患者均实施脉搏氧饱和度和呼气末二氧化碳浓度监测,同时进行血气分析。(推荐级别:强;证据级别:高)

2. 对于脑缺血缺氧,或高危患者,推荐进行脑氧监测,包括脑组织氧分压和(或)颈静脉球部氧饱和度监测,具体选择依照患者的病理性变化。(推荐级别:强;证据级别:低)

3. 脑组织氧分压探头和静脉导管的位置取决于疾病诊断、脑损伤类型和部位以及临床可行性。(推荐级别:强;证据级别:低)

4. 持续脑组织氧分压降低和(或)颈静脉血氧饱和度降低去饱和强烈提示死亡和不良

转归。推荐采用这些监测手段预测患者预后转归。(推荐级别:强;证据级别:低)

5. 推荐应用脑氧监测辅助 ICP/CPP,以指导内科和外科处理、确定和治疗难治性颅高压、迟发性脑缺血和其他二线治疗。(推荐级别:弱;证据级别:低)

(六) CBF

1. 对于动脉瘤导致的蛛网膜下腔出血(subarachnoid hemorrhage,SAH)患者,推荐应用经颅多普勒(transcranial Doppler ultrasonography,TCD)或经颅彩色双向扫描(transcranial color-coded duplex sonography,TCCS)预测血管痉挛。(推荐级别:强;证据级别:高)

2. 对于动脉瘤导致的 SAH 患者,TCD 和 TCCS 的变化趋势能够帮助预测血管痉挛造成的迟发性缺血损害。(推荐级别:弱;证据级别:中)

3. 对于血管造影证实的血管痉挛,TCCS 的确诊能力强于 TCD。(推荐级别:弱;证据级别:极低)

4. TCD 和 TCCS 能够帮助预测创伤性 SAH 后的血管痉挛。(推荐级别:弱;证据级别:极低)

5. 热弥散血流监测(thermal diffusion flowmetry,TDF)可帮助确定探头周围局部脑组织缺血。(推荐级别:弱;证据级别:极低)

6. 建议应用 TCD 监测筛查 Lindegaard 比值,或双侧大脑中动脉平均血流速度,以提高诊断血管痉挛相关缺血损害的敏感度。(推荐级别:弱;证据级别:低)

7. 当应用 TDF 评估缺血风险时,建议将探头放置于破裂动脉瘤周围区域。(推荐级别:弱;证据级别:极低)

(七) 电生理

1. 推荐所有存在难以解释和持续意识障碍的 ABI 患者均实施脑电图(electroencephalogram,EEG)监测。(推荐级别:强;证据级别:低)

2. 对于痉挛性癫痫状态(convulsive status epilepticus,cSE)患者,应用解痉药物治疗后 60 分钟仍未缓解时,推荐行紧急 EEG 检查。难治性 SE 患者应在 60 分钟内行紧急 EEG 检查。(推荐级别:强;证据级别:低)

3. 对于心跳骤停后昏迷患者,推荐在治疗性低温过程中,以及复温 24 小时内进行 EEG 检查,以排除非痉挛性癫痫(nonconvulsive seizures,NCSz)。(推荐级别:强;证据级别:低)

4. 对于 ICU 中非急性原发性脑损伤患者,以及无法解释的意识障碍或神经功能损害患者,建议进行 EEG 检查。尤其对于那些存在严重感染或肝肾衰竭的患者。(推荐级别:弱;证据级别:低)

5. 对于昏迷的 SAH 患者,当神经系统体检不可靠时,建议行 EEG 检查,以确定迟发性脑缺血损害。(推荐级别:弱;证据级别:低)

6. 对于 ICU 中非急性原发性脑损伤患者,以及无法解释的意识障碍或神经功能损害患者,只要临床条件允许,建议选择持续 EEG 监测。(推荐级别:弱;证据级别:低)

(八) 脑代谢

1. 对于确诊或存在风险的脑缺血缺氧、能量衰竭和低血糖糖匮乏患者,推荐进行脑微透析监测。(推荐级别:强;证据级别:低)

2. 应根据诊断、脑损伤类型和部位以及技术可及性确定脑微透析探头的监测部位。(推

荐级别:强;证据级别:低)

3. 持续脑血糖降低和(或)乳酸 - 丙酮酸比值升高是死亡和不良转归的重要预测指标因素。进行预后评估时,推荐综合脑微透析、临床表现和其他监测指标。(推荐级别:强;证据级别:低)

4. 建议应用脑微透析监测辅助调整内科治疗,如血糖控制和对迟发性脑缺血的治疗。(推荐级别:弱;证据级别:中)

5. 建议应用脑微透析监测辅助调整内科治疗,如输血、治疗性低温、过度通气和提高吸入氧浓度应用高氧。(推荐级别:弱;证据级别:中)

(九)多模式监测:信息、数据整合、显示及分析

1. 推荐采用人体工程学显示方式,以减少临床医师医师的认知负荷,并改进判断水平。(推荐级别:强;证据级别:中)

2. 建议采用临床决策工具,如流程图的方式,处理多元数据,并以简洁明了的方式显示。(推荐级别:弱;证据级别:中)

3. 推荐建立数据库以整合高分辨率资料(包括 EEG 记录)和低分辨率资料(如实验室数据和临床记录资料)。(推荐级别:强;证据级别:低)

4. 推荐采用以患者为中心的、分层的可视化方法进行资料表达,以避免影响临床决策。(推荐级别:强;证据级别:中)

5. 推荐设备生产商采用数据交互方法使各种设备能够互联,包括时间一致性。(推荐级别:强;证据级别:低)

6. 推荐采用"智能化"报警系统,以避免报警疲劳。(推荐级别:强;证据级别:低)

(十)展望

总之,整合临床和实验室评估、影像学和持续生理学监测的神经重症多模式监测具有重要临床意义。虽然目前尚未证实任何一种或几种监测手段能够改善转归,但是监测结果的整合和综合判断,以及开发更新的监测手段,仍然是今后发展的方向。尤其是依据监测结果制订或修正临床诊治策略,不仅是今后的挑战,也是发展目标。

(周建新)

参 考 文 献

Roux PL, Menon DK, Citerio G, et al. Consensus summary statement of the International Multidisciplinary Consensus Conference on Multimodality Monitoring in Neurocritical Care. A statement for healthcare professionals from the Neurocritical Care Society and the European Society of Intensive Care Medicine. Intensive Care Med, 2014, 40: 1189-1209.

2 颅内压升高时的治疗目标：ICP 还是 CPP

许多疾病和创伤都会导致颅内压增高，降低颅内压是改善患者临床预后及降低死亡率的关键手段。目前，针对于重型颅脑损伤(TBI)颅高压的控制主要形成了两种不同观念观点：①以控制颅内压为靶目标性的治疗(ICP-targeted)；②通过维持脑灌注压/脑血流量平衡进而以控制脑容量为靶目标性的治疗(CPP/CBF-targeted)，即隆德概念。然而在临床上治疗颅内高压时是应该以 ICP 作为目标还是以 CPP 作为目标，目前仍存在一定争议及缺乏推荐级别较高的多中心研究证据。

一、以颅内压为靶目标的治疗(ICP-targeted)

ICP 的监测是许多神经中心外科标准的监测手段，同时也是神经重症(neurosurgical intensive care unit, NICU)NICU 治疗的靶向目标[1,2]，然而现但目前没有大量的证据证明任何一种 ICP 监测可以改善患者预后[3]。但是，在有神经外科监护中心重型 TBI 的死亡率明显低于没有神经外科监护中心的医院[4]。这可能与 ICP 监测和多学科共同参与特别是神经外科、NICU，迅速对患者进行外科及重症监护干预的多种因素相关[5]。

以颅内压为靶目标的治疗理念临床上着眼于调整 ICP 的治疗来自于来源于大量的回顾性研究，其目的是降低高颅压患者的死亡率。2010 年一项荟萃分析重型 TBI 在 ICP 监测下并以控制颅内高压为靶目标性的治疗方案提高改善了 TBI 患者的预后[6]，然而也有一些研究却得出了相反的结论结果[7,8]。经过详细分析，这些原因是多方面的：参研研究中心之间缺乏标准的临床管理、ICP 临界值的定义、很好的研究质量及实验设计、缺乏组间对照，比如没有 ICP 监测及 ICP 监测是否直接进一步加重颅脑损伤的对照研究等等。最近一项随机对照研究公布了其研究结果，该研究分为两组：ICP-targeted 治疗组和以临床和影像为靶目标的对照组两组患者的 ICU 住院时间、3 个月临床预后和 6 个月临床预后均没有显著性差异，但对照组接受了更多的过度通气、巴比妥、高渗盐/甘露醇治疗[9,10]。

以 ICP-targeted 的治疗亦可能会导致更差的临床预后。比如，长时间的过度通气减少脑血管直径使得脑血管收缩，进而减少 CBF，如果 CBF 达到缺血阈值，脑组织即发生缺血缺氧，加重脑组织损伤及预后，这在 PET 成像得以肯定和证实。动物实验证实低碳酸氢钠会导致海马神经元的死亡。

最近一项随机对照研究，根据 BTF(Brain Trauma Foundation)指南在重型 TBI 中以 ICP-targeted 治疗组，3 个月和 6 个月的临床预后没有优于以临床和影像为靶目标的治疗组[9,10]。虽然两组 ICU 住院时间没有显著性的差异，但没有 ICP 监测组接受了更多的过度通气、巴比妥、高渗盐/甘露醇治疗。具体原因尚待进一步明确。

目前虽有争议,但是可以肯定的是,目前依然没有文献提出摒弃 ICP 的监测。讨论的焦点只在于,由于 ICP 的监测不能够实时反映提供脑损伤的病理生理改变,所以 ICP 不能作为独立的一个治疗目标[1,11,12,1]。

二、以脑灌注压为靶目标的治疗(CPP targeted)

以基于生理学、病理生理学为导向,通过维持脑灌注压/脑血流量平衡从而控制脑容量为靶目标性的治疗(CPP/CBF targeted)即隆德概念,由瑞典隆德大学医院神经外科的 Nordstrom CH 和麻醉 ICU Grande PO 于 1990 年共同提出的,其临床应用运用已取得一定的效果疗效。2014 年该作者 Grande PO[13]汇总并分析了总结了 1989 年至 2013 年间的有关 TBI 患者临床预后的研究,综述目前有包括 9 项关于隆德概念和改良的隆德概念的非随机临床试验和 2 项随机临床试验。其中非随机临床试验提示隆德概念可改善预后。随机临床试验虽然样本量小,但是基于隆德概念和改良的隆德概念的治疗组的预后较常规治疗组好,使用隆德概念治疗的患者相比较其他治疗策略的患者,其 64%~80% 的患者具有较好的预后。此综述的目的在于介绍隆德概念和展示依据隆德概念的治疗的临床研究的临床预后。所有研究均显示 CPP-targeted 治疗优于 ICP-targeted 治疗,CPP-targeted 治疗能降低减低死亡率及并改善患者 GOS 评分。作者得出结论:作为基于脑容量和脑灌注调节的生理学基础的隆德概念,对治疗重型颅脑创伤的救治效果良好,并且其临床预后不劣于任何其他的指南治疗策略。同年 Kumar[14]等在以中枢神经系统感染和颅内压增高的儿童中为研究对象完成了一项 RCT 研究:入选 110 名(1~12 岁)有颅内压升高的急性中枢神经系统感染患儿和改良的 GLS 评分小于或等于 8,其中 55 例患儿随机接受 CPP-targeted 治疗法(用生理盐水及多巴胺,必要时用去甲肾上腺素等血管活性疗法药物使脑灌注压保持≥60mmHg),而另外 55 例患儿接受 ICP-targeted 的治疗法(n=55)(在确保正常血压时用高渗性脱水疗法使颅内压保持 <20mmHg)。次要结果是在入院后 72 小时的改良的格拉斯格昏迷量表评分,PICU 住院天数,机械通气时间,出院后听力损害和神经损害程度和 90 天死亡率。结果发现与 ICP-targeted 组相比,CPP-targeted 组的 90 天内的 ICP-targeted 组死亡率(38.2%)明显高于 CPP-targeted 组(18.2%;相对危险度 =2.1);与 ICP-targeted 组相比,CPP-targeted 组 72 小时内改良的格拉斯哥昏迷评分有较高的中值明显增高,较短时间的 PICU 住院时间和机械通气时间缩短,听力损害发病率低(8.9% vs 37.1%;相对危险度 =0.69;95% CI 0.53~0.90;P=0.005),出院后功能性神经损害发病率(53.3% vs 82.9%;相对风险 =0.37;95% CI,0.17~0.81;P=0.005)和出院后 90 天的死亡率(37.8% vs 70.6%;相对风险 =0.47;95% CI,0.27~0.83;P=0.004)均明显降低。结论:所以,对于急性中枢神经系统感染患儿来说,以 CPP-targeted 为导向的治疗,虽频繁地使用升压药和较少使用过度通气和高渗性脱水,但在降低死亡率和发病率方面,优于 ICP-targeted 导向的治疗。何为最佳的 CPP 一直以来都有所争议,所有的文章目前尚缺乏一个统一的标准。

2014 年 Denis E Bragin[15]发表了一篇文章,回答了在重症 TBI 领域中一直争论的一个临床话题,解决了 ICP- 靶向治疗与 CPP- 靶向治疗之间的悬而未解的问题。作者通过降低平均动脉压实现临界脑灌注压 50mmHg 与通过增加颅内压实现临界脑灌注压 30mmHg,通过 TCD 发现脑灌注压 30mmHg 脑血流才开始下降,在 30~50mmHg TCD 维持一个的高脑血流量的错误假象,进而说明,通过增加颅内压降低脑灌注压测量的临界脑灌注压,是不准确的。研究作者发现 70mmHg 的正常脑灌注压,10mmHg 平均动脉压脉冲对颅内压和脑血流无影响(诱导的颅内压反应性 =−0.03 ± 0.07,诱导的脑血管反应性 =−0.02 ± 0.09),反映了完整的自动调节作用。通过升高颅内压降低脑灌注压到 50mmHg 分别激活了诱导颅内压反应性和诱导脑血管反应性,数值分别为 0.24 ± 0.09 和 0.31 ± 0.13,反映了自动调节作用的受损($P<0.05$)。通过静止脑血流,脑血流量第一次显著减少发生在脑灌注压为 30mmHg 时。从而得出结论:由多巴胺准确的测定 - 通过诱导动态的颅内压反应和脑血管的反应性精确的确定临界脑灌注压在 50mmHg。

大量的指南推荐在治疗 TBI 时 CPP 维持在 50~70mmHg,如果 CPP 高于 70mmHg 或者低于 50mmHg 提示患者预后不良,目前的争论是在治疗 TBI 中时如何优化 CPP？何是最佳的 CPP？在 TBI 中,传统的 CPP-targeted 治疗,显示 CPP>70mmHg 是基于脑的血流自动调节反应,且可以避免低血压的负面影响。然而,更高的 CPP 并没有提高临床的预后效果,反而为维持高的 CPP,大量的液体复苏及强心剂或者血管收缩药物带来了一系列并发症,如:急性肺损伤、ARDS。当患者出现 ARDS 时更容易出现植物状态。隆德概念[16,17]使用更低的 CPP 为 50mmHg 能使颅内毛细血管静水压的增加最小化,因此能够避免出现颅内高压的继发性损伤[18]。然而,隆德概念并没有被广泛接受。

尽管 BTF 推荐,在任何急性脑损伤中 CPP 应该维持在 50~70mmHg,尽量避免 CPP>70mmHg,2010[19]儿童 TBI 推荐,在正常的血容量下,最低 CPP 可为 40mmHg。但现在没有一级证据能优化 CPP-targeted 治疗,加之 CPP 的阈值存在个体差异性、受头部位置及 MAP 测量方法的影响,有学者提出优化 CPP 治疗需要一个多元模式的监测,在此模式下进一步提出了优化 CPP-targeted 治疗。

脑灌注压(cerebral perfusion pressure,CPP),CPP=MAP−ICP。CPP 是根据平均动脉压来计算,压力转换器水平标准应该是在 Monro 孔,而不是在心脏位置[20]。美国和澳大利亚临床实践已经发现[21,22],很多中心血压的测量标准在心脏水平都是不正确的,当患者头部抬高 50°,在心脏水平测量出的血压要比在 Monro 孔水平所测量血压高 18mmHg。所以在通常情况下所测出的 CPP 为 60mmHg 的时候实际压力 <45mmHg。这些差异可能因头部的位置,患者的体型而出现明显的差异,进而导致临床预后不佳。目前 BTF 指南对 CPP 的管理是基于不同的文章,这些文章使用的血压水平差异较大,而此时所测得 CPP 正是基于心脏水平上得到的。现在我们要明确的是,需要得到一个规范的 CPP 的测量方法,而不是基于临床的实验。脑血管压力反应是一个脑自动调节的重要组成部分,在未损伤的大脑,当血压在 50~150mmHg 时,脑通过自身的脑血流调节机制,使脑血流 CBF 可以稳定在一定的范围。在各种颅内的病理生理改变,如:TBI、SAH 都会受到损害,麻醉药物及镇静剂也会对其造成影响,并且增加继发性脑缺血损伤的易感性。此时实际的 CPP 不一定等于 MAP-ICP,而要用压力反应指数(pressure reactivity index,PRx)来实时、动态反映优化的 CPP[23,24]。PRx(ICP 与中位动脉压慢波之间的关联系数)描述的是生理状态下血管感受动脉血压变化之后所发生响应的程度及内在机制,与大脑自我调节功能成正相关,这一点已经被正电子发射断层扫描 - 脑血流研究及经颅多普勒超声所证实。PRx 阳性患者与阴性患者相比,临床转归极差。

当阴性的 PRx 时,动脉血压和 ICP 成负相关,提示正常的脑血管反应,反之亦然。PRx 是可以连续监测,所以在 TBI 是它可以作为个体化 CPP 目标治疗。前瞻性研究发现,低于或高于优化的 CPP,可能会减少或增加脑组织氧分压的阈值,在 SHA 时压力反应指数已经被用于指导 CPP 的目标治疗。PRx 要求持续监测 ICP 及动脉压,要成为常规的监测和治疗手段在许多中心还有较多困难。所以不断有学者提出,以多元化的监测,比如(脑组织氧分压监测、脑微透析等)来管理 TBI 的治疗[25]。

三、小 结

总之,监测和管理 ICP 和 CPP 是治疗急性脑损伤的基石。但至今治疗以 ICP-targeted 或还是 CPP-targeted 依然没有被完全回答仍然存在争议。将来在急性脑损伤的管理中,很可能更多地依靠我们对多元化监测功能的深刻理解,而不是单独依靠 ICP 及 CPP 的某个数字,做到个体化治疗,从而优化脑能量代谢,而不仅仅是停留在探讨孰轻孰重。应该认识各种监测工具的准确性,加强对急性脑损伤病理生理学的深刻理解,从而优化 CPP 目标治疗。

(吴海鹰 钱传云)

参 考 文 献

1. Helbok R, Olson DM, Le Roux PD, et al. The Participants in the International Multidisciplinary Consensus Conference on Multimodality Monitoring. Intracranial Pressure and Cerebral Perfusion Pressure Monitoring in Non-TBI Patients: Special Considerations. Neurocrit Care, 2014, 21 (2) 85-94.

2. Chesnut R, Videtta W, Vespa P, et al. The Participants in the International Multidisciplinary Consensus Conference on Multimodality Monitoring. Intracranial Pressure Monitoring: Fundamental Considerations and Rationale for Monitoring. Neurocrit Care, 2014.

3. Muzevic D, Splavski B. The Lund concept for severe traumatic brain injury. Cochrane Database Syst Rev, 2013, 16:12.

4. Olivecrona M, Rodling-Wahlstrom M, Naredi S, et al. Prostacyclin treatment and clinical outcome in severe traumatic brain injury patients managed with an ICP-targeted therapy: a prospective study. Brain Inj, 2012, 26: 67-75.

5. Teig M, Smith M. Where should patients with severe traumatic brain injury be managed? All patients should be managed in a neurocritical care unit. J Neurosurg Anesthesiol, 2010, 22:357-359.

6. Stein SC, Georgoff P, Meghan S, et al. Relationship of aggressive monitoring and treatment to improved outcomes in severe traumatic brain injury. J Neurosurg, 2010, 112:1105-1112.

7. Plotz FB, Kneyber M, van Heerde M, et al. Traumatic pediatric brain injury and intracranial pressure monitoring: does it really improve outcome? Intensive Care Med, 2007, 33:1675.

8. Shafi S, Diaz-Arrastia R, Madden C, et al. Intracranial pressure monitoring in brain-injured patients is associated with worsening of survival. J Trauma, 2008, 64:335-340.

9. Chesnut RM, Temkin N, Carney N, et al. A trial of intracranialpressure monitoring in traumatic brain injury. N Eng J Med, 2012, 367:2471-2481.

10. Wakai A, McCabe A, Roberts I, et al. Mannitol for acute traumatic brain injury. Cochrane Database Syst Rev, 2013, 8: CD001049.

11. Dubost C, Pasquier P, Merat S. Intracranial-pressure monitoring in traumatic brain injury. N Engl J Med, 2013, 368:1750-1751.

12. Hutchinson PJ, Kolias AG, Czosnyka M, et al. Intracranial pressure monitoring in severe traumatic brain injury. Br Med J, 2013, 346: f1000.

13. Koskinen LO, Olivecrona M, Grände PO. Severe traumatic brain injury management and clinical outcome using the Lund concept. Neuroscience, 2014, 283C: 245-255. Review.

14. Kumar R, Singhi S, Singhi P, et al. Randomized controlled trial comparing cerebral perfusion pressure-targeted therapy versus intracranial pressure-targeted therapy for raised intracranial pressure due to acute CNS infections in children. Critical care medicine, 2014, 42(8): 1775-1787.

15. Bragin DE, Statom GL, Yonas H, et al. Critical cerebral perfusion pressure at high intracranial pressure measured by induced cerebrovascular and intracranial pressure reactivity. Critical care medicine, 2014.

16. Grande PO. The Lund concept for the treatment of patients with severe traumatic brain injury. J Neurosurg Anesthesiol, 2011, 23: 358-362 [Review].

17. Grande PO, Romner B. Osmotherapy in brain edema: a questionable therapy. J Neurosurg Anesthesiol, 2012, 24: 407-412.

18. Nordstrom CH, Reinstrup P, Xu W, et al. Assessment of the lower limit for cerebral perfusion pressure in severe head injuries by bedside monitoring of regional energy metabolism. Anesthesiology, 2003, 98: 809-814.

19. Brain Trauma Foundation Pediatric guidelines. (2010)

20. Lassen NA. Cerebral blood flow and oxygen consumption in man. Physiol Rev, 1959, 39: 183-238.

21. Kofke WA, Kosty J, Kumar M, et al. Comparison of clinician practices for measuring cerebral perfusion pressure: a review of the literature and survey of members of the neurocritical care society. J Neurosurg Anesthesiol, 2011, 23: 400.

22. Nates JL, Niggemeyer LE, Anderson MB, et al. Cerebral perfusion pressure monitoring alert. Crit Care Med, 1997, 25: 895-896.

23. Kirkman MA, Smith M. Intracranial pressure monitoring, cerebral perfusion pressure estimation, and ICP/CPP-guided therapy: a standard of care or optional extra after brain injury? Br J Anaesth, 2014, 112(1): 35-46.

24. Lazaridis C, Smielewski P, Steiner LA, et al. Optimal cerebral perfusion pressure: are we ready for it? Neurol Res, 2013, 35(2): 138-148.

25. Jaeger M, Dengl M, Meixensberger J, et al. Effects of cerebrovascular pressure reactivity-guided optimization of cerebral perfusion pressure on brain tissue oxygenation after traumatic brain injury. Crit Care Med, 2010, 38: 1343-1347.

第十五部分

重症创伤

 重症脑外伤患者的输血阈值，多少合适？

重症脑外伤患者治疗的一个重要方面就是避免由缺血和低血压造成的继发性脑损伤，贫血是加重继发性脑损伤、影响预后的重要因素。贫血对于受损的脑组织和神经系统可诱"二次打击"，包括扩张脑动脉、加重脑水肿和颅内高压、减少脑内氧供，能导致神经系统功能恶化、造成不良预后[1]。所以，应妥善处理脑外伤患者的贫血，目前，输注红细胞和应用促红细胞生成素是临床常见措施[2]。重症脑外伤患者输血阈值近年来备受关注。

一、脑外伤患者血红蛋白水平与预后

脑外伤患者血红蛋白水平与预后之间的关系，尚存争议。贫血导致脑损伤的机制尚不完全清楚，目前认为脑组织缺氧、充血、炎症反应、活性氧神经损伤、兴奋性中毒、神经凋亡和脑组织分泌系列因子[缺氧诱导因子 -α（hypoxia inducible factor-α，HIF-α）、血管内皮生长因子和尿钠肽等]可能是贫血导致脑损伤的机制[3]。输注红细胞是纠正贫血的常见临床措施，而如何确定脑外伤患者的输血阈值是重要的临床问题。Sekhon 在一项单中心回顾性研究中，观察了血红蛋白水平和脑外伤患者预后之间的关系，该研究纳入了 273 名重症脑外伤患者。结果显示住院期间平均 7 天血红蛋白 <90g/L 的患者死亡率是血红蛋白≥90g/L 患者的 3.1 倍[4]。然而 Oddo M，Yang CJ 等研究显示在脑外伤患者中，血红蛋白水平并不影响神经系统功能恢复和预后[5,6]。Desjardins P 在近期一项系统回顾性对照研究中指出，对于绝大多数脑外伤患者，尚无充分证据支持血红蛋白水平高低能决定预后[7]。Warner MA 观察发现脑外伤患者输注红细胞会加重神经系统损伤、增加死亡风险[8]。对此，有学者指出，这些研究由于纳入患者人群偏差、贫血与输注红细胞密切相关等影响因素降低了结果的可靠性[9]。Elterman J 研究认为输注红细胞确实能改善一些脑外伤患者的脑组织氧合[10]。此外，维持血红蛋白水平能避免贫血造成的颅内压升高，维持血压，从而改善脑灌注。

二、重症脑外伤患者的适宜血红蛋白水平

尽管对重症脑外伤患者血红蛋白维持在什么水平最为适宜,迄今尚无定论。临床治疗过程中我们仍然担心严重脑外伤患者可能难以耐受血红蛋白水平低至 70g/L。所以,将创伤性颅脑损伤患者血红蛋白保持在 100g/L 左右以改善脑组织氧合这项管理策略,被许多临床医师所接受并实际应用。这一策略的出发点是希望通过改善贫血减少神经系统损伤,特别是在急性恢复期脑组织对缺血损伤最敏感[11]。基于这一临床现状,Claudia S 在一项较大规模的临床研究中,分别把血红蛋白 70g/L 和 100g/L 作为不同组脑外伤患者的输血阈值,目的在于比较促红细胞生成素与不同血红蛋白输血阈值(70g/L 和 100/L)对外伤性脑损伤后神经学恢复的作用。这项随机临床研究纳入了 200 例来自美国 2 个一级创伤中心的神经外科 ICU 的脑外伤患者(2006 年 5 月至 2012 年 9 月)。其中促红细胞生成素组 102 例患者、对照组 98 例患者,均为不能执行指令性动作的闭合性脑外伤的患者,受伤后 6 小时内入组,该研究采用析因设计来检测促红细胞生成素是否能使有利的临床转归改善 20%,以及血红蛋白输血阈值 >100g/L 是否会增加有利的临床转归而不增加并发症。试验将 99 例患者分至血红蛋白阈值为 70g/L 的输血组,101 例患者分至血红蛋白阈值为 100g/L 的输血组。干预措施为静脉输注促红细胞生成素(每剂为 500IU/kg)或生理盐水,并通过输注浓缩红细胞来维持输血阈值。主要转归和检测指标为受伤后 6 个月时,根据格拉斯哥昏迷评分分为有利(恢复良好和中度失能)或不利(严重失能、植物人生存或死亡)。结果显示促红细胞生成素和血红蛋白输血阈值间无相互作用。血红蛋白输血阈值为 70g/L 组的有利临床转归率为 37/87 (42.5%),100g/L 组为 31/94(33.0%,差异的 95%CI 为 −0.06~0.25,P=0.28)。血红蛋白输血阈值为 100g/L 组的血栓栓塞事件发生率较高,100g/L 组对 70g/L 组为 22/101(21.8%)vs 8/99 (8.1%),比值比为 0.32(95%CI 为 0.12~0.79,P=0.009)。最终得出结论在闭合性脑外伤患者中,无论是应用促红细胞生成素,还是维持血红蛋白浓度 >100g/L,均未能改善伤后 6 个月时的神经功能。反而高血红蛋白组患者有更多的血栓形成事件发生[12]。

总之,目前研究显示,把血红蛋白 100g/L 作为输血阈值组患者远期临床没有获益。这提示我们对脑外伤患者的输血阈值,要谨慎为之、综合考虑,不要盲目求高。

(王鹏 孟玫 王春亭)

参 考 文 献

1. Pierre Bouzat, Anne Millet, Yvonnick Boue, et al. Changes in Brain Tissue Oxygenation After Treatment of Diffuse Traumatic Brain Injury by Erythropoietin. Crit Care Med, 2013, 41: 1316-1324.

2. Derek J Roberts, David A Zygun. Anemia, red blood cell transfusion, and outcomes after severe traumatic brain injury. Critical Care, 2012, 16: 154.

3. Hare GM, Tsui AK, McLaren AT, et al. Anemia and cerebral outcomes: many questions, fewer answers. Anesth Analg, 2008, 107(4): 1356-1370.

4. Sekhon MS, McLean N, Henderson WR, et al. Association of hemoglobin concentration and mortality in critically ill patients with severe traumatic brain injury. Crit Care, 2012, 16: R128.

5. Oddo M, Levine JM, Kumar M, et al. Anemia and brain oxygen after severe traumatic brain injury. Intensive Care Med, 2012, 38: 1497-1504.

6. Yang CJ, Hsiao KY, Su IC, et al. The association between anemia and the mortality of severe traumatic brain injury in emergency department. J Trauma, 2011, 71: E132-E135.

7. Desjardins P, Turgeon AF, Tremblay MH, et al. Hemoglobin levels and transfusions in neurocritically ill patients: a systematic review of comparative studies. Crit Care, 2012, 16: R54.

8. Warner MA, O'Keeffe T, Bhavsar P, et al. Transfusions and long-term functional outcomes in traumatic brain injury. J Neurosurg, 2010, 113: 539-546.

9. Andreas H. Kramer, Peter Le Roux. Red Blood Cell Transfusion and Transfusion Alternatives in Traumatic Brain Injury. Current Treatment Options in Neurology, 2012, 14: 150-163.

10. Elterman J, Brasel K, Brown S, et al. Resuscitation Outcomes Consortium Investigators. Transfusion of red blood cells in patients with a prehospital Glasgow Coma Scale score of 8 or less and no evidence of shock is associated with worse outcomes. J Trauma Acute Care Surg, 2013, 75 (1): 8-14.

11. Utter GH, Shahlaie K, Zwienenberg-Lee M, et al. Anemia in the setting of traumatic brain injury: the arguments for and against liberal transfusion. J Neurotrauma, 2011, 28: 155-165.

12. Claudia S. Robertson H, Julia Hannay. Josmized Clinical Trial. JAMA, 2014, 312 (1): 36-47.

② 重症脑外伤患者应用促红细胞生成素不能获益

近年来，促红细胞生成素（erythropoietin，EPO）因为在不同的神经病理损伤中具有潜在的神经保护治疗作用，而受到关注。基于动物实验中获得的支持证据，目前 EPO 在重症脑外伤患者中的应用已经进入Ⅲ期临床[1,2]。那么，EPO 在动物实验中对于脑外伤的神经保护主要体现在哪些方面？在重症脑外伤患者中临床应用 EPO 能否收到预期效果呢？

一、EPO 在动物实验中显示出神经保护作用

内源性促红细胞生成素和其相关受体在缺血、低氧或脑外伤等损伤的情况下，表达上调，但是上调的水平还不足以产生组织保护和促进神经恢复的作用[3]。所以，有研究者设想在神经损伤后使用外源性促红细胞生成素，可能产生神经保护作用。

有关创伤性神经损伤的研究发现 EPO 能有效改善控制性大脑皮质损伤和低温脑外伤的感觉运动和空间记忆，降低血脑屏障的功能障碍和组织水肿。动物实验结果显示，EPO 的神经治疗保护作用在神经功能、细胞和生化水平都有所体现，作用途径包括限制活性氧分子生成、调节神经递质、减轻血管痉挛、促进血管再生、抑制凋亡、降低炎症反应、募集干细胞等[4,5]。此外，在脑外伤的动物模型中还发现 EPO 具有潜在的免疫调理作用，能降低大脑皮质损伤大鼠的前炎性细胞因子，如 NFκB、IL-1β、TNF-α、ICAM-1、CCL-2 等。

脑外伤后常发生脑组织低氧状态，在动物模型中发现 EPO 的治疗价值与此有关。法国 Pierre Bouzat 观察 EPO 对弥漫性脑外伤动物模型的大脑氧合状态的影响。研究使用了 Wistar 成年雄性大鼠，采用加速冲击方法造模弥漫性脑外伤大鼠动物模型，EPO 组大鼠在造模后 30 分钟接受了 5000IU/kg 剂量的 EPO。2 小时后观察：脑皮质和大脑尾壳核的脑组织水肿情况、局部脑氧饱和度、平均氧通过时间、血液体积分数、脑组织 PO_2、皮质超微结构的变化。研究发现外伤后脑组织的低氧状态是与微循环紊乱和细胞水肿相关，而不是脑组织缺血所导致。结果显示 EPO 组大鼠的脑组织水肿和脑组织微血管塌陷明显改善，同时脑组织氧饱和度、PO_2 较对照组有显著提高。该研究支持 EPO 对弥漫性脑外伤大鼠模型有脑保护作用[6]。澳大利亚 Sarah C Hellewell 研究认为 EPO 通过上调 EPO 受体，改善动物的运动和认知缺失、减轻轴索病理损伤、降低神经炎症反应。研究利用弥漫性轴索损伤导致脑外伤动物模型，发现 EPO 改善脑外伤动物的运动、感觉和认知功能，降低炎症介质 IL-1β、CD68 的表达，同时 EPO 受体表达增加。该研究指出，EPO 的保护作用在脑外伤伴脑组织低氧的动物模型中表现突出，而在无脑组织低氧的动物模型中未见到上述保护作用。这提示，EPO 可能改善低氧损伤、保护神经功能[7]。Bouzat 在脑外伤动物模型中，通过 MRI 证实 EPO 降

低脑水肿、改善脑缺氧[8]。脑外伤后应尽早使用EPO,目前认为EPO发挥最佳神经保护作用的时间窗是在损伤发生后6小时内[9]。

二、重症脑外伤患者应用EPO不能确切获益

由于EPO的副作用风险低、具有潜在的高收益,EPO目前已经进入治疗创伤性脑外伤的III期临床实验,人们对此寄予很高的期望。动物实验中获得的有益结果,在临床实际应用中能取得相同的效果么?对于EPO在脑外伤患者中的应用,目前的临床结果并不是那么乐观。

Corwin在重症患者中进行了临床研究,证实了EPO降低创伤患者死亡率[10]。随后,有三项关于EPO的临床研究和荟萃分析也得出一致结果[11,12]。Talving P也证实EPO对脑外伤患者具有一定的神经保护作用[13]。但是,这些结论均是来自小样本临床研究。而2014年JAMA发表的一项大规模临床研究结果对此提出了不同意见。Claudia S完成的这项大规模的临床研究,评价了早期使用EPO对脑外伤患者神经系统功能的远期影响[14]。这项随机临床研究纳入了200例患者,其中EPO组102例患者、对照组98例患者,均为不能进行指令性动作的闭合性脑外伤的患者,受伤后6小时内入组,患者来自美国2家创伤治疗中心的神经外科ICU(2006年5月至2012年9月)。该研究采用了析因分析的方法来检验EPO能否将良好预后率提高20%。给药方案一是EPO初始剂量(500IU/kg)每天一次连续3天,继之以每周1次,使用时间超过2周(n=74)。在研究进行的过程中,较早进行的关于创伤性休克EPO应用的多中心研究结果提示了EPO的安全隐患,在这项研究中,20例患者连续3天每天一次EPO,与对照组比较,EPO组患者的死亡率升高(16.4% vs 9.0%;P=0.01)。FDA考虑到EPO的这一安全隐患,对给药方案做了相应调整。2009年,在接下来的126例患者中给药方案发生了变化,给药方案二为6小时1次,继之在24小时、48小时给药后停用。预后评估采用脑外伤后6个月的GSG评分来评价临床结果良好(恢复好、中度失能)或者结果不好(严重失能、植物状态或死亡)。几乎所有入组患者都在受伤后6小时内接受了首剂EPO。研究结果统计显示两组给药方案的EPO组均为治疗效果无效。研究得出的结论认为在闭合性脑外伤的患者中,使用EPO并不能改善6个月后的神经功能。和对照组相比,EPO对血红蛋白的影响无统计学差异,而且不同EPO剂量对血红蛋白也无明显影响。EPO组发生血栓事件和心血管事件率增加。该研究结果不支持在脑外伤患者应用EPO这一治疗措施。

需要注意的是,在脑外伤患者中EPO带来的不良反应主要和血栓形成有关。EPO提高血细胞比容、提升血液黏滞度、改变血小板黏附力、增加血小板的黏附和对内皮细胞的损伤。血色素大于12g/dl,EPO会引起血栓形成高风险、增加死亡率[15]。

EPO在脑外伤中的应用缺乏从实验室到临床的成功转换,可能与下列因素有关:EPO在动物模型和人之间使用剂量不同,动物实验中的有效剂量是5000IU/kg,而迄今批准应用于临床的剂量为500IU/kg,Meng发现EPO的神经保护作用与剂量相关[9];应用药物时间窗有差异;在EPO的实验证据尚不充分的情况下,过早应用于临床;实验动物模型未能包含继发损伤,而这在临床创伤性脑外伤的病理生理过程中很常见。

虽然EPO的神经保护作用在动物实验中有一些有益的证据,未来还需要更多高质量的研究进一步评估EPO在脑外伤患者中的临床应用。

(孟玫　王春亭)

参 考 文 献

1. Bouzat P, Francony G, Thomas S, et al. Reduced brain edema and functional deficits after treatment of diffuse traumatic brain injury by carbamylated erythropoietin derivative. Crit Care Med, 2011, 39: 2099-2105.

2. Smith DH, Hicks R, Povlishock JT. Therapy development for diffuse axonal injury. J Neurotrauma, 2013, 30: 307-323.

3. Sargin D, Friedrichs H, EI-kordi A, et al. Erythropietin as neuroprotective and neuroregenerative treatment strategy: comprehensive overview of 12 years of preclinical and clinical research. Best Pract Res Clin Anaesthesiol, 2010, 24: 573-594.

4. Weijun Peng, Zhihua Xing, Jingjing Yang, et al. The efficacy of erythropoietin in treating experimental traumatic brain injury: a systematic review of controlled trials in animal models. J Neurosurg, 2014 (121): 653-664.

5. Michelle E. Schober, Daniela F. Requena, Benjamin Block, et al. Erythropoietin Improved Cognitive Function and Decreased Hippocampal Caspase Activity in Rat Pups after Traumatic Brain Injury. Journal of Neurotrauma, 2014, (31): 358-369.

6. PierreBouzat, Anne Millet, Yvonnick Boue, et al. Changes in Brain Tissue Oxygenation After Treatment of Diffuse Traumatic Brain Injury by Erythropoietin. Crit Care Med, 2013, 41: 1316-1324.

7. Sarah C Hellewell, Edwin B Yan, Dasuni S Alwis, et al. Erythropoietin improves motor and cognitive deficit, axonal pathology, and neuroinflammation in a combined model of diffuse traumatic brain injury and hypoxia, in association with upregulation of the erythropoietin receptor. Journal of Neuroinflammation, 2013, 10: 156.

8. Bouzat P, Millet A, Boue Y, et al. Changes in Brain Tissue Oxygenation After Treatment of Diffuse Traumatic Brain Injury by Erythropoietin. Crit Care Med, 2013, 41: 1316-1324.

9. Meng Y, Xiong Y, Mahmood A, et al. Dose-dependent neurorestorative effects of delayed treatment of traumatic brain injury with recombinant human erythropoietin in rats. J Neurosurg, 2011, 115 (3): 550-560.

10. Corwin HL, Gettinger A, Fabian TC, et al. Efficacy and safety of epoetin alfa in critically ill patients. N Engl J Med, 2007, 357: 965-976.

11. Zarychanski R, Turgeon AF, McIntyre L, et al. Erythropoietin-receptor-agonists in critically ill patients: a meta-analysis of randomized clinical trials. CMAJ, 2007, 77: 725-734.

12. Napolitano LM, Fabian TC, Kelly KM, et al. Improved survival of critically ill trauma patients treated with recombinant human erythropoietin. J Trauma, 2008, 65: 285-297.

13. Talving P, Lustenberger T, Inaba K, et al. Erythropoiesis-stimulating agent administration and survival after severe traumatic brain injury: a prospective study. Arch Surg, 2012, 147 (3): 251-255.

14. Claudia S. Robertson, H. Julia Hannay, José-Miguel Yamal, et al. Effect of Erythropoietin and Transfusion Threshold on Neurological Recovery After Traumatic Brain Injury A Randomized Clinical Trial. JAMA. 2014; 312 (1): 36-47.

15. Lucido L. Ponce, Jovany Cruz Navarro, Osama Ahmed, et al. Erythropoietin Neuroprotection with Traumatic Brain Injury. Pathophysiology, 2013, 20 (1): 31-38.

第十六部分

重症医学伦理相关问题

 ## ICU 救治无效后,如何让患者有尊严地去世

近年来随着重症医学的快速发展,重症患者的抢救成功率有了显著提高。然而有些时候,对于 ICU 中救治无效,处于生命终末期的患者,各种先进的生命支持技术只能在一段时间内维持其生命体征,延长机体低水平存活的时间,却无法保证其生存质量。这点随着社会老龄化现象的凸显日益突出。本章将讨论如何帮助 ICU 重症疾病终末期的患者,能够有尊严地去世。

一、ICU 患者尊严死的概念

ICU 患者的尊严死(death with dignity),是指当 ICU 重症患者的脏器功能无法逆转,医疗行为不能达到预期的目标,生命支持的结果不能实现患者本身价值的时候,ICU 的医师应做好死亡管理,确保患者在经历极度病痛的折磨之后,能够保持自己的尊严而"体面"地死去。包括尽可能地保持患者身体舒适性和自主性、患者尽可能具备与外界交流的能力,并协助患者及亲属做好面临死亡的各种准备[1]。

二、ICU 患者尊严死的内容

医务工作者对临终患者及亲属的态度、行为、言语及关爱,是确保 ICU 患者尊严死的重要元素。近期,美国胸科协会声明,在重症疾病病程终末期,ICU 医务工作者应该考虑逐渐减少药物治疗,并把治疗重点转移至临终关怀,即如何让患者更加有尊严地离世,而关怀的过程应延续到患者死亡后,即对患者亲属心理和精神的安慰[2]。ICU 患者尊严死的具体内容如下:

1. 了解患者的价值观　了解患者自身的价值观,避免不必要的干预,保留生命最后的尊严至关重要。然而,大多数 ICU 患者由于病情影响或者处于镇静状态,无法就这方面的内容进行有效交流,只能委托亲属或者通过代理人表达意愿。但是,当生存的希望渺茫,且存在严重的、不可逆转的脏器功能损害时,患者若能表达诉求并要求终止生命支持时,应当考虑撤离生命支持。这种信息的传递,可能比患者的病情要重要得多[1]。医务人员应该主动

与患者或亲属交流,了解患者在患病前所重视的关系、活动或经历。

2. 与患者及亲属的沟通 ICU 重症患者及其亲属,对于临终护理质量的关注点可能不尽相同,但是医师与患者,医师与亲属间的沟通,永远是重中之重。当罹患重症疾病时,大多数患者、亲属或代理人,在身体和精神备受打击的情况下,面对素不相识的医务工作者,很难在短时间建立信任感。在我国目前严峻的医患关系环境下尤为如此。因此,医师与患者,医师与亲属间的沟通交流,显得尤为重要。沟通质量很大一部分取决于医务工作者的态度及方式。近期一项研究表明,ICU 死亡患者的亲属对医务人员交流的满意度,要高于 ICU 存活者亲属[3]。这可能是因为医务人员往往对濒死的患者有着更多的尊重和同情。另外,认真倾听也是 ICU 医务人员交流的一种有效方式,McDonagh 等研究表明,ICU 患者亲属可能更希望医师做一个好的倾听者[4]。

3. 决定撤离生命支持的方式 撤离 ICU 中生命支持的决策模式在不同国家、地区的、医疗单位有很大差异。主要有以下几种情况:①ICU 医师作为主要决策者,当其认为进一步治疗对患者无益时,可以停止全部治疗;②医师仅起建议作用,由患者或其代理人决定任何治疗方式;③医师详尽地向患者和(或)代理人如实交代治疗的利弊,经过讨论后达成一致意见[1]。据报道,由于目前撤离生命支持时机不恰当,造成接近90%的重症终末期患者中存在过度医疗[5]。因此,适当调整 ICU 撤离生命支持的决策模式以减少过度医疗是必须的。Elie 等提出,患者及亲属和医务人员都应该更积极主动地参与 ICU 撤离生命支持的决策。患者及亲属或代理人应该主动向医务人员提供患者的价值观等信息,并向医务人员了解患者的病情及预后。而医务人员也应该站在患者及亲属的角度,结合专业知识积极参与有关病情讨论,共同做出适当的决策[6]。

4. 医务工作者的建议 新近的一项研究表明,面对无法挽救的生命,超过90%的医师倾向于终止生命支持,并认为这样的决策是正确的。但是仅有20%的医师习惯于主动提供这样的意见,约10%的医师不提供任何意见。这种现象可能是由患者、亲属或其代理人对疾病的期望值、医师对病情判断的不确定性,以及患者个人的价值观所决定的[7]。另一方面,在一项对169名重症患者代理人的调查中发现,56%的代理人倾向于医师继续生命支持,42%的代理人倾向终止生命支持,2%的代理人两者均可[8]。需要指出,询问患者或代理人希望接受何种意见,并不是一种推卸责任的行为,而是一种建立信任的途径。而医师也应该客观的分析每一种情况,并结合护理人员的意见及患者的价值观,提出更正确的建议。

5. 撤离生命支持的最后步骤 患者的治疗目标一旦从治愈转变为安慰,就应该精心设计安排,并根据患者的需求制定个体化的临终方案。之前应该确定医师和患者都已做好准备,并布置好患者的病房,制定生命支持撤离的步骤(表16-1-1)[1]。生命支持的撤离应该记录在医疗文件及专业机构的同意声明里。目前,关于撤离生命支持的步骤并未达成共识,在大多数医疗机构中,现行的撤离生命支持策略包括现有干预措施的降级或撤离,不再实施的进一步干预措施,以及仅保留能起到安抚作用的干预措施。机械通气是最常被撤离的生命支持方式[9],其可通过两种方式实现:①"临终脱机",指逐渐降低呼吸机条件,如降低吸入氧浓度、压力支持水平、呼气末正压通气(PEEP)、分钟通气量等直至脱机,但保留气管插管,可以使用"T"管给氧。②拔除气管插管。明尼苏达大学生物伦理中心的调查研究显示,有33%的医师会选择"临终脱机",13%的医师选择拔除气管插管,其余54%的医师会依病情及其他一些因素而选择两种方法中的一种。但无论使用何种方法,都应该确保镇静镇痛的使用,及时缓解患者焦虑、疼痛和其他痛苦症状。另外,医务工作者应该平和的与患者亲属或代理人,讨论死亡过程中可能发生的情况,以给患者亲属或代理人充分的思想准备。

表 16-1-1 撤离生命支持的准备程序

医务人员准备

所有相关工作者审查拟定计划的细节

确保所有参与人员都知道拟定计划

确保提供心理护理

提醒参与人员所有的行为都应确保患者的尊严

提醒参与人员患者及亲属是护理整体

如果可能,拟定职员日程表确保临终护理的连续性

如果可能,确保床旁护士有临终护理的经验;如果没有,可以提供一个有经验的护士在床旁监督

确定医师不能放弃对患者或亲属进行临终护理

向患者和亲属介绍相关的住院医师

必要时,向患者和亲属介绍相关的呼吸治疗师

确保相关人员制造不必要的噪声

准备患者房间

考虑患者房间的舒适性(如灯光,温度,个人问题等)

放宽探视自由(如,时间和探视数量)

如果需要,带额外的椅子入室

保证患者亲属在床旁安静

患者准备

给患者舒适的体位

尊重文化、精神和宗教信仰

停止不必要的监测(如血氧),装置(如鼻饲),检查(如采血)以及治疗(肠内营养)

停止引起不舒适的药物,并提供能带来舒适的药物

确保患者平静且没有痛苦

三、ICU 患者尊严死的国内外现状

1. 国外 ICU 患者尊严死的现状 医师协助患者死亡在国际上已成为公众关注的焦点。在美国,已有 6 个州的法律允许医师协助患者死亡。自 2010 年 Medscape 在医师伦理学调查中,首次询问医师是否可以协助处于不可治愈疾病终末期的患者结束生命这一问题后,2014 年对这一措施表示支持的医师比例提高了 8%。然而在欧洲,有关医师协助患者死亡的态度与美国大相径庭,受到不同文化、宗教价值观以及对医师作用的不同观点等多种因素的影响,约 60% 的医师反对这一观点。

2. 国内 ICU 患者尊严死的现状 我国现阶段社会保障制度仍不完善,医疗资源分配不均衡。无原则地维持生命终末期患者的治疗,必然会造成医疗资源的浪费,给社会、家庭带来沉重的经济负担。与此同时,一些没有经济能力的重症患者,由于医疗费用问题,在重症疾病急性期无法进入 ICU 得到有效治疗。这是国内 ICU 医师面临的突出的伦理问题。由于我国相关法律不完善,ICU 生命终末期患者尊严死无法律依据,医患关系紧张,医师不能

也不愿意主动提出限制或撤离生命支持,一般只能选择积极治疗直到生命最后一刻,而忽视了患者尊严死的问题。

对 ICU 生命终末期患者尊严死相关问题的解决,需要 ICU 医护人员不断深入的认知与有效的医患沟通,需要管理部门政府完善相关法律法规,需要多学科专家制定出科学、合理的临终方案,需要加强全民有关的死亡伦理教育。通过以上多方面的长期努力,才有可能保证 ICU 生命终末期患者选择有尊严的去世、减少痛苦的死亡,并且有助于医疗资源的合理分配。

(席修明　黄华玮)

参 考 文 献

1. Deborah Cook, Graeme Rocker. Dying with Dignity in the Intensive Care Unit. N Engl J Med, 2014, 370: 2506-2514.

2. Lanken PN, Terry PB, Delisser HM, et al. An official American Thoracic Society clinical policy statement: palliative care for patients with respiratory diseases and critical illnesses. Am J Respir Crit Care Med, 2008, 177: 912-927.

3. Wall RJ, Curtis JR, Cooke CR, et al. Family satisfaction in the ICU: differences between families of survivors and nonsurvivors. Chest, 2007, 132: 1425-1433.

4. Lilly CM, Daly BJ. The healing power of listening in the ICU. N Engl J Med, 2007, 356: 513-515.

5. Visser M, Deliens L, Houttekier D. Physician-related barriers to communication and patient-and family-centred decision-making towards the end of life in intensive care: a systematic review. Critical Care, 2014, 18: 604.

6. Azoulay E, Chaize M, Kentish-Barnes N. Involvement of ICU families in decisions: fine-tuning the partnership. Annals of Intensive Care, 2014, 4: 37.

7. Brush DR, Rasinski KA, Hall JB, et al. Recommendations to limit life support: a national survey of critical care physicians. Am J Respir Crit Care Med, 2012, 186: 633-639.

8. White DB, Evans LR, Bautista CA, et al. Are physicians' recommendations to limit life support beneficial or burdensome? Bringing empirical data to the debate. Am J Respir Crit Care Med, 2009, 180: 320-325.

9. Cook D, Rocker G, Marshall J, et al. Withdrawal of mechanical ventilation in anticipation of death in the intensive care unit. N Engl J Med, 2003, 349: 1123-1132.

2 面对心肺功能衰竭不可逆患者：ECMO 的伦理困境

当面对顽固性呼吸、循环功能衰竭患者，常规治疗手段无效时，体外膜氧合（extracorporeal membrane oxygenation，ECMO）技术或许给患者带来生的希望。但是对于不可逆性循环或呼吸功能衰竭患者、不能进行心肺移植患者、不能获得目标设备治疗的患者，ECMO 治疗也催生了很多伦理问题。本文主要探讨了分析了临床医师、患者家属、社会公共卫生等各方面在 ECMO 使用与撤除时所面对的伦理问题。

一、ECMO 治疗呼吸循环衰竭、心脏停搏的现状

总的来说，对于需要心肺移植手术的呼吸循环衰竭患者，ECMO 治疗能够改善预后的临床证据极为有限。CESAR 研究虽然证实 ECMO 治疗能够改善重度 ARDS 患者的预后，但研究存在方法学上的瑕疵，影响了结论的可靠性。其他支持静脉 - 静脉 ECMO 的试验或在随机化上受到限制，或研究方法过时，或仅为观察性研究，或局限于试验结果的解释[1]。对于已经接受心肺移植的患者，一旦将 ECMO 作为患者的唯一补救治疗措施，死亡将不可避免。应用 ECMO 救治心脏停搏意见不一，在预后未知的情况下，反对的呼声更为强烈，因为 ECMO 有创伤性更大、消耗资源更多，且仅仅延长生存时间却不能改善最终预后。

二、心肺功能衰竭不可逆患者：ECMO 的伦理困境

接受 ECMO 治疗的患者若不能有质量地存活、不能接受心肺移植手术、不能接受获得辅助装置目标设备治疗，仅在 ECMO 支持下延续生命，临床决策将如何定夺？

已接受 ECMO 治疗的患者，病程中出现的病情变化使其不能再转出 ICU 重症医学科，仅依靠 ECMO 维持生命，"无目的地的桥梁绝路命桥（bridge to nowhere）"[2]问题随即产生。ECMO 的伦理学困境来自于重症医学科 ICU 中神志清醒但无生存或移植可能的患者，撤机的原则与禁用 ECMO 是不同的。患者 ECMO 上机时符合 ECMO 适应证，治疗一旦开始，患者对康复的信念和期望值大大增加，即使病情进展至无生存和心肺移植的可能，患者及家属有时仍会拒绝停止生命支持，无法接受即将死亡这一事实，那么此时撤机的唯一理由是治疗消耗大量人力物力，但这并非有力的说辞。但随着病情发展已无生存和移植可能，此时应考虑是否撤机。治疗一旦开始，患者对康复的信念和期望值大大增加，徘徊在生死边缘时有时会拒绝停止生命支持，医患关系变得紧张。此时撤机的唯一理由将是治疗消耗大量人力物力，但这并非有力的说辞。忽视患者的感受，告知将违背其意愿，考虑撤机是残酷的。残酷即非仁道，患者在情感上是无法接受即将死亡这一事实的。此时，医护人员和家属同样均会

陷入情感困境。

ECMO 上机前应详细充分向患者及家属交代讲明疾病临床预后，治疗期间可能出现的并发症、死亡或无法接受移植手术或死亡的概率，充分告知当 ECMO 仅充当延长生命的无结果的姑息性支持手段时，撤机在医学和伦理学上都是合情合理的，使其有充分的心理准备，同时还应告知 ECMO 本身引发的并发疾病或并发症亦可导致死亡。以上工作越细致，ECMO 无效时撤机越顺利[3]。

若患者仍不同意撤机，即使耗资巨大也应尊重其决定；对于无认知能力功能、治疗意愿不明确的患者，是否撤机由患者委托人及医师共同决定，应准确明确的与委托人沟通患者病情、预后及治疗方案，制订可使患者获益最大最大的临床决策，当医师和委托人意见达成一致时，撤机不涉及伦理学问题。禁用 ECMO 亦如此。由于治疗过程中患者及家属可出现不同程度情绪波动，应尽早采取姑息治疗方案[4]。

随着 ECMO 应用推广，医师将面对复杂敏感的伦理问题。应用中的智慧应紧跟其推广的步伐，医师不仅应告知使患者和家属了解 ECMO 的优点，更应告知这项技术的和缺陷。无论对神志清醒但无生存或移植可能的患者，还是对无认知功能、治疗意愿不明确的患者，均应无论有怎样的新技术问世，医师的责任始终是尊重患者本人的意愿，为共同的治疗目标而努力妥善处理 ECMO 应用过程中的伦理问题。明确 CPR 和 DNR 的本质及 ECMO "无目的地桥梁"的角色至关重要。心脏停搏救治过程中，对于可能获益的患者，可考虑应用 ECPR，而非一概而论。

（宋　青）

参 考 文 献

1. Paden ML, Conrad SA, Rycus PT, et al. Extracorporeal Life Support Organization Registry Report 2012. ASAIO journal, 2013, 59 (3): 202-210.

2. Abrams DC, Prager K, Blinderman CD, Burkart KM, Brodie D. Ethical dilemmas encountered with the use of extracorporeal membrane oxygenation in adults. Chest, 2014, 145 (4): 876-882.

3. Schwarze ML, Redmann AJ, Alexander GC, et al. Surgeons expect patients to buy-in to postoperative life support preoperatively: results of a national survey. Critical care medicine, 2013, 41 (1): 1-8.

4. Doorenbos AZ, Starks H, Bourget E, et al. Examining palliative care team involvement in automatic consultations for children on extracorporeal life support in the pediatric intensive care unit. Journal of palliative medicine, 2013, 16 (5): 492-495.

第十七部分

药 物 中 毒

 ## 阿片类药物过量：如何治疗

近年来，随着阿片类药物的广泛应用，因阿片类药物过量就诊的患者逐年增加[1,2]，由阿片类药物中毒导致死亡的患者数也不断上升[3]。目前缺乏如何治疗阿片类药物中毒的权威性指南，因此，临床医师治疗阿片类药物中毒面临挑战。

一、阿片类药物的作用机制及分类

阿片类药物与阿片受体结合产生作用，阿片受体由 G 蛋白介导，通过与第二信使 cAMP 耦联而产生效应。阿片受体分为 μ、κ 和 δ 三型，不同部位的阿片受体与阿片类药物的不同作用有关，孤束核及其附近区域的受体可能与呼吸抑制、镇咳、恶心和呕吐有关，蓝斑部位可能与依赖性有关，动眼神经副核受体通过动眼神经控制瞳孔收缩，与胃肠道的受体结合减少肠道蠕动。阿片类药物按药理作用分为：①阿片受体激动药，主要激动 μ 受体，如吗啡、哌替啶和芬太尼；②阿片受体激动 - 拮抗药，又称部分受体激动药，主要激动 κ 和 δ 受体，对 μ 受体有不同程度的拮抗作用，如喷他佐辛等；③阿片受体拮抗药，主要拮抗 μ 受体，对 κ 和 δ 受体也有一定的拮抗作用，如纳洛酮、纳曲酮和纳美芬。

二、阿片类药物的毒代动力学

阿片类药物减少胃肠道的蠕动，延迟胃排空，延长药物的吸收。滥用药物的相关行为如喷洒或注射阿片样物质、加热芬太尼贴片或同时应用多个贴片可加速药物的吸收。阿片类药物通常经一级动力学消除，而在过量的情况下阿片类药物的消除将从一级动力学消除过渡到零级动力学消除。零级动力消除可能出现两种现象：首先，药物小剂量的增加可导致不成比例的血浆浓度骤然增加并因此中毒；其次，单位时间内以固定常数数量消除药物。由于毒代动力学的影响，阿片类药物的毒性作用将会延迟出现并长时间维持。

三、阿片类药物过量的临床表现

阿片类药物过量的典型临床表现包括呼吸抑制、昏迷及瞳孔缩小,其中呼吸抑制是诊断阿片类中毒的必要条件[1,4],而瞳孔缩小并不是阿片类药物中毒的特有表现,其他药物如抗精神病药物、抗惊厥药物、乙醇和其他镇静催眠药物都会导致瞳孔缩小和昏迷。此外,如果合用哌替啶、丙氧芬、曲马多或扩瞳药物时可能不会出现瞳孔缩小。其他的临床表现包括:肺水肿、肝脏损伤、肌红蛋白尿性急性肾衰竭、横纹肌溶解症、肠鸣音减弱或消失、骨筋膜室综合征及低体温[5]。

目前阿片类药物过量的诊断主要根据仔细的体格检查及患者的临床表现进行综合判断,实验室检查缺乏敏感性,尿液检查及自动快速广谱药物检测系统可能有一定的价值。

四、阿片类药物过量的治疗

1. 气道管理 阿片类药物过量的主要临床表现为呼吸抑制,甚至发生呼吸暂停,导致患者发生低氧血症最终引起死亡[1]。当患者严重呼吸抑制,呼吸频率低于 12 次 / 分甚至更低时,应该立即使用面罩吸氧,快速纠正低氧血症,如同时存在高碳酸血症时应高流量吸氧以排出二氧化碳,必要时使用呼吸兴奋药物。阿片类药物过量的毒性作用存在延迟性和个体差异性,应高度警惕呼吸暂停的出现,做好行气管插管术的准备。

2. 减少阿片类药物的吸收 根据不同的给药方式减少阿片类药物的吸收。对于皮肤接触阿片类药物的患者,如使用芬太尼贴片,立即移除贴片;临床医师应结合服药的时间评估经口摄入阿片类药物的患者是否洗胃;另外,摄入阿片类药物后 1 小时内应经胃肠道给予活性炭,注射大剂量的阿片类药物时可以考虑血液透析联合血液灌流治疗。

3. 应用拮抗药物 纳洛酮为 μ 受体拮抗剂,可逆转阿片类药物中毒症状,迅速缓解呼吸抑制。纳洛酮可多途径给药,胃肠外、鼻内或经肺给药时生物利用度较好,口服或舌下含服无效[6]。纳洛酮静脉注射给药后 2 分钟起效,持续时间为 20~90 分钟[7]。与未成瘾患者相比,阿片类药物成瘾患者纳洛酮首次给药后血浆浓度低,分布容积较高,消除半衰期长。

静脉给予纳洛酮的剂量是经验性的,有效剂量取决于患者摄取或吸收阿片类药物的量、体重和阿片类药物渗透进入中枢神经系统的程度,临床上只能通过观察患者呼吸频率及意识状态的改变确定纳洛酮的有效剂量。部分文献推荐对于成人纳洛酮的初始剂量是 0.04mg/kg 静脉注射,如果呼吸频率没有变化,剂量应按照图 17-1-1 [1]所示方法逐渐加量,最多 15mg。使用 15mg 纳洛酮后呼吸抑制未得到改善,那么患者的呼吸抑制可能与阿片类药物过量没有相关性[8]。单独使用纳洛酮逆转阿片类药物过量的作用是短暂的,应该联合使用呼吸兴奋药物,做好可靠的气道管理。

纳洛酮也可经鼻内及雾化给药。研究显示经鼻内给予纳洛酮能够将利用率提高到 74%~83%,非注射法给予纳洛酮的优点被广泛提出,但鼻内给药也面临难以检测和患者的耐受性等一系列的问题而难以实施[9-13]。Brigitte M 及 Baumann MD 等[14]发表了关于雾化吸入纳洛酮逆转阿片类药物中毒的研究报告,与传统静脉给药相比,纳洛酮雾化吸入可减少使用量和提高安全性,为纳洛酮的使用提供了一个新的思路。遗憾的是,目前并没有一个权威

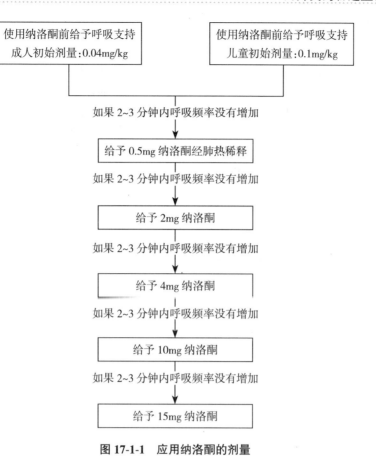

图 17-1-1 应用纳洛酮的剂量

的指南推荐如何雾化吸入纳洛酮。

4. 对症支持治疗 急性中、重度阿片类药物过量的患者临床表现复杂,对于患者的治疗,除上述处理外,其他症状也应该进行相应的对症支持治疗,维持水、电解质、酸碱平衡及循环的稳定;对于出现非心源性肺水肿的严重低氧血症患者应该进行气管插管,呼吸机支持治疗,同时注意保温,防止低体温,严密观察及时发现其他症状并给予相应的对症支持治疗,避免出现严重后果。

五、阿片类药物过量的治疗误区

对不同阿片类药物作用机制认识的缺乏,可能使中毒患者的治疗和护理工作陷入误区。首先,过分相信纳洛酮逆转阿片类药物过量的能力。纳洛酮作用时间短,并不能把阿片类药物的毒性作用完全逆转,不能阻止呼吸暂停的复发[1]。第二,很难准确判断纳洛酮的使用剂量及时间,不能完全认识到撤除纳洛酮对于药物滥用患者的风险,对于患者呼吸恢复后再次出现呼吸暂停的可能性缺乏清醒认识及评价方法。第三,将呼吸抑制的严重性与血药浓度的高低联系在一起。研究表明呼吸抑制的程度与血药浓度并无相关性。第四,对儿童或老年阿片类药物中毒的患者缺乏认识,导致警惕性下降。

(许汪斌)

参 考 文 献

1. Edward WB. Management of Opioid Analgesic Overdose. N Engl J Med,2012,367:146-155.

2. Kohei H,Janice AE,David FM,et al.Trends in U.SEmergency DepartmentVisits for Opioid Overdose1993-2010. Pain Medicine,2014,15:1765-1770.

3. Coolen P,Best S,Lima A,et al. Overdose deaths involving prescription opioidsamong Medicaid enrollees—Washington,2004-2007.Morb Mortal Wkly Rep,2009,58:1171-1175.

4. AlbertoG,EricksonT,Popiel R,et al.Central nervous system manifestations of a valproic acid overdose responsive to naloxone.Ann Emerg,1989,18:889-891.

5. Baud FJ. Mechanisms of opioid-induced overdose:experimental approach to clinical concerns.Ann Pharm Fr, 2009,67(5):353-359.

6. Weinstein SH,Pfeffer M,Schor JM,et al. Absorption and distribution of naloxone in rats after oral and intravenous administration. J Pharm Sci,1973,62:1416-1419.

7. Evans JM,Hogg MI,Rosen M. Degree and duration of reversal by naloxone of effects of morphine in conscious subjects.BMJ,1974,2:589-591.

8. Prosser JM,Jones BE,Nelson L. Complications of oral exposure to fentanyl transdermal delivery system patches.J Med Toxicol,2010,6:443-447.

9. Barton ED,Colwell CB,Wolfe T,et al. Efficacy of intranasal naloxone as a needleless alternative for treatment of opioid overdose in the prehospital setting. J Emerg Med,2005,29(3):265-271.

10. Kelly AM,Koutsogiannis Z. Intranasal naloxone for life threatening opioid toxicity. J Emerg Med,2002,19:375.

11. Kelly AM,Kerr D,Dietze P,et al. Randomised trial of intranasal versus intramuscular naloxone in prehospital treatment for suspected opioidoverdose.Med J Aust,2005,182(1):24-27.

12. Kerr D,Kelly AM,Dietze P,et al. Randomized controlled trial comparing the effectiveness and safety of intranasal and intramuscular naloxone for the treatment of suspected heroin overdose. Addiction,2009,104(12): 2067-2074.

13. Sabzghabaee AM,Eizadi-Mood N,Yaraghi A,et al.naloxone therapy in opioid overdose patients:intranasal or intravenous? a randomized clinical trial.Arch Med Sci,2014,10(2):309-314.

14. Brigitte M,Baumann MD,Rachel A,et al. Use and efficacy of nebulized naloxone in patients with suspected. American Journal of Emergency Medicine,2013,31(03):585-588.

第十八部分

重 症 儿 科

儿童严重脓毒症流行病学趋势

尽管在过去的 10 年里制定并推广了关于儿童严重脓毒症(pediatric severe sepsis,PSS)的早期诊断和治疗指南,PSS 仍是儿科医师面临的最棘手问题之一,为儿童最主要的住院疾病和致死病因[1-3]。由于 2005 年世界脓毒症共识会议给出的严重脓毒症诊断标准难以用于大数据库研究,不同的病例选择方法和数据库来源所获结果相差较大,成人研究提示脓毒症编码法对严重脓毒症筛选病例的敏感性较低[4,5]。

一、儿童严重脓毒症发病率

尽管病例选择方法及所用数据不同时 PSS 发病率结果相差甚大,儿童严重脓毒症的发病率均呈上升趋势。目前严重脓毒症流行病学研究多采用以下两种方法:①直接采用 ICD-9-CM 中严重脓毒症编码筛选病例(以下简称脓毒症编码法);②联合 ICD-9-CM 中关于感染和脏器功能不全的编码筛选病例,即改良 Angus 法[1,6]。

2013 年,Hartman 等[6]采用改良 Angus 法回顾性研究了美国国内 7 个州出院患儿数据库中 1995、2000 及 2005 年的 PSS 流行病学资料,发现 2005 年住院 PSS 人数较 1995 年增加 81%,较 2000 年增加 45%,其占住院患儿的比例则由 0.61% 上升至 0.77% 和 1.12%,以极低体重新生儿上升最为显著,提示美国 PSS 发病率显著升高可能归因于新生儿医学的迅猛发展。同年,Allen 等[7]采用改良 Angus 标准统计全美急诊的 PSS 发病率占所有儿科患者的 0.34%,其中 32.1% 为 31 天至 1 岁患儿,37.4% 于冬季发病,16.5% 被收入院治疗。

2014 年,Balamuth[8]等采用上述两种方案分别评估儿童卫生信息系统数据库(pediatric health information systems,PHIS)内 2004 到 2012 年间的的 PSS 流行病学情况。Angus 法确认 176 124 例(3.1%)PSS 患儿,而脓毒症编码法仅确认 25 236 例(0.45%),相差近 7 倍,但两组 PSS 发病率均呈上升趋势,分别为 3.7% 到 4.4% 及 0.4% 到 0.7%。同年,Ruth 等[1]发表了迄今为止规模最大的 PICU 内 PSS 流行病学研究结果,亦选择 PHIS 2004 到 2012 年的数据进行研究,将符合上述任一方法者视为 PSS 患儿,发现研究期间 PICU 内平均 PSS 发病率为 7.4%（由 6.2% 升至 7.7%）,各医院 PSS 发病率自 4.5% 到 13.1% 不等。

二、儿童严重脓毒症的病原学特点

综合目前报道,PSS 患儿最常见葡萄球菌感染,最易发生感染的部位为呼吸道和血流。Hartman 等[6]的研究中发现最常见致病微生物为葡萄球菌,病毒感染最常见于 1~4 岁患儿,96.3% 的病毒感染患儿合并细菌感染。肿瘤患儿真菌感染率显著高于其他患儿。就感染部位而言,呼吸道感染者比例最高,其次为血流感染;伤口和软组织感染者比例显著升高,而绝大多数的中枢神经系统感染见于 1 岁以下患儿。Ruth 等[1]研究中,葡萄球菌感染亦最常见,而流感嗜血杆菌和肺炎链球菌发病率较低。在致病微生物明确的患儿中,细菌和真菌混合感染比例为 16%。60% 的患儿感染部位≥2 个,最常见的感染部位依次为血流、呼吸道及泌尿生殖系统。

三、儿童严重脓毒症与基础疾病

PSS 患儿合并基础疾病比例较高,但对其变化趋势存在分歧,可能和所选研究对象的病情复杂度不同有关。Hartman 等[6]的研究显示,PSS 患儿中最常见疾病为神经肌肉疾病、心血管疾病和呼吸系统疾病,而合并基础疾病者比例有所降低。1 岁以下患儿多合并早产相关慢性肺疾病及先天性心脏病,而神经肌肉疾病则多见于 1 岁以上患儿。但 Ruth 等[1]的研究中 PSS 患儿合并基础疾病率呈显著上升趋势,以心血管疾病最为常见。Balamuth[8]等的研究中合并基础疾病率亦高达 70%~77%,尽管其未给出变化趋势。

四、儿童严重脓毒症与脏器功能不全

PICU 内的 PSS 患儿可能更易发生多脏器功能不全,但仍有降低趋势,可能与医学界对 PSS 的认识增加以及为改善脏器功能付出的巨大努力有关。在 Hartman 等[6]的研究中,80% 以上的 PSS 患儿为单一脏器功能不全,3 个或以上脏器衰竭者小于 5%。机械通气率和年龄呈负相关,90% 以上的新生儿需要机械通气,15~19 岁以上者机械通气率不足 50%。呼吸道外感染患儿需要机械通气的比例显著升高。Ruth 等[1]研究中 53% 的患儿功能不全脏器数目≥2 个,但比例呈降低趋势。

五、预 后 特 点

PSS 患儿病死率尽管较高,但呈下降趋势。Hartman 等[6]研究中 2005 年 PSS 相关病死率较 1995 年显著降低,而无明确证据显示疾病严重度降低。1 岁以下患儿 PSS 病死率显著为高,尤其是极低出生体重儿病死率更高。除新生儿病死率上升 12% 外,各年龄组患儿严重脓毒症病死率均降低。合并基础疾病及外科疾病患儿病死率相对较高。心内膜炎及中枢神经系统感染患儿 3 年总体病死率最高,而泌尿生殖系统及伤口、软组织感染病死率最低。呼吸道感染、菌血症及伤口软组织感染相关 PSS 病死率均显著降低。机械通气患儿病死率高于其他患儿 2 倍,多脏器功能不全患儿病死率为单脏器功能不全患儿的 4 倍。PSS 患儿住院时间无明显变化,机械通气患儿住院时间为非机械通气患儿的 3 倍,合并基础疾病患儿较无基础疾病患儿长 10 天,存活患儿和病死患儿住院时间相近。

Ruth 等[1]研究显示,2004—2012 年间 PICU 患儿总病死率为 3.2%,而 PSS 患儿病死率为 14.4%,研究期间 34.2% 的病死患儿符合 PSS 诊断。PSS 患儿总体病死率由 18.9% 降至 12.0%。低年龄、合并基础疾病及多脏器衰竭增加 PSS 病死风险,合并恶性肿瘤大大增加患儿病死风险。病原明确的细菌感染患儿病死率为 13.2%,单独的真菌感染患儿病死率可高达 20.1%。同时符合 Angus 标准及脓毒症编码法的 PSS 患儿 ECMO、持续肾替代治疗使用率及病死率显著高于其他患儿。脓毒症编码组患儿院内病死率显著高于 Angus 组(21.2% vs 8.2%)。两组患儿病死率均呈下降趋势,脓毒症编码组降低 10.9%,Angus 组降低 3.8%。仅符合脓毒症编码方法的 PSS 患儿病死率高达 30.7%,提示 Angus 法可能忽略了此部分真正高危患儿。同时符合 Angus 方案和脓毒症编码法的 PSS 患儿病死率呈上升趋势。总的来说,Angus 组 PSS 患儿数较多,病死率低。有研究采用病历审查法评估 PICU 内 PSS 患儿病死率为 15%~30%,更支持脓毒症编码法在筛查重症 PSS 患儿的可靠性[6,9]。各中心病死率波动于 3.9%~23.0%,且与 PSS 发病率及发患者数呈显著负相关,而与 PSS 费用呈正相关。Blauth 等[8]研究中 PSS 住院费用亦降低。

合并基础疾病、多脏器功能不全、年龄及机械通气为影响病死率的主要因素。另外,同时满足 Angus 标准及脓毒症编码法的 PSS 患儿病情较重,且病死率不降反升,提示联合应用上述两种方法可能更能识别真正高危的 PSS 患儿。

六、讨论及展望

鉴于目前 PSS 流行病学调查结果,我们无法确定 PSS 患儿发病率上升和病死率下降的具体原因。可能与对脓毒症的认识加深、推广目标靶向治疗及相关指南的制定有关,但亦可能是因为 PICU 床位数增加和(或)入 PICU 标准降低导致 PICU 内欠危重的 PSS 患儿数量增加所致[10]。患儿死亡前转院亦可导致报道病死率低于实际水平。

受研究数据库来源及病例选择策略影响,各研究间 PSS 发病率及预后指标难以进行比较。Hartman 等[6]采用各州出院患儿数据库进行研究,对象包括所有医院内的 PSS 患儿。Balamuth 等[8]研究对象为 PHIS 数据库内的所有 PSS 患儿。而 Ruth 等[1]则选择 PHIS 数据库内的 PICU 患儿进行研究。各医院间 PSS 发病率、预后及费用差异较大。PSS 病死率与发病率呈负相关,可能与脓毒症诊治经验、医疗资源配置等有关。病死组 PSS 患儿住院费用较高,住院时间亦延长,提示增加医疗费用和延长医疗时间可能并不能改善极危重 PSS 患儿预后[1]。

此类大样本数据库调查研究有本身的缺陷,包括疾病危重度评分、抗生素使用和液体复苏等情况均无法纳入分析,且仅能对 ICD-9 中有编码的感染部位及致病微生物进行分析,而不能按病原学培养等结果进行确切评估。其他如疫苗接种情况等亦不能纳入分析。另外,Ruth 及 Balamuth 等研究对象为 PHIS 数据库内患儿,此类患儿所处医院医疗资源及技术水平均相对较高,也造成结果偏倚。

目前仍缺乏关于儿童严重脓毒症长期预后、微生物学演变及易感人群的大规模流行病学研究,且亦无统一的病例筛选方案[11]。我国 PSS 的流行病学数据基本空白,进行相关研究有助于提高 PSS 诊治水平,并改善预后。

(钱素云　方伯梁)

参 考 文 献

1. Ruth A, McCracken CE, Fortenberry JD, et al. Pediatric severe sepsis: current trends and outcomes from the Pediatric Health Information Systems database. Pediatr Crit Care Med, 2014, 15 (9): 828-838.

2. Dellinger RP, Levy MM, Rhodes A, et al. Surviving Sepsis Campaign: international guidelines for management of severe sepsis and septic shock, 2012. Intensive Care Med, 2013, 39 (2): 165-228.

3. Randolph AG, RJ McCulloh. Pediatric sepsis: important considerations for diagnosing and managing severe infections in infants, children, and adolescents. Virulence, 2014, 5 (1): 179-189.

4. Whittaker SA, Mikkelsen ME, Gaieski DF, et al. Severe sepsis cohorts derived from claims-based strategies appear to be biased toward a more severely ill patient population. Crit Care Med, 2013, 41 (4): 945-953.

5. Weiss SL, Parker B, Bullock ME, et al. Defining pediatric sepsis by different criteria: discrepancies in populations and implications for clinical practice. Pediatr Crit Care Med, 2012, 13 (4): e219-226.

6. Hartman ME, Linde-Zwirble WT, Angus DC, et al. Trends in the epidemiology of pediatric severe sepsis. Pediatr Crit Care Med, 2013, 14 (7): 686-693.

7. Singhal S, Allen MW, McAnnally JR, et al. National estimates of emergency department visits for pediatric severe sepsis in the United States. PeerJ, 2013, 1: e79.

8. Balamuth F, Weiss SL, Neuman MI, et al. Pediatric severe sepsis in U.S. children's hospitals. Pediatr Crit Care Med, 2014, 15 (9): 798-805.

9. Jaramillo-Bustamante JC, Marín-Agudelo A, Fernández-Laverde M, et al. Epidemiology of sepsis in pediatric intensive care units: first Colombian multicenter study. Pediatr Crit Care Med, 2012, 13 (5): 501-508.

10. Paul R, Neuman MI, Monuteaux MC, et al. Adherence to PALS sepsis guidelines and hospital length of stay. Pediatrics, 2012, 130 (2): e273-280.

11. Sepanski RJ, Godambe SA, Mangum CD, et al. Designing a pediatric severe sepsis screening tool. Front Pediatr, 2014, 2: 56.

重症儿童的血糖管理：如何权衡利弊？

重症儿童普遍存在应激性高血糖，且与不良预后相关，儿科重症医师对静脉应用胰岛素强化血糖控制治疗寄予厚望，近年来有多个相关的 RCT 研究，但未能得出一致结论。目前普遍认为，应该对重症儿童的血糖水平进行常规监测和干预，但究竟血糖水平应该控制在什么范围内也颇具争议。

一、重症儿童应激性高血糖与不良预后相关

重症儿童应激性高血糖与不良预后相关。过去认为应激性高血糖是一种机体的适应性及保护性反应，可保证重要器官如大脑、心脏等的能量供给。但近年来的研究发现，重症儿童在病程中持续的应激性高血糖可能产生诸多不利影响，这些研究人群包括了综合性 ICU 患儿、术后 ICU 患儿、接受 ECMO 治疗的患儿、心脏手术患儿、烧伤患儿以及脑外伤患儿等，90% 以上的重症患儿在住院期间曾发生过血糖 >6.0mmol/L 的情况，而血糖 >8.3mmol/L 的发生率为 49%~72%，病情越是危重的患儿其高血糖的程度愈严重，高血糖的峰值、频次、血糖变异度等与预后不良相关——病死率升高、住院时间延长、住院费用增加、感染率增高等[1-6]。

二、胰岛素强化血糖控制治疗

为避免出现应激性高血糖导致的不良结局，近年来胰岛素强化血糖控制治疗受到越来越多的关注，有多个关于胰岛素强化血糖控制治疗的 RCT 研究，其研究人群、目标血糖控制的范围不尽相同，未能得出一致的结论。研究人群包括了严重烧伤患儿、心脏术后患儿、综合性 ICU 患儿等，部分研究显示儿童血糖控制可以降低感染发生率、改善器官功能、缩短住院时长等[7-9]；Agus MS 等人[10]曾报道一项 RCT 研究，其结果显示强化血糖控制治疗组的感染率、病死率、住院时长、器官衰竭等主要结果与对照组无显著差别；但最近对该研究的不同年龄段进行亚组分析后又得出了不一样的结论[9]：在年龄≤60 天的患儿（共 241 例），强化血糖控制组感染率高于对照组（13% vs 4%）；在年龄 >60 天的患儿（共 739 例），强化血糖控制组感染率低于对照组（2% vs 5%）。

Macrae D 等人[11]报道的重症儿童血糖控制实验（control of hyperglycaemia in paediatric intensive care，CHiP），是近两年最突出的一项关于重症儿童强化血糖控制治疗的多中心 RCT 研究，结果显示该治疗不能降低儿童的病死率、感染率。实验共有 13 个英国的 PICU 参与，纳入 1369 例接受机械通气和血管活性药治疗的重症患儿，包括了心脏术后（占 60%）以及非

心脏手术患儿,患儿被随机分为胰岛素强化血糖控制组(通过调整胰岛素的用量控制血糖浓度在 4~7mmol/L 范围)和常规血糖控制组(在间隔至少 30 分钟两次血糖测定浓度超过12mmol/L 时,使用胰岛素,在血糖浓度低于 10mmol/L 时,停用胰岛素,即目标血糖控制水平是 <12mmol/L);研究主要结局是生存天数和 30 天内无机械通气天数,次要结局包括住院天数、1 年内住院费用等;结果显示两组的主要结局没有统计学差异,即使进行心脏术后及非心脏手术患儿的亚组分析也没有发现差异;但强化血糖控制组的肾脏替代治疗使用率低于对照组;CHiP 实验中强化血糖控制组 2/3 的患儿需要接受静脉胰岛素治疗,患儿最后实际的血糖平均浓度是 5.9mmol/L;常规血糖控制组中,血糖实际平均水平是 6.3mmol/L,意味着在研究中,大多数患儿血糖处在正常范围内(研究者定义为 4~7mmol/L)。该实验本意是针对发生应激性高血糖的人群,而实际人群显然有所偏移。值得一提的是,CHiP 研究针对心脏手术和非心脏手术患儿进行了亚组分析[12],结果显示在非心脏手术患儿中,强化血糖控制组 1 年内的平均住院时间缩短了 13.5 天,人均住院费用花费减少 $13 000(排除了早期死亡因素干扰)。最近 Srinivasan V 等人[13]发表了一篇纳入 4 个 RCT 研究的 Meta 分析,显示胰岛素强化控制血糖治疗不能降低重症患儿的 30 天病死率,但可以降低感染的发生率。目前仍有一项针对重症儿童强化血糖控制治疗的多中心随机对照临床试验正在进行中(Clinical Trials.gov NCT01565941)。

三、胰岛素强化血糖控制治疗存在的问题

关于强化血糖控制治疗,儿科重症医师最担心的问题仍然是低血糖的发生及其对神经认知功能的影响[14]。目前已报道的 RCT 研究多显示强化控制血糖组低血糖发生率高于常规血糖控制组,CHiP 实验中强化血糖控制组和常规血糖控制组的严重低血糖(血糖低于2.0mmol/L)发生率分别为 7.3% 和 1.5%,而 Agus MS 等人[10]的研究采用持续血糖监测手段指导胰岛素的使用,低血糖发生率为 4%。低血糖可能导致远期神经系统功能损害,影响儿童智力发育,针对这个问题,Mesotten D 等人报道了一项关于重症儿童强化血糖控制治疗RCT 实验的 4 年随访结果[15],该 RCT 试验中强化控制血糖组的低血糖发生率显著高于对照组(25% vs 1%),研究人员在接下来的 4 年中,对入组患儿的智力、视力、注意力、运动协调能力和执行能力、记忆力进行评估,最终纳入分析的 569 例存活患儿中,强化血糖控制组与对照组相比上述观察指标没有差异,因胰岛素治疗引起低血糖的患儿并没有出现更差的神经系统预后。

重症儿童应激性高血糖的存在及危害不容忽视,但应用胰岛素强化血糖控制治疗并不能降低重症儿童患者的病死率及感染率,却使低血糖的发生率上升。更多的答案亟待下一个多中心 RCT 研究数据的出炉。

(唐雯 黄慧敏)

参 考 文 献

1. Bhutia TD,Lodha R,Kabra SK,et al. Abnormalities in glucose homeostasis in critically ill children. Pediatr Crit Care Med,2013,14(1):e16-25.

2. Ballestero Y,López-Herce J,González R,et al. Relationship between hyperglycemia,hormone disturbances,

and clinical evolution in severely hyperglycemic post surgery critically ill children: an observational study. BMC Endocr Disord, 2014, 14: 25.

3. Tala JA, Silva CT, Pemira S, et al. Blood glucose as a marker of venous thromboembolism in critically ill children. J Thromb Haemost, 2014, 12(6): 891-896.

4. Elkon B, Cambrin JR, Hirshberg E, et al. Hyperglycemia: an independent risk factor for poor outcome in children with traumatic brain injury. Pediatr Crit Care Med, 2014, 15(7): 623-631.

5. Marquez-Gonzalez H, Muñoz-Ramírez MC, Ramírez-García MA, et al. Hyperglycemia as a risk factor for mortality in critically ill neonates. Rev Med Inst Mex Seguro Soc, 2014, 52 Suppl 2: S104-109.

6. Lou S, MacLaren G, Paul E, et al. Prevalence of dysglycemia and association with outcomes in pediatric extracorporeal membrane oxygenation. Pediatr Crit Care Med, 2015, 16(3): 270-275.

7. Vlasselaers D, Milants I, Desmet L, et al. Intensive insulin therapy for patients in paediatric intensive care: a prospective, randomised controlled study. The Lancet, 2009, 373(9663): 547-556.

8. Jeschke M.G, Kulp GA, Kraft R, et al. Intensive Insulin Therapy in Severely Burned Pediatric Patients. American Journal of Respiratory and Critical Care Medicine, 2010, 182(3): 351-359.

9. Agus MS, aro LA, Steil GM, et al. Tight glycemic control after pediatric cardiac surgery in high-risk patient populations: a secondary analysis of the safe pediatric euglycemia after cardiac surgery trial. Circulation, 2014, 129(22): 2297-2304.

10. Agus MSD, Steil GM, Wypij D, et al. Tight glycemic control versus standard care after pediatric cardiac surgery. The New England journal of medicine, 2012, 367(13): 1208-1219.

11. Macrae D, Grieve R, Allen E, et al. A randomized trial of hyperglycemic control in pediatric intensive care. N Engl J Med, 2014, 370(2): 107-118.

12. Macrae D, Grieve R, Allen E, et al. A clinical and economic evaluation of Control of Hyperglycaemia in Paediatric intensive care (CHiP): a randomised controlled trial. Health Technol Assess, 2014, 18(26): 1-7.

13. Srinivasan V, Agus MSD. Tight glucose control in critically ill children - a systematic review and meta-analysis. Pediatric Diabetes, 2014, 15(2): 75-83.

14. Hirshberg EL, Sward KA, Faustino EV, et al. Clinical equipoise regarding glycemic control: a survey of pediatric intensivist perceptions. Pediatr Crit Care Med, 2013, 14(2): 123-129.

15. Mesotten D, Gielen M, Sterken C, et al. Neurocognitive development of children 4 years after critical illness and treatment with tight glucose control: a randomized controlled trial. JAMA, 2012, 308(16): 1641-1650.

3 重症儿童患者静脉维持液的选择与低钠血症

临床医师通常使用静脉维持液来维持重症患儿的内环境稳定。尽管静脉维持液体治疗能为多种疾病的治疗提供必需的支持，但可能造成相关并发症，特别是不恰当治疗引起的低钠血症（血清钠 <135mmol/L）可导致病情恶化甚至死亡。最近，有较多关于静脉液体张力与低钠血症关系的研究发表，本文就儿科重症患儿静脉维持液的种类选择与低钠血症的研究进展等相关内容做一概述。

一、儿童静脉维持液的选择和使用的现状

长期以来儿科医师已习惯于根据 Malcolm Holliday 和 William Segar 在 1957 年制定的方法[1]来选择静脉维持液和制定液体输注速度。他们推荐采用低张液体作为静脉维持液，补液速度遵循"4-2-1"的计算法则；低张液体的配方主要基于健康儿童的能量消耗、人体乳汁及牛奶组分设计而成。Holliday 和 Segar 的论文在儿科液体治疗中被认为具有里程碑的意义。儿科学教材也推荐对生理需要量不能口服或不足者以静脉滴注 1/4~1/5 张含钠液[2]。但是 Holliday 和 Segar 所推荐的低张维持液可能适用于健康儿童，但是并非适用于所有的住院患儿。已有研究发现低张维持液体的使用可导致患儿发生医源性低钠血症[3-8]。也有研究显示 78% 的儿科医师在假设的临床模拟情况下对具有抗利尿激素（antidiuretic hormone，ADH）分泌增多风险的患儿开出低张液体处方[9]。因此，近年来有学者提倡采用等张液体替代低张液体作为静脉维持液对患儿进行液体治疗以减少低钠血症的发生。

二、抗利尿激素与儿童低钠血症

低钠血症在住院患儿中的发生率为 19%~50%[10-12]。低钠血症时，过多的水分进入细胞，导致细胞水肿。低钠血症最严重的并发症是低钠性脑水肿，将导致患儿嗜睡、烦躁 // 肌肉无力、痉挛 // 昏迷，甚至死亡[13,14]。在成人领域，低钠血症已被证实是增加医疗费用的独立预测因素和死亡的独立危险因素。在儿科，低钠血症也被认为是早产儿不良神经运动功能预后最重要的危险预测因素[15]。与血钠正常的毛细支气管炎患儿相比，入院 2 小时内血钠低于 135mmol/L 的毛细支气管炎患儿的机械通气时间更长、PICU 治疗时间更长、死亡率更高[16]。

数种因素参与了住院患者中低钠血症的形成，包括与 ADH 分泌相关的过多水分潴留、通过口服或静脉注射的方式摄入使用过多的无电解质的水。ADH 由下丘脑视上核和室旁核细胞合成和分泌，储存于垂体后叶，其分泌主要受血浆容量以及渗透压的影响，还受神经

系统及多种因素影响。尽管抗利尿激素在维持渗透平衡方面起重要作用,但已发现在某些疾病(肺炎、脑膜炎)及应激(围术期、血液丢失、呕吐和疼痛)等情况下 ADH 的分泌会增加,引起肾脏集合小管的通透性升高,造成自由水的潴留,尿钠排出增加,导致低钠血症。

三、静脉维持液的选择与低钠血症

在 ADH 分泌增多的情况下,重症患儿如果输注过多的低张液体,对低钠血症的发生无疑将起到推波助澜的效果。Moritz 和 Ayus 在 2003 年首次建议儿科医师应该从使用低张维持液广泛地过渡到选择等张维持液[14]。

近年来多项研究显示,与使用等张维持液相比,使用低张维持液将增加发生低钠血症的风险。2014 年有两篇相似的 Meta 分析研究[17,18]分别发表在 *Pediatrics* 和 *The journal of pediatrics* 杂志上,分析结果引人注目。这两篇 Meta 分析研究在文献纳入和排除标准上对患儿年龄和是否快速补液恢复容量的设定不同,故造成了采纳文献数目上略有差异。美国学者 Byron 等[18]的 Meta 分析研究搜集了 10 篇文献,包括另一篇 Meta 分析研究[17]中的全部 8 篇文献。

中国学者肖延风教授为通讯作者在 *Pediatrics* 上发表的 Meta 分析研究[17]将血钠水平 <136mmol/L、<130mmol/L 和 >145mmol/L 依次定义为低钠血症、严重低钠血症和高钠血症。分析结果表明,与接受等张维持液治疗的患儿相比,接受低张维持液治疗的患儿发生低钠血症(RR=2.24)和严重低钠血症(RR=5.29)的风险分别增加 1.24 倍和 4.29 倍,另外血钠水平降低 3.49mmol/L。但两组患儿发生高钠血症的风险相似($P>0.05$)。该研究表明,作为住院患儿的静脉维持液,等张液体比低张液体更安全,前者的低钠血症和严重低钠血症风险显著降低。

Byron 等[18]研究将血钠水平 <135mmol/L 和 <130mmol/L 分别定义为低钠血症、中度低钠血症,与接受等张液体的患儿相比,接受低张液体的患儿更容易发生低钠血症($P<0.00001$)和中度低钠血症($P=0.0007$)。该 Meta 分析研究中 5 篇研究患儿来自于重症监护室,6 篇研究与术后患儿相关。研究者认为在重症监护和术后住院患儿中,与使用等张维持液体相比,使用低张维持液体能增加患儿发生低钠血症的风险;但是对于普通病房的患儿从现有的研究中没有足够的数据得出结论,必须进行独立风险因素评估。

2013 年发表的一项队列研究[19]发现入院后采用低张维持液治疗的患儿($n=674$)低钠血症发生率为 38.6%,而采用等张维持液治疗的患儿($n=374$)低钠血症发生率为 27.8%,研究表明与等张维持液治疗相比,低张维持液治疗发生医源性低钠血症的风险更高(unadjusted OR 1.63; 95% CI 1.24~2.15,$P<0.001$),在控制组间差异及潜在混杂因素后,使用低张维持液治疗仍然更易发生低钠血症(aOR 1.37,95% CI 1.03~1.84)。该研究显示接受低张维持液更易导致低钠血症,但是无论使用低张还是等张维持液,低钠血症在儿科住院患儿中都普遍存在。

等张维持液不仅能降低发生低钠血症的风险,而且不会增加高钠血症的风险。一项即将在《柳叶刀》上发表的单中心大样本临床随机对照研究[20]将不同疾病种类的患儿随机分为等张维持液组($n=319$)和低张维持液组($n=322$)。该研究发现等张维持液组共有 12 例患儿发生低钠血症,而低张维持液组共有 35 例患儿发生低钠血症,两组比较差异有统计学意义（$P=0.001$）。等张和低张维持液组高钠血症的发生率分别为4.4%和5.6%，差异没有统计学意义（$P=0.55$）。等张维持液组1例发生惊厥，而低张维持液组7例发生惊厥。研究者认为与使用含钠77mmol/L的低张维持液相比，使用含钠140mmol/L的等张维持液能降低低钠血症发生的风险且没有增加不良风险。

四、等张维持液体是否能替代低张维持液体

最近的临床研究和Meta分析研究均提示低张维持液治疗易造成医源性低钠血症。2010年，英国皇家学院儿科学会对低张维持液的使用提出了质疑，并发出了安全警告[22]。因此儿科医师必须认识到采用低张静脉维持液的潜在危害，改变轻易采用低张液体作为重症患儿静脉维持液体的用药习惯。

现有的研究表明等张液体能降低低钠血症发生，且高钠血症发生的风险没有增加。那么等张液体是否能替代低张液体，作为静脉维持液在儿科住院患儿中广泛使用？对此，我们认为需要有更多大规模、多中心临床研究的支持，更加充分和全面地评估不同张力液体在治疗中的优缺点。因为现有的临床研究多数是以对比等张液体和低张液体对患儿血钠的影响为目的的设计的，并没有充分评估等张液体的过度输注对患儿机体可能造成的危害；而且即使采用等张液体，也不能杜绝低钠血症的发生。另外，等张液体种类众多，组分、性状及人体对其反应各不相同，各研究者采用的液体种类有很大的差别，可能会对各研究者的总体结论产生影响。因此仅凭现有的研究尚不能完全否定低张静脉维持液在儿科液体治疗中的地位。

等张液体对机体同样可能造成不良后果。已知使用等张静脉液体治疗可造成高钠血症、液体过负荷、高血压、药物毒性、高氯性酸中毒（0.9%生理盐水）和血液制品不兼容性等副作用。成人领域的研究表明0.9%生理盐水可导致高氯性酸中毒，后者可造成胃粘膜灌注减少，肾功能损害，并增加死亡率等风险[23,24]。

对重症患儿采用低张静脉维持液进行治疗时必须警惕低钠血症的发生。就控制血钠而言，选择等张液体作为静脉维持液可能比低张液体更好，但其安全性有待进一步研究证实。

（符跃强　许峰）

参 考 文 献

1. Holliday MA, Segar WE. The maintenance need for water in parenteral fluid therapy. Pediatrics. 1957,19:823-832.

2. 王卫平. 儿科学. 第8版. 北京:人民卫生出版社,2013:48.

3. Saba TG, Fairbairn J, Houghton F, et al. A randomized controlled trial of isotonic versus hypotonic maintenance intravenous fluids in hospitalized children. BMC Pediatr,2011,23(11):82.

4. Shamim A, Afzal K, Ali SM. Safety and Efficacy of Isotonic (0.9%) vs. Hypotonic (0.18%) Saline as Maintenance Intravenous Fluids in Children:A Randomized Controlled Trial. Indian Pediatr,2014,51:969-974.

5. Neville KA, Sandeman DJ, Rubinstein A, et al. Prevention of hyponatremia during maintenance intravenous fluid administration:a prospective randomized study of fluid type versus fluid rate. J Pediatr,2010,156:313-319.

6. Pemde HK, Dutta AK, Sodani R, et al. Isotonic intravenous maintenance fluid reduces hospital acquired hyponatremia in young children with central nervous system infections. Indian J Pediatr,2015,82:13-18.

7. Choong K, Arora S, Cheng J, et al. Hypotonic versus isotonic maintenance fluids after surgery for children:a randomized controlled trial. Pediatrics,2011,128:857-866.

8. Coulthard MG, Long DA, Ullman AJ, et al. A randomised controlled trial of Hartmann's solution versus half normal saline in postoperative paediatric spinal instrumentation and craniotomy patients. Arch Dis Child, 2012, 97:491-496.

9. Freeman MA, Ayus JC, Moritz ML. Maintenance intravenous fluid prescribing practices among paediatric residents. Acta Paediatr, 2012, 101:e465-468.

10. Eulmesekian P, Prez A, Minces P, et al. Hospital-acquired hyponatremia in postoperative pediatric patients: prospective observational study. Pediatr Crit Care Med, 2010, 11:479-483.

11. Hanna M, Saberi M. Incidence of hyponatremia in children with gastroenteritis treated with hypotonic intravenous fluids. Pediatr Nephrol, 2010, 25:1471-1475.

12. Armon K, Riordan A, Playfor S, et al. Society ftPR. Hyponatraemia and hypokalaemia during intravenous fluid administration. Arch Dis Child. 2008, 93:285-287.

13. Zieg J. Evaluation and management of hyponatraemia in children. Acta Paediatr, 2014, 103:1027-1034.

14. Moritz ML1, Ayus JC. Management of hyponatremia in various clinical situations. Curr Treat Options Neurol, 2014, 16:310.

15. Baraton L, Ancel PY, Flamant C, et al. Impact of changes in serum sodium levels on 2-year neurologic outcomes for very preterm neonates. Pediatrics, 2009, 124:e655-661.

16. Luu R, DeWittPE, Reiter PD, et al. Hyponatremia in children with bronchiolitis admitted to the pediatric intensive care unit is associated with worse outcomes. J Pediatr, 2013, 163:1652-1656.

17. Wang J, Xu E, Xiao Y. Isotonic versus hypotonic maintenance IV fluids in hospitalized children: a meta-analysis. Pediatrics, 2014, 133:105-113.

18. Foster BA, Tom D, Hill V. Hypotonic versus isotonic fluids in hospitalized children: a systematic review and meta-analysis. J Pediatr, 2014, 165:163-169.

19. Carandang F, Anglemyer A, LonghurstCA, et al. Association between maintenance fluid tonicity and hospital-acquired hyponatremia. J Pediatr, 2013, 163:1646-1651.

20. McNab S, Duke T, South M, et al. 140 mmol/L of sodium versus 77 mmol/L of sodium in maintenance intravenous fluid therapy for children in hospital (PIMS): a randomised controlled double-blind trial. Lancet, 2014, pii:S0140-6736(14)61459-8. [Epub ahead of print]

21. Yung M, Keeley S. Randomised controlled trial of intravenous maintenance fluids. J Paediatr Child Health, 2009, 45:9-14.

22. National Patient Safety Agency alert. Reducing the risk of hyponatraemia when administering intravenous infusions to children. NPSA/2007/22.

23. Marik PE. Iatrogenic salt water drowning and the hazards of a high central venous pressure. Ann Intensive Care, 2014, 4:21.

24. Shaw AD, Bagshaw SM, Goldstein SL, et al. Major complications, mortality, and resource utilization after open abdominal surgery: 0.9% saline compared to Plasma-Lyte. Ann Surg, 2012, 255:821-829.

4 儿童严重脓毒症脏器功能障碍与预后的评估

严重脓毒症是儿童重症医学科(PICU)患儿死亡的主要原因之一。早期识别和诊断、及时评估各脏器功能状态和处理可逆转的受累脏器功能,是改善脓毒症患儿预后、降低病死率之关键。目前国际上评估儿童脓毒症严重程度和死亡风险的方法有多种,现对国内学者较少采用的几项评估体系(POPC、PELOD、P-MODS、PIM-2)对严重脓毒症患儿脏器功能障碍与预后的评估相关的研究结果作简单阐述。

一、儿童整体表现分类(POPC)评估儿童严重脓毒症预后

儿童整体表现分类(pediatric overall performance category,POPC)量表是评估危重症儿童在入 PICU、出 PICU(或住 PICU 28 天时)整体功能状态及判断预后的工具。POPC 是在儿童脑功能分类(pediatric cerebral performance category,PCPC)评估体系的基础上建立的预后评分系统。PCPC 是评估儿童认知功能的量表,POPC 是包含了认知和生理功能的评估量表,综合地反映患儿的整体功能状态。POPC 评估的内容和方法见表 18-4-1。如果 POPC 评分≥3(即中度活动障碍)则为功能状态差或功能预后不良。

表 18-4-1　儿童整体表现分类量表(pediatric overall performance category,POPC)

得分	分类	简述
1	活动良好	健康,警醒,日常生活能自理
2	轻度活动障碍	可能轻微的活动障碍但日常生活自理;意识清晰并能独立完成相应功能
3	中度活动障碍	脑功能不全或非单纯脑功能不全所导致的中度残疾;意识清晰并能独立自理日常生活,但不能完成学业活动
4	严重活动障碍	脑功能不全或非单纯脑功能不全所导致的严重残疾;有意识但必须依赖其他人才能完成日常生活
5	昏迷或植物状态	未达到脑死亡标准的各种程度昏迷;无意识,即使表面上醒着,但对周围环境没有反应;大脑无反应;皮质无功能,语言刺激不能唤醒;可能存在某些发射、自发睁眼、睡眠 - 觉醒循环
6	脑死亡	呼吸停止,反射消失,和(或)脑电呈静息电位

1992 年 Fiser 等提出应用 POPC 评分法对 PICU 危重症儿童进行功能状态评估,并在 2000 年报道前瞻性多中心队列研究结果,显示 PICU 患儿疾病严重度、住 PICU 时间与 POPC 评分有良好相关性,POPC 评估结果为中 - 重度及以上的危重症患儿住 PICU 时间明显延长

（增加 30%~40%），并能较好预测死亡风险，为 POPC 用于制定危重症儿童临床诊治计划和并为评估临床预后奠定了基础。

最近 Farris 等应用 POPC/PCPC 评估系统研究了儿童严重脓毒症（需要血管活性药物和机械通气支持治疗）的短期预后（28 天）及其危险因素。结果显示，在 28 天时存活的严重脓毒症患儿机体功能状态下降较为普遍，并有 39% POPC 基线评分（即脓毒症发病前）为良好的患儿在 28 天时功能状态出现不同程度恶化（较基线评分升高 ≥1 分）。该研究提示严重脓毒症患儿在 PICU 治疗期间发生功能障碍的频率较高，POPC 对严重脓毒症患儿功能状态评估具有参考价值。

二、儿童器官功能障碍评分（PELOD）判断脓毒症器官功能障碍

近年来一些学者采用儿童器官功能障碍评分（pediatric logistic organ dysfunction score, PELOD）方法评估脓毒症器官功能障碍严重程度与预后，发现两者具有良好的相关性。PELOD 评估 6 个系统或器官功能：中枢神经系统、心血管系统、肾脏、呼吸、血液、肝脏，具体评估的内容和方法见表 18-4-2。

表 18-4-2　PELOD 评分表

项目	评分系统			
	0	1	10	20
1. 中枢神经系统				
格拉斯哥昏迷评分	12~15	7~11	4~6	3
	并且		或者	
瞳孔反应	均有反应		均固定	
2. 心血管系统				
心率（次 / 分）	≤195		>195	
<12 岁	≤150		>150	
≥12 岁	并且		或者	
收缩压（mmHg）				
<1 个月	>65		35~65	<35
1 个月 ~1 岁	>75		35~75	<35
1~12 岁	>85		45~85	<45
≥12 岁	>95		55~95	<55
3. 肾脏				
肌酐（μmol/L）				
<7 天	<140		≥140	
7 天 ~1 岁	<55		≥55	
1~12 岁	<100		≥100	
≥12 岁	<140		≥140	
4. 呼吸				
PaO_2/FiO_2（kPa）	>9.3		≤9.3	

续表

项目	评分系统			
	0	1	10	20
	并且		或者	
PCO_2（kPa）	≤11.7		>11.7	
机械通气	无	有		
5. 血液				
白细胞（×10^9/L）	≥4.5	1.5~4.4	<1.5	
	并且		或者	
血小板（×10^9/L）	≥35		<35	
6. 肝脏				
AST（U/L）	<950		≥950	
	并且		或者	
凝血酶原时间（S）	<60		≥60	
	(<1.40)		(≥1.40)	
INR				

Arikan 等研究发现脓毒症并发急性肾损伤（AKI）组的 PELOD 评分大于未发生 AKI 组 [（13.5±11.5）vs（8.9±6.4），P=0.01]。Jiri 等研究显示存活组与死亡组脓毒症患儿的 PELOD 评分分别为 [11（1~61）vs 26（11~41）]。Leteurtre 等改良了 PELOD 评分方法,在原评分方法上删除肝功能参数,加入动脉血压及乳酸指标,即形成 PELOD-2 评分（表 18-4-3）。在选取入 PICU 第 1、2、5、12、18 天及出院当天的参数进行评估,发现 PELOD-2 评分能更好连续监测患儿器官功能障碍的危重程度（ROC 曲线下面积 0.934）。

表 18-4-3 PELOD-2 评分表

器官功能及参数	严重程度评分						
	0	1	2	3	4	5	6
1. 中枢神经系统							
格拉斯哥昏迷评分	≥11	5~10			3~4		
瞳孔对光反应	均有				均固定		
2. 心血管系统							
乳酸血症（mmol/L）	<5.0	5.0~10.9			≥11.0		
平均动脉压（mmHg）							
0~ 小于 1 个月	≥46		31~45	17~30			≤16
1~11 个月	≥55		39~54	25~38			≤24
12~23 个月	≥60		44~59	31~43			≤30
24~59 个月	≥62		46~61	32~45			≤31
60~143 个月	≥65		49~64	36~48			≤35
>144 个月	≥67		52~66	38~51			≤37
3. 肾脏							

续表

器官功能及参数	严重程度评分						
	0	1	2	3	4	5	6
肌酐（μmol/L）							
<1 个月	≤69		≥70				
1~11 个月	≤22		≥23				
12~23 个月	<34		≥35				
24~59 个月	≤50		≥51				
60~143 个月	≤58		≥59				
>144 个月	≤92		≥93				
4. 呼吸							
PaO$_2$/FiO$_2$（mmHg）	≥61		≤60				
PCO$_2$（mmHg）	≤58	58~94		≥95			
有创机械通气	无			有			
5. 血液							
白细胞（×10^9/L）	>2		≤2				
血小板（×10^9/L）	≥142	77~141	≤76				

三、儿童多器官功能障碍评分（P-MODS）判断脓毒症预后

儿童多器官功能障碍评分（pediatric MODS score，P-MODS）是由美国学者 Graciano 等在 2005 年建立的 MODS 的分级法，其能客观评价危重症儿童器官功能障碍。评估 5 个器官或系统：包括循环、呼吸、肝脏、凝血、肾脏（表 18-4-4）。研究结果显示 P-MODS 评分与 PICU 病死率密切相关：0 分时，病死率 <5%；评分为 1~4 分时，病死率为 5%~10%；评分 5~8 分时，病死率 15%~20%，评分 9~12 分时，病死率 30%~40%；评分 13~16 分时，病死率 55%~70%；评分 17~20 分，病死率 70%~90%。Graciano 等研究报道 P-MODS 评分预测儿童多器官功能障碍的病死率在评分组和验证组分别是 5.9% 和 5.3%，ROC 曲线下面积分别为 0.81 和 0.78。因此 P-MODS 评分可以客观反映器官功能障碍。但目前 P-MODS 判断脓毒症预后的相关研究报道不多。

表 18-4-4　P-MODS 评分

项目	评分				
	0	1	2	3	4
乳酸（mmol/l）	<1	1~2	2~5	5.0~7.5	>7.5
PaO$_2$/FiO$_2$	>150	150~100	100~75	75~50	<50
胆红素					
μmol/L	<8.5	8.5~34.2	34.2~85.5	85.5~171.0	>171
mg/L	<5	5~20	20~50	50~70	>100
纤维蛋白原					
μmol/L	>4.40	4.40~3.70	3.70~3.00	3.00~2.20	<2.20

续表

项目	评分				
	0	1	2	3	4
mg/L	>1500	1500~1250	1250~1000	1000~750	<750
尿素氮					
μmol/L	<7.10	7.10~14.3	14.3~21.4	21.4~28.5	>28.5
mg/L	<200	200~400	400~600	600~800	>800

四、小儿死亡指数（PIM-2）预测儿童严重脓毒症死亡风险

小儿死亡指数（pediatric index of mortality，PIM）是澳大利亚学者 Shann 等 1997 年创建的 ICU 危重儿童预测死亡风险的评分法，于 2003 年进行修订更名为 PIM-2。评分内容包括 10 项参数：瞳孔固定和反射、收缩压、PaO_2/FiO_2、碱剩余、机械通气与否、选择性入住 ICU 与否、术后恢复与否、心脏分流术（体外循环）与否、高危诊断和低危诊断。入 PICU 1 小时内对患儿进行评估，并通过特定公式计算出患者死亡的可能性。已有较多相关研究显示 PIM-2 能较好预测脓毒症预后。最近日本学者 Shime 等进行前瞻性多中心研究显示，日本儿童严重脓毒症 28 天病死率 18.9%，PIM-2 预测病死率 17.7%，如果患儿 PIM-2 预测病死率≥10%，死亡概率明显增加（40% vs 4%，$P=0.01$）。多变量参数分析显示严重脓毒症死亡与 PIM-2 评分有显著相关性（$RR=1.02$，95% CI 1.00~1.04，$P=0.01$）。

虽然目前有较多的评估工具能预测儿童严重脓毒症或脓毒性休克的死亡风险与脏器功能预后，但每一项评估方法均存在其局限性，或缺乏大样本前瞻性随机研究验证其可靠性或有效性，或有方法不够简便、可操作性差等缺陷，尚需进一步研究。

（王　莹）

参 考 文 献

1. Hartman ME，Linde-Zwirble WT，Angus DC，et al. Trends in the Epidemiology of Pediatric Severe Sepsis. Pediatr Crit Care Med，2013，14（7）：686-693.

2. Shime N，Kawasaki T，Saito O，et al. Incidence and risk factors for mortality in paediatric severe sepsis：results from the national paediatric intensive care registry in Japan. Intensive Care Med，2012，38（7）：1191-1197.

3. Santiago CD，Menzes AM，de Carvalho WB，et al.Epidemiologic Challenges in Sepsis to the developing countries. Pediatr Crit Care Med，2013，14（3）：336.

4. Khan MR，Maheshwari RK，Masood K，et al.Epidemiology and outcome of sepsis in a teriary care PICU of Pakistan.Indian J Pediatr，2012，79（11）：1454-1458.

5. Fiser DH.Assessing the outcome of pediatricintensive care. J Pediatr，1992，121：69-74.

6. Fiser DH，Tilford JM，Roberson PK. Relationship of illness severity and length of stay to functional outcomes in the pediatric intensivecare unit：A multi-institutional study.Crit Care Med，2000，28：1173-1179.

7. Fiser DH，Long N，Roberson PK，et al.Relationship of pediatric overall performance category and pediatric cerebral performance category scores at pediatric intensive care unit discharge with outcome measures collected at hospital discharge and 1- and 6-month follow-up assessments.Crit Care Med，2000，28（7）：2616-2620.

8. Farris RW，Weiss NS，Zimmerman JJ.Functional Outcomes in Pediatric Severe Sepsis：Further Analysis of the Researching Severe Sepsis and Organ Dysfunction in Children：A Global Perspective Trial. Pediatric Critical Care

Medicine,2013,14(9):835-842.

9. Arikan A,Kennedy C,Williams E,et al.Gentamicn use in goal directed sepsis bundle is not associated with pediatric acute kidney injury.Crit Care Med ,2013,41(12,suppl):A12-A13.

10. Jiri Z,Kyr M,Vavrina M,et al.Pancreatic stone protein -A possible biomarker of multi organ failure and mortality in children sepsis.Cytokine,2014,66(2):106-111.

11. Leteurtre S,Duhamel A,Salleron J,et al.Pelod-2:An update of the Pediatric logistic organ dysfunction score. Crit Care Med,2013,4(7):1761-1772.

12. Graciano AL,Balko JA,Rahn DS,et al.The pediatric multiple organ dysfunction score(P-MODS):Development and validation of an objective scale to measure the severity of multiple organ dysfunction in critically ill children. Crit Care Med,2005,33(7):1484-1491.

5 危重患儿新发功能障碍的评估及现状

新发功能障碍是指危重患儿在 PICU 治疗期间由于原发病本身或治疗导致新出现的功能障碍，种类较多，以呼吸、运动困难及喂养障碍最为常见，并可发生于任何疾病患儿。随着 PICU 救治能力的提高，病死率已显著降低，但危重患儿新发功能障碍的发生率却逐渐增高，成为 PICU 面临的一个主要问题。

一、新发功能障碍的评估工具

多种量表可用于评估重症患儿的功能状态。以往儿科总体功能及脑功能量表（pediatric overall and cerebral performance categories，POPC and PCPC）和健康相关生活质量应用较多，而近期研究的功能状态评分（functional status scale，FSS）值得关注。

POPC/PCPC 最早由 Fiser 于 1992 年发布，研究发现 PICU 患儿出院时分值明显减低[1]。此后 Fisher 又用 POPC 和 PCPC 量表评估 PICU 出院后患儿的功能状况，证实了 POPC 和 PCPC 可以简单方便可靠的用于 PICU 患儿功能状态及预后评估[2,3]。FSS 由美国重症儿童监护协作研究网络（CPCCRN）制定[4]，与其他评估工具相比更加客观、细化，行之有效，并可定量分析，用于评价患儿在院及出院时的功能状态。

FSS 分为 6 个部分（表 18-5-1），包括意识状态、感觉、交流、运动功能、喂养、呼吸，每项 1~5 分（正常 1 分，最严重功能障碍 5 分），评分范围为 6~30 分，分值越高表示功能障碍越严重。研究表明 FSS 得分与 POPC 及 PCPC 评分密切相关[5]，FSS 得分增加对应 POPC/PCPC 功能障碍加重，FSS 得分增加 2~3 分对应 POPC/PCPC 功能障碍从轻度变为中度异常，增加 5~6 分对应 POPC/PCPC 功能障碍从中度到严重的异常，增加 8~9 分对应 POPC/PCPC 功能障碍从重度异常到植物状态或昏迷状态。FSS 与其他公认的评估方法如适应性行为评价系统Ⅱ、儿童行为评分也有很好相关性[4,5]，目前在大样本研究中已被用于评估 PICU 患者功能状态。FSS 得分较基础值增加大于等于 3 分被认为存在新发功能障碍。

表 18-5-1　FSS 功能评分

	1	2	3	4	5
	正常	轻度障碍	中度障碍	重度障碍	极重度障碍
意识	正常睡眠/觉醒，反应正常	嗜睡但可以被噪声、接触、运动唤醒，短暂的对环境无反应性	昏睡或激惹	对刺激轻微反应	无反应或（和）昏迷、植物状态

续表

	1	2	3	4	5
	正常	轻度障碍	中度障碍	重度障碍	极重度障碍
感觉	听觉、视觉正常,对接触正常反应	疑似听力或视力丧失	对视或听刺激无反应	对视听刺激均无反应	对疼痛或接触异常反应
交流	正常语言交流及面部表情和肢体动作	语言及表情减弱,环境反应能力差	缺少注意行为	对不适没有反应	没有交流
运动	协调身体运动,正常肌群控制,有目的的运动	1个肢体运动损害	2个或更多肢体运动损害	头部失去控制	广泛性僵直、瘫痪、去大脑或去皮质状态
喂养	可以进食该年龄段能够进食的饮食	NPO或需要非正常的帮助下喂养	管饲	静脉营养或口管喂养	全静脉营养
呼吸	正常自主呼吸室内空气	吸氧或(和)吸引	气管切开	CPAP全天或部分支持或机械通气部分支持	全天机械通气支持

二、新发功能障碍的流行病学

早在 20 世纪 90 年代,Fiser 等即发现 PICU 患儿出院时 POPC/PCPC 分值明显减低,新发功能障碍占 3.1%[1]。Ebrahim S 等[6]对 91 例紧急收入 PICU 抢救的患儿进行了评估,结果发现以循环障碍入院、入院时较差的脑功能评价分值、经皮血氧饱和度低、较长的心脏按压时间与不良适应能力相关。因神经系统疾病入院、脑功能评分低、较长住 ICU 时间及 ECMO 治疗时间过长与不良功能预后相关,其中后三个因素也与不良健康相关生活质量有关。

Pollack 等对 8 个内科及心脏 PICU 的患儿进行了前瞻性研究,探讨 PICU 中新发功能障碍的情况[7]。结果在 5017 个患者当中,242 个患者存在新发功能障碍(4.8%),99 例 PICU 患儿死亡(2.0%),120 例住院患儿死亡(2.4%),新发功能障碍的发生率为病死率的 2 倍。在这些 PICU 中新发功能障碍的发病率和病死率均不同,最差的功能状态出现在转出 PICU 时,出院时有一定改善。研究者将 FSS 得分 6~7 分定义为功能良好状态,8~9 分为轻度异常,10~15 分为中度异常,16~21 分为重度异常,21 分以上为极重度异常。按此定义,出院时功能良好状态所占比例从 72% 减少到 63%,轻度异常从 10% 上升至 15%,中度异常从 13% 上升至 14%,严重异常从 4% 上升至 5%,极重度异常没有变化,为 1%。

该研究表明[7],神经系统疾病患儿新发功能障碍发生率最高(7.3%),其次为获得性心血管病(5.9%),癌症(5.3%),先天性心血管病 4.9%。所有年龄段均有新发功能障碍发生,以 1 岁以下婴儿为多。新发功能障碍累及功能评分的各部分,最常累及呼吸、运动及喂养困难。手术患儿占研究人群的 40%,其中 3.5% 的患儿存在新发功能障碍。非手术患儿及普外科术后患儿新发功能障碍发生率最高,均为 5.7%,在心脏术后及神经外科患儿则分别为 4.5% 和 3.1%。

新发功能障碍可发生于基础状态好的患者,也可发生在极重度异常的患者。虽然基础状态为极重度异常的患儿新发功能障碍发病率只有 1.9%,但对于这些原本极重度功能异常的患儿无异于雪上加霜。功能障碍变化水平大多见于呼吸和运动异常,变化水平小多见于运动和喂养的异常。

目前,新发功能障碍可能是 PICU 面临的主要问题,临床应予以重视,用 FSS 评估有可能提供有价值的信息,从而改善危重患儿的管理。

(刘春峰)

参 考 文 献

1. Fiser DH. Assessing the outcome of pediatricintensive care. J Pediatr, 1992, 121:69-74.

2. Fiser DH, Long N, Roberson PK, et al.Relationship of pediatric overall performance category and pediatric cerebral performance category scores at pediatric intensive care unit discharge with outcome measures collected at hospital discharge and 1- and 6-month follow-up assessments. Crit Care Med, 2000, 28:2616-2620.

3. Fiser DH, Tilford JM, Roberson PK. Relationship of illness severity and length of stay to functional outcomes in the pediatric intensive care unit: a multi-institutional study. Crit Care Med, 2000, 28:1173-1179.

4. Pollack MM, Holubkov R, Glass P, et al. Functional Status Scale: New pediatric outcome measure. Pediatrics, 2009, 124:e18-e28.

5. Pollack MM HR, Funai T, Clark A, et al. The Relationship between the Functional Status Scale and the Pediatric Overall and Cerebral Performance Categories. JAMA Pediatrics, 2014, 168:671-676.

6. Ebrahim S, Singh S, Hutchison JS, et al. Adaptive behavior, functional outcomes, and quality of life outcomes of children requiring urgent ICU admission. Pediatr Crit Care Med, 2013, 14(1):10-18.

7. Murray M. Pollack, Richard Holubkov, Tomohiko Funai, et al.Pediatric Intensive Care Outcomes: Development of New Morbidities During Pediatric Critical Care. Pediatr Crit Care Med, 2014, 15:821-827.

第十九部分

重症护理

2013 美国呼吸治疗学会气道管理临床实践指南解读——住院患者非药物气道清洁疗法的有效性

重症患者的非药物气道清洁疗法已广泛应用于临床。目前临床上多根据操作者的临床经验选择气道清洁技术。美国呼吸治疗学会(American Association for Respiratory Care，AARC)在系统回顾文献基础上结合临床经验分析,对气道清洁技术进行了系统回顾,旨在明确非药物气道清洁疗法是否改善氧合,缩短呼吸机应用时间及 ICU 住院时间。由于证据的级别不高,该指南并未采用 GRADE 分级给出推荐意见。该指南仅为临床上气道清洁技术的识别、选择和应用气道清洁技术提供指导性建议[1]。

一、气道清洁疗法概念与方法

气道清洁疗法是使用物理或机械方法使分泌物向大气道移动,并通过咳嗽将分泌物排出,旨在减少分泌物潴留导致的并发症。呼吸功能锻炼、体位引流、人工辅助及机械辅助等都可促进分泌物松动及向大气道移动(表 19-1-1)。气道清洁由呼吸治疗师和其他医护人员共同完成。

表 19-1-1 气道清洁疗法

名称	缩写	英文全称
主动呼吸周期技术	ACBT	active cycle of breathing technique
胸部物理治疗	CPT	chest physiotherapy
用力呼气技术	FET	forced exhalation technique
高频胸壁震荡治疗	HFCWC	high-frequency chest wall compression
肺内冲击通气	IPV	intrapulmonary percussive ventilation
机械性吸 - 呼气技术	MI-E	mechanical insufflation-exsufflation
呼气正压技术	PEP	positive expiratory pressure

二、推荐意见

（一）非肺囊性纤维化患者

肺炎、支气管肺炎、COPD 和哮喘等疾病都有可能增加气道分泌物,气管插管可使气道自洁能力受损,实施气道清洁有助于预防气道分泌物潴留。目前胸部物理治疗使用时间长使用频率高,容易使人误以为胸部物理治疗是气道清洁治疗的金标准。胸部物理治疗不推荐常规用于无并发症的肺炎。Andrews J 等研究表明,肺内冲击通气可能会减少非气管插管的 COPD 患者的 ICU 停留时间。有分泌物潴留的 COPD 患者,结合患者的情况、耐受性及治疗有效性选择气道清洁方式,建议对慢性阻塞性肺病患者用力呼气技术或呼气正压技术,对支气管扩张的成人施行主动呼吸周期治疗和体位引流。

推荐意见:

不推荐胸部物理治疗常规用于非复杂性的肺炎患者

不推荐对 COPD 患者常规应用气道清洁治疗

对于存在气道分泌物储留的 COPD 患者可根据患者的喜好、耐受度及治疗的有效性考虑气道清洁治疗

（二）神经肌肉疾病、呼吸肌无力、咳嗽受损的患者

肺部并发症是导致患有神经肌肉疾病、呼吸肌无力、呛咳功能受损患者预后不良的重要原因。神经肌肉疾病(NMD)、脊髓损伤、原发性神经系统疾病等可涉及呼吸肌,最终导致呼吸肌无力和咳嗽无力。对咳嗽能力弱的患者,推荐人工和机械咳嗽辅助设备。吸气肌无力降低了深呼吸的能力,呼气肌无力使得呼气时无法产生足够的胸腔内压力,进而不能产生有效地呛咳。而误吸可能会导致气道阻塞和感染。当患者咳嗽峰值流速小于 270L/min 时应给予咳嗽辅助治疗,对杜氏营养不良症合并存在肌萎缩症患者和患有肌萎缩性脊髓侧索硬化症的患者推荐使用机械性吸 - 呼技术,但对咳嗽能力较弱的患儿应慎用。咳嗽能力较弱的患儿通常不能耐受胸部物理治疗,也不宜使用呼气正压疗法。一些随机对照研究对肺内冲击通气及高频胸壁震荡治疗的疗效进行观察,但样本量很小,不足以作为证据支持上述气道清洁技术用于此类患者的治疗。

推荐意见

神经肌肉疾病患者,特别是在咳嗽峰流速 <270L/min 的情况下,应使用咳嗽辅助装置进行治疗。

由于证据不够充分,尚不对胸部物理治疗、呼气正压技术、肺内冲击通气及高频胸壁振荡治疗给出推荐意见。

（三）术后患者

早期活动可减少术后并发症,促进气道分泌物清除。研究显示,早期活动可以降低肺部并发症的发生率。应对术后患者早期宣教并且督促其下床活动,而术后胸部物理治疗能否降低术后肺部并发症的发生仍有争议。Pasquina 等对 13 个研究进行系统回顾显示,物理疗法与照组相比,物理疗法并不降低术后肺部并发症的发生,提示术后不需要常规物理治疗。而另一项荟萃分析显示,对于非心胸外科手术患者,术后促进肺复张可降低肺部并发症的发生,而不同的治疗措施之间无明显差异。

存在高危因素的患者术后肺部并发症的发生率极高。术前肺功能正常患者，有7%的患者可能发生肺部并发症，而有高危因素的患者，术后可有70%患者发生肺部并发症。高危因素包括高龄、吸烟史、肥胖、先前存在的慢性肺病、阻塞性睡眠呼吸暂停等。此外，手术类型、手术时间及范围也影响术后并发症的发生。手术切口的位置及术后使用鼻胃管的也与术后肺部并发症的发生相关。上腹部和胸部手术后的肺部并发症发生率较高。

尽管肺不张是术后最常见的肺部并发症，但术后呼吸道感染是导致患者病死率增加的主要原因。术后肺部并发症包括肺不张、呼吸衰竭和呼吸道感染。呼吸浅和咳嗽无力是导致分泌物潴留加重和呼吸道感染的主要原因。可通过肺容积扩张治疗（如诱发性肺活量测定法、间歇正压通气和CPAP）和气道清洁治疗（如CPT、HFCWC、IPV、PEP）预防术后肺部并发症的发生。诱发性肺量测定法是术后肺部并发症高危患者最常用的治疗方法之一。没有证据表明诱发性肺量测定法的常规应用有利于减少冠脉搭桥或上腹部手术患者术后肺部并发症。胸部物理治疗同样不能降低术后肺部并发症的发生率和住院时间，并且也不能改善肺功能（FEV_1、FVC、呼气流速峰值）。两项关于呼气正压疗法对于术后患者肺部并发症影响的研究得出了互相矛盾的结论，因此，也没有确切证据支持对于术后患者应实施呼气正压治疗。

推荐意见

不推荐常规应用诱发性肺量测定法预防术后患者肺部并发症。

推荐术后患者早期运动及下床活动以预防并发症及促进气道清洁。

不推荐气道清洁疗法常规用于术后患者。

（四）气道清洁技术／设备的个体化选择

气道分泌物潴留不利于呼吸功能的改善，虽然目前缺乏循证医学证据证实气道清洁治疗的有效性，对于气道自洁能力差的患者仍需要采取有效的措施协助患者清洁气道。在循证医学证据不足的情况下，建议采用如下程序通过一系列临床问题来确定患者是否需要气道清洁治疗及采用何种气道清洁疗法。

1. 明确需要实施气道清洁疗法的原因。患者清除气道分泌物有困难吗？分泌物潴留是否影响气体交换或呼吸力学？应该重点关注患者咳出呼吸道分泌物是否有困难，而不是仅关注在咳出气道分泌物的量。目前没有足够证据支持术后患者、机械通气患者、慢性阻塞性肺病患者常规使用气道清洁治疗。

2. 评估气道清洁治疗潜在的副作用。哪种气道清洁疗法能使患者获益最大同时避免伤害？ Andrew等人的综述认为，虽然文献报道的气道清洁治疗的并发症可能被低估，但实际上实施气道清洁治疗风险及危害很少。

3. 确定治疗的成本。气道清洁治疗耗费医务人员工作时间，并且有些设备和用品昂贵，尤其在家庭中实应用气道清洁治疗设备或技术时，要考虑到治疗费用的问题。

4. 询问患者的喜好。由于缺乏高级别的证据来证明某种气道清洁方法优于其他的气道清洁方法，在实施气道清洁治疗时可根据患者的喜好进行选择。

当决定为患者行气道清洁治疗时，应对治疗结果及疗程有明确的预期。预期结果或治疗目标可能包括增加（或减少）咯血痰量，改善气体交换，改善影像学或患者自觉呼吸困难等症状改善。如果到预期的时间没有达到治疗目标，应停止治疗。在临床疗效不明确也没有循证医学证据支持的情况下实施气道清洁治疗无异于浪费医疗资源。

在没有大规模 RCT 研究证据支持的前提下,气道清洁治疗的实施应依据临床判断。例如,对有神经肌肉疾病且咳嗽无力的患者,有强烈的理由推荐使用气道清洁及咳嗽辅助疗法,如果治疗目标实现,应继续治疗。

总之,呼吸道分泌物的清除是困扰临床医师和患者的难题。虽然呼吸治疗师(和其他医务工作者)花费大量时间实施常规的气道清洁治疗,但目前没有确切证据证明预防性气道清洁治疗的有益作用。气道清洁治疗对部分重症患者不可或缺,但仍需要进一步研究证实各种不同气道清洁治疗措施的有效性及适用范围。

(朱艳萍　钱淑媛　朱文军　张星星)

参 考 文 献

Strickland SL, Rubin BK, Drescher GS, et al. AARC clinical practice guideline: effectiveness of nonpharmacologic airway clearance therapies in hospitalized patients. Respir Care, 2013, 58(12): 2187-2193.

2 使用血管活性药物相关护理不良事件的预防

血管活性药物在提高患者血压、控制心率,提高组织血流灌注,改善器官功能方面发挥着重要作用。但是血管活性药物在稳定患者血流动力学状态的同时,也会出现一些药物不良事件,导致患者病情恶化、增加患者住院时间、提高患者病死率等。在几项关于血管加压素和去甲肾上腺素应用的研究中,相关药物不良事件的发生率为10%~72%[1-4]。血管活性药物相关不良事件主要是指:药物本身对各脏器功能的损害以及血管活性药物使用过程中出现输注速度、剂量波动和药液浓度的改变导致患者的血压、心率等出现较大幅度的波动,甚至危及患者的生命。血管活性药相关不良事件包括:心律失常、胸痛、急性心肌梗死、心跳骤停、室颤、心输出量下降、脑卒中、肢体缺血、肠系膜缺血和水中毒等[5-9]。

一、血管活性药的分类和药理作用

血管活性药是指通过调节血管舒缩状态,改变血管功能和改善微循环,维持稳定的血流动力学状态,从而保证重要脏器系统血流灌注的一类药物,包括血管加压药、正性肌力药和和血管扩张剂。

1. 血管加压药　血管加压药多属拟肾上腺素药物,包括内源性儿茶酚胺和拟交感胺。主要通过兴奋 - 肾上腺素能受体,使周围血管收缩,起到升高血压的作用。此类药物包括多巴胺、肾上腺素、去甲肾上腺素、间羟胺和异丙肾上腺素等。

2. 正性肌力药　具有血管活性的正性肌力药包括能兴奋 $_1$- 肾上腺素能受体的拟肾上腺素类药物和磷酸二酯酶抑制剂,如多巴酚丁胺和米力农等,另一类应用较多的正性肌力药为洋地黄类,如地高辛和毛花苷丙等。

3. 血管扩张剂　根据药物血流动力学效应,将血管扩张剂分为扩张小动脉为主、扩张静脉为主和均衡扩张小动脉和静脉三类。此类药物包括酚妥拉明、硝酸甘油、亚宁定和硝普钠等。

二、减少血管活性药相关不良事件的有效护理措施

为减少相关不良事件的发生,护士在护理工作中应注意以下内容:

1. 血管活性药物的使用基本知识的学习培训　为保证患者的安全,正确使用血管活性药物,护士应掌握常见血管活性药物的药效学和药动学、常用剂量、浓度、配制方法等,在血管活性药物输注过程中主要观察患者的意识、血压、心率、心律、中心静脉压、末梢循环,动脉血气分析检验结果、尿量等指标,根据目标随时调整血管活性药物的剂量。

护士应掌握血管活性药常见毒副作用,例如:多巴胺、多巴酚丁胺等肾上腺素受体激动剂主要不良反应为心悸、烦躁、头痛及严重高血压,大剂量或快速静脉注射后可导致血压骤升,有引起脑出血或严重心律失常甚至心室纤颤的可能。硝普钠、硝酸甘油等血管扩张剂可引起患者面部潮红、搏动性头痛、直立性低血压等。硝普钠用量过大易致氰化物中毒,而硝酸甘油过量可导致高铁血红蛋白症,出现亚硝酸盐中毒现象,去甲肾上腺素、多巴胺静脉输注时间过长可引起急性肾衰竭等[10]。

2. 血管通路的选择 在输注血管活性药物时应选择独立通道输注并保证管路通畅。采用外周静脉给药时应做好血管的护理,严禁药物外渗。静脉留置针穿刺时应选择粗、直、弹性好的血管,严禁在四肢末梢或其他关节部位穿刺留置针输液,注意从低浓度、低速度开始用药。血管加压药具有很强的缩血管作用,如果从外周静脉通路输注容易导致药液外渗,导致皮肤肿胀甚至坏死。当外周通路堵塞时,血管活性药物不能正常输注可能引起患者血压、心率等生命体征的波动。发表在2013年的《拯救脓毒症运动:国际严重脓毒症和感染性休克管理指南2012》指出在纠正脓毒症休克患者低血压症状时,应在留置静脉导管后尽快泵入血管加压药并且在条件允许的情况下尽快建立动脉通路[11],通过持续动脉血压监测随时调整血管活性药的剂量,保证患者生命体征平稳,减少相关不良事件的发生。

3. 微量注射泵的正确使用 血管活性药的使用要求做到精确、安全、有效。临床上常应用微量注射泵输注,微量注射泵相关的影响血管活性药使用安全的问题包括:微量注射泵固有的缺陷、泵用耗材的选择错误、注射泵的操作问题、机器本身的故障识别与排除等[12]。

(1)掌握微量注射泵使用过程中的三个延迟现象:微量注射泵的启动延迟、阻塞报警延迟和静脉导管死腔导致的输注延迟。微量注射泵连接完毕,从按下开始键到药物从泵管中泵出,中间有一段时间的延迟。Neff 等[13]的研究显示,启动延迟时间从(6.75±4.40)分钟到(57.20±28.60)分钟不等;特殊情况下,甚至可以超过1小时。微量注射泵的阻塞报警属于压力报警,当药液输注较慢时,微量注射泵会发生报警延迟,Donmez 等[14]观察到阻塞报警延迟甚至可达(117.30±9.40)分钟。输注速度慢、注射器规格大、报警压力界限高是阻塞报警延迟的影响因素。微量注射泵泵管与中心静脉导管的连接方式、中心静脉导管的死腔量、载体液的速度均会导致血管活性药进入体内的输注延迟。

为减少血管活性药输注剂量的波动可以通过以下方法减少三个延迟现象,降低血管活性药浓度、提高输注速度,通过"快推"键减少启动延迟时间,设置较低的报警压力界限,加强巡视及时处理报警,微量注射泵不单独连接中心静脉导管,而是通过三通与载体液共同输注,载体液的速度设置为50~60ml/h为宜[12]。

(2)定期进行业务培训,熟练掌握微量注射泵的功能和性能,尽量选择输注精度高的微量注射泵输注血管活性药。快速识别和排除泵报警,根据患者病情需要快速准确调节泵入速度,连续使用血管活性药物期间,应在药液输注完毕之前准备好药物,保证及时准确更换注射器,保证药物使用的连续性。

(3)血管活性药物的浓度和更换药液方法:不同患者对血管活性药物的依赖和敏感性不同,微小的泵速调节可能引起较大的血压、心率的波动;可以通过降低药物配制浓度来避免此类问题。当配制浓度变更时应同时更换连接泵管。

在更换药液过程中会不同程度地出现药液短暂停止泵入的情况,为减少对患者血压的影响,不同学者对更换药液的方法进行了大量的研究。Arino 等[15]提出"快速更换法"
(quick-change,QC):使用一个三通,一端连接旧泵针,另一端连接药物浓度相同的新泵针并
分别安装在微量注射泵上。当旧泵针即将泵完时,打开新泵开关设置与旧泵相同的泵速,按
下开始键,然后转动三通实现瞬间更换药液的目的。Morrice 等[16]提出改良的双泵更换药
液的方法(MDI,modified double infusion method):当旧泵针即将泵完时,将药物浓度相同的新
泵针提前预冲并与患者管路通过三通连接,打开新泵并将泵速设定为与旧泵一样,按下开始
键,然后打开新泵针所连泵管前端三通,当患者 ABP 上升超过 5mmHg 时逐渐减少旧泵针的
泵速至零,最后关闭旧泵针所连泵管前端三通。两种方法都可以在保证患者血压平稳的情
况下完成血管活性药液的更换。

　　总之,血管活性药在临床的应用越来越广,血管活性药相关的药物不良事件的发生率也
居高不下。护士在临床工作中应掌握血管活性药的相关知识,熟练正确使用微量注射泵,维
持患者生命体征的稳定,减少由于护理操作导致的血管活性药相关不良事件的发生。

(刘佳涛　李尊柱)

参 考 文 献

1. Obritsch MD,Jung R,Fish DN,et al.Effects of continuous vasopressin infusion in patients with septic shock. Ann Pharmacother,2004,38:1117-1122.

2. Dünser MW,Mayr AJ,Tür A,et al. Ischemic skin lesions as a complication of continuous vasopressin infusion in catecholamine-resistantvasodilatory shock:Incidence and risk factors. Crit Care Med,2003,31:1394-1398.

3. Russell JA,Walley KR,Singer J,et al. VASST Investigators:Vasopressin versus norepinephrine infusion in patients with septicshock. N Engl J Med,2008,358:877-887.

4. Hall LG,Oyen LJ,Taner CB,et al. Fixed-dose vasopressin compared with titrated dopamine and norepinephrine as initial vasopressor therapy for septic shock. Pharmacotherapy,2004,24:1002-1012.

5. Ferguson-Myrthil N.Vasopressor use in adult patients. Cardiol Rev,2012,20:153-158.

6. Annane D,Vignon P,Renault A,et al. CATS Study Group:Norepinephrine plus dobutamine versus epinephrine alone for management of septic shock:A randomised trial. Lancet,2007,370:676-684.

7. Torgersen C,Dünser MW,Wenzel V,et al. Comparing two different arginine vasopressin doses in advanced vasodilatory shock:Arandomized,controlled,open-label trial. Intensive Care Med,2010,36:57-65.

8. van Haren FM,Rozendaal FW,van der Hoeven JG. The effect of vasopressin on gastric perfusion in catecholamine-dependent patients in septic shock.Chest,2003,124:2256-2260.

9. Holmes CL,Walley KR,Chittock DR,et al. The effects of vasopressin on hemodynamics and renal function in severe septic shock:A case series. Intensive Care Med,2001,27:1416-1421.

10. 王新荣,孙伟,王平基. 心脏手术后应用血管活性药物的护理体会. 实用心脑肺血管病杂志,2008,16(12):79-80.

11. Dellinger RP,Levy MM,Rhodes A,et al. Surviving Sepsis Campaign Guidelines Committee including the Pediatric Subgroup:Surviving Sepsis Campaign:International guidelines for management of severe sepsis and septic shock,2012. Intensive Care Med,2013,39:165-228.

12. 郭京,王欣然,韩斌如. 血管活性药输注异常的护理风险防范. 中国护理管理,2013,13(3):4-6.

13. Neff T,Fischer J,Fehr S,et a1.Start—up delays of infusion syringe pumps. Paediatr Anaesth,2001,11(5):561-565.

14. Donmez A,Araz C,Kayhan Z. Syringe pump stake too long to give occlusion alarm. PaediatrAnaesth,2005,15

383

第 十 九 部 分 重 症 护 理

(4):293-296.

15. Arino M,Barrington JP,Morrison AL,et al. Management of the change over of inotrope infusions in children. Intensive Crit CareNurs,2004,20(5):275-280.
16. de Barbieri I,Frigo AC,Zampieron A. Quick change versus double pump while changing the infusion of inotropes:an experimental study.Nuts Crit Care,2009,14(4):200-206.

384

疼痛评估:护士如何落实与执行

疼痛是 ICU 患者的常见问题之一,大部分患者在 ICU 期间经历了中到重度疼痛,疼痛及其应激反应会给机体带来伤害,处理不及时还会给 ICU 患者带来持续的生理、心理层面的负面影响[1]。因此,疼痛必须得到及时的处理[2]。近年研究表明护理在疼痛的监测、评估甚至治疗中发挥着日益重要的作用[3]。

一、护士在疼痛评估中的重要地位

重症患者由于存在人工气道、镇静治疗或存在意识障碍等原因,通常无自述能力或症状、体征隐蔽,其疼痛极易被忽视,或与其他病因引起的症状和体征相混淆,往往使得医务人员对患者的疼痛评估比较困难[4]。对疼痛的识别和评估是有效管理疼痛的第一步[5]。护士是与患者接触最多、观察最细致的治疗人员,所以对患者的疼痛评估显得尤为重要[6]。在2011 年国际医疗卫生机构认证联合委员会(Joint Commission International,JCI)制定的标准就强调了护士在疼痛评估和管理中所承担的重要角色,指出护士必须对所有患者实施规范化的疼痛评估并记录疼痛评估的结果和干预措施的效果[7]。疼痛管理满意度已成为以患者为核心的疗效判定指标之一,医护人员应该利用已知、有效地减少疼痛的方法来减轻患者的痛苦[8]。

二、如何落实护士在疼痛评估中的作用

强调护士在疼痛评估重要地位的同时,更重要的是要将疼痛评估工作落实。近两年的研究中,针对加强护理培训、合理选择评估工具(尤其针对机械通气等不能言语表达疼痛的患者)等方面取得一些进展,下面作一简单介绍:

1. 加强护士培训 Gelinas[9]等通过对 60 名 ICU 护士进行 CPOT 量表的培训,培训实施前让护士回顾 30 份医疗病历并描述当前关于疼痛评估和管理的护理内容,培训实施期间护士参加标准化的 CPOT 培训课程,培训后通过三个患者的 CPOT 评分测试评定者间信度。结果表明应用客观疼痛评估工具 COPT 对 ICU 护士进行培训,可以提高 ICU 护士的疼痛评估和疼痛管理能力,有效减少镇痛药物的使用,改善不能主诉疼痛的患者的镇痛效果。

2. 合理选择评估工具(特别是对于机械通气患者) 疼痛是一个人的主观感受,疼痛的存在与否及其强烈程度都应该以患者自己的表达作为疼痛评估首要依据。因此,凡意识程度足以自我主诉的重症患者,都应积极得到其对疼痛的自我主诉[10]。对于不能自我主诉疼痛的重症患者,有赖于客观疼痛评估工具的选择和使用,但目前尚无统一的客观评估标准;

因此在选择使用这些客观疼痛评估工具时,需从其测量性能和评估的内容及维度方面进行衡量[11,12]。

(1) 不能仅通过生命体征来评估疼痛。Chen HJ[13]等通过对 120 例持续有创血压监测患者,记录测量袖带血压前、中、后和吸痰前、中、后心率和平均动脉压的变化,并结合 NRS 数字评分法询问 44 名有意识的机械通气患者的疼痛强度。结果显示吸痰操作时的心率和平均动脉压水平明显高于吸痰前后和测量血压操作时。但患者自我报告疼痛的强度和心率、血压变化没有很强关联,表明当患者的行为不能评估疼痛时,生命体征变化仅作为一个疼痛的提示,当怀疑疼痛时进一步的疼痛评估是必要的。

(2) 疼痛评估是综合评价,不能由单一表现决定。为明确影响专业护士进行疼痛评估的因素,Gerber A[14]等进行了一项描述性观察性研究。选择了 7 名从事重症护理工作平均 7.85 年的专业护士,同时纳入了 7 名接受镇痛镇静但意识清楚的机械通气患者(呼吸窘迫 2 例,心跳骤停 2 例,蛛网膜下腔出血 1 例,多发伤 2 例),通过不干预的直接观察法和简短的面谈记录患者的有声思维,并进行归纳分析。结果显示对于不能言语表达的机械通气患者,其生理稳定性是护士做出疼痛管理决定的首要指标,如何正确辨别患者需要镇痛还是镇静对于护士来说也是一个永恒的挑战。疼痛评估应该结合患者的临床表现和镇静状态进行综合评估,并不能由某一单一表现决定。

(3) CPOT 和 BPS 是常用的评价工具之一。有研究提示 CPOT 和 BPS 优于 Nonverbal Pain Scale(NVPS):Chanques[15]等通过对 30 名非昏迷(Richmond Agitation Sedation Scale≥−3)但不能自我报告疼痛的患者,进行常规护理操作时选择一名调查员和床边护士对患者进行三个量表(CPOT、BPS、NVPS)评分,比较 3 个量表在疼痛评估中的表现。结果显示共选择了 258 对数据,三个量表都表现出了良好的心理测量属性,但其中 BPS 和 CPOT 与 NVPS 相比表现出了更好的评定者间信度和内在一致性。

2013 年《成人 ICU 患者疼痛、躁动和谵妄临床实践指南》也已指出,对所有 ICU 成人患者都应进行疼痛检测;对除脑外伤的重症患者,若运动功能完善和具有可观察的行为,而又不能自我报告疼痛者,最有效和可靠的行为检测尺度是行为疼痛量表(BPS)和重症疼痛观察工具(CPOT);不提倡单独采用生命体征用作 ICU 疼痛评估,提倡生命体征可提示作进一步的疼痛评估。

总之,在疼痛评估管理中,正确地评估患者疼痛程度是首要环节。临床一线护士不仅要客观地判断疼痛是否存在,还要确定疼痛的强度。疼痛的评估是一个连续的、动态的变化过程,应该针对不同患者选择合理、有效的疼痛评估工具进行评估[16]。

(邓澜 郑安龙)

参 考 文 献

1. Barr J,Fraser GL,Puntillo K,et al. Clinical practice guidelines for the management of pain,agitation,and delirium in adult patients in the intensive care unit. Crit Care Med,2013,41(1):263-306.

2. 王芳,许正红,黄琴红,等. 危重症患者疼痛观察工具的研究进展. 中华现代护理杂志,2013,19(11):1349-1350.

3. Gelinas C,Puntillo KA,Joffe AM,et al.A validated approach to evaluating psychometric properties of pain assessment tools for use in nonverbal critically ill adults. Semin Respir Crit Care Med,2013,34(2):153-168.

4. Chapman CR, Donaldson GW, Davis JJ, et al.Improving individual measurement of postoperative pain: the pain trajectory. J Pain, 2011, 12(2): 257-262.

5. Pudas-Tahka SM, Axelin A, Aantaa R, et al.Translation and cultural adaptation of an objective pain assessment tool for Finnish ICU patients. Scand J Caring Sci, 2014, 28(4): 885-894.

6. Diallo B, Kautz DD. Better pain management for elders in the intensive care unit. Dimens Crit Care Nurs, 2014, 33(6): 316-319.

7. Radecki RP, Sittig DF. Application of electronic health records to the Joint Commission's 2011 National Patient Safety Goals. JAMA, 2011, 306(1): 92-93.

8. Darawad MW, Al-Hussami M, Saleh AM, et al. Predictors of ICU patients' pain management satisfaction: A descriptive cross-sectional survey. Aust Crit Care, 2014.

9. Gelinas C, Arbour C, Michaud C, et al.Implementation of the critical-care pain observation tool on pain assessment/management nursing practices in an intensive care unit with nonverbal critically ill adults: a before and after study. Int J Nurs Stud, 2011, 48(12): 1495-1504.

10. 刘要伟, 李漓. 危重患者的疼痛评估. 护理学杂志, 2013, 28(10): 87-89.

11. Flynn MM Pain management in the nonverbal critically ill patient. J Perianesth Nurs, 2013, 28(2): 98-101.

12. Isnardon S, Vinclair M, Genty C, et al.Pupillometry to detect pain response during general anaesthesia following unilateral popliteal sciatic nerve block: a prospective, observational study. Eur J Anaesthesiol, 2013, 30(7): 429-434.

13. Chen HJ, Chen YM.Pain Assessment: Validation of the Physiologic Indicators in the Ventilated Adult Patient. Pain Manag Nurs, 2014.

14. Gerber A, Thevoz AL, Ramelet AS. Expert clinical reasoning and pain assessment in mechanically ventilated patients: A descriptive study. Aust Crit Care, 2015, 28(1): 2-8.

15. Chanques G, Pohlman A, Kress JP, et al.Psychometric comparison of three behavioural scales for the assessment of pain in critically ill patients unable to self-report. Crit Care, 2014, 18(5): R160.

16. Bambi S, Lucchini A, Manici M, et al.Pain assessment scales in nonverbal critically ill adult patients: ventilator-related issues. Crit Care Nurse, 2014, 34(1): 14-15.

ICU 护理相关药物不良事件

药物不良事件(adverse drug events,ADEs)即与使用药物相关的医疗干预引起的损伤。用药相关的不良事件已成为住院患者发生的主要不良事件之一,不仅增加患者病情的复杂性和影响患者预后,而且造成医疗资源的浪费和经济负担的加重。2009 年欧洲重症监护医学协会已明确宣布需要建立对 ADEs 的评价策略以预防 ADEs 和用药错误的发生,从而改善重症患者的结果[1]。

一、ADEs 相关概念与分类

1. AEDs 与用药错误   WHO 将 ADEs 定义为药物治疗过程中所发生的任何不幸的医疗卫生事件,而这种事件不一定与药物治疗有因果关系。文献报道的各项研究中以不同方式定义 ADEs,但本质是一致的,即 ADEs 是与用药相关的损伤,包括药物不良反应和用药错误导致的有害作用,这些有害作用包括症状性生理变化、脏器损害和毒性、变态反应、精神状态改变和提示脏器损害(如肾功能不全或肝脏毒性)的异常实验室检查结果[2]。

用药错误是指任何可预防的、可导致不合理用药或患者伤害的事件,可以发生在药品管理和使用过程的任何阶段。对于住院患者,药物治疗流程基本为由医师开具处方或下达医嘱,经过转录处方或医嘱,由药师调配药物后护士给药操作,最后是患者接受药物治疗,在其中的每一个环节都可能发生用药错误,如护士在给药操作中发生了配药安全问题而导致患者伤害,即为护理相关的 ADEs。

2. ADEs 分类   临床实践和研究中将 ADEs 从性质上分为三类,即不可预防的、可预防的和潜在的 ADEs。由于药物不良反应引起的 ADEs 与用药错误无关,应为不可预防的;而由于违反禁忌证、给药剂量不正确等用药错误导致的 ADEs 应是可预防的;潜在 ADEs 是指已发生引起用药相关损伤风险的错误,但事实上伤害并没有发生,可能因为这一错误在到达患者之前被拦截,也可因为尽管患者接受了用药但有幸没有发生伤害[3]。目前用药安全研究和临床药理实践主要集中于对可预防的 ADEs 的管理,力求明确可预防 ADEs 发生的原因和危险因素,从而能够采取有效策略降低 ADEs 的发生[4]。

3. ADEs 发生率计算方法   临床研究对 ADE 发生率大体采用三种不同的计算方式,即每 100 个收住患者发生 ADEs 次数、每 1000 个住院日发生 ADEs 次数以及发生 ADEs 患者的百分比[2]。采用不统一的 ADEs 发生率计算方法导致各项研究之间对 ADEs 发生率的比较发生困难,因此采用统一的 ADEs 发生率计算方法对于研究评价 ADEs 非常重要。

二、重症患者 ADEs 的临床研究

1. ICU 患者 ADEs 发生率高　Boeker EB 等[2]通过系统文献回顾分析得出外科患者 ADEs 发生率平均为 8.5/100 人,可预防的 ADEs 比例在 1/4 到半数以上。所有 ADEs 事件按严重程度统计,中度或明显的占 57%~85%,严重的占 11%~33%,威胁生命的占 4%~12%,致命性的占 1%~2%。

而新近的几项研究表明 ICU 患者中 ADEs 的发生率明显高于外科患者。一项内科和外科 ICU 中有关 ADEs 和用药错误的研究[5]报告 ADEs 发生率为 11.5/100 人,用药错误发生率为 7.5/100 人。对收住成人内/外科肿瘤 ICU 的患者进行的前瞻性观察研究[6]表明:ICU 收住患者 ADEs 的发生率高达 35.3/100 人或 96.5/1000 人/日。按严重程度统计,64.8% 为严重/生命威胁的,34.1% 为明显的,1.1% 为致命的,15.9% 是可预防的。Aljadhey H 等[3]同时观察研究了综合性医院 ICU 和普通内外科病房 977 个收治患者的 ADEs 发生情况,发现 ICU 中用药错误的发生率较高,为 36.2/1000(人·日)或 38.2/100 人。国内一项研究[7]观察了收治 ICU 的 2406 例次患者中 ADEs 发生情况,共发生 ADEs 事件 230 例,其中严重且可预防的 ADEs 110 例,严重且不可预防的 ADEs 68 例,严重程度一般且可预防的 ADEs 18 例,一般且不可预防的 ADEs 34 例;严重 ADEs 中可预防的比例为 61.8%,一般 ADEs 中可预防的比例为 34.6%。在可预防的严重 ADEs 中,发生频率相对较高的有急性肾功能不全、急性左心衰、急性心肌梗死、上消化道出血加重等。可见 ICU 患者中 ADEs 的发生率明显高于普通病房。

2. ICU 发生 ADEs 常见药物种类及相关危险因素　由于 ICU 收治患者病情的危重性和药物治疗的复杂性,ADEs 已成为 ICU 重点关注的问题。有研究发现 ICU 中最常引起 ADEs 的药物种类是镇静镇痛药物、抗生素[2]和降糖药[6]。而与可预防的 ADEs 相关的用药错误最常发生于用药医嘱和监测环节[2]。因此,用药错误尤其在医师开具医嘱环节的错误是发生可预防 ADEs 的主要原因。Aljadhey H 等[3]进一步分析表明抗凝剂因素占了所有 ADEs 的 1/3,是与 ADE 发生最相关的药物,而且抗凝剂最常与不可预防 ADEs 相关。其次是抗生素和抗高血压药物因素分别占所有 ADEs 的 21% 和 16%。国内研究[7]表明在可预防的一般 ADEs 中,发生频率相对较高的是高钾血症,分析原因大多是相关治疗药物如抗生素、抗凝药物、活血化瘀药物等使用中不严格掌握适应证、剂量选择过大或忽视用药监测等。

近期的多项研究也分析了 ICU 中发生 ADEs 的危险因素,发现 ICU 住院时间延长、肾脏或呼吸功能衰竭与 ADEs 种类的增加明显相关,ICU 住院时间延长及女性与发生某种 ADEs 的可能性明显相关[6];Dequito AB 等[4]研究分析了 ADEs 发生的相关危险因素,结果表明超过一半的住院患者受到药物的损害,其中大多数为非严重的不可预防的药物不良反应。而且其与发生可预防 ADEs 相关的危险因素重叠范围大,包括存在多种并发症、住院时间长、收住老年病房以及用药数量多,而年龄是仅与发生可预防 ADEs 相关的危险因素。作者提出需要早期识别在有多种并发症的患者或老年患者中正常使用药物期间可能发生 ADEs 的信号。最近日本的一项相关研究[8]表明紧急收住 ICU、相关医师的经验年资较低这两个因素与 ADEs 发生风险呈显著相关。

3. ADEs 对 ICU 患者结果的影响　最近日本的一项首次关于 ADEs 对 ICU 患者发病和

死亡率影响的研究[8](JADE 研究)中,在 459 名 ICU 收住患者中的 70 名(15%)患者中共发现 99 个 ADEs,所有 ADEs 中致命或生命威胁的 ADEs 占 7%,包括应用抗生素导致的院内感染和血管加压药物应用疏忽相关的休克,严重的和明显的 ADEs 分别占 34% 和 59%,肝功能紊乱和胃肠功能紊乱是最常见类型,分别占 29%;进一步数据统计结果提示 ADEs 的发生并不增加 ICU 患者死亡率,但可明显延长 ICU 住院时间。研究提示简单地通过评价收住 ICU 时患者的一般资料如是否紧急收治、主管医师经验等,可以早期预测和防止 ADEs 的发生,进而降低 ICU 中并发症发生率。国内相关研究[7]分析发现可预防 ADEs 的发生可显著增加住院费用、延长住院时间,每发生 1 次可预防 ADEs,可增加住院费用 25 727 元,延长住院时间 8.9 天。如采取有效干预措施降低或避免 ADEs 的发生,可以减少经济损失,并且有可能使部分患者的生存期延长,甚至避免死亡。

三、降低 ICU 患者 ADEs 发生率的对策

1. 预防 ICU 用药错误 由于用药错误是发生可预防 ADEs 的主要原因,因此降低 ICU 患者 ADEs 发生率的有效策略应致力于预防用药错误,并将重点放在开具医嘱阶段。医院内预防用药错误的解决方案包括信息技术和自动化应用、建立用药安全方案和药师参与用药监测。在 ICU 中药师参与是减少用药错误的关键环节。显而易见,ICU 患者转入转出不同治疗单元导致治疗的不连续性以及 ICU 多学科疾病药物治疗的复杂性迫切需要药师参与患者的用药安全。在传统 ICU 医疗实践中,药物治疗决策的重担都落在医师肩上,医师有时会在开具处方时发生用药错误。药师参与医师处方开立过程,辅助医师开具正确医嘱是有效的防范[9]。

2. 构建和实施 ICU 护理相关药物事件分类管理规范 切实构建 ICU 护理相关药物不良事件分类管理规范并实施应用,有利于护理管理者从多个不同角度更准确甄别系统和流程缺陷,提出有针对性的措施,有效降低配药安全问题导致的 ADEs 发生率,从而提升患者用药安全管理水平[10]。

ICU 患者的 ADEs 事件发生率较高,成为威胁患者安全性的危险因素之一,采取有效的措施降低 ADEs 事件的发生率、减轻 ADEs 事件的严重程度是必不可少的。尤其是对可预防的 ADEs 事件提前发现、早期干预,可以有效地提高 ICU 患者的用药安全,改善 ICU 患者群体的转归。

(邵小平)

参 考 文 献

1. Moreno RP,Rhodes A,Donchin Y. Patient safety in intensive care medicine:the Declaration of Vienna. Intensive Care Med,2009,35:1667-1672.

2. Boeker EB,de Boer M,Kiewiet JJ,et al.Occurrence and preventability of adverse drug events in surgical patients:a systematic review of literature. BMC Health Serv Res,2013,28(13):364.

3. Aljadhey H,Mahmoud MA,Mayet A,et al.Incidence of adverse drug events in an academic hospital:a prospective cohort study.Int J Qual Health Care,2013,25(6):648-655.

4. Dequito AB,Mol PG,van Doormaal JE,et al. Preventable and non-preventable adverse drug events in hospitalized patients:a prospective chart review in the Netherlands.Drug Saf,2011,34(11):1089-1100.

5. Benkirane RR, Abouqal R, Haimeur CC, et al. Incidence of adverse drug events and medication errors in intensive care units: a prospective multicenter study. J Patient Saf, 2009, 5: 16-22.

6. Nazer LH, Hawari F, Al-Najjar T.Adverse drug events in critically ill patients with cancer: incidence, characteristics, and outcomes. J Pharm Pract, 2014, 27(2): 208-213.

7. 翟晓波, 何志高, 文传民, 等. "智能化用药监控警示互动系统" 干预效果分析. 中国药师, 2014, 17(2): 277-280.

8. Yoshinori O, Mio S, Kaoru K, et al.Influence of adverse drug events on morbidity and mortality in intensive care units: the JADE study.Int J Qual Health Care, 2014, 26(6): 573-578.

9. 马翔, 彭文星, 杨莉, 等. 药师参与是减少用药错误的关键环节. 药品评价, 2014; 11(12): 13-17, 27.

10. 朱晓萍, 段霞, 施雁. 护理相关药物不良事件分类规范的构建和应用. 中华护理杂志, 2014, 49(8): 961-964.

中华医学会重症医学分会第四届委员会

（常委及委员排名不分先后）

主任委员	于凯江	男	哈尔滨医科大学附属第三医院
前任主任委员	邱海波	男	东南大学附属中大医院
候任主任委员	管向东	男	中山大学附属第一医院
副主任委员	李建国	男	武汉大学中南医院
副主任委员	马晓春	男	中国医科大学附属第一医院
副主任委员	王春亭	男	山东省立医院
副主任委员	陈德昌	男	第二军医大学第二附属医院上海长征医院
常务委员	刘大为	男	北京协和医院
常务委员	安友仲	男	北京大学人民医院
常务委员	席修明	男	首都医科大学附属复兴医院
常务委员	许媛	女	首都医科大学附属北京同仁医院
常务委员	宋青	女	中国人民解放军总医院
常务委员	徐磊	男	天津市第三中心医院
常务委员	胡振杰	男	河北医科大学第四医院
常务委员	李维勤	男	南京军区南京总医院
常务委员	严静	男	浙江医院
常务委员	艾宇航	女	中南大学湘雅医院
常务委员	黎毅敏	男	广州医科大学附属第一医院
常务委员	周发春	男	重庆医科大学附属第一医院
常务委员兼秘书长	康焰	男	四川大学华西医院
常务委员	钱传云	男	昆明医科大学第一附属医院
常务委员	曹相原	女	宁夏医科大学总医院
委员	杜斌	男	北京协和医院
委员	马朋林	男	中国人民解放军第 309 医院
委员	周建新	男	首都医科大学附属北京天坛医院

委员	王勇强	男	天津市第一中心医院
委员	赵鹤龄	男	河北省人民医院
委员	刘　虹	女	山西医科大学第一医院
委员	周丽华	女	内蒙古医科大学附属医院
委员	臧　彬	男	中国医科大学附属盛京医院
委员	万献尧	男	大连医科大学附属第一医院
委员	刘忠民	女	吉林大学白求恩第一医院
委员	赵鸣雁	女	哈尔滨医科大学附属第一医院
委员	曹同瓦	男	复旦大学附属华山医院
委员	陈尔真	男	上海交通大学附属瑞金医院
委员	诸杜明	男	复旦大学附属中山医院
委员	皋　源	男	上海交通大学医学院附属仁济医院
委员	曹　权	男	南京医科大学第一附属医院
委员兼副秘书长	杨　毅	女	东南大学附属中大医院
委员	方　强	男	浙江大学医学院附属第一医院
委员	孙仁华	男	浙江省人民医院浙江省立医院
委员	何先弟	男	蚌埠医学院第一附属医院
委员	林建东	男	福建医科大学附属第一医院
委员	于荣国	男	福建省立医院
委员	张民伟	男	厦门大学附属第一医院
委员	钱克俭	男	南昌大学第一附属医院
委员	吴大玮	男	山东大学齐鲁医院
委员	解　建	男	山东省千佛山医院
委员	曲　彦	女	青岛市市立医院
委员	秦秉玉	男	河南省人民医院
委员	孙荣青	女	郑州大学第一附属医院
委员	周立新	男	佛山市第一人民医院
委员	覃铁和	男	广东省人民医院
委员	欧阳彬	女	中山大学附属第一医院
委员	汤展宏	男	广西医科大学第一附属医院
委员	何振扬	男	海南省人民医院
委员	熊建琼	女	第三军医大学第一附属医院
委员	王迪芬	女	贵阳医学院

委员	黄青青	女	昆明医科大学附属二院
委员	薛　松	男	西藏自治区人民医院
委员	王　雪	女	西安交通大学医学院第一附属医院
委员	张西京	男	第四军医大学西京医院
委员	董晨明	男	兰州大学第二附属医院
委员	杨正平	男	青海省人民医院
委员	于湘友	男	新疆医科大学第一附属医院
委员	许　航	男	石河子大学医学院第一附属医院

中华医学会重症医学分会第二届委员会

（常委及委员排名不分先后）

主任委员	邱海波	男	南京东南大学附属中大医院
前任主任委员	刘大为	男	北京协和医院
候任主任委员	于凯江	男	哈尔滨医科大学附属第二医院
副主任委员	管向东	男	中山大学附属第一医院
副主任委员	马晓春	男	中国医科大学附属第一医院
副主任委员	严　静	男	浙江医院
副主任委员	李建国	男	武汉大学中南医院
秘书长	马晓春	男	中国医科大学附属第一医院
副秘书长	陈德昌	男	上海长征医院
顾问	汤耀卿	男	上海交通大学医学院附属瑞金医院
常务委员	席修明	男	首都医科大学附属复兴医院
常务委员	安友仲	男	北京大学人民医院
常务委员	许　媛	女	首都医科大学附属北京同仁医院
常务委员	王　辰	男	北京医院
常务委员	秦英智	男	天津市第三中心医院
常务委员	胡振杰	男	河北医科大学第四医院
常务委员	陈德昌	男	上海长征医院
常务委员	李维勤	男	南京军区南京总医院
常务委员	王春亭	男	山东省立医院

常务委员	艾宇航	女	中南大学湘雅医院
常务委员	黎毅敏	男	广州医学院第一附属医院
常务委员	周发春	男	重庆医科大学附属第一医院
常务委员	康　焰	男	四川大学华西医院
常务委员	黄青青	女	昆明医学院第二附属医院
常务委员	曹相原	女	宁夏医学院附属医院
委员	林洪远	男	解放军总医院附属第一医院
委员	杜　斌	男	北京协和医院
委员	宋　青	女	北京解放军总医院
委员	朱　曦	男	北京大学第三医院
委员	徐　磊	男	天津市第三中心医院
委员	赵鹤龄	男	河北省人民医院
委员	刘　虹	女	山西医科大学第一医院
委员	周丽华	女	内蒙古医学院附属医院
委员	万献尧	男	大连医科大学附属第一医院
委员	臧　彬	男	中国医科大学附属盛京医院
委员	王育珊	男	吉林大学第一医院
委员	赵鸣雁	女	哈尔滨医科大学附属第一医院
委员	曹同瓦	男	复旦大学附属华山医院
委员	张翔宇	男	同济大学附属第十人民医院
委员	陈尔真	男	上海交通大学医学院附属瑞金医院
委员	孙　华	男	南通大学第二附属医院
委员	方　强	男	浙江大学医学院附属第一医院
委员	孙仁华	男	浙江省人民医院
委员	崔　巍	男	浙江大学医学院附属第二医院
委员	何先弟	男	蚌埠医学院第一附属医院
委员	林建东	男	福建医科大学附属第一医院
委员	于荣国	男	福建省立医院
委员	张民伟	男	厦门大学附属第一医院
委员	钱克俭	男	南昌大学第一附属医院
委员	孙运波	男	青岛大学医学院附属医院
委员	吴大玮	男	山东大学齐鲁医院
委员	解　建	男	山东省千佛山医院
委员	孙荣青	女	郑州大学第一附属医院

委员	秦秉玉	男	河南省人民医院
委员	袁世荧	男	华中科技大学同济医学院附属协和医院
委员	覃铁和	男	广东省人民医院
委员	周立新	男	广东省佛山市第一人民医院
委员	汤展宏	男	广西医科大学第一附属医院
委员	何振扬	男	海南省人民医院
委员	蒋东坡	男	第三军医大学第三附属医院
委员	王迪芬	女	贵阳医学院附属医院
委员	钱传云	男	昆明医学院第一附属医院
委员	陈绍祥	男	第四军医大学西京医院
委员	王　雪	女	西安交通大学医学院第一附属医院
委员	石　斌	男	兰州大学第　医院
委员	杨正平	男	青海省人民医院
委员	于湘友	男	新疆医科大学第一附属医院
委员	许　航	男	新疆石河子大学医学院第一附属医院
工作秘书	刘　玲	女	南京东南大学附属中大医院
工作秘书	朱　然	女	中国医科大学附属第一医院

中华医学会重症医学分会第二届委员会

（常委及委员排名不分先后）

主任委员	刘大为	男	北京协和医院
候任主任委员	邱海波	男	南京东南大学附属中大医院
副主任委员	汤耀卿	男	上海交通大学医学院附属瑞金医院
副主任委员	严　静	男	浙江医院
副主任委员	管向东	男	中山大学附属第一医院
副主任委员	于凯江	男	哈尔滨医科大学附属第二医院
秘书长	马晓春	男	中国医科大学附属第一医院
副秘书长	李建国	男	武汉大学中南医院
常务委员	马晓春	男	中国医科大学附属第一医院
常务委员	李建国	男	武汉大学中南医院

常务委员	安友仲	男	北京大学人民医院
常务委员	林洪远	男	解放军总医院第一附属医院
常务委员	王　辰	男	首都医科大学附属北京朝阳医院
常务委员	许　媛	女	首都医科大学附属北京同仁医院
常务委员	秦英智	男	天津市第三中心医院
常务委员	胡振杰	男	河北医科大学第四医院
常务委员	方　强	男	浙江大学医学院附属第一医院
常务委员	王可富	男	山东大学齐鲁医院
常务委员	王春亭	男	山东省立医院
常务委员	黎毅敏	男	广州医学院第一附属医院
常务委员	周发春	男	重庆医科大学附属第一医院
常务委员	康　焰	男	四川大学华西医院
常务委员	曹相原	女	宁夏医学院附属医院
常务委员	黄青青	女	昆明医学院第二附属医院
委员	席修明	男	首都医科大学附属复兴医院
委员	贾建国	男	首都医科大学宣武医院
委员	杜　斌	男	北京协和医院
委员	王勇强	男	天津市第一中心医院
委员	刘慧林	男	河北唐山市工人医院
委员	刘　虹	女	山西医科大学第一附属医院
委员	周丽华	女	内蒙古医学院第一附属医院
委员	万献尧	男	大连医科大学附属第一医院
委员	李元忠	男	辽宁省大连市中心医院
委员	王育珊	男	吉林大学第二医院
委员	曹同瓦	男	复旦大学附属华山医院
委员	张翔宇	男	上海市第十人民医院
委员	陈德昌	男	上海长征医院
委员	诸杜明	男	复旦大学附属中山医院
委员	瞿洪平	男	上海交通大学医学院附属瑞金医院
委员	李维勤	男	南京军区总医院
委员	孙　华	男	江苏南通大学第二附属医院
委员	孙仁华	男	浙江省人民医院
委员	林锡芳	男	温州医学院附属第一医院
委员	刘　宝	男	安徽省立医院

委员	林建东	男	福建医科大学附属第一医院
委员	张民伟	男	福建厦门市第一医院
委员	钱克俭	男	南昌大学第一附属医院
委员	孙运波	男	青岛大学医学院附属医院
委员	解　建	男	山东省千佛山医院
委员	吴大玮	男	山东大学齐鲁医院
委员	孙荣青	女	郑州大学第一附属医院
委员	秦秉玉	男	河南省人民医院
委员	艾宇航	女	中南大学湘雅医院
委员	肖正伦	男	广州医学院第一附属医院
委员	覃铁和	男	广东省人民医院
委员	周立新	男	广东省佛山市第　人民医院
委员	汤展宏	男	广西医科大学第一附属医院
委员	何振扬	男	海南省人民医院
委员	陈　林	男	第三军医大学大坪医院
委员	王迪芬	女	贵阳医学院附属医院
委员	钱传云	男	昆明医学院第一附属医院
委员	陈绍祥	男	第四军医大学西京医院
委员	王　雪	女	西安交通大学医学院第一附属医院
委员	石　斌	男	兰州大学第一医院
委员	杨正平	男	青海省人民医院
委员	于湘友	男	新疆医科大学第一附属医院
委员	许　航	男	新疆石河子大学医学院第一附属医院
工作秘书	王　郝	男	北京协和医院
工作秘书	章志丹	男	中国医科大学附属第一医院

中华医学会重症医学分会第一届委员会

（常委及委员排名不分先后）

| 名誉主任委员 | 陈德昌 | 男 | 北京协和医院 |
| 主任委员 | 刘大为 | 男 | 北京协和医院 |

副主任委员	汤耀卿	男	上海交通大学医学院附属瑞金医院
副主任委员	肖正伦	男	广州呼吸病研究所
副主任委员	邱海波	男	东南大学附属中大医院
学术秘书	安友仲	男	北京大学人民医院
常务委员	王 辰	男	首都医科大学附属北京朝阳医院
常务委员	安友仲	男	北京大学人民医院
常务委员	林洪远	男	解放军总医院第一附属医院
常务委员	许 媛	女	首都医科大学附属北京同仁医院
常务委员	秦英智	男	天津市第三中心医院
常务委员	马晓春	男	中国医科大学附属第一医院
常务委员	于凯江	男	哈尔滨医科大学附属第一医院
常务委员	严 静	男	浙江医院
常务委员	方 强	男	浙江大学医学院附属第一医院
常务委员	管向东	男	中山大学附属第一医院
常务委员	黄青青	女	昆明医学院第二附属医院
常务委员	曹相原	女	宁夏医学院附属医院
委员	杜 斌	男	北京协和医院
委员	贾建国	男	首都医科大学宣武医院
委员	席修明	男	首都医科大学附属复兴医院
委员	胡振杰	男	河北医科大学附属第四医院
委员	刘 虹	女	山西医科大学附属第一医院
委员	崔晓迎	女	内蒙古医学院第一附属医院
委员	万献尧	男	大连医科大学附属第一医院
委员	王育珊	男	吉林大学第二医院
委员	江 伟	男	上海交通大学附属第六人民医院
委员	曹同瓦	男	复旦大学附属华山医院
委员	杨兴易	男	第二军医大学附属长征医院
委员	李维勤	男	南京军区南京总医院
委员	刘 宝	男	安徽省立医院
委员	林建东	男	福建医科大学附属第一医院
委员	钱克俭	男	江西医学院第一附属医院
委员	孙运波	男	青岛大学医学院附属医院
委员	王可富	男	山东大学齐鲁医院
委员	孙荣青	女	郑州大学第一附属医院

委员	李建国	男	武汉大学中南医院
委员	艾宇航	女	中南大学湘雅医院
委员	黎毅敏	男	广州医学院第一附属医院
委员	覃铁和	男	广东省人民医院
委员	施焕中	男	广西医科大学第一附属医院
委员	何振扬	男	海南省人民医院
委员	周发春	男	重庆医科大学附属第一医院
委员	康焰	男	四川大学华西医院
委员	王迪芬	女	贵阳医学院附属医院
委员	泽永革	男	西藏自治区人民医院
委员	胡文能	男	第四军医大学西京医院
委员	李玉民	男	兰州大学第一医院
委员	马四清	男	青海省人民医院
委员	王在义	男	新疆医科大学第一附属医院
工作秘书	杜斌	男	北京协和医院

中华医学会重症医学分会第三届青年委员会
（委员排名不分先后）

主任委员	于凯江	男	哈尔滨医科大学附属第三医院
副主任委员	隆云	男	北京协和医院
副主任委员	王洪亮	男	哈尔滨医科大学附属第二医院
副主任委员	刘玲	女	东南大学附属中大医院
副主任委员	许强宏	男	浙江医院
委员	翁利	男	北京协和医院
委员	詹庆元	男	中日友好医院
委员	赵慧颖	女	北京大学人民医院
委员	周飞虎	男	中国人民解放军总医院
委员	周华	女	首都医科大学附属北京同仁医院
委员	高心晶	女	天津市第三中心医院
委员	王东浩	男	天津医科大学肿瘤医院

委员	申丽旻	女	河北省人民医院
委员	朱桂军	男	河北医科大学第四医院
委员	郭焱	女	山西医科大学第一医院
委员	张利鹏	男	内蒙古医科大学附属医院
委员	黄伟	男	大连医科大学附属第一医院
委员	章志丹	女	中国医科大学附属第一医院
委员	张东	男	吉林大学白求恩第一医院
委员	高岩	女	哈尔滨医科大学附属第四医院
委员	江来	男	上海交通大学医学院附属新华医院
委员	王胜	男	上海市第十人民医院
委员	虞文魁	男	南京军区南京总医院
委员	郑瑞强	男	江苏省苏北人民医院
委员	杨向红	女	浙江省人民医院
委员	潘爱军	男	安徽省立医院
委员	肖雄箭	男	福建医科大学附属第一医院
委员	曾振国	男	南昌大学第一附属医院
委员	翟茜	女	山东大学齐鲁医院
委员	孟玫	女	山东省立医院
委员	邵换璋	女	河南省人民医院
委员	胡波	男	武汉大学中南医院
委员	尚游	男	华中科技大学同济医学院附属协和医院
委员	唐建军	男	中南大学湘雅二医院
委员	张丽娜	女	中南大学湘雅医院
委员	陈敏英	女	中山大学附属第一医院
委员	徐远达	男	广州医科大学附属第一医院
委员	尹海燕	女	广州市红十字会医院
委员	胡军涛	男	广西医科大学第一附属医院
委员	李娜	女	海南省人民医院
委员	杨缙	女	重庆市第三人民医院
委员	张丹	女	重庆医科大学附属第一医院
委员	黄晓波	男	四川省人民医院
委员	金晓东	男	四川大学华西医院
委员	张玮	男	昆明医科大学第一附属医院
委员	宗媛	女	陕西省人民医院

委员	袁　媛	女	甘肃省人民医院
委员	石青军	男	青海省人民医院
委员	丁　欢	女	宁夏医科大学总院
委员	陈　健	男	新疆维吾尔自治区中医医院
委员	吴秋英	女	新疆生产建设兵团总医院

中华医学会重症医学分会第二届青年委员会

（委员排名不分先后）

主任委员	邱海波	男	东南大学附属中大医院
副主任委员	欧阳彬	女	中山大学附属第一医院
副主任委员	杨　毅	女	南京东南大学附属中大医院
副主任委员	隆　云	男	北京协和医院
副主任委员	王洪亮	男	哈尔滨医科大学附属第二医院
秘书长	章志丹	女	中国医科大学附属第一医院
委员	张振宇	男	北京大学人民医院
委员	李　彤	女	首都医科大学附属北京同仁医院
委员	詹庆元	男	首都医科大学附属北京朝阳医院
委员	姜　利	女	首都医科大学附属复兴医院
委员	周建新	男	首都医科大学附属北京天坛医院
委员	高心晶	女	天津市第三中心医院
委员	李培军	男	天津市胸科医院
委员	朱桂军	男	河北医科大学第四医院
委员	佟　飞	女	河北医科大学第二医院
委员	武卫东	男	山西医科大学第二医院
委员	陈凤英	女	内蒙古医学院附属医院
委员	黄　伟	男	大连医科大学附属第一医院
委员	张　东	男	吉林大学第一医院
委员	高　岩	女	哈尔滨医科大学附属第四医院
委员	瞿洪平	男	上海交通大学医学院附属瑞金医院
委员	皋　源	男	上海交通大学医学院附属仁济医院
委员	虞文魁	男	南京军区南京总医院

委员	郑瑞强	男	江苏省苏北人民医院
委员	蔡国龙	男	浙江医院
委员	李立斌	男	浙江大学医学院附属第二医院
委员	陶晓根	男	安徽省立医院
委员	李　玮	男	福建省人民医院
委员	曾振国	男	南昌大学第一附属医院
委员	孟　玫	女	山东省立医院
委员	于海初	男	青岛大学医学院附属医院
委员	刘小军	男	郑州大学第二附属医院
委员	李树生	男	华中科技大学同济医学院附属同济医院
委员	余　旻	女	湖北宜昌市第一人民医院
委员	赵双平	男	中南大学湘雅医院
委员	张丽娜	女	中南大学湘雅医院
委员	徐远达	男	广州医学院第一附属医院
委员	陈敏英	女	中山大学附属第一医院
委员	林　松	男	广西医科大学第一附属医院西院
委员	谢晓红	女	海南省人民医院
委员	熊建琼	女	第三军医大学附属西南医院
委员	张　丹	女	重庆医科大学附属第一医院
委员	金晓东	男	四川大学华西医院
委员	黄晓波	男	四川省人民医院
委员	沈　锋	男	贵阳医学院附属医院
委员	许汪斌	男	昆明医学院第一附属医院
委员	李　超	男	昆明市第一人民医院
委员	潘文君	女	西藏自治区第一人民医院
委员	张西京	男	第四军医大学西京医院
委员	李　斌	男	兰州大学第一医院
委员	马四清	男	青海省人民医院
委员	马晓薇	女	宁夏医科大学总医院心脑血管病医院
委员	高小芳	女	宁夏回族自治区人民医院
委员	李新宇	男	兰州军区乌鲁木齐总医院
委员	李　辉	男	新疆生产建设兵团医院

中华医学会重症医学分会首届青年委员会

（委员排名不分先后）

主任委员	刘大为	男	北京协和医院
副主任委员	欧阳彬	女	中山大学附属第一医院
副主任委员	杨　毅	女	南京东南大学附属中大医院
副主任委员	隆　云	男	北京协和医院
副主任委员	王洪亮	男	哈尔滨医科大学附属第二医院
委员	王东信	男	北京大学第一医院
委员	周建新	男	首都医科大学附属北京天坛医院
委员	李　彤	女	首都医科大学附属北京同仁医院
委员	谢志毅	男	北京市海淀医院
委员	晁彦公	男	清华大学第一附属医院
委员	李培军	男	天津市胸科医院
委员	张纳新	女	天津市第三中心医院
委员	佟　飞	女	河北医科大学第二医院
委员	朱桂军	男	河北医科大学第四医院
委员	高景利	男	开滦集团有限责任公司医院
委员	武卫东	男	山西医科大学第二医院
委员	陈凤英	女	内蒙古医学院附属医院
委员	章志丹	女	中国医科大学附属第一医院
委员	黄　伟	男	大连医科大学附属第一医院
委员	杨荣利	男	大连市中心医院
委员	孙明莉	女	吉林大学第一医院二部
委员	赵鸣雁	女	哈尔滨医科大学附属第一医院
委员	皋　源	男	上海交通大学医学院附属仁济医院
委员	虞文魁	男	南京军区南京总医院
委员	崔　巍	男	浙江大学医学院附属第二医院
委员	蔡国龙	男	浙江医院
委员	王锦权	男	安徽省立医院
委员	李　玮	男	福建省人民医院

委员	曾振国	男	南昌大学第一附属医院
委员	孟　玫	女	山东省立医院
委员	刘小军	男	郑州大学第二附属医院
委员	李树生	男	华中科技大学同济医学院附属同济医院
委员	余　旻	女	湖北宜昌市第一人民医院
委员	赵双平	男	中南大学湘雅医院
委员	林　松	男	广西医科大学第一附属医院西院
委员	谢晓红	女	海南省人民医院
委员	熊建琼	女	第三军医大学附属西南医院
委员	张　丹	女	重庆医科大学附属第一医院
委员	黄晓波	男	四川省人民医院
委员	张　川	女	成都市第三人民医院
委员	沈　锋	男	贵阳医学院附属医院
委员	万林骏	男	昆明医学院第二附属医院
委员	潘文君	女	西藏自治区第一人民医院
委员	张西京	男	第四军医大学西京医院
委员	王贤东	男	甘肃省人民医院
委员	马四清	男	青海省人民医院
委员	马希刚	男	宁夏医科大学附属医院
委员	高小芳	女	宁夏回族自治区人民医院
委员	李新宇	男	兰州军区乌鲁木齐总医院
委员	李　辉	男	新疆生产建设兵团医院

重症医学 2010~2014 书目索引

2010

2011

2012

2013

2014

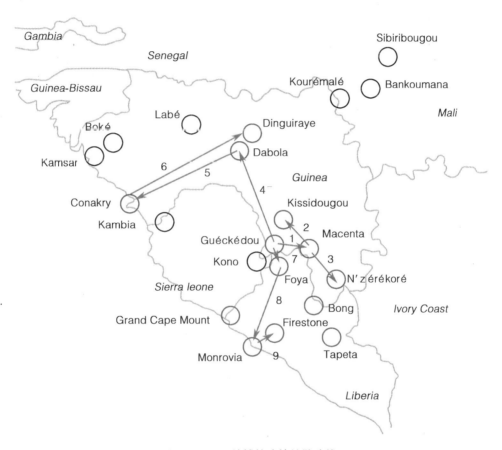

图 10-11-1 埃博拉疫情扩散路线

几内亚、塞拉利昂和利比里亚地区埃博拉疫情传播路线,红色圆圈代表 WHO 确诊埃博拉暴发流行区域,黑色圆圈代表 WHO 证实未受疫情波及区域,数字代表疫情传播线路[9]